小川眞里子 著

病原菌と国家

ヴィクトリア時代の衛生・科学・政治

名古屋大学出版会

病原菌と国家——目　次

凡例

一、本文に登場する人名については、可能な限り巻末の索引に原綴と生没年を示した。とくに必要を認めるときは索引以外でも示した。

一、論文や書籍の著者名を挙げた際に、注・文献一覧・索引で原綴が示されるときは、本文中でとくに原綴を示すことはしなかった。

一、欧文の書名については、邦訳があるものはそれを用い、ないものは筆者の判断で書名の邦訳を記載した。注に原著名を記載して同定できるようにした。

一、キーワードとなるような語句には原語をカッコ内に示した。

一、注は巻末に置き、章ごとに通し番号で示した。前後の章に出てくる文献について言及しなければならないときには同じ文献を再掲出し、同じ章の中で再言及する場合は必要に応じて注番号などで明示した。ただし第I部、II部、III部の冒頭で記した文献は、同一部内で再掲出はしなかった。

一、イギリス人名事典については、古くは *DNB* の CD-ROM 版を使って執筆していたが、本書では、すべてをウェッブ上の新しい版で再度確認し、*ODNB*（*Oxford Dictionary of National Biography*）と略号で示した。巻数や頁の記載が省略されたウェッブ版なので、そうした情報がないことをお断りしておく。

序　章

本書は一九世紀イギリスの衛生学および医学について、社会との関係を踏まえつつ論じるものである。説明の都合上、先に全体の組み立てから述べておくことにすれば、本書は大まかに時代の流れに沿った全三部から成り、第Ⅰ部を首都ロンドンの「テムズ河」をめぐる衛生学に、第Ⅲ部をイギリス帝国の生命線「スエズ運河」をめぐる衛生学にあて、この二つの「河」を、その「河」に漂い移動する微生物に焦点を定めた生物学や医学研究の物語で繋ぎ、これを第Ⅱ部とする。時代はまさにヴィクトリア時代（一八三七—一九〇一年）であり、クリミア戦争を除けば大きな軍事費の出費はなく、世紀半ばころから民政費や教育芸術科学の支出は漸増し、ある程度の安定した国民生活を想像することができる。しかし、こうした数値には表れないが、一九世紀特有の伝染病であるコレラやチフスによる犠牲は小さくなく、生理学者や病理学者の戦いは続いた。もっとも、第Ⅰ部は衛生的な環境の整備をめざす社会の記述に主眼があり、医学者が本格的に活躍するのは、一八六〇年代のパストゥール革命の時代を扱う第Ⅱ部である。従来の歴史叙述では、病原菌の存在が明らかになってくる一九世紀半ば以降は、フランスのパストゥールとドイツのコッホの活躍が前面に押し出されて、イギリスについてはほとんど論じられてこなかったと言っても過言でない。本書では、これまでの歴史叙述に欠けていたイギリスの貢献を正当に位置づけることをめざす。

本書はこのような章立てに反映される明確な地理的、時代的変化の他に、もう一つの変化も内包している。それは「国家医学」から「帝国医学」へのシフトである。世紀半ばから四半世紀ほどの時代は国家医学の全盛期と位置づけることができ、これがパストゥール革命の時期とも重なる。一八七六年に国家医学の中心的存在であったジョン・シモンが公職を去り、国内問題も一段落して国家医学はやや後景に退き、替わって帝国医学が前景にせり出してくる。この七六年はヴィクトリア女王がインド女帝を兼務することになった年でもある。国家医学と帝国医学については、この序章の後半部で前者から後者への変化について概観し、ヴィクトリア時代の医学の制度的通覧を試みる。

本書はこうした二段構えの変化を追いながら「病原菌」と「国家」を論じようとするものである。終章で論じる狂犬病は、国内の病気予防という面から見れば国家医学的課題ともされようが、イギリス国内の生体解剖反対派からの圧力に屈し、狂犬病の治療を全面的にフランスのパストゥールに頼ることになれば、医療面で二国に主従関係が生じてしまう。イギリス帝国の医学的面子は隣国に依存しない形でこそ保たれる。そして、それを契機に世界で通用する細菌学研究所の設立をめざすことになれば、これは帝国医学そのものである。しかし生体解剖反対派の圧力は大きく、政府は弱腰そのもので、事態は複雑な様相を呈することになるのであるが、後述するようにこれこそがきわめてイギリス的な様相だと言える。

一　問題の所在と本書の視座

従来、科学史（医学史を含む）はともすれば一般史から切り離された形で叙述されてきた。言うまでもなく二〇世紀ともなるとロバート・マートンらに始まる科学社会学という学問分野も形成され、さらにトマス・クーンらの活躍を経て、科学と社会とのかかわりは濃密に論じられるようになり、今日では科学技術そのものが社会を論じる際の焦点であると言って差し支えないであろう。そのことを踏まえるならば、一九世紀半ばという、科学の職業専門性がそれ以前より一層高まった時代の歴史を叙述するにあたっても、科学的側面がもっと語られなくてはならないであろう。とくに本書がテーマとする病気は、その社会的影響が甚大であり、医学史はもっと社会に開かれた形で提示されねばならない。

しかしながら、「国家」と「病原菌」という、ともにきわめて一九世紀的な二つの大きなテーマを掲げて論じることは、些か無謀な試みかもしれない。しかも、歴史研究の内でも多くの蓄積のあるイギリス史の中でそれを行うというのは、相当な冒険に違いない。マンチェスターのジョン・ピクストンの言葉によると、科学・技術・医学分野でもっともよく論じられ情報量が多いのは、イギリスのヴィクトリア時代とのことである。[1]彼自身も注目される論客であったが、近代イギリスの医学史（イギリスを中心に活躍するあるいはイギリスをテーマに研究する）をリードしてきた故ロイ・ポーターを筆頭に、少し時代を遡るならアッカークネヒト、ローゼンといった大御所、そして今日活躍するバイナム、ハリソン、ハムリン、ウォーボーイズ、メンデルゾーンなど、一九世紀イギリスの医学史を書き下ろすにふさわしい論者には事欠かない。しかし、テーマと視座を本書と同じくする著作は、管見の限り見当たらない。[2]

ここで、本書と方向性を同じくすると言えなくもない研究と比較することで、本書の視座を明確にしておきたい。まずバイナムの『一九世紀における医学と医療』は、筆者の意図しているところと一部重なるが、彼の視座は国ではなく一九世紀という時代であり、逆にイギリスという国に限定して眺めようとすると歴史的推移を追うのが困難である。[3]彼の狙いが一九世紀全体を概観するテキストを書き下ろすことにあったからであろう。次にウォーボーイズの『拡散する病原菌――一八六五―一九〇〇年のイギリスにおける病気の理論と医療』は、病原菌をキーワードに掲げた本書と、これまた重なるところがないわけではないが、彼の関心はより専門的な医学知識の推移にあり、病原菌から視野が政治や社会へ広がるかと期待して読み進めると肩透かしを食らう。[4] 彼の関心と筆者のそれとの大きな違いは、人および人の繋がりに向ける関心の強弱であろう。本書の視座としてまず挙げたいのは、人物への関心である。

こうした人物への関心は、医学分野にあっても、世の中を動かす重要ポストに誰が就いたのか、誰が国際会議に派遣されたのか、誰が王立委員会の委員長や委員に任命されたのかといった問題と関係してくる。従来の研究では王立委員会など公的な委員会の構成メンバーに誰が選ばれ、誰が召喚されてどのような発言をしているかなどには、あまり関心が払われてこなかった。もっと言えば、そもそも王立委員会の内容に関心が払われてこなかった。医学史や生物学史の分野を扱いながらも、こうした点に関心を向けることによって、その時々に取り上げられる王立委員会のテーマを通して時代的評価が明らかになり、それに関係して行われる人選の政治性なども浮き彫りにされ、医学や生物学にかかわる分野の歴史は大いに社会に開かれたものになる。

また社会に開かれたということで言えば、イギリスの一八七〇年代以降に顕著となる生体解剖反対運動推進派と生理学・医学研究者との確執は、同時代のフランスやドイツでは考えられないほど厳しいものであり、イギリスの社会と生理学や病理学に関係する医学・医療との関係を考えるとき、見落としてはならないテーマである。もちろん、一八七六年の動物虐待防止法の成立に至る歴史に関しては、幾つかの先行研究が存在する。しかしその法律が成立した後のことについては、ほとんど論じられぬままに過ぎてきた。けれども、第5章で見る一八八一年の国際医学大会でのジョン・シモンの嘆きなどからも窺えるように、動物虐待防止法の下におかれた生理学・医学研究者の苦労には並々ならぬものがあり、それらは十分明らかにされているとはいいがたい。とりわけ一九世紀末に狂犬病ワクチンを英国内で接種可能にするかどうかについては、動物愛護派の人々からの抵抗で容易ならざる状況に立たされていたが、これまでそれらの経緯は知られないままであった。

次なる問題の所在としては、従来の一九世紀イギリスの衛生学史、医学史の記述の多くが世紀半ばまでで止まっており、その先はよくわからないままに放置されてきたと言っても過言ではないことである。たとえば、これまでのイギリス衛生学史の研究は、相当な蓄積がありながら、エドウィン・チャドウィックの活躍に終始している印象が否めない。チャドウィックが正規に政府のポストを占めていたのは一八五四年までで、その後を引き継いだジョン・シモンの活躍は目覚ましいものであったにもかかわらず、わが国ではほとんど知られないままである。ごく部分的な研究があっても、ヴィクトリア時代の衛生学や医学を概観できる通史はない。本書では個人的な選り好みと解されることを怖れず、その時代で落としてはならない事柄を、丁寧に時代を追って拾い上げ、結びつけることによって、これまで「点」でしかわからなかった、あるいは「点」すらなかったこの時代の衛生や医療の実像を「面」で描けるように努めた。その手始めに、具体的事例を論じる第1章以降に先立つ形で、序章後半部で「国家医学」をキーワードに制度的背景を通覧できるようにしている。科学史分野を専門にしていると、ともすれば法律の甚大な影響など意識せぬまま過ごしているが、世の中を律していくには法律が必要であり、法律制定後に医学がそして社会が進んでいくことも多く、その部分にも触れないと、医学史を社会に開かれたものとして論じることは難しい。医師の資格（医師法）、種々の衛生規制（公衆衛生法、食品混入物規制法など）、種々の医療規制（種痘法、CD法など）の成立によって、ヴィクトリア社会は着実に発展を遂げてきた。しかし、その一方で焦点の定め方を誤った法律が一度成立してしまった場合にもたらされる大きな社会的損失にも注意せねばならない。ヴィクトリア時代において後者の最たるものが、先に述べた動物虐待防止法である。複雑にして不可解と言われるヴィクトリア時代の医学史であるが、「国家医学」をキーワードに時代を追って整理してみると、概要を摑むのはさほど困難ではない。そのようにして一本筋を通しておくことで、時代を大きく摑みやすくなるはずである。

「病原菌」というテーマからすると、本書は研究の空白期であった一九世紀半ば以降、すなわちパストゥール革命以降から論じ始めても良いのかもしれないが、第III部におけるイギリスの主張は、コレラの原因が「病原菌」であろうとなかろうと環境に配慮することで伝染病を防ぐことは可能であるというものであり、これを理解するには、それ以前にイギリスが積み上げてきた衛生施策を押さえておく必要がある。環境に主眼を置く立場は、一般にはミアスマ説の立場と結びつき、病原菌説に比べて古く劣った主張のようにみなされてきた。しかし、人々の健康を守る王道は、衛生的な環境にあるのであって、第III部の最後でも述べるように、病原菌に特化した健康観はカルロ・チポラの言うように、ある意味で衛生の矮小化とも言えなくはない。

さらに、やや漠然とはしているが、イギリスの環境への配慮やこだわりは、病気や病原菌に対する理解の仕方とも関係してきたと言える。戦前の著作とはいえ今なおその価値を失っていない『伝染病の克服——思想史の一章』の中で著者ウィンスローは次のようなエピソードを紹介している。一九三〇年のことであるが、アメリカ細菌学者協会の会長講演でスタンホウプ・ベイン-ジョーンズは二人の医学思想家として、クロード・ベルナールとルイ・パストゥールとを挙げて、「ベルナールは人体およびその内的環境に影響を及ぼす要因の著しい複雑さを認識していた。他方、パストゥールは病気の必要十分な原因としての病原菌に囚われていた。細菌学の勝利は問題の過度な単純化を招き、ほぼ半世紀にわたって病気の多面性を無視させることになった」と述べている(5)。パストゥールよりさらに病原菌への執着が強かったのはローベルト・コッホである。それに対して、イギリスは第I部で述べる衛生環境の整備や、ウィリアム・ファーに見られる人間身体への洞察のみならず、第II部で扱う病原菌についても環境とそれらの相互作用に関して柔軟な思考を展開している。コッホもけっしてそれだけとは言わないが、ある意味で彼は社会と隔絶した実験室内で、細菌の振る舞いを研究していた面がある。あらゆる意味で環境を無視しえない二一世紀の今日において、イギリスの態度はもっと論じられてよいのではないかと考える。

さて、ここまで二つの問題点を述べた。医学史の一般史に対するコミットの欠落、イギリス一九世紀後半の医学史の空白、である。一つ目の問題を克服する視座として、人物や公的委員会への関心、そして(二つ目の問題点とも関係する)法律への関心を挙げることができよう。二つ目の問題に対応する視座としては、「国家医学」というキーワードに注目すること、環境への関心などを挙げた。次に三つ目として挙げたいのは、列伝体医学史の問題点であり、それに対置するパラダイムとして、ルードウィック・フレック（一八九六―一九六三）の著作『科学的事実の生成と発展』（一九三五年）に登場するDenkkollectiv（thought collective 思想集団）を考えたい（定義については後述）[6]。本書ではクーンの造語であるパラダイムという言葉も使用するが、クーンに先行するフレックの考えをあらかじめ念頭に置いていただくことによって、パラダイムという用語では括りきれないニュアンスを汲み取っていただけると思う。一つ目の問題を克服する視座として人物への関心を述べておきながら、ここに来て列伝体に異議を唱え、人物への注目と矛盾するような言い方をすることについて、少しばかり説明をしておく必要があろう。

微生物学史におけるこれまでのイギリスへの注目度の低さは、生理学や病理学の歴史の描かれ方にもその一因を求めることができるのではないだろうか。一九世紀のそれらの歴史記述が、著名な人物を中心に描かれると、多くの場合パストゥールとコッホが中心となり、せいぜい彼らの弟子筋の人物にとどまり、イギリスについては何も語られぬまま終わってしまう。その代表ともいうべき著作はポール・ド・クライフの『微生物の狩人』であろう[7]。一九二六年に刊行されベストセラーとなった同書は、科学史の表舞台に次々と偉大な研究者を登場させ、将来を夢見る若い人々を鼓舞してきた。科学的発見が、そして歴史が天才的な英雄の登場によって形成されてきたかのような叙述はたしかにわかりやすいものではある。しかし、そのような英雄史観は、英雄とされるその人も同時代からたくさんのことを学び、多くの人と共に仕事を達成してきたことを忘れさせがちである。先に名前を挙げたフレックは、直接に『微生物の狩人』を批判しているわけではないが、彼は、ド・クライフやそのほかの人々が、科学の新しい発見の周りでつくり上げる英雄伝説を批判する文章を残している[8]。

フレックはポーランドの微生物学者で科学哲学者である。クーンが『科学革命の構造』（一九六二年）のまえがきで一度だけその名前に言及しているが、わが国ではほとんど知られていない。しかし、そのフレックが早くも一九三五年の『科学的事実の生成と発展』で展開した視点は、本書で扱う一九世紀後半のイギリス微生物学を理解する上で有益だと考えられる[9]（クーンは、この著作の英語版（一九七九年）の出版に際し、一九七六年の日付のある序文を寄せており、その中で自分の思想形成に何ほどかの影響をもった本だとしながらも、当時は難解なドイツ語原著でしか読めなかった上に、彼には親しみのない微生物学研究の話題であったため、十分な理解には届かなかったようである。それゆえ、英語版の出版によって大いに啓発されたと彼は告白している)。もともと物理学専攻のクーンの引く事例よりも、梅毒のワッセルマン反応が生まれる過程を中心に展開しているフレックの生物学や医学の事例の方が、本書の論題に近いはずである。しかし残念なことに、フレックの活躍当時はイギリスの微生物学研究の事情はほとんど知られておらず、ましてや生まれてから一九三五年までのおよそ四〇年間のほとんどを、リヴィウ（現在はウクライナの都市）という西洋の東の辺境に暮らしたフレックは、パストゥールやコッホと異なる微生物の見方を、イギリスに見出すことはあり得なかった。[10]

病原菌でフレックがとくに問題にしているのは、コッホが特異性理論（theory of specificity 種の固定性）でもって学界に君臨することによって、いかなる変異（variability）というものも考えられなくなってしまったことである。[11]微生物の変異性に関する最初の詳細な実験観察は一九〇六年にアルベルト・ナイセルとルドルフ・マッシーニによってなされた、乳糖非分解性の大腸菌族から乳糖分解性の娘集落が生じる変異であった。[12] しかし、コッホの祖国ドイツでは強い反対があり、変異性に関する新しい理論が栄えたのは、従来の微生物学研究で世界をリードしたドイツやフランスではなくアメリカであったという。[13] もし、イギリスの医学史がもっと広く知られていたら、フレックは躊躇することなく一九世紀のイギリスを取り上げたに違いないだろう（本書第4章）。

フレックの言う thought collective であるが、彼はそれを次のように定義している。すなわち、相互に考えを交換し、あるいは知的な相互作用を維持しあう人々のコミュニティー（思想集団）である。そして思想集団は、その思想の担い手に一定の知識の蓄積と文化レベルを用意するのみならず、どんな思想分野の歴史的発展をも用意することがわかるだろうと述べている。彼の定義そのものではない個所から引用してみよう。[14]

科学者の思考の源泉は、彼自身の内にあるのではなく、彼の社会環境の中に見出される。そして彼がまさに呼吸する社会の空気の中に見出される。科学者の精神は彼が生きている社会的環境の影響の下で形成されるのであって、それ以外の思考様式を取ることはできない。

筆者には、フレックの言う思想集団は、ダーウィン進化論をしっかりと受け止め真正面から信じているイギリスの微生物学者集団にまさしくあてはまるように思える。微生物の変異を観察しなくても、あるいは誤解して観察していても、彼らは「微生物も生物であるなら、ダーウィンの進化論に従わないはずはない」と考えた。微生物の自然発生を観察していなくても、ダーウィンの進化論が正しいのであれば、原始生命の自然発生は起こらなくてはならないと確信していたのである。確かにダーウィンの進化論は、フランスやドイツでも受け入れられて行った。しかし、おそらく人々が呼吸する進化論という空気の濃さが違ったのであろう、今日なら当然と考えられる微生物の変異であるが、両国ではなかなか認められなかった。科学者集団に及ぼす社会的影響の違いは小さくはないのである。なお、ドイツでもミュンヘンの研究者たちは、ベルリンと若干違いがあり、その点は本文で触れる。[15]

本書ではイギリスの貢献を正当に位置づけることをめざし、またイギリスが貢献を成し得ないまま終わった分野については、その理由を明らかにすることを重要な課題としている。[16]

二　国家医学から帝国医学へ——一九世紀の保健・衛生政策の概観

ヴィクトリア時代の医学・生物学を論じるにあたり、あらかじめ背景となる時代を通覧し、複雑な衛生政策、保健政策[17]を概観しておこう。時代を追って作成した表やグラフも併せて参照していただきたい。

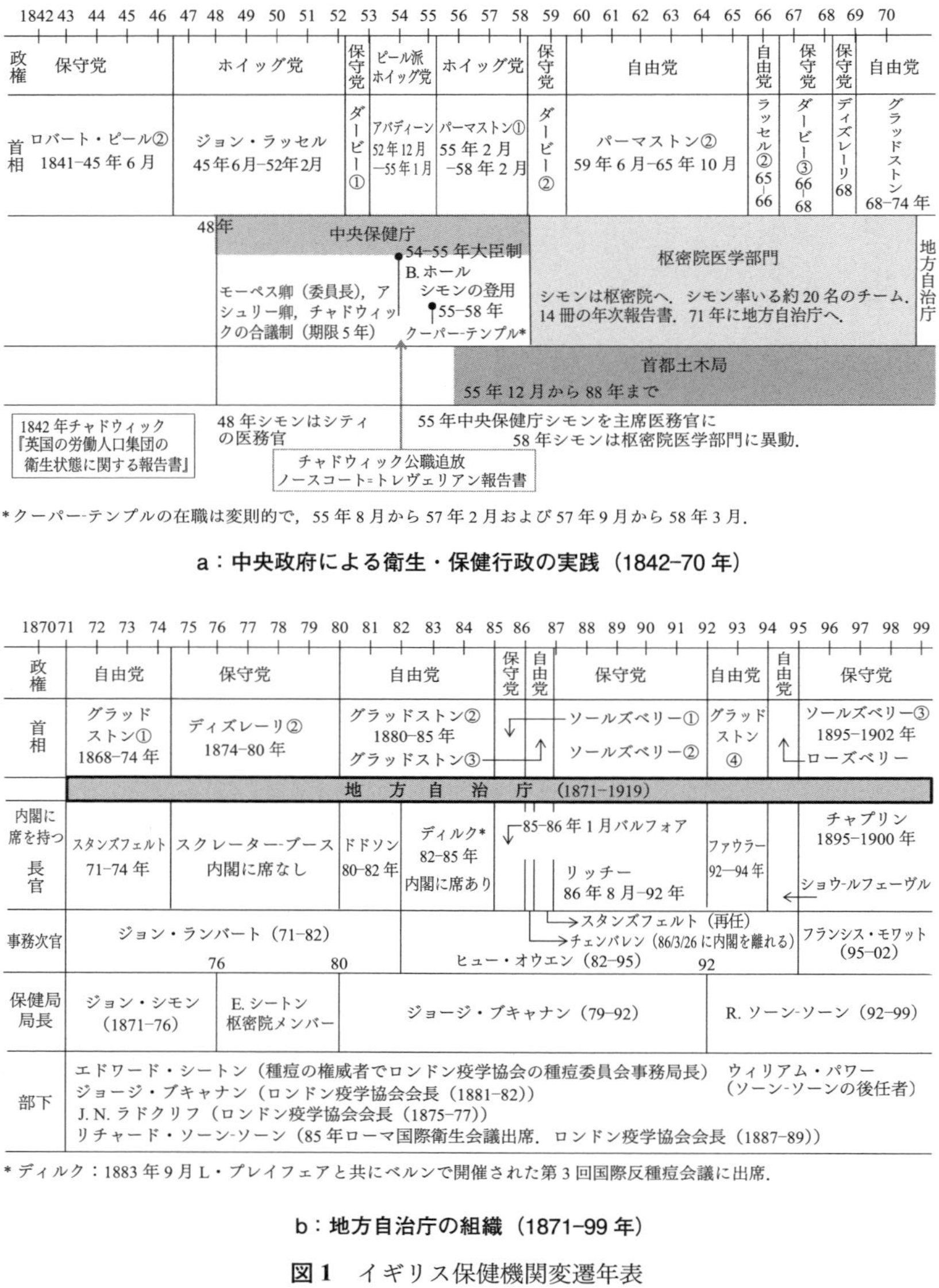

*クーパー-テンプルの在職は変則的で，55 年 8 月から 57 年 2 月および 57 年 9 月から 58 年 3 月．

* ディルク：1883 年 9 月 L・プレイフェアと共にベルンで開催された第 3 回国際反種痘会議に出席．

a：中央政府による衛生・保健行政の実践（1842–70 年）

b：地方自治庁の組織（1871–99 年）

図 1　イギリス保健機関変遷年表

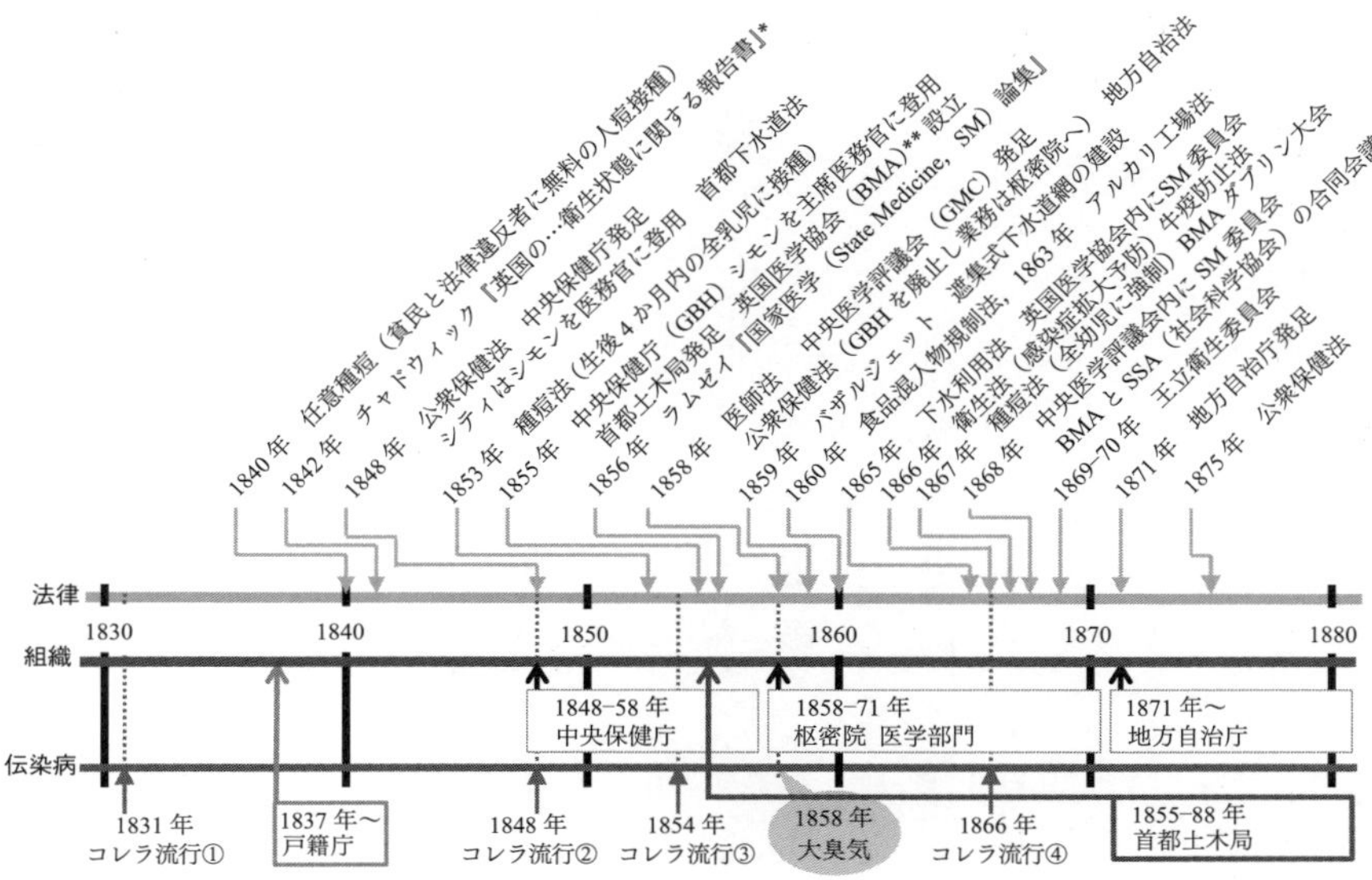

*『英国の労働人口集団の衛生状態に関する報告書』
**BMA の前身 Provincial Medical and Surgical Association は 1832 年に誕生

図2　ヴィクトリア時代の保健政策

一八六〇年代は国家医学（State Medicine）が成立してくる重要な時期である。国家医学の元となる概念はドイツ語の「Medizinische Polizey（*sic*）医学警察（Medical Police）」にあり、国家が法整備を通して国民の健康を守るために方策を講じることを意味する。[18] 国家にとって健康な住民こそが国力の源泉であるので、「ゆりかごから墓場まで」国民の数を把握し、その保護、健康に国家が関心をもつのは当然のことである。[19] したがって多くの国民が罹患する伝染病の克服は、国家医学の筆頭に数えられる課題である。なお、数の把握すなわち国民の誕生と死亡を確認する総数管理は、イギリスでは一八三七年の戸籍庁の創立で本格化し、一〇年ごとの国勢調査も軌道に乗った。

一九世紀イギリスの衛生政策というと、日本ではエドウィン・チャドウィックを中心に論じられてきており（欧米でもややその傾向あり）、法学、経済学、歴史学などの分野で多くの研究が蓄積されている。[20] もう少し時代が下ると彼と入れ替わって表舞台にジョン・シモンが登場し、この時代にもっとも高給で遇された国家公務員として活躍したが、今日ではわずかに論じられるに過ぎない。[21] 一方、これまでわが国では国家医学の立役者ヘンリー・ラムゼイが論じられることはほとんどなかった。[22] 工業化によって都市環境が悪化する中で貧しい人々の保健政策に関心を寄せてきた彼は、医学は保健を担う中央の機関を通して統制されるべきだとする考えに立って一八五六年に国家医学という概念を打ち出し、英国では保健政策の御三家としてチャドウィック、シモンに並んでその名が挙げられる人物である。[23] ラムゼイが尽力した国家医学の普及、定着を考慮して作成した年表が、図2である。

国家医学という用語を端的に講演の標題として掲げ、イギリスの医学史を論じたのはアーサー・マクナルティである。彼は戦後間もない一九四六年と四七年にロンドン王立内科医協会のフィッツパトリック講演を「イングランドにおける国家医学の歴史」と題して行い、ヴィクトリア女王の即位から一九一九年の保健省（Ministry of Health）の誕生までを扱った。[24] その他にもシモン自身の著作『イギリスの衛生制度』の第一五章のタイトル「一八七一年以降のイギリスの国家医学」や、ロイストン・ランバートによるシモンの伝記の第四章「国家医学の時代」として登場する。[25] このように章立てに「国家医学」が登場する著作は少ないながら存在し、[26] イギリスの公衆保健の歴史では目にする言葉であるが、わが国ではほとんど論じられたことがない。ラムゼイが提唱した国家医学が最盛期を迎えるのは、イギリスの保健事業が枢密院医学部門で展開された時代であり、その中心となって活躍したのはシモンその人であった。一八五〇年代後半から七〇年代前半の約二〇年間のイギリス公衆保健を特徴づけるキーワードは国家医学であり、従来は行政改革（「行政革命」）という視点から語られることの多かったこの時期を医学史の面から概観したい。[27]

（1）中央保健庁の発足とチャドウィック、シモンの活躍

一八一五年はウェリントンがワーテルローの戦いでナポレオン一世を破ってナポレオン戦争が終結した年であ

る。戦争終結によって安い穀物の流入を危惧したイギリス政府は、国内の農業保護をめざし、法令（穀物法 Corn Law）を出して輸入穀物に高い関税を課すことにした。そしてこの同じ一八一五年に政府は、玉石混交の薬剤医業界にも緩やかながら干渉に踏み出すことになった。すなわち薬剤医法（Apothecaries Act）（55 Geo.III, c. 194）を制定し、ロンドン薬剤医協会にイングランドとウェールズのすべての薬剤医への資格付与の権限を与えたのである。ただし、多くの研究者が指摘するように、この薬剤医法はあくまでも資格の付与であって、無資格で医療行為をする者を取り締まるものではなかった。[28]

それからおよそ三〇年後、イギリスにおける関税撤廃の動きは、先の穀物法を廃止しようとする動きと相前後して進むことになる。関税を次々に撤廃し積極的に自由貿易政策をとるヴィクトリア時代は一八七〇年あたりまでを自由放任の時代とする見方がなされてきたが、今日ではそれも「強力な神話に過ぎない」とされ、国家による介入がさまざまな政策をもって行われてもいたことが明らかにされている。[29] 保健・衛生分野における国家の介入を前面に押し出したものが国家医学であり、それは予防医学や社会医学あるいは環境医学などを意味する。しかし、先の自由放任か国家干渉かといった議論で登場するのは、衛生面では圧倒的にチャドウィックであって、シモンが登場することはほとんどなく、国家医学が論じられることは皆無と言ってよいだろう。ただしチャドウィックに注目が集まったのは故なきことではなく、ジェレミー・ベンサムを奉ずるチャドウィックが自由放任ではなく中央集権的な政策を推進したからであり、そうなると二〇世紀初頭にオクスフォード大学教授A・V・ダイシーが提唱したヴィクトリア時代の単純な時代区分（注29参照）に収まりきらないため、大いに論じられることになったのである。[30]

チャドウィックの功績の一つに数えられる『英国の労働人口集団の衛生状態に関する報告書』は一八四二年に出版され、政府刊行物としては異例の売れ行きを見せて、イギリスの劣悪な衛生状態に対する認識が大いに高まった。これを受けて政府は一八四八年に公衆保健法（Public Health Act）（11&12 Vict., c. 63）を成立させ[31]、中央保健庁

(General Board of Health)[32]を発足させて、ここに中央政府による保健・衛生行政が開始されることになった。[33]中央保健庁とは言うものの、そもそも公衆保健法が五年間の時限立法で、法案作成に尽力したモーペス卿(ラッセル内閣時の林野庁長官)を委員長とし、有給のチャドウィックと無給のアシュリー卿の三名の合議制で始まったものである。[34]発足早々、初回の流行(一八三一年)を上回るコレラの災厄に見舞われ、対処に翻弄されながらもロンドンの上水道問題や埋葬問題に手を付けたはよいが、少しも中央保健庁の主張が通らず事業の挫折に批判が集中した。[35]ラムゼイは中央保健庁の脆弱な体制を次のように評した。

生きた人々の健康を守るために医者でもない三人を任命し、成功覚束ない一年余りが過ぎてみると、死んだ人々を埋葬するために内科医を呼び付けるという奇妙な実験が試みられてきている![36]

ここでいう内科医はサウスウッド・スミスのことである。[37]医療専門家の不在に加えて、議会に代表権がないのも改革推進の泣き所で、これらは次期のベンジャミン・ホール長官の時代に改善される。

大きな変化は、五年の期限を超えて中央保健庁が存続することになるとともに改組が行われて大臣制になり、一八五四年にホールを長官に迎えたことで生じた。地方自治の支持者であるホールは、中央保健庁に医務官の任命権限を授与する法案を通すことに成功し、彼を引き継いだウィリアム・クーパー-テンプルはここでチャドウィックを追放し、シティの医務官であったシモンを中央保健庁の主席医務官に登用した。折しも三度目のコレラの流行に見舞われていたこともあり、チャドウィックからシモンに交代することによって、土木技師や法律家に依存した衛生行政から、医療者による予防医学のほうに力点が移ることになった。公衆保健法成立時から懸案であった下水問題については、一八四八年に首都下水道委員会が立てられ、委員の交代を経ながら審議を重ねて、五五年に計画の全容が固まり、具体的な業務については、新たに設けられた首都土木局(Metropolitan Board of Works)が請け負うことになった(第2章参照)。

チャドウィックからシモンへの交代は、中央集権的な支配傾向を緩和する意図があったと見られる。「脅されてまで健康になるくらいならコレラのほうがまし」とまで『タイムズ』紙に書き立てられたチャドウィックであったが、結果的に見れば、シモンの大々的な活躍の内容は、中央集権的な国家医学の推進に他ならなかった。しかし事の運び方が違ったのである。マクナルティが言うように、「チャドウィックの専制的で容赦ない態度では上手くいかなかった国民の健康改革が、シモンの説得上手で微妙な空気を読みつつ進める駆け引きで前進した」のである。[38]

自由放任か国家干渉かという観点からイギリスの政治はよく論じられるが、保健・衛生分野で注目されるのは種痘の普及である。これは病気予防をめざす国家による干渉に違いない。一八四〇年の種痘法（Vaccination Act (3&4 Vict., c. 29)）の制定によって貧民と法律違反者に無料の人痘接種が行われ、ここに任意ながら種痘による国民の健康管理が開始された。一八五三年以降、種痘は強制の形をとり、イングランドとウェールズに誕生した生後四か月以内の乳児に接種が指導され、種痘が国家医学の重要な一角をなしていく。[39] 接種が任意から強制になれば、国家は責任をもって痘苗の量の確保と質の保証をしなくてはならないし、さらに種痘施術者の育成が必要になる。

着任時からシモンは、一八五三年の強制種痘法の下における本格的な種痘制度の確立をめざして調査・研究を開始し、その成果は中央保健庁の報告書『種痘の歴史と実践に関する論文集』として五七年に出版された。[40] 種痘の完全実施はシモンの懸案事項として枢密院でさらに取り組まれることになる。シティの医務官ではなく国の政策担当者という立場から、シモンは外国政府も含めて国の内外へ種痘に関するアンケートを送付し五四〇ほどの回答を得た。彼はこれを整理し、回答者の言語も尊重して八六頁に及ぶ付録Jとして先の『論文集』に付した。[41] このようにシモンが中央で活躍し始めたまさにそのときに、ラムゼイの『国家医学論集』が出版されたのである。

（2）ラムゼイによる国家医学の提唱

国家医学という概念は、ラムゼイが包括的な保健政策の実現をめざして執筆した一八五六年の『国家医学論集』

によってもたらされた。[42] イギリス政府が医師資格について介入するまでにまだ二年の歳月のあるこの時期、ラムゼイは国民の保健・衛生の放任状態をもはや看過できないと考えてそれを出版した。彼は国家医学という概念の歴史的由来について、過去八〇年間に出版されたドイツやフランスの文献に依拠しているとし、ヨハン・ペーター・フランクの古典的著作『完全なる医学警察制度』をまず挙げている。[43] フランクの医学警察についてはイメージするのが難しいかもしれないが、後藤稠《しげる》の解説が理解を容易にしてくれる。「当時警察（Polizey）と称ばれているものの権限は、領民の健康と繁栄とに必要なあらゆる規則に関係している。給・排水、塵芥処理についての保健衛生規則、薬剤師や助産師の資格についての規定、君侯の財政に利害関係をもつ商工業の統制、職人・徒弟の労働時間や労働条件の規則、もの乞いの禁止などが、犯罪の予防や摘発と同様に警察の所管に含まれていた」という。[44] これを見ると、警察の取り締まりが、公衆衛生の取り締まりと重なることがよくわかるだろう。続いてラムゼイは自著のイギリスにおける先行研究として、一八二三年出版のパリスとフォンブランクによる共著『法医学（*Medical Jurisprudence*）』を挙げている。ラムゼイはジョン・エアトン・パリスに私淑しており、『国家医学論集』の巻頭にはパリスに対する献辞が掲げられている。[45]

ここで『国家医学論集』の内容について簡単に紹介しよう。献辞に続いてイントロダクション、目次と続く。最初は国家医学の全体構成を示すことに始まったが、次第に書き足されて膨らみ、最終的に六編の論考（Essay）から成る四〇〇頁を超える著作となった。第Ⅰ論考では国家医学の全体構成が示され、国家が把握すべき種々の統計、法医学、衛生規制として医学教育や医師資格や登録について概要の説明を行っている。第Ⅱ論考は医療改革を中心に全国的な組織として中央保健評議会あるいは国家医学評議会を立てる必要に触れ、国家の介入による医師資格最終試験の構想が出ている（これは一八五八年の医師法制定に伴う中央医学評議会の設立として実現する）。第Ⅲ論考は公衆衛生研究について一九世紀以前を扱っている。第Ⅳ論考と第Ⅴ論考はかなり具体的かつ詳細な論じ方となり、前者では貧しい人々の医療としてこの半世紀ほどの経緯を詳しく扱い、現状と医学的救済の必要条件として政治経済と衛生管理の関係を論じている。後者では地域の衛生行政として五〇項目ほどを挙げて論じ、新体制に向けて提言も行っている。最後の第Ⅵ論考は、地方と中央の両面からの総括とし、地方衛生行政と連携した保健政策局についてまとめている。出生と死亡の登録、法医学的証拠、食品・飲料・医薬品への不純物混入防止、種痘、視察巡回などである。

医学史の大御所ヘンリー・E・シゲリストは、今から七〇年以上も前の著作『文明と病気』の第四章「病気と法律」の中で、フランクの態度は家長的で、警察力によって実施される完全な保健規則の大系が彼の理想であったと述べている。そしてその文脈に続けて、一九世紀中葉に生まれたイギリスの公衆衛生運動を捉えて「公衆保健におけるドイツ風のやり方は警察力によって健康を押し付けるのに対し、イギリス風のやり方は教育と説得によって実践される」と言われることについて、真偽両面があると述べている。[46] もちろんシゲリストも言うように「イギリスの公衆保健運動が国家権力を充分に利用した」面も否定できないが、教育に重きを置いたことは事実である。以下に見るように、ラムゼイは国家医学を提唱する中で教育を常に重視していた。

ラムゼイは『国家医学論集』出版以降、機会を捉えては講演を行い、その過程で国家医学の強調点をわずかながら変化させせつつも普及に努めた。彼が『論集』で示した当初の国家医学は要約すれば、①国家が研究を指示すべきこと（統計、疾病分布、法律）、②国民の安全と健康を守ること（予防、緩和）、③これらを実践する人々を育成すること（教育、公的機関）であった。[47] ここに示された③については、一八五八年に医師法が制定されて中央医学評議会が発足すると、人々は新しいシステムを軌道に乗せるのに集中することになり、ラムゼイの理論はひとまず棚上げされることになった。もちろんラムゼイの構想には、中央医学評議会の仕事として引き継がれていった部分もあったであろう。

国家医学という概念が再び注目を集めるようになるのは、一八六七年に開催された英国医学協会の年会ダブリン大会からである（ちなみにリスターが化膿防止法を発表したのもこの大会である）。一八五六年の発表当時にはやや新奇なものと受け止められ、容易には社会に浸透しなかった国家医学のこれまでの一〇年を振り返って、ラムゼイは年会の講演を次のように切り出した。

イギリスにおける国家医学は、教養ある人々からでさえも単なる思弁と思われ、せいぜいのところドイツ流の新理論と受け止められ、かなり正式の場にあっても、当てこすりや冷やかしに出会うことはまれではありませんでした。「国家医学と言うのであれば、国家天文学、国家化学もあるのでしょうか?」と。

そして、彼の論点はダブリン大会では次の明確な三つの柱にまとめられた。(48) それらは、①原因論的視点(病因や死因に関する統計調査)、②医学法学的視点(審問検死、法医学)、③衛生学的視点(衛生施策の実践)であり、教育がやや背後に退くが主張の根幹は維持されていることがわかる。それぞれの視点をもつ専門家の養成は自明のことなのである。ちなみに彼は翌六八年に『国家医学に関するいくつかの教育的視点』を出版し、国家医学の専門家をいかに養成し、試験審査を行うかを論じている。(49) ここでは研究者のみならず、むしろ医療公務員の質向上も狙って、国家医学博士取得者には医療公務員試験の免除なども提言されている。現場としては、エディンバラ大学、ケンブリッジ大学、オクスフォード大学、ロンドン大学(ユニヴァーシティ・カレッジとキングズ・カレッジ)における国家医学に関係する教育の様子も語っている。次項で見るようにちょうどこのタイミングで中央医学評議会内に国家医学検討委員会が設けられ、ラムゼイも委員として参加し、国家医学の専門家養成をめざして教育システム作りに奮闘することになる。この頃に国家医学は枢密院のシモンの下で全盛時代を迎え、ラムゼイも英国医学協会内の国家医学委員会や、社会科学協会との連携で忙殺されることになる。

このようにラムゼイの国家医学は十分な存在意義を有していたと見ることができるのに、なぜ二〇世紀に忘れ去られてしまったのだろうか。医学史の中で一時代を画したと見られるジョージ・ローゼンの『公衆衛生の歴史』(原著一九五八年)には明確な形ではラムゼイも国家医学も登場しない。推測にすぎないが、これもラムゼイ忘却の一因と考えられないだろうか。一九七二年の「社会医学の進展」（注18を参照）でようやくラムゼイに数行が割かれるのみで、国家医学についてローゼンは特別な関心を示していない。[50] 彼の理解では、国家医学と社会医学は同じように語られ、「健康保持と病気予防は社会的関心事」とされるのである。このような経緯でラムゼイの国家医学は注目を集めることなく歴史家から忘却されてきたのかもしれない。

（3）一八五八年の医師法の制定

先に一八一五年の薬剤医法について述べたが、イギリスでは医師資格について混沌たる状態が続き、ラムゼイの主張も統一的な医師資格を定める医師法制定以前にあっては、単なる思弁と受け取られても仕方がないところがあった。医師法（Medical Act）（21&22 Vict., c. 90）の制定はそれ自体が国家医学の一環であり、国家医学推進の大前提であった。[51] 医師資格の付与団体は医師法制定直前には全体で一九も存在したため、医師資格の最低基準を確定して医師の質を向上させることが求められていた。たとえばイングランドとウェールズだけでも、四つの大学と王立内科医協会、イングランド王立外科医協会、そしてロンドン薬剤医組合の合計七つが資格付与団体として存在した。当然ながら資格を持たない非正規医や資格を偽る偽医者も横行しており、医業の無統制ぶりには目を覆うものがあった。[52]

改革の機運は、医師法に四年先だって提案されたいわゆる『ノースコート＝トレヴェリアン報告書』の流れとおそらく無関係ではないであろう。当時の大蔵省事務次官トレヴェリアンと後に大蔵大臣となるノースコートは、一八五三年四月に蔵相グラッドストンの命を受けて、公務員制度全般の調査・検討に着手した。[53] その結果、同年一一月に彼らは、それまで横行していた情実任用を廃止して、公開競争試験制度による採用人事や能力主義による昇任などを行う内容を盛り込んだ報告を行った。イギリスが正式にクリミア戦争に参戦する四か月前のことであった。翌五四年に報告書は出版されたが、反対も根強くすぐさま制定法とされることはありえず、五五年の枢密院令という形をとることになった。しかしクリミア戦争におけるイギリス軍苦戦の衝撃は、陸海軍と外務省の責任を問うのみならず行政改革全般を求める世論を後押しすることになり、イギリス公務員制度の画期的改革が始まることになったのである。[54]

公務員制度にメスが入れられれば、国民の命を預かる医師が野放しという訳にはいかないであろう。他のことであれば自由競争のメリットも生きようが、国民の生命の安全に直接かかわる医業者の専門技能までが自由放任に委ねられてきた事態は驚くべきものがあり、村岡健次は「一八世紀の中葉以降、全国民の健康を一世紀以上にもわたって医師資格無統制の中に放置し、その最終的な解決を自由放任の成り行きに任せた国は、ヨーロッパにおいては、経済最先進国イギリスのみであった」と言う。[55] 一八五八年の医師法の制定によって医師登録制度が導入され、同法によって中央医学評議会（General Medical Council）が設立され、医師登録制度のすべてを担うことになった。評議会の主要課題は、①医学教育の抜本的改善と、②資格審査機構の発足による王国三地域における医師の職業的権利の相互性の保障の二つであった。この教育と職業的権利の保障に加え、医薬の基準を示す『英国薬局方』の出版も任務であった。[56]

医師の資格審査は、資格者の医師登録を行うことによって、間接的に不正規医・偽医者を排除していこうとするもので、直接に彼らを法で取り締まるという形ではなかった。[57] 公的領域での医療行為は登録された正規医の特権として保障する一方、私的領域での不正規医・偽医者の医療行為は容認するというもので、村岡の言葉を借りれば、「自由放任と国家干渉の見事なヴィクトリア的妥協」を見ることができる。その結果、不正規医・偽医者との差異化を図るという点から有資格者が最初の医師登録に殺到したため、期限を半年延長し一八五九年七月に一万五千名が登録して『医師録』が発行された。[58]

新たに誕生した中央医学評議会は、登録医師の資格審査を行うだけでなく、イギリス全体の医学の方向付けを担う組織でもあった。たとえば、ラムゼイの国家医学を受けて一八六八年にはオクスフォード大学教授ヘンリー・アクランドを委員長とする国家医学検討委員会が評議会内に設置された[59]。「国家医学」の専門家を養成し修了証書を授与して医師登録簿に掲載するために、その教育をどうすべきかが検討され、その一環として将来を見据えた医学教育の実現に向けて国内の有力医学者のみならず海外の有識者も含む大規模なアンケート調査などが実施された[60]。また、先に述べたシモンや外科医のジョゼフ・リスターがこの評議会メンバーとなったとき、折しもイギリスで動物の生体解剖反対運動が大きく燃え広がり、評議会は医学者の研究の自由を守るためにリスターを委員長とする検討委員会を設置して審議を重ね、闘った（第4章参照）。

（4）枢密院医学部門におけるシモンの活躍

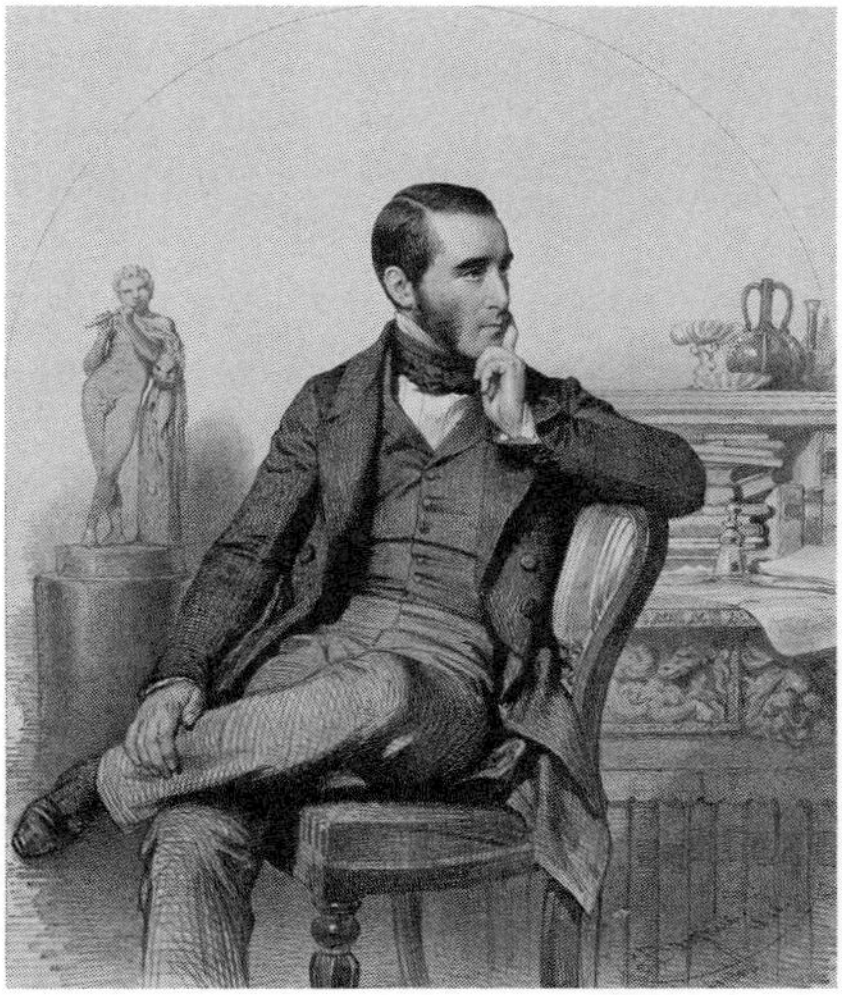

図3　ジョン・シモン（32 歳頃）

中央保健庁の廃止を告げる一八五八年の公衆保健法（21&22 Vict., c. 97）は簡素ではあったが重要な内容を定めており、シモンが枢密院で伸びやかに活躍できる基礎を保障することになった[61]。短命に終わった第二次ダービー内閣のあとを受けて第二次パーマストン内閣が成立すると、枢密院総裁は再びグランヴィル伯爵になり（六六年七月まで在任。後にグラッドストン内閣で外務大臣を歴任）、副総裁はロバート・ロウになった。シモンは枢密院で再任され、彼のよき理解者であったロウの下で、五八年の公衆保健法にそって有能な医学・生理学者を非常勤査察官として雇用し国家医学の推進に乗り出した[62]。シモンの伝記の著者ランバートが言うように、「イギリスの公衆保健の命運は、まさにシモンの掌中に」あった[63]。彼のチーム・メンバーとして挙げられるのはおよそ次の人物である。すなわちW・A・ガイ、E・H・グリーノウ、E・C・シートン、G・ホイットリー、E・スミス、E・A・パークス、H・J・ハンター、H・スティーヴンズ、J・S・ブリストウ、J・バードン-サンダーソン、J・L・W・ツディカム、J・N・ラドクリフ、G・ブキャナン、W・M・オード、R・ソーン-ソーン、W・W・ワグスタッフの一六名である。[64] この中で当時四二歳のシモンより年長であったのはガイ、グリーノウ、シートンの三名のみで、若々しく優秀なチームであった。[65] シモンがシティの医務官時代に知り合ったグリーノウはもっとも早い時期から彼を支えてきた人物であり、枢密院時代のシモンに詳しい歴史家ブロッキントンは、彼の成功の理由をグリーノウとの信頼関係に見出しているほどである。[66]

一八五八年の公衆保健法に従ってシモンは毎年枢密院医務官報告を出版するが、これにはチーム・メンバーによる研究が膨大な付録として掲載され、それぞれの専門にしたがって時代をリードする内容となっている。[67] この年次報告で毎年重要課題として報告されるのが、先に述べた種痘の制度化である。一八六一年からの三年間に彼はチームの四人の非常勤査察官エドワード・シートン、ヘンリー・スティーヴンズ、ジョージ・ブキャナン、ジョン・バードン-サンダーソンに命じて国内三四〇〇か所の種痘区を調査させた。地方によっては種痘を軽視して乳幼児の三分の一程度しか接種していないところもあり、接種率ならびに痘苗の質を上げることに彼らは尽力した。こうしてシートンは種痘学者として世界的に知られる存在となり、ブキャナンとバードン-サンダーソンは首都圏の傑出した医務官に成長していった。[68] 一八五八年の公衆保健法では常勤スタッフを禁じていたわけではなかったので、シモンは六五年にシートンを年俸一一〇〇ポンドで、スティーヴンズを年俸八〇〇ポンドで医学部門の常勤の査察官として雇用した。[69] こうして種痘による天然痘予防体制はシモンによって確立されたのである。[70]

彼のチーム・メンバーの一人、ネトリー陸軍医学校の衛生学教授E・A・パークスは、版を重ね評判の高い自著『実践衛生学手引き』の序論で、国家医学の重要性を強調して次のような具体例で説明を行っている。[71] すなわち清浄な空気は健康に不可欠であるが、個人は自分が吸入する空気を制御することはできず、それは個人の力を超えたところにある。ここに国家による介入の必要が生じるというのである。彼のこの著作の初版は一八六四年であるが、その前年に世界で最初となる大気汚染防止法に相当するアルカリ（工場）法（Alkali Act）（ソーダ工場からの排煙規制）が制定されていることを勘案すれば、まさにこれは国家医学の重要事例と言えよう。[72] 種痘や大気汚染の規制と並ぶ国家医学のさらなる事例は、一八六五年にイギリスを襲った牛疫の大流行に向けられた対処であろう（第3章参照）。彼のチームからもバードン-サンダーソンやツディカムが王立委員会の要請を受けて原因究明に協力し、大きな成果を上げた。

その他にもシモンは、過去にジフテリアが流行したことのあるイングランド約七〇か所でグリーノウとバードン-サンダーソンに調査を命じ、その結果ジフテリアが大衆の間でいっそう警戒されるようになったことや、地方の医師の中にこの病気について知る者がほとんどいないことなどを報告している。こうしたことは伝染病の周期的流行の特徴と関係して興味深く、シモンは枢密院時代を通して、伝染病の流行に注意深い調査を展開して多くの疫学的事実を引き出したのである。

たしかに国全体に拡大する伝染病の防止は国家医学の重要課題であるが、彼のチームにはそれとは少し異なる国民的課題に取り組む者もいた。それが、刑務所で労働と食事の関係を調べていた医師エドワード・スミスであった。[73]ことの発端は一八六二年から六三年にかけてイングランドの綿工業地域を襲ったチフスの流行であった。飢餓による病気拡大を危惧した医学部門は、ランカシアにスミスを派遣してこの地域を注意深く見守ることにした。スミスは栄養学こそ公衆保健の重要な基礎であるとして、都市労働者や農民の広範な現状調査を行い、餓死回避のための最少限の一日食事量を示して食費の有効な使い方の指導を行った。[74] 第1章においてチャドウィックとファーの論争を紹介するが、その時代から四半世紀を経て、国民的な栄養指導が行われるようになってきたのである。

（5）国家医学の英雄時代

国家医学の全盛期は、シモンが枢密院医学部門で活躍した一三年間と重なる。その一三年間に彼の医学部門の歳出予算は一三倍にも増大し、一八五八年の開始時にはスタッフ一人であった弱小従属部門から、年間支出一万六千ポンドの独立部門にまで成長を遂げた。[75] 大蔵省統制（Treasury control）という観点からすると、あり得ない話に思われる。彼の成功のカギは何であったのだろうか。それはシモンその人の有能さと、彼の有する親密な人脈の厚さであると言えよう。[76] 前項で述べたように、彼が枢密院に移った翌年に枢密院の副総裁となったロウは、保健と教育の担当となり、下院を説得してシモンに終身公務員の地位を与え、実質的に彼の独立性を保障したのである。[77] それ以降彼は大蔵省統制を掻い潜り、大きな予算要求を次々と実現していった。六八年にグラッドストンが首相になると、ロウは大蔵大臣となった。「蠟燭の燃えさしまでも節約を（save candle-ends）」と求める首相のもとで、ロウは財政健全化に努力する一方、そうした経済的圧力にもかかわらず枢密院の保健と教育には寛大であった。シモンは大蔵大臣ロウを説得して一八六九年から七一年の間に五名の終身査察官を雇用する裁可を勝ち得た。[78] ロウの伝記の作者ウィンターも、「ロウの大蔵大臣在職中、シモンは、人材、資金、独立性といった必要なものをほとんどすべて手に入れた」と述べている。[79] またウィンターは、『タイムズ』紙も彼に友好的であったとも述べている。チャドウィックが新聞からの辛辣な批判に耐えていたのに対し、シモンは賞賛なしに記事になることはなかったと言う。こうした恵まれた環境で国家医学を推進してきたシモンであったが、彼の医学部門には、枢密院の保護の下にある植木鉢（potting shed）の時代から、本来の地植えとなるべき時期が訪れようとしていた。[80]

医学や科学技術の社会史で有名な科学史家ロイ・マックロードは、「国家医学の解剖学――概念と応用」の結論部分で一八六〇年から七五年を国家医学の英雄時代としている。シモンの尽力と並んで、医学に関する健全な職業的教育基盤の確立に英国医学協会の果たした役割も評価すべきものがある。[81] 一八六六年の衛生法（Sanitary Act）（29&30 Vict., c. 90）の成立は新しい時代の到来を告げるもので、ラムゼイはこれを踏まえ、先に述べたように六七年英国医学協会のダブリン大会で国家医学について熱弁を振るった。彼が一八五六年に『国家医学論集』を世に問うて以来、ほぼ一〇年の年月を経てようやく機は熟したのである。

国家医学はさらに新しい連携も形成していくことになる。英国医学協会の中に専門委員会として「国家医学委員会」が一八六五年に設立され、さらにラムゼイのダブリン講演で高まった関心から、六八年五月に医学の社会的側面に配慮して、英国医学協会（ＢＭＡ）と社会科学協会（ＳＳＡ）による合同会議が開催された。[82]そして両協会は政府に対しこの国の公衆保健を管轄する中央機関の設立について王立委員会の設置を申し入れた。同年一〇月の社会科学協会のバーミンガム大会にはラムゼイが招かれて記念講演を行った。[83]

合同委員会からの申し入れを受けて一八六八年一一月にはディズレーリ内閣の下、王立衛生委員会が立てられることになったが、年末に政権がグラッドストンへ交代し、彼は一二月三日に女王の引見を受けて組閣を始めたので、王立衛生委員会の発足は大幅に遅れることになった。しかし、全二一名の委員を確定して四月二六日から委員会は開始され、八月五日までほぼ週二回のペースで証言者を招いて意見を聴取した。委員長はチャールズ・アダリーが務めた。[84]委員会は二六回開催され、証言者は七〇名に上った。さらに同年一一月から証言者の喚問が再開され、翌七〇年六月まで主として月・木曜日に事情聴取が行われた。これによって最終的には一〇一名が召喚され、延べ質問数は一二四三六を数えた。

委員会の趣旨は、シティと特別行政管区を除くイングランドとウェールズにおける衛生法の施行に関する調査と報告であり、改善提言を行うことが求められていた。もっとも質問が集中したのは地方自治法事務局長トム・テイラーに対してで、王立衛生委員会の最初と最後そして中二回の合計四回も彼は召喚され、膨大な質問（初回は異例の三四五）を受けた。公衆保健の業務のうち医学関係が枢密院、それ以外が地方自治法事務局という具合に分離分割して担われている現状についてさまざまに質問を受けている。枢密院医学部門のシモンは三度、戸籍庁主席統計官ウィリアム・ファーは二度である。それぞれ新しい組織を作る際の柱となる個々の部門の顔であったからだろう。国家医学を唱え強力な中央組織の誕生を願ってきたラムゼイも召喚されている。また、王立衛生委員会委員の中からもアクランドやジョン・ランバートが証言者となった。

一八七〇年に『王立衛生委員会　第一報告書』、さらに七一年に『王立衛生委員会　第二報告書』第一巻、第二巻、第三巻が出版された[85]。委員会の最終結論は『第二報告書』第一巻に決議文として三八項目が記載された[86]。その大半は国内の衛生推進のために中央機関の設立を提案するものであった。また保健、救貧、国道は同じ機関のもとに置かれるべきとし、公衆保健に関係する法律と救貧行政は、中央機関として大臣によって行われるべきとした。そして王立衛生委員会の提案により、一八七一年に、地方自治庁が誕生し、まず保健と救貧、翌七二年に国道も管轄することになった。

また、一八七一年には英国医学協会に公衆医学（Public Medicine）の部門が設けられ、七五年には公衆保健法（38&39 Vict., c. 55）が再度制定された。マックロードは一八七五年以降を世代交代の時期とし、国家医学の英雄時代に幕が引かれたとする。パークスとラムゼイが一八七六年に、ファーが八三年に没した。同八三年には英国医学協会と社会科学協会との合同会議の裏方として尽力してきたスチュワートも没し[87]、八八年にド・ショーモンがこの世を去った。ファーの戸籍庁での活躍は、国家医学の統計的基礎を築き上げてきたし、ド・ショーモンの国家医学の講義は一つの模範を示してきた[88]。一九〇〇年代を越えた大物はアクランド（一九〇〇年没）とシモン（一九〇四年没）のみであった[89]。

クリミア戦争への参戦で膨大な軍事費を注ぎ込みはしたが、おおむね平和なヴィクトリア時代にあって、イギリスには医療や衛生面の改善に加えて、土木や建設および科学技術の先進的な貢献もあって多くの文化的繁栄がもたらされた（図4参照）[90]。しかし、教育による国全体の底上げは一八七〇年の初等教育法の成立によってようやく一歩を踏み出すことになった。エリートの教育も重要ではあるが、義務教育が、国民の知的・技術的能力や愛国心の向上にいかに貢献するかをイギリスは他国の戦争の例から学んだのである[91]。名著『グラッドストン』を著した神川

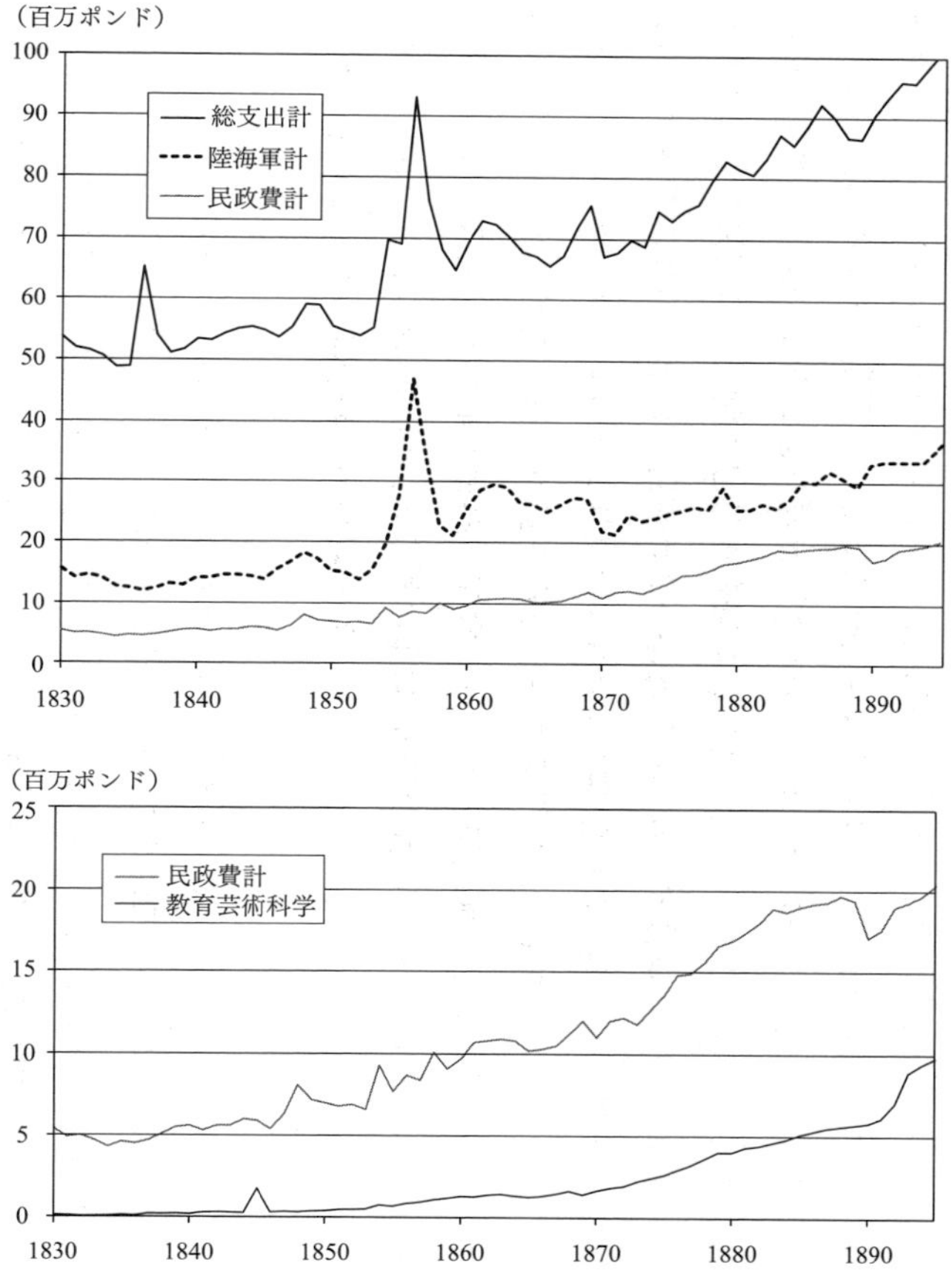

図4　財政比較のグラフ　総公共支出―連合王国

信彦は、「アメリカ南北戦争における北部の勝利は、一面において「公立小学校の勝利」であったし、六六年にわずか七週間でオーストリアを撃破したプロイセンの勝利もまた「小学校の先生方の勝利」であったからである」と説明している。[92] プロイセンはさらに一八七〇年七月から翌年五月まで続く普仏戦争でも圧倒的勝利を収め、ドイツの軍事科学の高い水準は、イギリスにとって恐るべき脅威として立ち現われることになった。たしかにイギリスの医療や衛生面での成果と言うべきリスターの消毒法は、まさに普仏戦争でその有効性が確証され絶賛されることになったが（第3章、第5章参照）、クリミア戦争での軍部の失態は軍事力の停滞を痛感させるものであったし、帝国主義的な機運が醸成される中、陸軍の改革（たとえば将校位の「売官」の慣行など）はもとより、民政費の使途についても見直しの必要を窺わせるものであった（図４参照）。

（6）地方自治庁の誕生から帝国医学へ

先述の通り、王立衛生委員会の結論を受けて保健と救貧と地方自治を業務とする地方自治庁が一八七一年に誕生した。[93] トップは閣僚で政権と密接に連動しており、内務省（地方自治法事務局）、枢密院（医学部門）、救貧法委員会、戸籍庁などに散在していた衛生関連の中央政府の責任を集合した寄合所帯である（図5参照）。トップの地方自治庁長官にはジェイムズ・スタンズフェルトが就任した。彼は、公娼の強制的医学検査に反対する女性運動の支援者として知られる意外な一面をもつ人物である。[94] そして長官の下に、政務次官と事務次官が配置され、庁全体を支えた。事務次官には旧救貧局から抜擢されたジョン・ランバートが就いた。国家医学の担い手として誕生した地方自治庁は、当初から救貧局と保健局がなにかと対立したという。

シモンは枢密院医学部門から地方自治庁保健局に移り、仕事を継続した。しかし枢密院時代とは異なり、もはやロバート・ロウという後ろ盾はなく、大蔵省統制の厳しい財政管理下に置かれることになる。シモンは一八七四年には第三年報も含め三冊の報告書を、翌年、翌翌年に第四年報、第五年報を出版したが、それを最後に七六年彼が求めた三人の査察官の増員をランバートが拒絶したことを理由に、五九歳で辞職してしまう（定年退職ではない）。[95] これにより保健局は急速に弱体化した。長官スタンズフェルトはもともと救貧関係の道を歩んできており、救貧局から抜擢されたランバートと彼の折り合いは悪くなかったが、シモンとランバートとの間はなにかと齟齬をきたした。[96] 国家医学の挫折は、彼と事務次官ランバートの確執でもって論じられることもあるが、創設間もない弱小省庁である地方自治庁への大蔵省の財政的締め付けがそれ以上に大きな原因であったと考えられる。[97] 通常では考えられないこれまでの彼の厚遇が終わったということでもある。

また先に述べたようにドイツの軍事科学の脅威は、イギリスにおける科学研究の動向についても大きな変革を迫りつつあった。一八七〇年に立てられた「科学教育と科学の発展」に関する王立委員会は、イギリス科学振興協会の要請を受けて、就任間もない首相グラッドストンが第七代デヴォンシア公爵ウィリアム・キャヴェンディシュに命じ、九名の委員を確定して五月半ばに発足させた。この委員会が通称デヴォンシア委員会と称される所以であり、委員会はこの時期にこの課題を掲げて得られる最上の人物で構成された。書記を務めたのは、自らは天文学者で一八六九年に創刊された科学専門雑誌『ネイチャー』の編集長のノーマン・ロッキャーであった。[98] 他の八名は、ランズダウン侯爵、J・ラボック、J・P・ケイ-シャトルワース、B・サミュエルソン、W・シャーピー、T・H・ハクスリー、G・G・ストークス、H・J・S・スミスである。[99] 例によって七〇年六月から七一年七月まで聞き取り調査が行われ、最初の報告書は七二年に出版された。以下七五年の第七報告書までが出版されることになる。

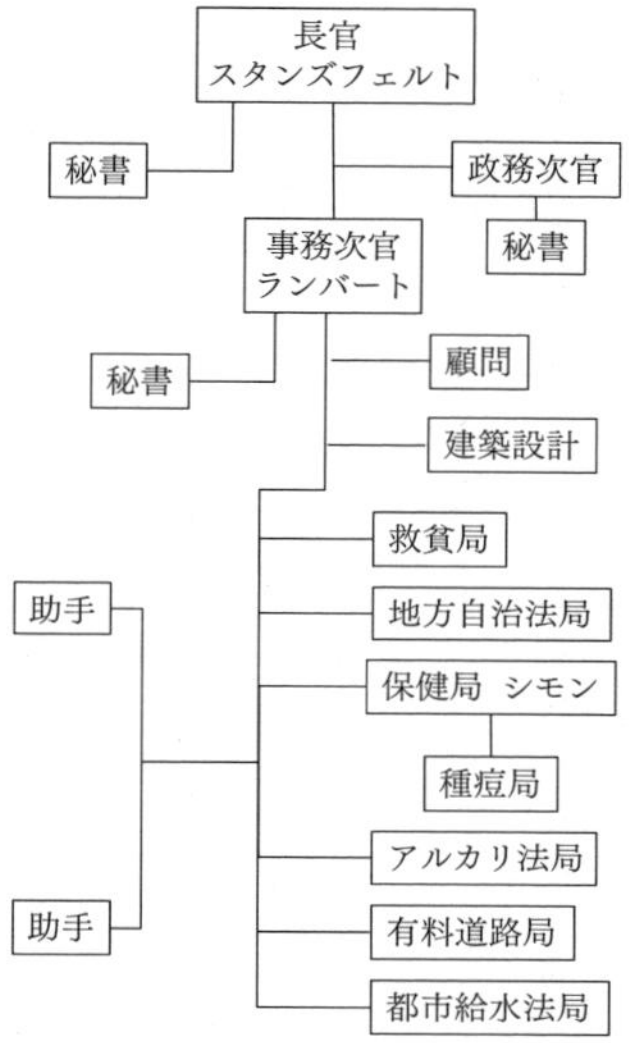

図 5　地方自治庁組織図（1872–76 年）

錚々たる委員会メンバーの中でも、ハクスリーの存在は際立っており、影響力の大きさから彼の発言は注目されるべきであろう。[100] 委員会での彼の目標は二つ。古典と同等に、（自然）科学を大学教育の本質的要素とすること、および科学専攻の学生には実験室研究を含む訓練を与えることであった。多くの証言者との面談を通して彼は、イギリスの科学教育の貧しさ、たとえば多くの大学教授が助手や実験施設をもたない現状を明らかにしていった（本書第3章、第4章参照）[101]。さらにはオクスフォードの化学教授ブロディに、科学を学ぶ優秀な学生が奨学金の授与で不利な扱いになっていないかなどを尋ね、大学における科学専攻の学生増加のためには、そうした経済的なインセンティヴの必要も論じている。

委員会は報告書ごとに中心テーマを定めてまとめられた。初等教育や中等教育における科学教育の推進、博物館について、オクスフォードやケンブリッジを科学教育と科学研究の中心となすべきこと、ロンドンのユニヴァーシティ・カレッジやキングズ・カレッジさらにマンチェスターのオウエンズ・カレッジなどの無償の支援について、そして最後にスコットランドやアイルランドの諸大学への政府援助の拡大について報告がなされている[102]。このような過程の中で、一八七四年に委員長のデヴォンシア公爵はケンブリッジ大学に「キャヴェンディシュ・ラボラトリ」を創設するために六千三百ポンドの寄付を行った[103]。これこそ、二〇世紀以降ノーベル賞受賞者が輩出するキャヴェンディシュ研究所の始まりである。

五年もの歳月をかけてイギリス科学の立て直しを目論んだ委員会であったが、委員会最終年度となる一八七四年に政権が保守党のディズレーリに交代し、期待するほどの成果にすぐさま結びつくことは望みにくくなったし、生理学や医学研究においては生体解剖反対運動が動物実験を躊躇させることになった（本書第4章）。しかしイギリスに未だ文部省に相当する政府機関が存在しない状態でありながら[104]、ドイツやフランスとの競争力を意識することで科学教育への認識は高まり、医学は実験室医学へとシフトしていく。

科学教育、科学研究への国家の大々的支援をデヴォンシア委員会は訴えたが、一八七〇年代半ばはイギリスにとって財政的に容易ならざる時代でもあった。折しもイギリスは未曽有の農業不況に直面しており、「平和・緊縮そして改革」を掲げたグラッドストンに対し、「帝国・社会保障そして王冠」を掲げたディズレーリは[105]、福祉立法が続々と成立して奇跡の年と称された一八七五年以降[106]、同年の一一月下旬にスエズ運河株をエジプトから買い取り（ただし後年運河株は大幅に値上がりして利益をもたらした）、翌七六年にはヴィクトリア女王にインド女帝の称号を贈り、強気の外交を展開することで経済的負担を増大させ、困難な帝国主義時代へと踏み入っていくことになる。ただし八〇年代に入ると、グラッドストンの方も同様にイギリス帝国の存立を賭けて、強気の外交へと傾いていく[107]。そうした時代的背景の変化により、医学も帝国主義時代にふさわしい形へと変貌していくのである（本書第III部）。

帝国医学（imperial medicine）という用語は、まだそれほど一般的でないが[108]、熱帯医学（tropical medicine）、植民地医学（colonial medicine）、実験室医学（laboratory medicine）がその中心をなすものであり、それらの医学の基盤をなすのが細菌学（bacteriology）である。イギリスにとって豊かな市場、未開発資源の宝庫と見られた熱帯は、その一方で、「白人の墓場」と呼ばれた西アフリカを初め、白人の侵入を阻む伝染病の蔓延地帯でもあった。世紀末に当時の植民地大臣ジョゼフ・チェンバレンによって設立された「ロンドン大学熱帯医学大学院」は、熱帯におけるイギリス人の健康が重大な関心事となったことを示すものである[109]。また実験室医学については、エジプトやインドがまさに「生きた実験室」として扱われていた[110]。本書では扱えなかったが、このもっとも端的な事例は、一八九四年にW・M・ハフキンがカルカッタの貧民街を中心にアッサムのプランテーション、ガヤの刑務所などで行った抗コレラワクチンの接種であろう[111]。実験室医学に動物実験は付きものだが、コレラは人にしか感染しないため、結果的に見れば、白人が植民地へ安全に乗り込むために予めなされた広大な人体実験であった。熱帯医学は植民地医学へ、そして帝国医学へと変貌しているのである。一八九九年七月に王立協会でハフキンが「予防接種に関する議論」と題して講演を行った際に、九五年から同協会の会長職にあったジョゼフ・リスターは、講演会の最後を締め括って、ハフキンのインドでの働きに対し、「彼の働きこそは政府とヨーロッパの人々が、インドの人々のために最善を尽くすべく奮闘していることを彼らに知らしめ、イギリスとインドの間に存在した壁を打ち砕くものである」と絶賛し、ハフキンはこれに対し丁重に礼を述べた[112]。イギリス科学の最高の場における認識はそうしたものであり、帝国医学の背景をなす精神は容易なことで把握しきれないものである。

第一に医学は白人が植民地へ安全に乗り込むことを可能にする道具である。そして第二に、実のところ第一の意味で白人のための実験であるにもかかわらず、ここにリスターが解釈してみせたように、植民地に恩恵をもたらす道具としても機能している。二つの意味で医学は帝国の道具であり、時代は帝国医学へと推移していくのである。

第Ⅰ部

テムズ河
——ロンドンの衛生改善

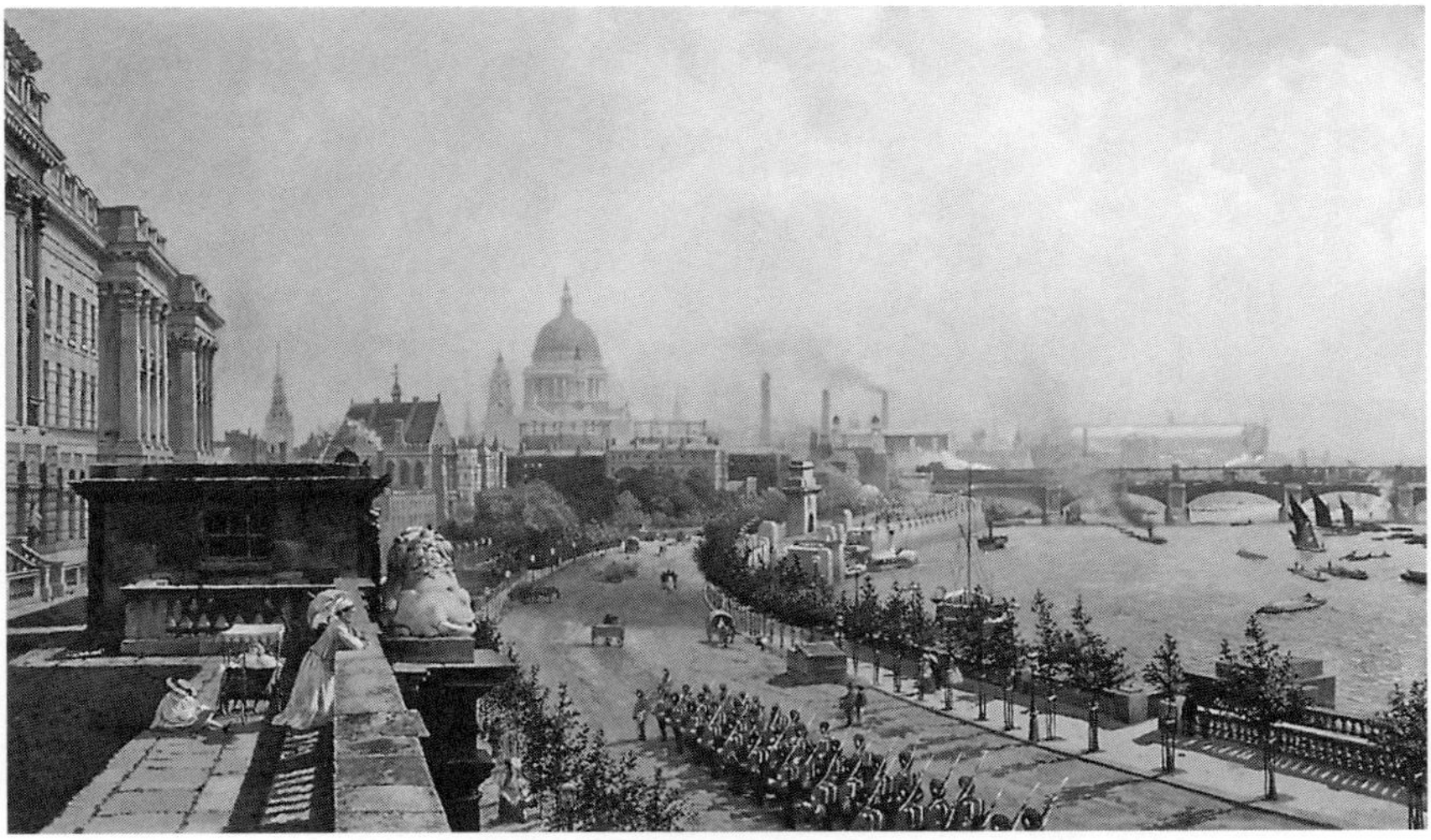

ヴィクトリア・エンバンクメントのパレード風景

この第Ⅰ部ではテムズ河の汚染を中心に、一九世紀中葉までのロンドンの衛生改善に向けた努力を明らかにする。人口急増期のロンドンに生じた問題は二つある。食と住すなわち食糧問題と衛生問題である。食糧問題の解決には、農業の科学化により増産を図ることが期待された。加えて政府が関税の撤廃、自由競争への移行をめざすなら国内農業の競争力を高めることは重要課題であった。他方、衛生問題の解決には、ともにテムズ河を舞台とする安全な飲料水の確保と屎尿の処理が不可欠である。これこそ自由放任で済ませることなどありえず、国家医学の最初の重要課題であった。序章で見たように、イギリスでは公衆保健法が制定され、中央保健庁を発足させて大所高所から環境問題に取り組み、人々を恐怖に陥れたコレラの災厄からの脱出が図られていく。個人の力ではいかんともしがたい環境問題、コレラや天然痘といった広域伝染病に対処する予防医学として、国家医学が人々の生活に干渉していくのである。

興味深いのは、一見独立事象に思われる食糧問題と衛生問題の解決が密接に関係していたことである。食糧増産のために大量に輸入される肥料は国家財政を圧迫し、その軽減は政府の懸案事項であったので、食糧問題と衛生問題の一挙解決を謳う方法に政府は積極的に関与しようとした。ロンドンで年間に投棄される屎尿は、南米から輸入される注目のリン肥料であるグアノ（海鳥の糞の堆積物）に換算すると三〇〇万ポンドもの金銭的価値に相当するという。つまり、屎尿を肥料として利用することができれば、財政負担を削減できるというので、こうした有機化学分析の結果に基づく情報は、集積された下水の利用法をめぐって多くの人々を翻弄することになった。第1章では、屎尿の利用へと行きつくまでの社会的状況について述べ、続く第2章では屎尿の利用をめぐる政治的攻防を扱う。

テムズ河の汚染が進行するにつれて水質検査も進歩した。生物学的な検査ではアーサー・ヒル・ハサル、化学的な検査ではエドワード・フランクランドの仕事を取り上げる。伝染病の原因については、人から人へと何かが移っていくとする接触伝染（コンタギオン）説と、地域一帯の悪い環境に原因をもとめるミアスマ説が存在した。ただし、接触伝染で言うところの「何か」が生命体であると明言できるようになるのはパストゥール革命以降の話であり、本書では第II部で扱う。イギリスでは、まだこの時期リービヒの影響のもと、ウィリアム・ファーの発酵病理論が普及しており、第I部ではその中身を検討する。

一八五五年から二〇年間ほどの歳月を費やしてテムズ河の北側と南側に完成された大規模な遮集式下水道網は、ロンドンの誇る衛生基盤であり、すべてはこの完成を待って始まったと言えよう。現在テムズ河沿いの美しい景観をなすヴィクトリア・エンバンクメントは河幅を狭めてこのとき造成されたもので、下水道の敷設に加えて地下鉄も組み込んだ画期的な工事であった。こうした衛生基盤の完成は、コレラや腸チフスといった伝染病の原因が未だ明確でないにしても、清潔な生活環境こそが、伝染病対策の本質であるとするイギリスの考えの顕著な勝利と言える。

第1章　変容するロンドンの暮らし

——病原菌説前夜の混沌

イギリス一九世紀前半の公衆衛生は、これまでチャドウィックの活躍を軸として論じられてきた。(1) 従来医学史や科学史よりもはるかに多くの研究が、法学や経済学分野で蓄積されてきたのは、彼がジェレミー・ベンサムの最後の弟子であったからでもあろうが、公衆衛生に関する施策はそれに先立つ画期的な法案の上程によるからであろう。序章で見たように、さまざまな法律が制定されて、社会はめざすべき方向へと変化してきたのである。さらに具体的なコレラの流行についても、一八三一年のイギリス最初のコレラ流行を扱うものが大半で、一九世紀半ばまでの公衆衛生は、医学史や科学史の分野の研究で十分にカヴァーされてきたわけではなかった。

ロンドンを中心として三人の医師に衛生状況を調査させたチャドウィックは、それを基礎に一八四二年に有名な『英国の労働人口集団の衛生状態に関する報告書』を議会に提出した。(2) 彼のこの報告書が衛生問題への関心を高めることになり、一八四八年に公衆保健法が作られ、中央保健庁が設立されることになった。(3) 従来の歴史記述ではこのあたりまでに留まるものが多く、四八年の公衆保健法の成立については日本語の文献も多い。(4) そして序章で見たように、中央保健庁解体後は、衛生業務は枢密院に引き継がれ、ジョン・シモンが活躍した。彼が一八五八—七一年に提出した一四冊の年次報告書は、イギリス国家医学の誇るべき実践記録である。一八七一年からは衛生業務は枢密院から地方自治庁（Local Government Board）へと移管された。(5)

こうした制度的変化のなかで、人々の日々の暮らしはどのように営まれ、コレラやチフスといった伝染する病気の原因はどのように考えられてきたのだろうか。まずは人々の暮らしの全般的な様子を窺い知ることのできる事例を通して、ヴィクトリア時代の暮らしについて理解を深めることとしたい。[6] 暮らしの最重要案件は食物である。死因のカテゴリーとして「飢餓」の適否をめぐるチャドウィックとファーの論争が象徴的である。人々が満足に食べ物にありつけるために食糧増産は喫緊の課題であり、それについてはドイツの有機化学者リービヒからの影響が絶大であった。そして彼の影響は病気の理解にも深く関係し、イギリスにおける病原菌説元年とも言うべき一八七〇年以前においては、[7] 諸説紛糾する伝染病理解の混乱の一要因となる。実践としては衛生状態の改善がめざされるのであるが、不潔と病気が直接に結びついていたわけではないため、統一的な理論的理解は望むべくもなく、さまざまな現象に対し、アドホックな説明が付される混沌とした状態を呈していたのであった。

一　人口の急増と食糧問題・衛生問題

一九世紀のロンドンの衛生状況を論じるには、医学、農学、化学などかなり大きな枠組みを用意してかかる必要がある。それらの関係は見えにくいかもしれないが、幾筋かの糸を示して広い学問分野の繋がりを捉えておくことは、一九世紀前半のイギリス社会を理解するために不可欠である。

産業革命の成功により人口が急増し、とりわけ都市部への人口の集中が顕著で、ロンドンの人口は、一九世紀初めには一〇〇万人ほどであったが、一八八〇年代ともなると五〇〇万人に達する勢いで増大した（図6）。これはイギリスの他の都市と比較して圧倒的な規模である。一九世紀ロンドンの歴史を多面的に論じ、今日では古典の一つに数えられるフランシス・シェパードの『ロンドン　一八〇八―一八七〇年』が、その副題を“The Infernal

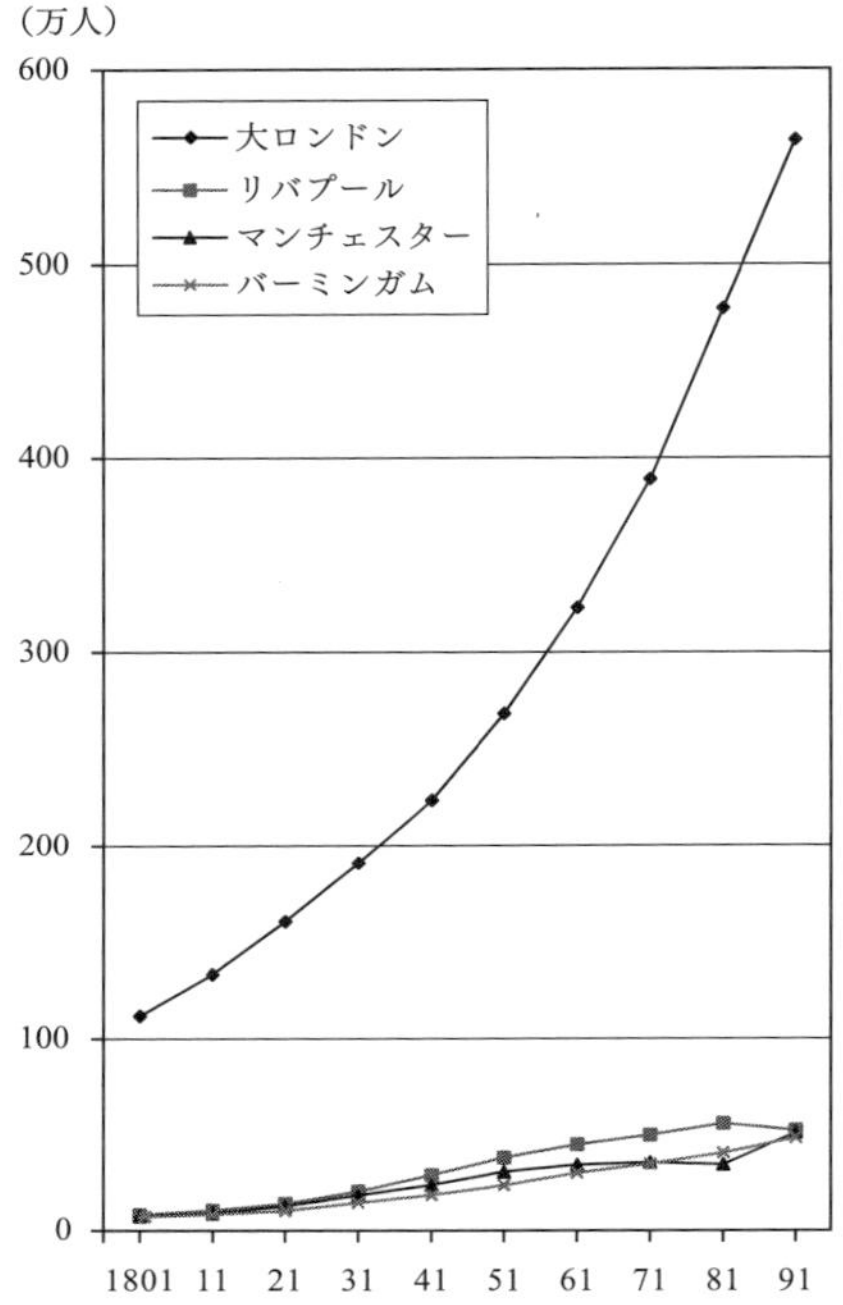

図 6　19 世紀のロンドンおよび主要都市の人口増

Wen”としているのもまさに、こうした事態を的確に表現したものだ。この「異常に膨れ上がったこぶ」はロンドンの俗称で、もとはイギリスのジャーナリストで社会改革運動家ウィリアム・コベットの造語“Great Wen”に由来するものである。[8]

一世紀足らずのうちに人口が五倍にまで膨れ上がったロンドンが、その急速な人口増によって抱える問題は導入部分で述べたように、一つは食糧問題、二つ目は都市の衛生問題である。この両者は一九世紀半ばころまで深いところで因果的な繫がりをもっていた。

食糧確保は、食糧の供給量と人口のバランスで決まってくるので、その対策には二つの方向がある。一つは人口の抑制であり、トマス・ロバート・マルサスの『人口論』（一八〇三年第二版　大幅増補版）はそうした意図をもって執筆されたものである。[9] 他方は、食糧の増産を図る方向である。西洋史では穀物法がよく論じられるテーマであり、また気候不順やジャガイモの病気などによる深刻な飢饉の発生が繰り返し起きたことが話題にされるが、その裏で人々が農業の振興に向けて地道な努力を重ねていたことにも目が向けられねばならない。

人口を抑制するためにどうすればよいかを説いたマルサスに対し、ドイツの有機化学者ユストゥス・リービヒは、いかにして農作物の増産を図るかに焦点を定め、農業を科学的に実践する方途を探った。それが、植物学や農学に化学を応用した新しい学問分野、農芸化学の誕生であり、彼は肥料の重要性について有機化学的裏付けを提供し、イギリスが大量の肥料を輸入に頼っていることを問題にした。これについては次節で述べる。

作物の生産に肥料が不可欠であることは古くから認識されており、経験的に種々の有機物が施肥されてきた。この試行錯誤を科学的に解明したのがリービヒである。彼はさまざまな穀物、作物を定量的に分析する手法を開発して、それらの成長に必要な元素を明らかにした。従来はフムスと総称される有機物のみが肥料として有効とされてきたが、彼はこの通説を覆して、有機物も構成元素は無機物であり、肥料として当然無機物も有効であり、具体的にどの元素を補うべきかを明らかにしたのである。これは農業生産上画期的なことであって、彼の一八四〇年の著作『農学と生理学に応用した有機化学』(『農芸化学』)[10]がもたらした意味は重大で、それこそが、第2章で取り上げる屎尿を肥料として用いることがいかに有効であるかを論じる際の、科学的根拠を提供したのである。リービヒは作物、穀物の成分分析を行うと共に、肥料として使われる屎尿等の有効成分の確定も行い、屎尿が肥料としてきわめて有効であることを化学的に実証した。

次は、急速に進んだ都市化によって過密都市ロンドンが抱え込むことになった衛生問題である。人口が稠密になってくれば、住居、上水道の確保、ゴミ、墓地、屎尿の処理など全く違う状況が生じてくる。大都市の胃袋を賄うための家畜の解体作業から生じてくる臓物などの廃棄物も並大抵の量ではなかったし、墓地には死体が溢れ、腐敗した死体を雨水が洗い出す状況となっていた。家々の屎尿溜めの汲み取りは行われていたものの、とても追いつかない状態に陥っていった。

こうした状況にいち早く目を付けたのが公衆衛生運動の推進者エドウィン・チャドウィックであった。彼は功利主義の主唱者ジェレミー・ベンサムの弟子であり、衛生こそが人々に幸福をもたらすものと信じ、イギリス庶民の衛生実態を記録して改善方策を示した報告『英国の労働人口集団の衛生状態に関する報告書』(一八四二年)を貴族院に提出した。[11]彼は過剰な人口によってもたらされる環境の悪化と病気との関係を探るべく、詳細な観察記録を作成したのである。たしかに衛生問題に力点を置いた労作であり、重要な事実の記録に違いないが、今日その問題点も指摘されるようになっている。この点については第三節で述べる。

一九世紀半ばのロンドンがいかに悲惨な衛生状態であったかは、A・S・ウォールの『危険にさらされる生活』（一九八三年）を待つまでもなく、同時代のディケンズの小説や、社会改革派の作家ヘンリー・メイヒューの著作を通してよく知られている。[12] ロンドンはテムズ河の河口に近いため、潮の干満の影響を受けて、街中で河に吐き出された下水が上流に逆流し、上水の取水口も日常的に汚染される状況であった。そしてこれにロンドン特有のシステムがさらなる汚染を加えることになった。それが水洗トイレで、この普及によって家々から溢れ出た屎尿がテムズ河に流れ込み、他のどの都市にも増してロンドンの衛生状態を急速に悪化させた。[13]

一九世紀を通してロンドンの人々を恐怖させた伝染病は、コレラである。コレラが患者の排泄物の混入した飲料水を媒介にして流行することは一八七〇年代に入るまで十分認識されなかったが、悪い空気が人々を病気に罹らせるとするミアスマ説の病気理論をもってしても、巨大な下水路と化し悪臭を放つテムズ河をもはや放置できないことは自明であった。この劣悪な環境を改善する方策は、下水をすべて共通下水路に流し込みテムズ河には一切流さない遮集式下水道を建設することであった。そしてロンドンの下水をできるだけ下流地点にまで運んだ上で、テムズ河の北側と南側にそれぞれ下水集積所を建設し、引き潮の時を見計らって投棄する計画が立てられた。[14]

ところが、先に述べたリービヒの有機化学的分析により、屎尿を肥料として利用できるのであれば、食糧問題と衛生問題が一挙に解決できるという思惑が、にわかに人々の心をとらえることになり、遮集式下水道がおおむね完成する一八六五年前後になって、屎尿の活用をめぐり激しい攻防が展開されることになった。廃棄を当然視されていた屎尿が、莫大な資産の投棄に等しいことを意識するようになった人々の執着と、そこに化学者がどのように関与したかは、第2章で扱うこととなる。

ところで公衆衛生というものは、人間の置かれた社会環境の問題であったり、外から侵入してくる病原菌の問題であったりするのみならず、私たちの身体の内側の問題でもあることは現在では「病気に対する抵抗力」としてよく認識されていることである。病気にかかりやすい身体状況は、集団全体の健康の質を落とし、病気の蔓延を招くことになる。この事実はきわめて日常的な観察から見てとれることであるにもかかわらず、意外に見落とされてきた。わが国で戦後、伝染病が大幅に減少した事態をとらえて、それを抗生物質の開発の恩恵と解釈することが長らく行われてきた。しかし、詳細な疫学的調査が行われてみると、抗生物質の開発よりも、衛生状態の改善や国民の栄養状態の改善こそが伝染病克服の大きな要因であったことが判明した。[15] そして人々の栄養状態は、食糧問題と直結しており、ここでもまた二つの問題が交錯することとなる。

一九世紀前半のイギリスの社会的・経済的状況を考えるには、二つの時代区分（I）一七九三年から一八一五年（II）一八一五年から一八四八年が便利である。[16]（I）はナポレオン戦争の始まりと終わりに相当し、一七九三年は農業改良委員会（Board of Agriculture）創立の年でもあり、一七九八年にマルサスの『人口論』、一八〇二年から王立研究所のハンフリー・デイヴィーによる農芸化学の公開講義開始と続く。（II）は穀物の輸出入を制限する穀物法の制定（一八一五年）から廃止（一八四六年）の時期に相当する。一八一五年は、序章で見たように薬剤医法が制定され、医療の制度的な改革の第一歩を踏み出した年でもある。[17] この第II期の半ば過ぎ一八三二年に、ロンドンは初めてのコレラ流行に見舞われ多くの犠牲者を出すことになった。その後一八三四年に成立する新救貧法（Poor Law Amendment Act）(4&5 Will.IV, c. 76) は重要である。すなわち対仏戦争後の復員による雇用不足や凶作によって救貧支出は大幅に増大し、抜本的な改革なしに救貧法の維持はもはや困難とされた。[18] 救貧法自体は社会福祉の問題であり、新救貧法が衛生施策に直接関係するわけではないが、これを機に一九世紀イギリスを代表する衛生官チャドウィックが表舞台に登場してくることになる。穀物法の廃止が一八四六年、新救貧法は四八年に新しい公衆保健法（Public Health Act）に代わるので、四七年までを一区切りとしてよいであろう。四八年は公衆保健法の成立に基づく中央保健庁の設立、首都下水道法の成立、首都下水道委員会の開始という大変革の年である。加えて、二度目のコレラの流行に見舞われ、初回を大幅に上回る犠牲者を出し、四八年は衛生元年とも呼ぶべき年となるのである。[19]第I期、II期を通してイギリスにおける第二次エンクロージャーの時期であり、いずれにせよ農業の生産向上がめざされていたに違いない。そしてこの第II期を経て公的な衛生政策が始まるのである。

上記半世紀間の穀物価格の推移と農業振興の動機付けを大摑みに述べてみよう。ナポレオン戦争の開始と共に輸入穀物は減少して国内の穀物価格は高騰し、ここで農業振興の必要が強く自覚されることになる。戦争終結と共に穀物価格は落ち着くはずのものであったが、穀物法の制定により、国内の穀物価格の高値安定が続き、これに反対する自由貿易論者によって、一八三八年に穀物法撤廃運動が始められた。それは翌三九年には全国組織「反穀物法同盟」に発展し、早晩開かれることになる自由市場に向けて国内農業の国際競争力強化が重要な課題となっていく。そして一八四五年のジャガイモの胴枯れ病に端を発する大規模なアイルランドの飢饉は容易に収まりそうにもなく、穀物法反対の機運はここにきて一挙に高まり、時の首相ロバート・ピールは四六年、穀物法廃止に踏み切った。若くしてピールのもとで商工政務次官に就いていたウィリアム・グラッドストンは一八四二年に既存の一二〇〇品目中七五〇品目について関税の低減・撤廃を行っていた。[20]

イギリスにとって、食糧増産は一九世紀前半の継続的課題であり、[21]一八四〇年の出版と同時に英訳されたリービヒの『農芸化学』は、土地所有者たちが穀物法廃止に向けて農業の効率化・集約化を意識し始めたまさにそのタイミングに現れ大いなる評判を勝ち得て、四二年および四四年の彼のイギリス訪問は大成功を収めることになった。[22]穀物法反対の政治的キャンペーンでは、「財政上の保護（穀物法）の代わりに、リービヒの化学を土壌や堆肥に応用することを学んで、利益を上げるべきだとよく言われ、これに憤慨した農夫は、リービヒの名前をLie Big（大嘘）と曲解して、彼の主張を非難した」という。[23]

二　農芸化学の誕生と肥料の大量輸入

食糧増産を意図した農業の改善は、リービヒがイギリスに深くかかわる以前から、王立研究所のデイヴィーがその方向をめざしていた。彼は電気化学で有名になるが、研究所着任翌年の一八〇二年から一〇年間連続して農芸化学の公開講義を行い、科学知識の普及に努めた。その内容は概ね従来実践されてきたことの枠内にとどまり、化学的観点からとくに新機軸を打ち出したものではなかったが、一般的な理解に役立つような土壌分析や植物栄養の知識を提供した点で意味があった。[24] この公開講義の機会を提供し、デイヴィーに講義を依頼したのが、一七九三年に創設された農業改良委員会であった。[25] ジョン・シンクレア卿を会長に、アーサー・ヤングを書記に立てて興された農業改良委員会は膨大な農業調査を遂行しながらも、三〇年間ほどで財政難から解散を余儀なくされるが、食糧増産が課題となる中で農業改良委員会がイングランドの農業調査に果たした役割は計り知れないものがあった。[26]

デイヴィーの講義の成果は一八一三年『農芸化学入門』として出版された。[27] 彼の講義の上手さは定評のあるところで農芸化学の知識普及に貢献したに違いないが、科学史家モリス・バーマンが科学と農業を結び付けるもっと組織的な力として注目したのは、ランフォード伯爵によって一七九九年に創立された王立研究所（一八〇〇年に国王の認可）の創立会員と農業改良委員会委員の重複である。創立出資会員五八名のうち二五名が、とくに役員一九名のうち一四名が同委員であり、このうちの八名は傑出した農業改良家であり起業家であった。[28] すなわち王立研究所が掲げる、科学に寄せる関心、価値、イデオロギーは、イングランドの一八世紀末における工業や農業分野の変化から立ち現れてきたものだというのである。

上記の傑出した八名とは、卓越した農業行政家でもありメリノ種の羊の導入を実現させたジョゼフ・バンクス卿、鉛の採鉱で知られるデヴォンシア公爵、[29] 石炭の採鉱および慈善家としても知られるダーラム主教、内陸運河の開発で知られる啓蒙的領主ブリッジウォーター公爵やエグレモント伯、スミスフィールド・クラブの設立ならびに家畜の品種改良や家畜ショーの助成で知られるサマヴィル卿。そして農業の改善に積極的に取り組んだ領主ウインチェルシー伯で、彼は王立研究所の初代会長となる。最後は、グランド・ジャンクション運河の主たる出資者として知られるスペンサー伯。彼はオールソープの領地で羊の飼育のほか科学的な農業実践に熱心で、彼の息子ジョン（第三代スペンサー伯）は父の農業に寄せる強い関心を引き継ぎ、一八三八年にイングランド（王立）農学協会（The Royal Agricultural Society of England（RASE）、王立が冠されるのは一八四〇年から）を設立することになるのである。[30]

王立研究所といえばデイヴィーやファラデーが連想されるが、バーマンは創立会員の意図がもう少し農業と強く結び付いたものであったことを示そうとした。[31] 創立会員の科学を見つめるまなざしは、作物栽培実験、家畜の品種改良、採鉱、新しい道具の発明、運河を初めとする新しい輸送施設の建設など国家の経済的必要に密接に関係したものであった。そして皮革産業も織物産業も当時の家内工業は農業に基盤を持つものであり、農業の振興は食糧増産にとどまらぬ広範囲な産業の基礎であったことに注意すべきである。[32] 加えてリービヒの著作『農芸化学』が大きな注目を集めるようになる理由として、農学が圧倒的な熱意をもって科学とくに化学を求めるようになるイギリスの状況を考慮しなければならない。このような動きは、学会組織の中においても農学を学問として格上げしたいとする人々の願いと軌を一にするものであった。農業改革者として知られるフランシス・A・マッケンジーや内科医オーガスタス・ボジー・グランヴィルはイギリス科学振興協会に農学部門の創設を申し入れ、[33] 内科医ジョン・イエロリーもこれを働きかけたが、一八三九年八月のバーミンガム大会の役員総会記録には、農学部門の創設を取り下げたとあり、農学関係者以外からも必要が認められながら実現に至っていないことが判明する。[34] マッケンジーの申し立ては一八四三年にようやく実現に至り、農学は部門Bに編入されて化学の応用分野（chemistry and its applications to agriculture and the arts）となった。[35]

イングランド（王立）農学協会（ＲＡＳＥ）の創立は、一八三七年一二月のスミスフィールド・クラブの年会晩餐会で話がもち上がり、スコットランドのハイランド農学協会を模範にそれに続こうということになった。翌年五月にスペンサー伯を会長に組織が立ち上げられ、一八四〇年に機関紙が創刊され、四二年には会員数五千人に達する躍進を遂げていくことになる。[36]ハイランド農学協会に倣ってとりわけ政治的中立性の維持については強く謳われた。創立メンバーには、ロバート・ピールをはじめとする国会議員が六割以上も名前を連ね、党派を越えた協力とＲＡＳＥで得られる情報の政治的利用の禁止が絶対であった。[37]

ハイランド農学協会とイングランド王立農学協会に挟まれて地味ながら、ヨークシア農学協会もめざましい活動を展開していた。[38]農業の科学化をめざし知識の普及を図っていくこうした学会組織が、まさに一八四〇年のリービヒの『農芸化学』を待ち受けるかのように準備されていた。ＲＡＳＥは一八四三年からとやや遅れたものの、前記三つの農学協会はそれぞれ化学顧問を擁し実践の現場で上がってきた問題の化学的究明に意を注いでいた。ちなみにＲＡＳＥの初代化学顧問は前述『農芸化学』の翻訳者として有名になったライアン・プレイフェアである。地方のクラブまで含めたこうした組織は、一八一九年までにイングランド全体に網の目のように張り巡らされた。[39]

農地から作物の収量を上げるためには農業の科学化が求められ、とりわけ農芸化学という新しい学問が重要視された。[40]農業に関連してそのような化学的問題の他に、経済的問題として次に考慮すべきは、前節で示した時代区分の第II期すなわち一八一五—四八年およびそれ以降にも持続して見られる、イギリスの肥料や家畜飼料、播種用種子などの凄まじい輸入量である。[41]肥料用の骨、飼料用の脂肪種子（菜種など）の油かす、緑肥の代表クローバーを見てみよう。これらは主として大陸から調達され、骨はとくにドイツからそして一八三〇年代にはロシアや南米からも輸入されることになるが、一八一五年頃（これ以前には主として膠《にかわ》の材料）には八千トンであったものが、四〇年代には三万トン、四万トンと輸入されるようになってきた。同様の比較で油かす（しめかす）の輸入は金額にして二二万ポンドからおよそ六倍に増加し、播種用のクローバーの種子は二〇万ポンド程度であったのが倍以上に増加している。こうした輸入によってイギリスの家畜は肥育し豊かな糞を野原に撒き散らすことになるが、ドイツなど種子や骨の供給側の土壌は容赦なく貧しくなっていくことになった。[42]

リービヒは一八五九年一二月二三日付の『タイムズ』紙掲載の記事で、イギリスが過リン酸肥料の原料としてこれまでドイツから数十万トンもの骨を輸入してきた事実をあげ、土地資源の有限性が明らかになってきた以上、ドイツは早晩この輸出を差し止めることになるだろうと述べている。他国（イギリス）の食糧増産に資するために、自国（ドイツ）の土地の疲弊を看過することはできるはずがないにもかかわらず、イギリスの人々はグアノも骨もいつまでも供給が可能であるかのように楽観しているとリービヒは述べ、この事態を解決するには都市の屎尿を畑に戻すしかないことを力説している。[43]

人々がグアノに注目するきっかけとなったのは、アレクサンダー・フンボルトが一八〇四年に南米から持ち帰ったグアノのサンプルに、大量の窒素分とリン分が含まれることが判明したことによるという。[44]しかしグアノがイギリスで肥料として本格的に利用されるようになるのは一八四〇年代になってからである。一八四一年リヴァプールのメイヤー社（W. J. Myers）とロンドンのギブズ&サンズ社（Antony Gibbs & Sons）（一八四八―六一年は市場を独占）が受託販売者となりグアノの輸入が本格化し、五〇年代にはペルー産のグアノの半分はイギリス向けであった。リン酸カルシウムの豊富なグアノは、次第に高値がつき一トンあたり一二ポンド、時には一三ポンドを上回ることもあった。[45]

国外に肥料を頼るばかりの状況で、国産肥料として注目されたのがコプロライト（恐竜の糞の化石）であった。一八四二年にイギリスを訪問したリービヒは、彼の愛弟子のプレイフェアやオクスフォード大学の地質学者ウィリアム・バックランドの案内で農地改良の現場を訪れ、またセヴァーン川左岸の青色石灰岩中の骨層やコプロライトの堆積場所を見学した。[46]そうした経験から彼は一八四三年に首相ロバート・ピールに、農業生産に不可欠なリン酸肥料としてコプロライトの利用に積極的に乗り出すよう進言した。[47]やがて訪れる穀物価格保護政策廃止に向けた対策のためのみならず、前述のような大量の肥料の輸入によって生じる経済的圧迫に対処する必要もあった。さらにリービヒが言うようにいつまでもそれらの輸入が可能とは限らない以上、国内的な努力、すなわちそれらの自己調達も含めて、単位面積当たりの収量を増すハイ・ファーミング（集約農法）がめざされることになる。

ここで少し先のことになるがイギリスの農業の一九世紀後半までの様子に手短に触れておこう。一八四〇年代から熱心に取り組まれた農業の科学化が功を奏して、イギリスの農業はなんとか穀物法廃止（関税撤廃による安価な輸入品との競争）を乗り越え七〇年あたりまでは大きな問題に直面することなく推移したが、七〇年代になるとアメリカから安い穀物が大量に流入し、自由貿易による災厄が農家を直撃することになる。農業大不況（agricultural depression）と称されるその時代において、アメリカのプレーリーと呼ばれる大平原が穀倉地帯として開発され一八七五年あたりからイギリスに大量に穀物が流入することになり、イギリスの農業は薙ぎ倒されることになるのである。(48)

三　チャドウィックとファー

本章最初の時代区分で一八三四年の新救貧法成立について述べた。この新救貧法の成立から一八四八年の公衆保健法の成立までの期間活躍したのはチャドウィックであるが、戸籍法の成立、戸籍庁の設立ならびに長官トマス・H・リスターのもとで年報製作者として活躍し始めたウィリアム・ファーについて取り上げ、二人の視点の違いについて考察を加える。ここでもキーワードとなるのは食糧問題である。

一八三二年財政的な破綻が危惧された救貧法を検討すべく王立委員会が立てられた。七名の委員に加え、実地調査を行う委員補佐（Assistant-Commissioner）二六名が任命された。チャドウィックはナソー・ウィリアム・シーニアーの推薦でこのメンバーになり、これら委員補佐の中で最もめざましい働きをした。[49] 一八三三年に工場に関する王立委員会が新たに設置されると、彼はその委員長を務め、工場法報告書を二か月余りでまとめ、その後は委員補佐ではなく中央委員として全精力を救貧法調査に振り向け、三四年二月に救貧法報告書もまとめ上げた。[50] このような功績にもかかわらず、チャドウィックは新しい救貧法中央委員から外されてしまい、オールソープ卿（第三代スペンサー伯）の取り計らいでようやく救貧法委員会の事務局長に留まったのである。しかし彼の不満は解消することはなかった。[51]

チャドウィックの工場法報告書に示される工場内の換気や排水は衛生政策に結び付くにしても、貧民をいかに救済するかは、直接に衛生政策に関係するわけではない。しかしこれ以降、彼が衛生学に邁進するようになる動機づけとして、一九五二年に彼の伝記を著したR・A・ルイスは次のような説明をしている。

チャドウィックの初期の統計に対する関心を示す彼の生命保険に関する論文は、公衆衛生をめざす彼の仕事の土台をなす理論がすでに二八歳のときに定式化されていることを示している。寿命の長さと健康は、その生命が置かれた環境によって決まるというもので、すこし大摑みであるが十分有効な原理である。[52]

ルイスはチャドウィックが救貧法に関わる以前から、環境の重要さに気付いていたことに言及し、彼の公衆衛生への関心を説明しようとした。もう一人の伝記作者ファイナーは、一八三六年の戸籍法の成立が、先の論文の再版とも相まって、衛生学への関心を強めさせたのだという。[53] しかし、近年の研究ではチャドウィックの関心はそうした早い時期からのものでなく、まさに三六年辺りに始まったとされる。

一八三六年に戸籍法が成立し、翌三七年T・H・リスターを長官として戸籍庁が開設された。[54] チャドウィックは、数学者として知られるチャールズ・バベッジが長官の地位に就くことを願ったが、リスターが内務大臣ジョン・ラッセル卿の義弟ということで縁故採用されたのだった。そこでチャドウィックはリスターの補佐官として、当時人口動態統計で頭角を現しつつあったウィリアム・ファーを年報作成者として送り込んだ。彼は四一回目までの年報作成に関わり、およそ四〇年間にわたってみごとな業績で戸籍庁を盛り立てたが、チャドウィックとは対立することが多かった。またファーは、その優れた能力で給料は長官並みの処遇を受けるようになっていったが、ついにトップに立つことはなく、チャドウィック研究で知られるM・W・フリンは、ファーが受けた処遇はヴィクトリア時代における恥ずべき人事であると述べている[55]。

さて、救貧法委員会事務局長となったチャドウィックは、三人の医師ニール・アーノット（内科医、公衆衛生改革者）、トマス・サウスウッド・スミス（ユニテリアン派牧師、内科医）、そしてジェイムズ・フィリップス・ケイ（公務員、医師、教育者）に予備調査を開始させた。彼らの基礎調査に基づき、彼は一八四二年に『英国の労働人口集団の衛生状態に関する報告書』をまとめた。そしてそれが、一八四八年の公衆保健法制定の起爆剤になり、中央保健庁の設立に繋がったとされるのが通説であった。歴史家のチャドウィックに対する評価も絶大であった。

しかし一九五二年の二冊の詳細な伝記の出版から約半世紀を経て、チャドウィックの著作は近年幾人かの研究者から批判を浴びることとなる。急先鋒は科学史家のクリストファー・ハムリンである。彼は、チャドウィックの衛生報告書を読んで次のように述べている。

チャドウィックの『英国の労働人口……報告書』を読んで医学史に取り組む研究者は、その本でほとんど病気が扱われていないことに衝撃を受けるだろう。病気の勃発には触れているものの、疫学的努力や病因論的推論など皆無なのだ。かろうじて死亡率の比較が出てくる程度である。チャドウィックの評判を知れば、下水道や給水が扱われることを期待することもあろう。そしてその期待には若干応えている。しかし、大半は道徳であり品性だ。……「チャドウィック、しっかりコレラに切り込めよ」と言いたいくらいだ[56]。

パメラ・ギルバートもハムリンを支持して、チャドウィックはコンタギオンや貧困状態に目を向けないで、汚物が貧乏人のあいだの病気の第一原因であることを探し回っていると述べている。[57]

チャドウィックのこうした視点のずれを物語る興味深いエピソードがある。[58] 彼の激しい気性はよく知られているところであるが、ようやく戸籍庁で仕事をし始めたばかりのファーが、彼の逆鱗に触れたのである。一八三七年に戸籍庁が発足し、三九年に最初の報告書『イングランドにおける誕生、死亡、結婚に関する戸籍庁長官への第一年報』が提出された。報告書全体は長官リスターの責任で編纂されているが、これに寄稿したファーの報告は、長官への一八三九年五月六日付の「レター」として、署名入りで『戸籍庁長官への第一年報』に挿入された。[59]

「レター」の内容は「死因の分析」「統計的疾病分類学」「都市の病気と郊外の病気」に分けられるが、彼は病気の分類についてカール・リンネまで引き合いに出して詳しい疾病分類学を展開し、病気の分類表を載せている。致命的な病気を epidemic・endemic・contagious diseases と sporadic diseases に大別し、前者には天然痘、コレラ、インフルエンザ、黄熱病、梅毒など広域流行病を含めているが、少なくともこの時点では本章第五節で話題にする zymotic diseases という記載はない（筆者の確認では一八四三年の『第五年報』からと思われる）。[60] 他方 sporadic diseases には臓器ごとの病気が並んだりしているが、最後に病気の座を特定できないものとして、くる病、瘰癧《るいれき》（頸腺結核）、痛風、壊疽、衰弱、奇形、チアノーゼなどを挙げ、これらに並べてファーは飢餓（starvation）も挙げたのだ。これがチャドウィックには許せなかった。

チャドウィックは、イギリスに飢餓で死んだものはいないと断言して、飢餓は死因としてカテゴリー誤謬と断じた。しかし統計学者であると共に医師でもあるファーは、苦学によって道を切り開いてきた彼の経歴ともあいまって「食べ物がない」という人々の苦境をよく理解していた。[61] 人口が急増するロンドンの抱える重要問題は衛生問題ではあるが、急増する人口を養う食糧問題でもあった。ただし食糧の増産は、ロンドンに食糧を供給するイングランド全体の問題でもあった。『戸籍庁長官への第一年報』でファーは、飢餓で死んだのは半年で六三名だったとし、これは年間一一万一千人に一人の飢餓による死者の割合となると述べ、それに続けて飢餓について次のように綴っている。

食べ物がないということは、水は別として、ありとあらゆるものがないことを意味する。焚き木、衣類、道具らしきもの、生活必需品などすべてが、差し迫る空腹を満たすために手放される。わが国でも他の国においても、空腹は統計記録官によって記載されるよりずっと多くの人々を滅ぼしている。しかし、過食の結果がそうであるように、空腹の結果は、さまざまな病気の発生という形で間接的にしか明示されないのが一般的である。[62]

チャドウィックとファーのやり取りはおよそ以下のような形で公表された。救貧法委員会から届いた手紙は一八三九年九月三〇日と四〇年二月二四日で、それぞれは"Relief of Destitution"（赤貧の救済）として、救貧法委員によって発行される公報 *Official Circular* に掲載された。ファーは飢餓を死因とした六三名について報告を求められた。これまでの経緯を受けてファーから救貧法委員会に宛てた一八四〇年三月一七日付の最後の手紙は、まず戸籍庁長官リスターが文書の最初に鏡（おもて紙）を付して長官の名のもとになされた回答であることを保証している。[63] 飢餓が原因で死亡と判断した六三名について詳しい分析を付けている。この内の一二名は寒さのためであるとしている。冬の厳しい寒さは暖を取ることなく過ごせるものではない。一八三八年の真冬に彼自身が地域の住民からの通報で、瀕死の婦人を見に出かけたときの様子が記されている。

医者はこの大都会で、飢餓状態の苦悩する患者に出会う。……屋根裏部屋の隅の藁ベッドには薄い着衣の若い女が、産み落とした赤ん坊を股の間に挟んだまま横たわっていた。おなじベッドに幼子三人がぼろ布に包まっていた。猛烈な寒さなのに暖を取るものも、ろうそくも、食べ物もなにもない。……。階下の間借り人は彼女の呻き声で目覚めたのだ。[64]

食料が奪われているという意味で「飢餓」に分類した成人一四人について、責めは彼らにあるのか行政にあるのかをくだくだ論じている救貧法委員に、ファーの怒りは向けられている。「私はレターの中で新救貧法行政を告発しているわけでもないし、救貧法委員を揶揄したり彼らに文句を言ったりしているのでもない。私のレターは、わが国にそして他のあらゆる国に存在する「死因」について言及しただけのことです。飢餓は、痛風や衰弱や壊疽といった病気の座を特定できない死因によるもので、私が提示する病気の分類項目の一部を成すものです。」として、ファーは事実を述べただけという姿勢を崩さなかった。(65)

さらにファーは、「イングランドにおけるどの程度の死亡率が食物の不足に帰されるべきかは難しいところです。もし大衆に向けての食物支給量が増大するなら、死亡数は減少するでしょう。……食物の量は、病気や流行病や一般死亡数にマルサスが想像したほどには直接的な影響を及ぼさないものと私は信じています。しかし、救貧法委員会はチャドウィック氏に、私のレターが、死亡数をありふれた原因すなわち空腹に割り当てていることを知らせるよう指示しています。」(66)と揶揄し、空腹は死亡の潜在的要因としてもっと大きな広がりをもっているとの見解を示して見せた。またファーは、統計というものが個人の状況を一切捨象するために残酷にも数値だけが独り歩きする点によく神経を働かせている。

なぜ、死因を飢餓に帰すことがチャドウィックにとってそれほどまでの怒りとなったのであろうか。ルイスによれば、新救貧法では飢えを凌ぐ最終手段としてワークハウスを設けており、少なくとも人々はそこに入所すれば最低限の生存条件が満たされるはずなのである。ところが人々がそうしないで餓死したとなると、ワークハウスに入るより餓死した方が未だしも良いという結論になり、新救貧法の面目は丸潰れというわけである。(67)

チャドウィックの推挙で戸籍庁に職を得たファーであったが、機械的な死亡分類に彼は納得できなかったのである。

四　テムズ河の汚染――ハサルからフランクランドへ

先に述べたように人口が激増したロンドンでは、市民の飲料水の確保と下水処理が大問題であった。古来、上水と下水の分離確保は難問であったが[68]、上水の確保も下水の放出もテムズ河に頼り、あらゆる物をテムズ河に流し込んでいたロンドンでは、都市化と共に問題は一挙に深刻化した。『ハウスホールド・ワーズ』に掲載された「ファザー・テムズ」という表題のテムズ河物語によれば、「バターシーとロンドン橋との間［本書後掲図10参照］に備えつけられた一四一本の下水溝から流れこむ下水、両岸のガス工場、醸造所、厩舎、皮なめし液槽、魚市場などから流される汚水や廃水、屠場から放出される血や臓物、「死体のひしめく教会墓地」を通って流れこむどす黒い水、動物の死体、腐った野菜くず」でテムズ河は汚く悪臭を放っていたという[69]。

一九世紀はじめの頃には家庭排水を公設排水路に接続することは法律違反であったが、水洗トイレの普及に呼応して一八一五年に法律が変更されたため、テムズ河の汚染は急速に進んだのである[70]。水漏れを大幅に改善したジョゼフ・ブラマーの新デザイン水洗便器は大量に生産され、一七九七年までに六千台を売った。その後もより多くの水洗トイレの設置によって増益を図ろうとする水道会社の売込みとも相俟って、屎尿溜から溢れた汚水が流れ込みテムズ河の汚染は増大し、一八五〇年代には抜本的な対策の必要に迫られるようになった[71]。そしてこの汚染が名状し難いほどに悪化して、一八五八年に歴史上有名な事件「大臭気（The Great Stink）」が起こったのである[72]。

ここで、テムズ河の水汚染に関係する出来事と、コレラの流行による死者、および腸チフスと発疹チフスの流行による死者を簡単にまとめておく[73]。腸チフスと発疹チフスは病原菌も異なるし感染経路もまったく異なるが、長い間区別されないままであった。発疹チフスがシラミを媒介動物とするのに対し、腸チフスは主として飲料水を媒介とし、コレラと似たような感染経路をもつ。イギリスではウィリアム・ジェンナーが二つの病気の区別を一八四九年に明確にしたが、戸籍庁のウィリアム・ファーが統計上両者を区別するようになったのは、ようやく一八六九年のことであった。[74] 一八二八年のドルフィン事件というのは、ロンドンのウェストミンスターとその周辺に給水を行っているグランド・ジャンクション社という水道会社の取水口が、大下水道の排出口と隣り合わせであることが暴露され、大きな反響を巻き起こした事件のことである。本事件の場合はとくに顕著に不衛生であったが、給水会社の多くはどこもグランド・ジャンクション社と大差ない状況であった。[75]

一八二八年　ドルフィン事件
一八三一年　第一次コレラ流行　死者およそ三万一千人
一八三七年　チフスの流行　死者およそ一万九千人
一八四〇年　リービヒ『農芸化学』のプレイフェアによる英訳出版
一八四二年　チャドウィック『英国の労働人口集団の衛生状態に関する報告書』
一八四七年　チフスの流行　死者およそ一万七千人
一八四八年　第二次コレラ流行　死者およそ六万二千人（五三二九三人）
一八五〇年　ハサル『ロンドンおよびその近郊住民に提供される水の顕微鏡検査』
一八五一年　ロンドン万国博覧会。ホフマンの「ロンドン水に関する化学的報告」
一八五四年　第三次コレラ流行　死者およそ三万一千人（二〇〇九七人）
一八五五年　スノー、コレラの流行中に実験　『コレラの伝播様式』第二版出版
同　年　チフスの流行　死者およそ二万人。ファラデーのテムズ河視察
一八五六年　首都土木局（ＭＢＷ）操業開始。バザルジェットの起用。
一八五八年　ロンドンの大臭気事件（グレート・スティンク）

一八五九年　ホフマンとフランクランド、首都土木局の要請に応え消臭法について助言。
一八六四年　首都土木局、ホウプ＝ネピア計画（マプリン砂地の屎尿灌漑）の承認。
一八六五年　フランクランド、ロンドンの公式分析官に任命される。
一八六六年　第四次コレラ流行　死者およそ五千人（ママ）（イーストエンドで猛威）（一四三七八人）
一八六八年　チフスの流行　死者およそ四千人

一八五五年七月に王立研究所教授マイケル・ファラデーがテムズ河の視察を行って『タイムズ』紙に投稿した記事は、『パンチ』に掲載された彼の姿と共に首都住民に事態の深刻さを悟らせることになった。[76] 確かに『パンチ』を飾った衛生学関係の絵の中でももっとも有名なのは、ファラデーのテムズ河汚染視察であろう（図7右）。しかし人々をそれよりももっと具体的な恐怖に陥れたのは、一八五〇年の同誌に掲載されたテムズ河の水滴の顕微鏡拡大図であった。この絵は『パンチ』流の「パンチ（当てこすり）」が利かせてあって、掲載図には本物の微生物ではなく、利権争いをする水道会社の人々や棺を担いだ葬儀屋などまでを微生物に模して描き入れており、テムズ河の深刻な汚染状況を伝えるには十分であった[77]（図7左）。この絵のもととなる論文が、次に言及するアーサー・ヒル・ハサルの『ロンドンおよびその近郊住民に提供される水の顕微鏡検査』（以下『水の顕微鏡検査』）である。[78]

中央保健庁の一員となったチャドウィックは、改革に必要な三項目としてテムズ河の水を清らかな水に置き換えること、水会社の排除、浄水場の管理を責任ある専門的な行政管理の下に置くことを主張して、一八五〇年に首都の水供給に関するレポートを準備した。しかしこれより二か月早く、一般の人々にも非常にわかりやすいハサルの『水の顕微鏡検査』が出版されたために、チャドウィックの努力はいささか気勢をそがれるかたちになった。[79]

ハサルは一八四一年薬剤医協会の認定を受け、四八年にはロンドンのユニヴァーシティ・カレッジで医学士の資格をえた医師であり化学者でもあった。彼は顕微鏡学者としても知られ、彼の『水の顕微鏡検査』は、水滴をあた

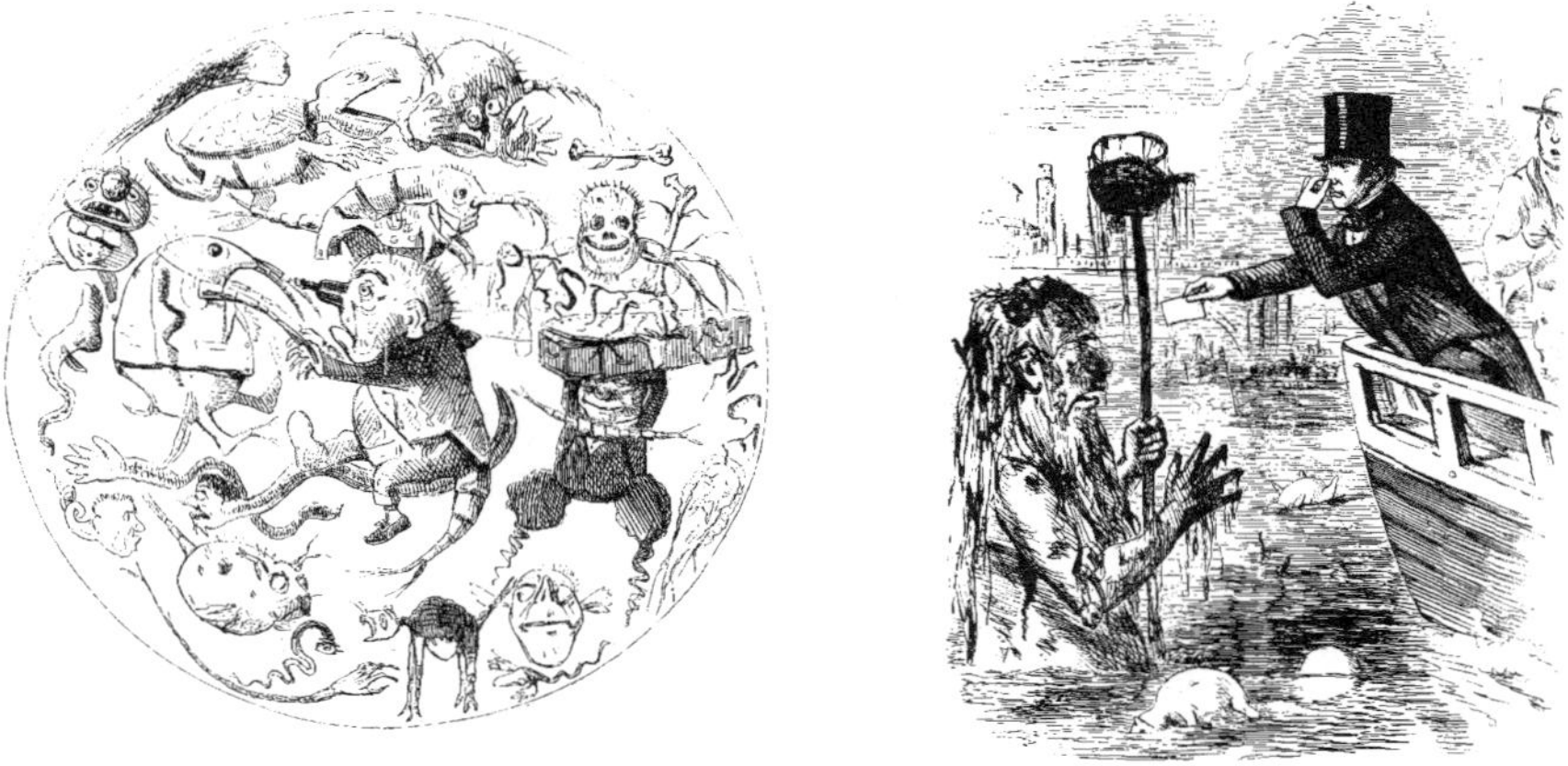

図 7　『パンチ』に見るテムズ河の汚染：左は「ロンドンの水滴の驚異」(1850)，右は「テムズ川神に名刺を渡すファラデー」(1855)

かも顕微鏡で観察したそのままをスケッチしたかのごとく丸い視野に環形動物、浸滴虫、珪藻類、微小動物の死骸などを色付きで描きこんだ挿絵が巻末に付けてあり、それが当時の人々には劣悪な水質の具体的な恐怖を感じさせた（図8）。下水が不潔なのは当然としても、各水会社の水滴としてそれぞれに会社名をいれて図を示し、描き出した図に接合藻類のなにに、糸状藻類のどれそれといった具体的な生物名を書き入れた詳しい説明を付して臨場感を出している。[80] ただし彼の図の顕微鏡視野には、実際に観察できるよりも多くの微生物や混入物が描きこまれていることが指摘されている（拡大図でこれほど多様な混入物が存在すれば水の様相を呈さないであろう）。ハサルの顕微鏡視野図は水会社が供給する飲料水の気味悪さを実感させるに十分であった。彼は同年春に中央保健庁で証言し、ホイッグ党の議員ベンジャミン・ホールは議会でハサルの図を使って水改革の反対派を攻撃した。この四年後ホールは中央保健庁の長官になる。[81] ハサルの著作の二年後に、王立協会会員（Fellow of the Royal Society 略記ＦＲＳ）であるエドウィン・ランカスターが『ロンドン・スプリング水会社の取締役への報告』（一八五二年）を出版したが、見比べるとハサルの方が読者に強く訴える力がある。[82] ランカスターはハサルより知名度が高かったが、水の顕微鏡分析に関する訴求度では、学問的正確

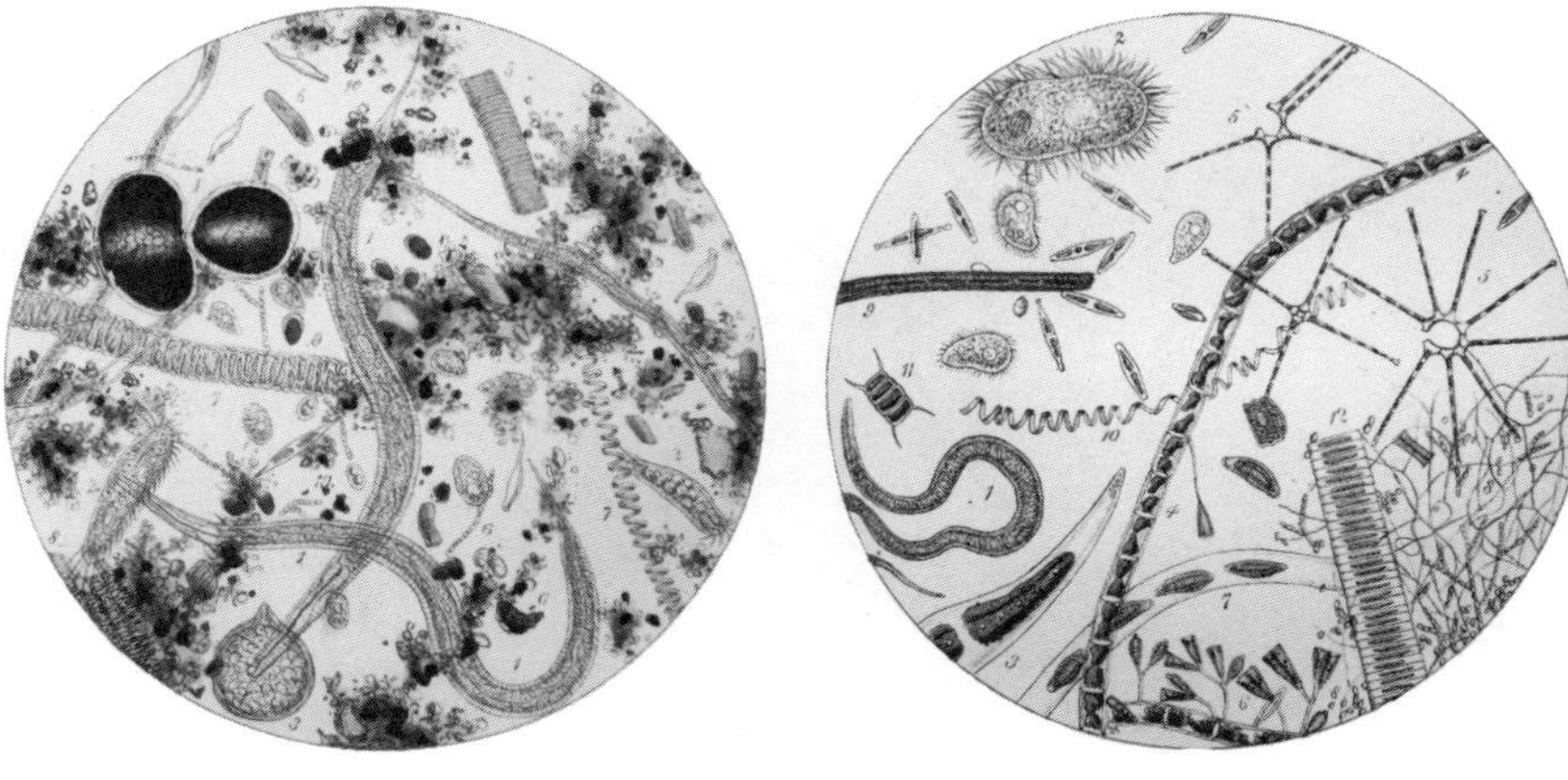

図8　ハサルによる顕微鏡視野図：左は下水，右はG社の飲料水

さは別としてハサルのほうが優っていた。ハサルが微小動物を個々に描くのではなく、上にも述べたように丸い顕微鏡視野に描きこんだのに対し、ランカスターは一つずつの微小動物をとりあげて個々に詳細に描き出しており、厳密ではあっても、「これぞあなたが飲んでいる水の現実だ！」という強い主張に欠けていた。ただし両者に共通しているのは、化学よりも顕微鏡の方が水質を吟味する上で有効であるとみなしている点であった。[83]

ハサルの『水の顕微鏡検査』はさまざまな影響をもたらし、『ランセット』といった雑誌、また水会社、そしてチャドウィックもハサルの本を根拠として議論を展開した。ハサルは、生物学的説明によって流行病を説明しようとした。微小動物それ自体が有害であるかどうかを示す証拠には欠けるものの、水中のそれら微小動物の増大が、有害な有機物の存在を意味する指標となるかどうかに議論が集中した。この点について一八五一年ハサルは自分の立場が、化学物質で説明しようとするリービヒの立場の対極にあることを見出した。リービヒの権威にもかかわらず、水中に微小動物が存在することが有機的汚染の好ましくない程度を示すという見解が、おおむね支持を得ていくことになった。[84]

一八四九年から五二年にかけての論争（一八四九—五二論争）に加わった大半の人々が、微小動物は腐敗しつつある物質の兆しであるという考えに同意した。しかし水道会社側の人々は微生物の存在を純粋性回復への一段階とみなした。水中の微生物の存在は二様に解釈することが当時は可能であったのである。それというのも、微生物は存在する不純物を次々と食して増加していく存在と考えられたからだ。もし水中の不純物質が純化されないなら、それら微生物は生存し得ないとされた。ハサルの実験でさえ、腐敗物質から生じる主たる有毒物資とみなされる硫化水素によって飽和された水であれば、硫化水素が充満するところに置かれた小鳥が死ぬように、水中の微生物は死滅するということを示した。[85]

ハサルは一八四九―五二論争を通して、水会社の化学者たちが主張する二つの重要な議論を受け入れた。一つは、顕微鏡的生物の活動は、汚水を浄化する主たる方法であるという議論であり、もう一つは、汚水中の有害物質とみなされ嫌気的な分解産物である硫黄化合物やアンモニアと、そのような微生物の存在は、両立しないとする議論である。[86]これらから導かれる結論は、微生物の存在はその水が安全であることの証拠とも考えられたということであり、生理的な嫌悪感で水質を評価することはできないとされたのである。多くの微生物を含む水が、コレラなどの病気と関連付けられた一方で、こうしたプラス評価があることに驚かされるのであるが、やや似たような例としてチャドウィックの考えを紹介しておこう。彼は硬水であることが人々の健康に悪影響を与えていると決めつけていたので、「いかに効果的にテムズ河の水から屎尿が除かれたとしても、その水は依然としてひどい程度の硬水であることに違いない」とたびたび嘆いたということである。[87]

水質検査を生物学的アプローチで行ったハサルとは対照的に、徹底した化学的分析によってテムズ河の汚染に取り組んだ人物として、エドワード・フランクランドを挙げることができる。彼は一八六五年に水供給についてロンドンの公式分析官に任命され、分析化学に取り組んだ。時代的には一九世紀後半になるが、ハサルとの対照としてここで少し言及しておく。水分析に関する彼の代表的著作は、一八八〇年の『衛生を目的とする水分析』である。[88]しかしここでは、フランクランドの伝記的記述と共に彼の化学的業績についても詳しく扱っている科学史家ラッセルの記述に沿って見てみたい。

分析化学は伝統的に溶解した無機物質の決定に関与してきたが、コンタギオン説をささえる「何か」は化学的にどのように検出されるのだろう。リービヒの弟子で王立化学カレッジ（Royal College of Chemistry）の助教授として一八四五年にリービヒの推薦でドイツから着任したアウグスト・ヴィルヘルム・ホフマンは、職務の一環として水質分析を担っていた。一五年後になってフランクランドがこれを引き継いだとき、ジャーム（germ）について三つの異なる見解があったという。[89] 時期的には第II部で論じるイギリスにおけるパストゥール革命直前の頃のことである。カッコ内はフランクランドの伝記の著者ラッセルの見解である。

(1) ジャームは病気の直接的原因（ウィリアム・バッドは一八四九年に飲料水媒介のコレラ菌（cholera fungus）の発見を報告しているが、彼以外はまだ微生物自体を原因とはみなしていない。微生物学はまだ誕生していない。[90]）

(2) ジャームは病気の指標（ハサルが考えるように微生物が病気の究極原因である腐敗有機物を食うのであれば、微生物の不在はたぶん病原物質の不在とされた。）

(3) ジャームは単なる不快物（病気の原因でもなければ病気の指標でもなく、単に目障りなもの。テムズ河に常在する顕微鏡的生物。）

まだミアスマ説が残存する時代ゆえに、ジャームという語は病気の原因とは直接結びつかず、必ずしも「病原菌」という今日通用する訳が当てはまらないことに注意すべきである。このような認識に立つヴィクトリア時代の人々にとって、有毒な化学物質を含んでもいない水が何ゆえ問題にされねばならないのかは、想像しがたいことであったろう。[91] 実験の正確さについては比類なき周到さをもち、さらに経験を通して実験を改善、再調整していく技術に長けていたフランクランドであったが、彼の結果はなかなか化学者たちの間で受け入れられなかった。

彼は一八六七年の水質検査においてＰＳＣ（previous sewage contamination 下水既混入）という概念を提案した。これは水質検査の結果、その水に下水（屎尿）が混入している可能性を証明する方法である。そのことが明らかにできれば、コレラや腸チフスの危険性があると考える。彼は窒素に注目すべきと考え、リービヒの古典的な分析手法を発展させた。サンプルの水分を飛ばして、あとの残渣を分析するのである。残渣を緩やかな酸化過程に置くこと、すなわち煆焼することがポイントである。そうすれば炭素については二酸化炭素として、水素や酸素については最終的には水蒸気として捕捉され、窒素は残渣有機物の中に見出される。

しかし厄介なのは、窒素は自然界に硝酸塩、亜硝酸塩、アンモニアのような無機物としても存在することである。ただしそれらは有機窒素化合物の最終産物でもある。そこで彼はＰＳＣ概念を導入して、一八六七年にテムズ河とその他の川の水道会社の水を分析した。テムズ河ではチェルシー、ウェスト・ミドルセックス、グランド・ジャンクション、ランベス、サザーク・ボックスホールの五社、その他はニュー・リヴァー、イースト・ロンドン、ケント、サウス・エセックスの四社であった。[92] 各社の水について、有機炭素量、硝酸塩と亜硝酸塩としての窒素量、アンモニア、全化合窒素量などを定量して、彼はＰＳＣを計算した。その結果サウス・エセックス社の水は他社の二倍から三倍量のＰＳＣ量が推定され、下水の混入が疑われた。[93] 農地については窒素肥料を投入したところと、投入していないところで排水に違いが出ることは当然期待されたのであるが、実際はサンプル提供者であるジョン・ローズとジョゼフ・ヘンリー・ギルバートが経営するロザムステッド農場を訪問してみると、二五年間一切の窒素肥料を与えていない土中にも隣接する畑から窒素肥料が混入してきていることが判明したのである。[94]

フランクランドはこの分析方法をさらに進め、世界各地から送られてくる水について水質検査を行った。アジアからは上海の水、南アメリカからはブエノスアイレスの水といった具合である。彼がもっとも問題にしたのはイスラムの聖地メッカのハッガー井戸の水であった。これは聖水としてイスラム世界に広く贈られるものであったが、彼が水質検査を行った結果、それがロンドンの下水のおよそ六倍の窒素濃度であることが判明した。井戸に下水が混入していることは疑うべくもなく、彼はハッガー井戸がコレラ毒の重要な潜在的源泉であると結論した。予測通り、一八九一年メッカでは一万一千人のコレラによる死者を出すことになったのであった。[95]

一八六七年の水道会社の水質検査以降、フランクランドは生物学的な研究の重要性にも気付き、七一年以降には彼は飲料水に関する研究に微生物学的な手法も取り入れるようになっていった。一八九二年彼はグラスいっぱいの水に何百万ものバクテリアが混在し、そのうちのあるものが人間に致死的な影響を持つことを知ったのである。そして彼は、それら病原性微生物の毒性は、それらが排出する化学的な毒素に基づくものであるという近代的な理解に到達した。彼はそれら微生物の除去に水の濾過が有効であろうと考えたが、適切な濾過用のフィルターには行き着くことができなかった。[96]

ロンドンでは上水に屎尿が混入するのを防ぐために、下水をテムズ河に排出しない方法がとられ、ロンドンを東西に横断するバザルジェットの遮集式下水道システムが建設された（第2章参照）。これは一九世紀に行われた土木事業として特筆すべきものであろう。屎尿を河川に排出しないばかりか、更なる有効利用として屎尿灌漑、屎尿リサイクル構想も浮上してくる。それら下水関係のことは次章で明らかにする。[97]

病原菌という明確な概念がなかった時代に、化学的な分析のみに頼って病気の原因を突き止めようとするのは、おそらく想像以上に困難であったろう。他方生物学的アプローチといっても、ハサルやランカスターのレベルでは大まかすぎるのであって、その後に登場するパストゥールやコッホの微生物学をイギリスがどのように消化していくかが問題とされねばならず、これについては第II部で見る。[98]

五　リービヒの発酵および伝染病理論

先に触れたリービヒの『農芸化学』（一八四〇年）は、二部構成になっており化学分野では第一部のみを取り上げることが多いが、彼の影響は肥料などに留まらず、第二部の発酵や腐敗、それに基づく伝染病理論に及んでいる。農学において築かれた彼の圧倒的な名声は、著作第二部への信頼を増すことにもなった。

伝染病がどのようにして人々に感染を引き起こすのかについては、前にも述べたように大筋二通りの考え方があった。一つは環境的な要因で地域をおおう悪い空気（miasma ギリシア語由来ミアスマ）を人々が共通に吸い込むことによるもの、もう一つは人と人が接触することによる伝染で、伝染体（素）（contagion ラテン語由来コンタギオン）が想定される。前者をミアスマ説、後者をコンタギオン説と呼んでいる。漠然としたコンタギオン説が、個々の病気に対応する明確な病原菌の存在を想定する「病気の病原菌説（germ theory）」として確立するのは一八七〇年代の後半から八〇年代とされ、実際にコッホがブレスラウ（Breslau 当時はドイツ、現在はポーランドの商工業都市ヴロツワフ Wroclaw として知られる）の植物学者フェルディナント・コーンの招きに応じて炭疽菌の供覧実験を行った一八七六年を、病気の病原菌説確立の年とみなすことが一般的である。[99] それまではコンタギオンは接触伝染体であって、生物あるいは無生物に限定することなく考えている。とくにコンタギオンを生物と考える場合は、living contagia（contagium vivum）であり、その場合のみ、これは病原菌でありジャーム（germ）と呼び換えることができる。人と人が接触することによって、なんらかの微生物が病気を伝染させるものと考えられるようになるが、しかしコレラや黄熱病のように接触伝染しない病気はなお範疇の外に置かれることになる。[100]

病原菌理論（germ theory）が本格化するまで、イギリスで大きな影響力をもったリービヒの病気理論は、ウィリアム・ファーの発酵病理論（zymotic theory）、さらにジョン・バードン-サンダーソン（第4章参照）の発酵病（zymosis）などと結び付いて命脈を保つことになる。リービヒの『農芸化学』の第二部は発酵・腐朽・腐敗の化学的過程について述べている。有機物に起こるそれらの現象を、微生物が関わる生物学的な過程ではなく化学的な反応過程として論じた第二部の最後は「毒物、伝染素（感染体）、毒気」（poisons, contagions, miasms）に関する長い章に充てられ、それらの原因を力学原理によって理解しようとするものとなっている。

発酵・腐朽・腐敗の原因は、ラプラスとベルトレにより以前から提唱され、化学現象に対しては近年ようやく証明されるに至った、下記の原理によりもっとも簡潔に表現される。「なんらかの力で運動状態に置かれた原子（分子）は、これと接触する他の原子に運動を伝達しうる」。この動力学の法則は、運動に対する抵抗（力・親和力・凝集力）が、運動を止めるに不十分な場合には必ず成り立つ。[101]

要するに、有機物が古くなって種々の内的力が弱ってくると、発酵や腐敗が起こると言っているだけのようであるが、これが化学的・力学的説明として評価されるのである。

イギリスを代表する知識人ジョン・スチュアート・ミルは、彼の『論理学体系』の中で、リービヒの著作を帰納法精神の精華として絶賛し、「リービヒの有機化学は、より単純で一般的な法則へと問題を還元することによって、複雑な現象に内在する因果法則を説明しようとするニュートン以来のもっとも見事な事例である」と述べている。さらにミルは、「発酵に関する特殊な法則は、リービヒによって、数個のもっと一般的な法則に還元され、化学作用の伝染性に関する単純な法則のもとに組み込まれた」ことを強調した。[102]屎尿の利用で、シティの長老議員ジョン・メッチがリービヒをニュートンに擬え称賛したのは置くとしても（本書第2章第三節）、ミルほどの人物までもが、彼を称賛するのにニュートンを持ち出すのをみるのは、いささか奇異な感じがする。しかし、医学史家のマーガレット・ペリングは、彼の説明が当時奇異なものなどではなく、有機化学の到来と発展によってもたらされた著しい貢献として評価されていた点に注目している。[103]

一八四三年に大衆向けに化学を解説したリービヒの『やさしい化学通信』が出版されると、イギリスでの彼の知名度は一挙に高まり、翌年彼はさらに続編として化学通信の第二シリーズを出版し大いに好評を博した。そこに収められた書簡一一は発酵や腐敗を扱い、それは一八五一年の増補改訂第四版で書簡一八として最終的な形を成したものである。[104]彼の説明は、腐敗や発酵を純化学的な現象としており、それらを微生物の作用とする一八六〇年以降のパストゥールらの立場とは全く相いれないものであった。

先に少し触れた「毒物、伝染素、毒気」は、『農芸化学』第二部の三分の一を費やして論じられ、やがて病原菌として同定されていくことになる伝染素を、矛盾を孕みつつ以下のように説明している。

伝染素の作用を説明するために、種子の芽（the germ of a seed）が生命をもつように、これらの物質は固有の生命原理をもつと考えられている。すなわち、ある良い条件の下では、成長・増殖しうる能力を持っている。これらの現象について、これ以上に正確な比喩的表現（a more correct figurative representation）を見つけ出すことは不可能である。[105]

伝染素の作用は、化学力に関係のある固有の働きに基づくもので、生命力と関係がないことは確実である。伝染素の働きは、抵抗のないところならばどこにでも現れる化学力によって止められる。[106]

リービヒは伝染素を有機的生命の証拠と考えることは自然研究の敵であり、蜃気楼（fata morgana）に他ならないと断じている。彼は伝染病について、次のように述べ、さらに換気の重要性を強調して、ミアスマ説の立場にあることを鮮明にしている。

多くの接触伝染病、とくにチフスで、単体あるいは化合物のアンモニアが、空気や屎尿に見いだされるということは、多くの接触伝染病の起源と伝播についてもはや疑念を抱くことは不可能に思われる。[107]

およそ一八四〇年代から六〇年代にかけてイギリスには、このようなリービヒの病気理論が広く浸透し支持される状況にあったということは、発酵や腐敗が微生物の働きによって起こるとするパラダイムが支持される可能性を殺ぐことになったと考えられる。そして病気についても、病原菌に原因を帰そうとする傾向が希薄であったことは、その関連から想像できるのである。

ただしこのような状況にありながら、興味深いファーの記述が一八四〇年の『戸籍庁第二年報』に見られる。それはマラリア熱に関連して脚注の形で示されたものであるが、幾つかの生物的（有機的生命）原因説を紹介している。[108] 流行病の原因についてはアルバート公の常任内科医ホランド（後に王立研究所所長）とベルリンのヘンレの主張、発酵についてはシャルル・カニャール・ド・ラ・トゥールとテオドール・シュワンの主張である。[109] ここからファーがドイツやフランスの研究動向についてもよく認識していたことがわかる。ファーの脚注には、

流行病の原因は、ある個体から次の個体へ大気を媒介にして移る微小な虫（minute insects）の発生にあるという仮説が、ホランド医師によって彼の著作『医学的覚書と考察』［一八三九年］の中で賢明にも披露されている。ベルリンのヘンレは新しい事実と類比によってこの理論を支持している。コンタギオンの拡散は、発酵と密接な類比関係にある。カニャール-ラトゥール（原文のママ）とシュワンは、発酵は、植物性の微生物による有機物溶液の分解であることを示した。

とある。さらに彼は、それぞれの流行病が特定の動物性のコンタギオンをもつというヘンレの主張については一層詳しい説明を付け加えている。また発酵については原因を植物性微生物（酵母）とし、生物的原因だとしている。ただしこれが脚注の形であって、本文で展開されたわけではなく、またその後に継続して論じられたわけではないことが、当時のイギリスの状況を物語っているのである。

科学史家ハムリンは、一八五〇年代半ばから約二〇年間の歳月をかけて、漠然とした括りで不潔熱（filth fever）、不潔病（filth disease）と呼ばれていた病気が、実は特定の原因をもつ特異な病気であるという認識に移行していった状況に注目して、病気概念の変質（transformation）としてこれをとらえている。そしてこの移行期の中心人物としてリービヒを挙げている。[110] リービヒは不潔物が病気を起こすと考えており、有機物の腐敗過程が人体へも広がっ

て病気が起きると考えていた。そのため人間を含む生物一般は、死んだり弱ったりすれば、生命力がなくなり大きな有機分子を秩序立って結び付けておくことができず、腐敗過程をたどるものとした。要するに病気は拡大する内的腐敗で、それは外的な腐敗に由来し、他へと伝染するというのである。[111]

リービヒの病気理論は有機的分解の特殊例とされ、病気は身体のそれぞれの部分における発酵の特異形態と理解された。[112] これを用いて不潔病が必ずしも不潔物質の量の多寡に比例するわけではないとか、一見ランダムな流行病の発生状況とかをうまく説明できた。要するに、それは病気の病原菌理論の証拠とされる特徴を大半説明できているようなものであった。しかし、彼の発酵理論がそのまま四〇年代に受け入れられたわけではなく、先にも述べたように、これが、大きな影響力をもつ戸籍庁統計官のウィリアム・ファーの発酵病理論（zymotic theory）と結び付いて広い支持を得るようになった。ファーは、伝染病のうち化学毒が急速に増加することから触媒過程によって引き起こされる病気を“zymotic diseases”（zymosis）と呼び（ファーの造語）、リービヒと関係の深いトマス・グレアム、ロバート・アンガス・スミス、ヘンリー・ベンス・ジョーンズ、J・L・W・ツディカムらによって支持された。しかし一八六五年に家畜の疫病（第3章）が大流行すると、家畜間での伝染が速く、自己増殖を考慮せねばならないことから、「ツァイモシス」というような化学毒による説明は次第に支持を失うことになっていった。[113]

なお、ファーの病気の主要カテゴリーは大きく三つあり、①広域流行・地域流行・接触伝染（epidemic, endemic, contagious）、②散発的（sporadic）、③偶然的（accidental）である。彼はこのうち①をまとめて表現する言葉として、一八四三年頃にzymoticという言葉を導入した。[114] したがって具体的に示される流行病全般を、発酵病理論で説明できるものと想定した解釈が可能なのである。

さて発酵病理論の内容をもう少し詳しく見てみたい。まずはファー自身の説明であるが、時代は少し下るもののイギリスにおけるパストゥール革命の兆しが見え始めた頃である一八六八年発行の『コレラ報告書』の第四章としてコレラ理論が設けられ、その第一節が発酵理論となっているので、少し長いが引用してみよう。

> 発酵病の現象と発酵現象の類比（類比であって同一ではない）は、疾病の重要な綱（class）名である。そしてその類比は意味を失うどころか、自然の発酵が関連産物を生じることを、パストゥールの研究が示して以来、ますます顕著になってきている。[115]

と論じ始め、ハサル、パストゥール、ビール、ショヴォーなどの科学者の名前を挙げながら数ページにわたって類比を論じている。そして最後のところで、要するにこの発酵病理論は、として以下のようにまとめた。

> 身体のそれぞれの器官はそれ特有の生命をもっており、細胞、小球体、粒子、ジャームなどと呼ばれる微小な活動単位から成る。……モナドと呼んでもいいかもしれない。これを生命の形成単位とすることができよう。（牛痘の）痘苗を成すのは牛痘素（vaccinads）であり、天然痘については天然痘素（variolads）、梅毒は梅毒素（syphilads）、その並びでいえばコレラはコレラ素（cholrine, cholrads）。それがこの下等な形態の生命体で、人体を構成する粒子と闘って発酵病を生じる。流行病は、無数の生命粒子を支配する宿主の闘いである。それゆえ、発酵病は個々の人間、個々の共同体の両方で成長と衰退の法則に服している。[116]

発酵理論が、リービヒの化学的過程からパストゥールの生物学的過程へ移行したことを明確に反映している。ある意味で病気を起こす実体に近づいたともいえるが、これではまだわかりにくいので、科学史家の解説もいくつか紹介しよう。明解なのはスレーターの解釈で「ファーの病因論はミアスマ説とコンタギオン説の総合に基づく。それぞれの発酵病は異なる特異な毒によって引き起こされるかもしれないが、どれも同じ方法で身体に侵入し、同じ方法でダメージを与える。その方法が腐敗発生であり、すなわち発酵という方法なのだ」[117]。もう一つはウォーボーイズのものである。熱病を例にして彼は論じる。熱病すべてが伝染性ではなく、これを発酵病（伝染性）にするものは何かと問うのである。「発酵が起きるときの液体の変化と似たような効果が生じている。すなわち潜伏、撹拌、形態変化、温度の上昇そして実質的な消耗過程である。これらの変化は、化学毒の作用、もっと踏み込めば「発酵素」と呼ばれる特異的な作用で促進される。直接的にはコンタギオンの組織へと広がるか、あるいは間接的に体質や神経系に影響を及ぼして、発酵素はそれらに接触する組織に変化を引き起こす。……発酵素は気体でもなければ、きわめて単純な生物の複合体に近いものでもない。厳密にいって、発酵素がどのように身体に侵入するかは明瞭ではないが、吸入、皮膚からの吸収、飲料水からの経口的摂取などがありそうな経路である[118]」。

身体に起こる変化の観察が基盤にあり、その変化の引き金になるものを想定していることがよく読み取れる。これに加え、ファーはミアスマ説の検討の一環として気体の分散にも注目した。動物の呼吸や石炭燃焼により日々ロンドンで排出される二酸化炭素量を推定し、化学者トマス・グレアムの気体の分散法則に基づき、都市の気体の拡散を推定した。その結果二酸化炭素やメタン、硫化水素などはきわめて速く拡散するので、通常の状態で人体に被害はないとした[119]。

科学史家ハムリンは一八五〇年代末にかけて漠としたミアスマ説よりは、分解しつつある物質がコレラや腸チフスのような病気を引き起こすという発酵病理論が優勢になっていく背景として、ミアスマ説の主導者チャドウィックの失脚、流行の消長について予測のつけがたいコレラの体験、人々の記憶にまだ新しい恐るべきテムズ河の大臭気事件の後にも異常な病気発生が起こらなかったという事実を挙げている[120]。オクスフォード大学の植物と化学の教授チャールズ・ドーブニーは二回目、三回目とコレラの流行が続いている状況に呼応して「流行病の発生における下等植物性生物の影響について」を発表し、次のように述べている[121]。

> 流行病の拡大を説明できるものとしてリービヒが主張する発酵素理論に関して言えば、それは独創的で美しくわれわれを圧倒するに違いない。ただしそれが確固たる原理の上に打ち立てられていることが認められようとも、……たいていの流行病が同一個体に再発しないことを説明しようとすると途方に暮れてしまう。

ドーブニーはこの翌年イギリス科学振興協会の会長になる人物で、少なからぬ影響力を持つ人物であり、発酵素理論を生物と関係づけようとした点は新しく、免疫を生じることの観察も重要であるが、彼はリービヒに対しては基本的に支持の姿勢を崩さなかった。[122]

話をファーに戻そう。一八五九年にダーウィンの『種の起源』が発表されると、ファーは進化理論を病気の研究にも適用できるものと考え、病気は人間の身体の一状態で、身体が被るいかなる進化的変化にも関係するものとした。さらに一八六八年にダーウィンの『家畜と栽培植物の変異』が出版されるや、その中でダーウィンが想定する遺伝形質の担架体ジェンミールにファーは大変に心を動かされ、病気についてもそうした病気を運ぶチマッド（zymads）を提案するようになった。こうして彼の発酵病理論は微小な生物体 zymads によって媒介されるものへと変化し、病原菌理論（germ theory）への繋がりが見えてくることになるのである。[123]

似たような考えは、アバディーン大学で医学を修めたのち後半生にマンチェスターで活躍することになる内科医ジェイムズ・ロスにも見られる。長いタイトルを付けた彼の著作『ダーウィンのパンゲネシス仮説を発酵病の現象の説明に適用した、病気の接ぎ木理論』（一八七二年）は、タイトルがそのまま内容を示している。伝染病というのは何かその病気の実体が次々と個体に接ぎ木されていくイメージなのである。種痘を受け継いでいく過程がイメージ化の助けになっている。[124]

一八八〇年代以降王立内科医協会会長として広く活躍をすることになるウィリアム・ジェンナーが六〇年代後半にロンドン疫学協会で行った会長講演では、「コンタギオンの」（contagious）と「発酵病の」（zymotic）がほぼ同じ意味の言葉として、繰り返し contagious or zymotic substance や contagious or zymotic principle という表現が使われると共に、zymotic element という表現で伝染の実体が表現されている。病原体という概念に対する発酵という観点からのアプローチとして興味深いものがある。[125]

第2章　屎尿の利用と衛生施策

ヴィクトリア時代を象徴する動力は蒸気機関であり、鉄道網の発達はこの時代ならではのものである。「繋ぐ」という言葉がキーワードになりそうな蒸気機関車、蒸気船そして巨大な橋、巨大な運河、海底ケーブルなど「距離の克服」が着実に進められた。(1) 技術者として名を馳せたスティーヴンソンとイザムバード・キングダム・ブルネル親子、ブルネル親子のそれぞれの子の世代、すなわちロバート・スティーヴンソンとイザムバード・ブルネルの活躍の時代である。世紀半ばには国内の鉄道網はかなり整備され、ロバートはさらにアレクサンドリアからカイロ、さらにスエズへとエジプトの鉄道建設にも邁進した。巨大で重厚な建造物といえば、ロバートによる鉄道橋として悪名高い成功例ブリタニア橋の建設、イザムバードによる鉄道橋ロイヤル・アルバート橋の建設や世界最大級の汽船グレート・イースタン号の建造など挙げればきりがない。(2)

そうした建造物の製作に比して、ロンドンを横断する遮集式下水道（intercepting sewers）の建設は、日常生活に欠くべからざるものではあるが、ひどく地味なインフラの整備である。とはいえ、詳しくは本文に譲るが、単に暗渠を作るのではなく、テムズ河沿いの低地からも強力に下水を吸引駆動する蒸気ポンプ棟の建設や、今日に伝わるテムズ河の堤防（とくに北側のヴィクトリア・エンバンクメント）の建設は、当時の最新の技術力を駆使した世界に誇れる大工事であり、ロンドンの衛生施策の筆頭に挙げられるべきものである。水力の応用が私たちの想像をはるかに超えて発達したように、蒸気機関も蒸気ハンマーや揚水ポンプ、印刷機などの動力源として活用された。本章でも丘陵地に屎尿を運び上げる話が登場するが、蒸気の動力なしには考えられなかったことであろう。また、印刷の高速化は新聞や雑誌の普及を促した。幾種類もの週刊医学専門誌の流通は、この時代の豊かな文化であり、本書第II部、III部でも実感されるところではないだろうか。(3)

とにかく下水道の完備によってロンドンおよびテムズ河は一定の衛生状態を実現することにはなるが、屎尿による肥料代替案の議論に象徴されるように、関心は両者の有機化学的な成分の類似面にあり、生物学的関心が希薄であったことに注意しておく必要があろう。衛生的であることは、まずは人間の視覚・嗅覚に訴えるレベルでの清さであった。それから先は、第II部で扱うパストゥール革命を待っての話となる。

ここでロンドンの行政区分について簡単に述べておきたい。まず、公衆保健法も中央保健庁もシティは適用外、管轄外である。シティ・オブ・ロンドンというのはロンドン中心部の一平方キロメートルの区域（後掲図10④⑤⑥の北側）を指すもので、首都ロンドンとは別の行政区なのである。およそ七〇〇年にわたって国王から授与された無数の勅許によって保護されてきたシティ自治体は、首都ロンドンの政策とは別に、当時セント・トーマス病院医学校の病理学講師であったジョン・シモンを医務官に任命して実績をあげた。またこうしたシティの離脱は一八五〇年のロンドン主教を最高責任者とする「首都衛生協会」の組織にも見られる。(4) なお、一九世紀においてロンドン市長というのは、シティの長であり、現代の公選による大ロンドンの長とは全く異なるものであった。

一　衛生政策に着手する

チャドウィックの『英国の労働人口集団の衛生状態に関する報告書』が出版された一八四二年は、深刻化する衛生状態が広く認識され始めた年であり、公衆衛生政策の出発点である。(5) これを受けてイギリスでは一八四四年に首都建物法（Metropolitan Building Act）が制定され、新しい建物の下水は必ず共通の下水道に接続すべきとされ、屎尿もあらゆる汚物も共通排水路に流し込むと共に、それらが滞ることなく流れるように排水路の清掃が奨励されて大量の汚水がテムズ河に流れ込むことになった。したがってひとまず居住空間から排泄物を追放することはできたのであるが、テムズ河の汚染はさらに悪化することになった。一八四六年には「不快物除去および流行病予防法」(Removal of Nuisances and Prevention of Epidemic Diseases Act)（9&10 Vict., c. 96）通称コレラ予防法と呼ばれる法律が通り、伝染病流行の非常時には予防の観点から種々の規制もありうることが明示された。そして市内の不快物はテムズ河に投棄され続け、その結果としてテムズ河に設けられた上水用の取水口の水も汚染され（テムズ河が潮の干満に影響される感潮河川であることにも関係する）、市中の衛生状態のわずかな改善とは裏腹にコレラの大流行を招くことになった。(6) それが一八四八—四九年の第二次コレラ流行である（ロンドンで一四一三七人の死者）。当時はコレラの原因は明確でなく、居住空間の換気に重点が置かれ、飲料水の汚染に目を向けるものはほとんどいなかった。ただし医師ジョン・スノーは人々が何を飲用し、そして町のどこから引いた水道水あるいはどこの井戸水を飲用にしているかを詳細に調べることによって、コレラが飲料水を媒介とする病気（water-borne disease）であることを示唆する『コレラの伝播様式』を出版した。(7) しかしこの時点では広く注目されることはなかった。もちろん注7に示したように一八四九年のスノーの著作初版と五五年の第二版に大きな差があることも確かであるが、第二版で示されたほどの実証性を持ってしても、なお人々を承服させるには至らなかったとも言えるわけで、この一つの原因として、リービヒによる病気の説明である発酵理論（zymotic theory）が、五〇年代にイギリスでかなり優勢であったことは第1章で述べた通りである。科学史家のハムリンはスノーの主張が重要な新たな仮説として注目を浴びなかったのは、疫学的な面で評価はできたとしても、彼の「病原菌理論（germ theory）」（あくまでもカッコ付き）があいまいで、本質的なところではリービヒの病理的説明と変わりなかったからだと言う。(8)

一八三一年に起こったイギリス最初のコレラの流行が不安と恐怖に満ちたものであったことは、想像に難くない。しかし十数年を経て再びコレラの流行に見舞われ、イングランドとウェールズを合わせた犠牲者の数が、最初のコレラ流行時（一八三一―三二年）を倍以上も上回る五万三千人にも達すると、再発、再再発の恐怖は初回とはまた異なるものであっただろう。一八三七年と四七年に腸チフスや発疹チフスの流行には見舞われたものの、ほぼ小康状態で経過してきたところに、四七年のチフスの流行に続くコレラの流行で、四八年はイギリスにおける衛生政策にとって衝撃の年となる。序章でも見てきた公衆保健法（Public Health Act）は、同年八月に成立しており、この法律によって中央保健庁（General Board of Health）が設置され、地方まで含めた本格的な衛生改革に期待がもたれるところであったが、ロンドンの衛生改革ですら容易ならざるものがあった。[9]

二　首都下水道委員会

公衆保健法が制定された一八四八年に首都下水道法も制定され、それにともない首都下水道委員会が招集された。四八年から五五年にかけて毎年のように組織替えされ、ロンドンの衛生政策の命運を左右する重要な決定の場となった委員会について、以下に詳しく見てみよう。[10]

第一次首都下水道委員会は委員長モーペスのもと総勢二三人が招集された。[11]彼の立場は比較的チャドウィックに近いものであった。モーペス以外の委員については、チャドウィック、六人の下院議員、ヘンリー・ド・ラ・ビーチ（ライアン・プレイフェアの友人、陸地測量局局長）、ジョン・ワルター（タイムズ社の社主であると共に国会議員）らが就任した。委員会メンバーにとって、下水道と化したテムズ河を再生するには屎尿の垂れ流しを止めなければならないことは明らかであった。これには、小さい地域単位で屎尿を回収し肥料として用いるべきだとする意見と、テムズ河を挟んで西から東へ下水道網を建設し、屎尿をテムズ河下流にまで運んでから海に投棄すべきとする二つの意見が委員会内にあった。ただしこの段階ではやや前者の意見が有力であった。それというのも屎尿を農業に用いることは古くから行われてきたことであり、加えて一八四〇年のリービヒの『農芸化学』出版以降、植物栄養学ならびに分析化学や有機化学の発達にともなって、屎尿の肥料としての価値が見直され、これを有効利用することにより河川の汚染を防ぐことと、廃物利用による経済効果を上げることができるという見通しが立てられていたからである。

一八四九年一月には第二次首都下水道委員会が開催され、これには軍の三人の工学者が新委員として加わった他、堆肥の権威であり『粉砕骨の肥料としての利用』（一八三六年）の著者でもあったカスバート・ジョンソンが加わった。好評を博したそうした著書をもつジョンソンが新委員として加えられたのは、チャドウィックが下水を肥料として利用することに強い関心を持っていたことの反映であろう。委員会が工学相談役のヘンリー・オースティンに意見を聴取したところ、彼は農業地帯へ下水を送りそこで肥料として役立てることを主張した。これに対して、同委員会の主任測量技師のジョン・フィリップスは遮集式下水道案を提出し、委員会はチャドウィックを後ろ盾に下水を肥料にして収益を上げようとする衛生学派と、シティやウェストミンスターなどで旧下水道委員を務めてきたジョン・レスリーを後ろ盾とする下水の海洋投棄を主張する土木派とが厳しく対立することになった。そして結局委員会は決裂のまま解散を余儀なくされた。[12]

激しい対立を見せるチャドウィックとレスリーを委員から外して、一八四九年一〇月に第三次首都下水道委員会が発足した。[13]この委員会はメンバーに多くの工学専門家を登用した「エンジニア委員会」として知られ、中でも有名なのはロバート・スティーヴンソン（蒸気機関車の発明で有名なジョージの息子、本章導入部参照）で、彼は鉄道技師であると共に下院議員でもあった。第三次の委員会の小委員会は前委員会から引き継いだ公募一三七案を検討し、土木技師バザルジェット[14]とエドワード・クレシー（建築家・土木技師、バザルジェットの補佐）は計画を七項目に分類して一八五〇年三月の特別委員会で説明をおこなった。[15]

一三七案の中から委員会が取り上げたのは、フランク・フォースターによるテムズ河の両岸にそって、遮集式下水道をつくる案であった。南側はウーリッチの沼をへてプラムステッドでテムズ河に放流し、北側はフォースターとウィリアム・ヘイウッドの共同案で、二本の下水道をつくりリー川のポンプ場へとつなげるものであった。このシステムでは一部の地域が抜け落ちる若干の難点が残ったが、最終コスト計算は五四、八六六ポンドと見込まれた。[16] しかし一八五二年六月第三次委員会（「エンジニア委員会」）は、下水料金からの歳入が総工費に不十分であることを理由に提案を白紙に戻し、委員会は解散を余儀なくされた。

続いて一八五二年七月から一〇月にかけて第四次首都下水道委員会が設立されたが、フォースターの案を支持するかどうかで委員会は紛糾し、分裂して、心労からこの間にフォースターが急死する事態を招くことになった。彼の死亡記事には、彼に対するいま少しの配慮があれば死ななくて済んだであろうと記されていた。彼の後任となったのがバザルジェットである。フォースター死去という事態を受けて委員会は五二年末に第五次首都下水道委員会に引き継がれた。この委員会では、下水を農業に適用することによって首都圏の下水から利益を上げる提案が再びもち出された。テムズ河の両岸に一本ずつのトンネル下水道を建設し、下水を農業に用いることから上がる利益を、下水などの公共料金支払者に還元しようというものである。計画の趣旨は、首都に効果的な排水手段を与え、現在テムズ河に流入している汚物から河を守り、下水の内容物をすべて農業の目的に用いるということであった。しかし結局その法案は議会の特別委員会の検討の末に却下された。バザルジェットはフォースターの修正案に、ロバート・スティーヴンソンやウィリアム・キュビット（シティの市長）の賛成を取り付けて、一八五四年に委員会に諮った。しかしフォースターのプランは北側だけでも一〇八万ポンドが見込まれ、下水道料金からの収入が年間二〇万ポンドに過ぎないことから、新たな資金調達ができない限り実現は不可能であるに違いなかった。[17]

一八五四年一一月第六次首都下水道委員会が発足し、委員長に就任したジョン・スウェイツ（後に首都土木局の初代の局長としてバザルジェットの上司となる人物）は、問題の緊急性をよく認識し、故フォースターのプランの変更と改良、支流の拡大と縮小を含め早急に取り掛かる必要を認めた。[18]第一次委員会から結局七年におよぶ検討の末、ロンドンを横断する遮集式下水道を建設して、すべての屎尿をテムズ河の下流に設ける下水貯留所から海に投棄することになった。テムズ河北側の貯留所がベクトン、南側がクロスネスである。一八五五年八月には首都管理法に女王の同意を受け、首都土木局が、首都下水道委員会の責任を引き継ぎ具体的な事業展開をすることになった。首都土木局の局長にはスウェイツがそのまま移った。[19]

三　ヴィクトリア時代を代表する大工事

一八五六年首都土木局はスウェイツを局長に事業を開始し、遮集式下水道の建設が始まった。前節の七年間にわたる計画作りの中では、下水の有効利用を主張する勢力が小さくないことが窺える。しかしとにかく下水を途中で河に放出することなく遮集式下水道を最終放水口まで建設する工事が始まったのである。

下水道建設の計画段階そして工事が開始されても、人口の増大によって下水道化したテムズ河の汚染は悪化の一途を辿った。その上に一八五一年のロンドン万国博覧会では会場に設けられた水洗トイレが評判となったこともあって、ロンドン一帯における水洗トイレの普及に拍車がかかりテムズ河に流れ込む汚水の量は激増した。一八五四年には再びコレラに見舞われ、五八年七月には猛烈な悪臭がテムズ河一帯に立ち込めて、ついに河畔の議事堂の議会は閉鎖を余儀なくされるに至った。これが大臭気事件（The Great Stink）で、[21]シティの衛生官ヘンリー・レザビー[20]、そして王立化学カレッジのアウグスト・W・ホフマンや、彼の後任となるエドワード・フランクランドらの悪臭防止に向けた努力もむなしく、抜本的な下水管理が求められる事態であった。[22]

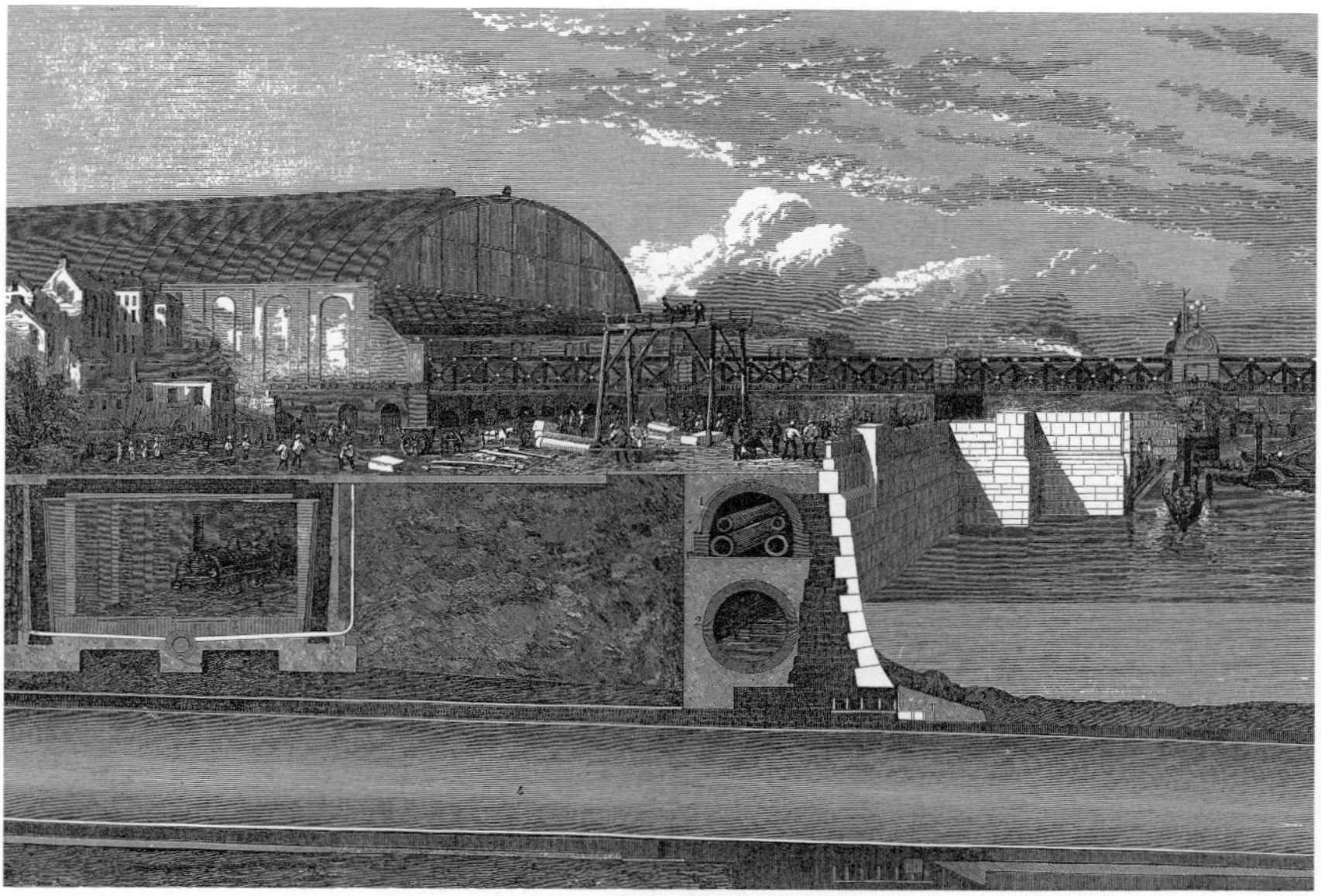

図９　エンバンクメントの断面図

ロンドンを東西に横断する巨大下水道網は埋設下水管の形状にも最新の工夫が生かされ、少量の水でもよく流れるように卵型の尖った方が下になるデザインにして、口径の大きさも上流から下流へと徐々に大きくして綿密に設計、工事が行われ、一八六五年に南側のシステムがほぼ完成をみた。(23)

バザルジェットによる下水道工事の中でも、北側のテムズ河に沿う基幹下水道は、下水道をテムズ河の堤防工事に組み込み、ヴィクトリア・エンバンクメントが建設された。下水道工事はテムズ河の堤防工事と同時進行で、川幅を狭めて堤防の外側に幅広い道路を確保し、国会議事堂横のウェストミンスター橋からブラックフライアーズ橋までの堤防の下には、ガス管や上水道や下水道のほかに蒸気機関車が走る地下鉄まで組み込まれ、都市基盤の整備が図られた。今日のロンドンの下水道の基礎を作ることになったバザルジェットの遮集式下水道と終末処理は、この時代を象徴する代表的土木工事である。(24)

テムズ河北側に上段、中段、下段の三本の基幹下水道を走らせ、南側には二本の基幹下水道が建設さ

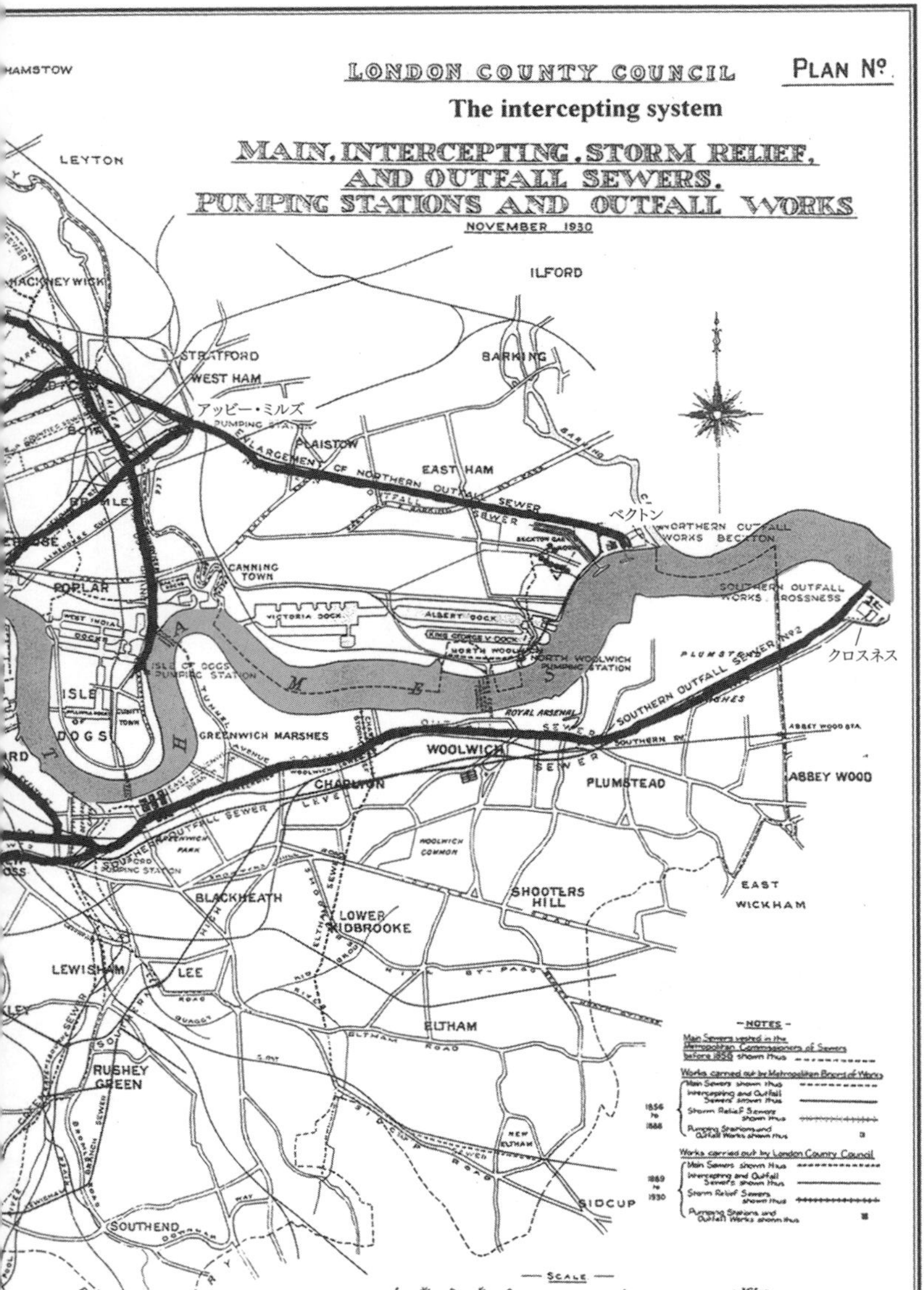
LONDON COUNTY COUNCIL
PLAN Nº.
The intercepting system
MAIN, INTERCEPTING, STORM RELIEF, AND OUTFALL SEWERS. PUMPING STATIONS AND OUTFALL WORKS
NOVEMBER 1930
LEYTON
ILFORD
STRATFORD
WEST HAM
BARKING
アッビー・ミルズ
PLAISTOW
EAST HAM
ベクトン
NORTHERN OUTFALL WORKS BECKTON
SOUTHERN OUTFALL WORKS, CROSSNESS
クロスネス
CANNING TOWN
POPLAR
VICTORIA DOCK
ALBERT DOCK
NORTH WOOLWICH PUMPING STATION
ISLE OF DOGS
GREENWICH MARSHES
WOOLWICH
CHARLTON
PLUMSTEAD
ABBEY WOOD
SOUTHERN OUTFALL SEWER
BLACKHEATH
LOWER KIDBROOKE
SHOOTERS HILL
EAST WICKHAM
LEWISHAM
LEE
ELTHAM
RUSHEY GREEN
NEW ELTHAM
SIDCUP
SOUTHEND
ECKENHAM
NOTES
SCALE
Miles

太線が下水道

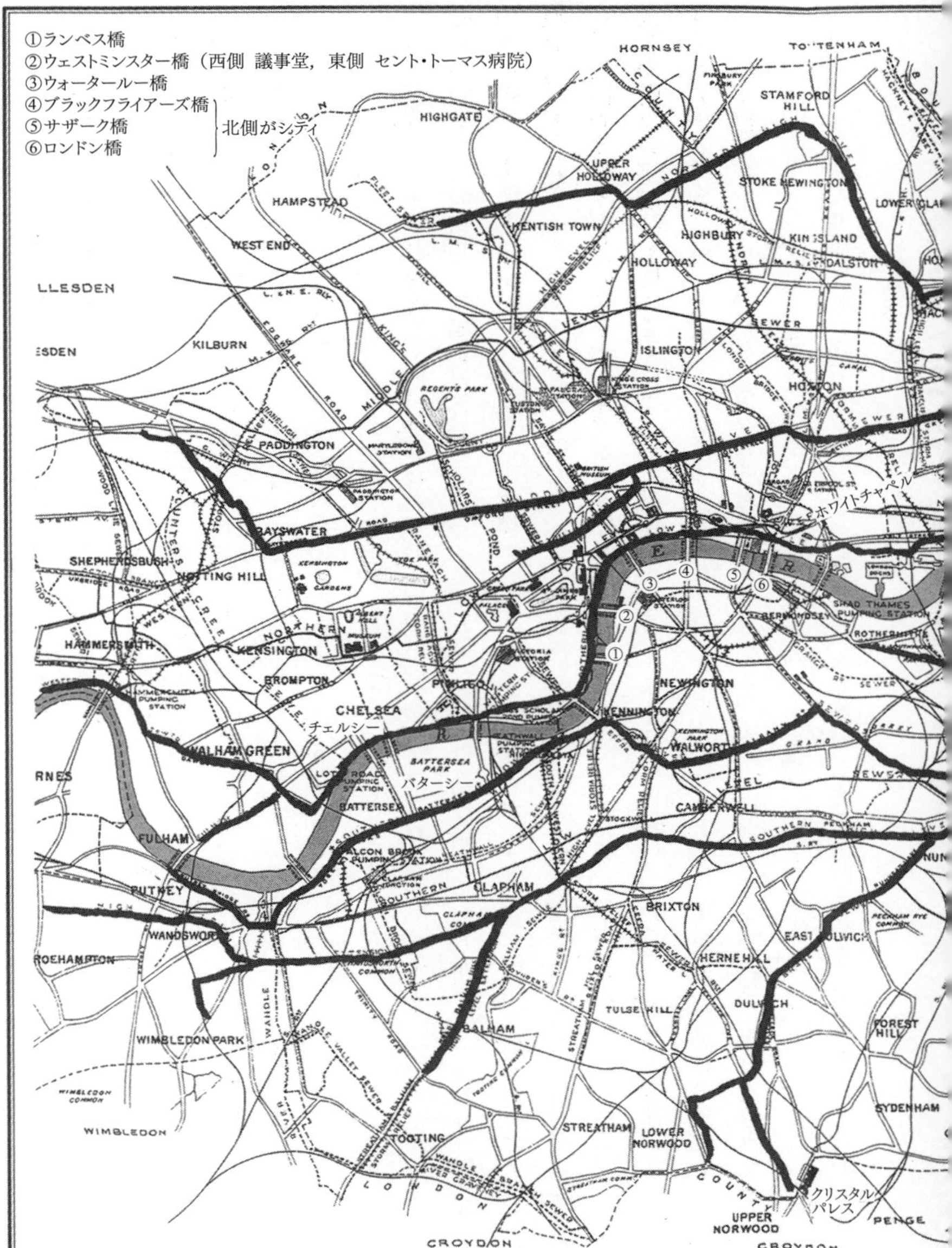
①ランベス橋
②ウェストミンスター橋（西側　議事堂，東側　セント・トーマス病院）
③ウォータールー橋
④ブラックフライアーズ橋
⑤サザーク橋
⑥ロンドン橋
北側がシティ
ホワイトチャペル
チェルシー
バターシー
クリスタル
パレス
HORNSEY
TOTTENHAM
STAMFORD HILL
HIGHGATE
UPPER HOLLOWAY
STOKE NEWINGTON
HAMPSTEAD
KENTISH TOWN
HIGHBURY
KINGSLAND
DALSTON
WEST END
HOLLOWAY
LLESDEN
KILBURN
ISLINGTON
REGENT'S PARK
HOXTON
PADDINGTON
BAYSWATER
SHEPHERDSBUSH
NOTTING HILL
KENSINGTON GARDENS
HAMMERSMITH
KENSINGTON
BROMPTON
PIMLICO
NEWINGTON
CHELSEA
KENNINGTON
WALHAM GREEN
WALWORTH
BATTERSEA PARK
LOTS ROAD PUMPING STATION
BATTERSEA
CAMBERWELL
FULHAM
PUTNEY
CLAPHAM
BRIXTON
WANDSWORTH
EAST DULWICH
ROEHAMPTON
HERNE HILL
TULSE HILL
DULWICH
FOREST HILL
WIMBLEDON PARK
BALHAM
SYDENHAM
WIMBLEDON
TOOTING
STREATHAM
LOWER NORWOOD
UPPER NORWOOD
PENGE
CROYDON
SHAD THAMES PUMPING STATION
BERMONDSEY
ROTHERHITHE

図 10　テムズ河の地

れた。テムズ河の川沿いに埋設された下水道については、海抜の低い土地からも下水を引き上げるためにポンプ場が建設された。

南側のポンプ棟の周りの広大な敷地の下は、巨大な暗渠が建設されていて、ロンドン市内から集められた屎尿下水は、一時そこに貯蔵され、引き潮のタイミングを見計らって、テムズ河に投棄された。クロスネスは皇太子の臨席のもと一八六五年四月四日に開所式を行い、操業を開始した。[25] 北側のポンプ棟はリー川の谷間のアッビー・ミルズに設置され、議事堂からエンバンクメントを経由するテムズ河沿いの下段の基幹下水道の下水を強力に吸引したのである。そのように吸引された下水はベクトンに送られ、テムズ河に廃棄された。しかし止むを得ず下水道網にうまく接続できないまま取り残されてしまった地域もあり、イーストエンドのホワイトチャペル地区（図10中央左側）は一八六六年のコレラ流行で大きな被害を出すことになる（第3章参照）。[26]

一八五八年の大臭気事件の後も、河の状況は大幅な改善がなされぬままであったが、シティの長老議員ジョン・メッチは河の汚染よりも屎尿が海に捨てられている事実のほうを慨嘆した。[27] 彼はイギリスの農業を脅かす重大な危機について人々の関心を喚起する必要を感じ、『タイムズ』紙に意見投稿し一八五九年一一月七日に掲載された。彼はイギリス全体で一五〇〇万人分もの排泄物が、その価値を認識されることなく河川に流し去られている現状を嘆いた。すなわち「水洗トイレという新たな衛生装置の出現によって、土壌の疲弊を省みない自殺行為を続けるなら、究極的にはイギリスに重大な災厄が引き起こされるに違いない」と述べ、土壌から失われる作物栄養元素は、人間や動物の排泄物を施すことによって有効に回復されることを力説した。そして、「グアノや骨、あるいは食物を大量に輸入することによって、そのような災厄を緩和しようとしているが、そうした試みは愚かにも我々が廃棄している排泄物の量に比べれば、微々たるものに過ぎないとリービヒ卿はイギリス国民に警告を与えている」と述べ、彼のことを「農学におけるニュートン」と持ち上げた。この掲載記事を、メッチはそれまでもたびたび賛辞の手紙を送っていたリービヒに送った。メッチの記事が、当時肥料販売の失敗からまだ立ち直れずにいたリービヒを、どんなに喜ばせたかは想像に難くない。と言うのも彼は、種々の有機物を配合して人造肥料の製造を企てたが辛酸を嘗める結果に終わっていたのだ。(28) それで彼はさらに詳しい提言をメッチに送ってよこし、それは一二月二三日付の『タイムズ』紙に掲載された。(29) それが、第1章第二節で紹介したもので、土地資源の有限性と屎尿の再利用を力説する彼の提言である。

有限なグアノやコプロライトに代わって、リービヒが大いに推奨したのは屎尿の有効利用で、こうした彼の考えの萌芽は、早くも一八四三年の『やさしい化学通信』の第一六信に見られるものである。(30) 彼の議論は文明論的色彩をおび格調の高いものであるが、大幅に希釈された屎尿をグアノなどの代替として安易に論じていることに、危うさがある。それと言うのも、彼は取り扱いの利便性などは一切無視して、基本的にグアノと屎尿の化学分析上の成分比較のみで発言しているからである。肥料製造で彼が失敗したのも、実際に畑でその効果を確認することをしなかったことに起因する。(31) 彼は実験化学者であって理論化学者ではないにしても、農業の実践家から見ればやはり理論家なのである。なお一八六五年前後に、屎尿の金銭的価値が人々の頭に取り付くことになるが、この新聞記事では、都市の屎尿を金銭的価値に直接換算する議論は見られないことを付け加えておこう。

四　資産としての屎尿

一八三一年から六七年までにロンドンは四度の深刻なコレラ流行に見舞われたが、飲料水の汚染とコレラの流行との因果関係が明確であったわけではない。しかし満潮時に川水が上流に大きく逆流するテムズ河（感潮河川）に上水も頼っている以上、その河川全体の浄化が急務であったことは確かである。衛生改革の必要性は十分に認識され、合理的な屎尿処理は最重要課題であった。

一八五五年の首都管理法と首都建設法をうけ、首都下水道委員会の仕事を実行に移すべく設立された首都土木局は、ジョン・スウェイツを局長とし、それぞれの地方行政区（parish）から選出された四五名の委員によって構成され、最初の会合を一二月一九日に行い、一八五六年一月一日からフル稼働し始めた。[32] この委員の中には、一応シティ選出の三名も含まれていたが、基本的にシティは首都土木局とは一線を画し、シティ自治体（City Corporation）を堅持していた。

先に述べたように首都土木局では、主任技師ジョゼフ・バザルジェットを中心として下水道の大工事が進められ、ロンドンの下水道網は北側、南側の排水口に設けられたそれぞれの貯留場へ向かって延びていた。前節でメッチの新聞記事を紹介したが、順調な工事の進展中にも屎尿をすべて廃棄することについてはたびたび疑問が持ち上がった。チャドウィックらの衛生学派を押さえ土木派の方針が通ったのであるが、集積された下水の利用法をめぐっては種々の意見がとり交わされることになった。

イギリスの政策決定に大きな影響をもつ政府の委員会には、議会の特別委員会（select committee）や委任委員会（commission とくに王立委員会 Royal Commission）などがあり、いずれもブルー・ブック（青書）と呼ばれる報告書を委員会報告として公開する。一八五七年一月のエセックス卿を委員長とする王立委員会では「都市の下水」を取り上げ、八名の委員が選ばれ、「都市の下水を散布する最上の方法、ならびに下水を有益かつ有効に利用する最上の方法の探究」を掲げて調査を行うよう委任された。[33] この委員会は国内のみならず広く海外にも調査に出向き、液体状屎尿の土地散布方法や屎尿の固形分の沈殿方法など膨大な調査を踏まえて、人口の急増ならびに水洗トイレの普及によって従来の下水設備では対応できなくなってきた点を指摘し、河川の汚染は国家的な人災であり、公衆衛生の立場からも断固として対策が講じられねばならないと結論づけた。同委員会は一八五八年の最初の報告書に続いて、六一年に第二次報告書、六五年に第三次報告書を提出した。

エセックス卿の王立委員会の他に、さらに屎尿の活用に関する特別委員会が二つ設立された。一つはジョン・ブレイディ医師を委員長とする「イングランドの都市と町の屎尿活用法について」もう一つはロバート・モンタギュ卿を委員長とする「首都ならびに大都市の下水処理計画および農業目的での屎尿活用法」で、前者は二七〇頁ほどの報告書を一八六二年に、後者は六〇〇頁におよぶ報告書を六四年に提出した。[34] ブレイディ医師とモンタギュ卿についてては次節で論じる。両者はともにシティの利益を代表する議員であった。

王立委員会の調査が進行している一八六一年に首都土木局は、テムズ河北側で集積された屎尿の有効利用について、アイデアの募集に踏み切った。首都土木局は、屎尿を最終的にテムズ河に投棄する方針で、ロンドンを横断する大規模な遮集式下水道網を建設中であったが、最終的に集めた屎尿に莫大な金銭的価値があるとなれば、話はやや変わってくるということであったろう。ロンドンの下水については、北側のベクトンにせよ、南側のクロスネスにせよ、屎尿はまさに未処理のまま投棄された。それぞれに貯留施設があるのは、投棄の潮時を見計らうための一時的な集積であって、何一つ処理が行われることはなく、投棄が引潮のときに限定されてはいても、まさに垂れ流しの状態であったことに変わりはない。[35]

首都土木局が屎尿の再利用を計画し始めたことにともなって、ロンドンの人々はにわかに屎尿に執着し始めた。一刻も早く目の前から消えて欲しいと思っていた屎尿が、今や資産（property）とまで考えられるようになってきたのである。[36] そのような風潮を端的に表題にした書物の一つは、内科医オーガスタス・ボジー・グランヴィルの『今日のロンドンの大問題――すなわちテムズの屎尿は金塊に変えられるか？』である。[37] 彼は農学をイギリス科学振興協会で独立セッションとして立てるべきことを主張した医師である（第1章第二節参照）。具体的な提案を掲げて、屎尿を金貨に変えるべく奮闘したのは次に述べる二派であった。

一八六一年に首都土木局が募集した屎尿の利用法については六件の応募があり、中でも具体的な提案をしたのが、ウィリアム・ネピアとウィリアム・ホウプであった。[38] 彼らの提案は、最終的に集められたテムズ河北側の下水を、基幹下水道の放水口ベクトンから、四四マイルの暗渠を通してエセックス州ロウレスまで下水を導き、そこから枝分かれさせて約二万エーカーの干拓地マプリン砂地を下水灌漑によって土地改良し、主として牧草を育ててその販売で収益をあげようというものであった。[39]

最初の募集には間に合わなかったものの、同年一一月に首都土木局はトマス・エリスに計画案を提出するよう求めた。[40]彼はロンドンの下水七〇万トンを標高四百フィート（約一二二メートル）の高台にまでポンプで運び上げ、ハムステッド・ヒースなどの痩せ地を下水灌漑しようという壮大な計画を提出した。また標高差を生かして、そこから半径三〇マイル範囲のロンドン郊外の農場に肥料として下水を配送し、利益を上げることを目論んだ。

両者を比べると、ネピア＝ホウプ案は、比較的限定された土地に大量の屎尿を投入する企画である。四四マイルの暗渠の建設は大きな出費には違いないが、海岸へ向かって基本的には傾斜をなしている土地なので、下水の送出に機械的な力はほとんど必要としない。またレンガ造りの暗渠を屎尿が流れるので、固形成分の混入は問題にならない。一方エリス案は広大な農地に少量ずつ液体屎尿を撒こうというものである。まず、ロンドン北部の高台に屎尿貯留地を建設すると言うが、そこまで屎尿を運び上げるのに膨大な機械力を必要とする。そこからは鉄製のパイプで広く農地に配給するのである。[41]

エリスの提案は、当時大きな利益を上げていた各種肥料会社にとって脅威と映ったことだろう。いくばくかの金銭と交換に屎尿の配給を受けるならば、郊外で農業を営む人々がほとんど肥料を買う必要がなくなるかもしれないからである。そのような計画に、肥料会社が反対しないはずはない。エリス側は、一納税者から首都土木局下水道委員会の委員長への手紙の体裁をとった冊子を出版し、もっぱら納税者の権利意識に訴えた。一三四頁にもなる冊子の後半は、ブレイディが座長を務めた特別委員会の報告書に基づいて、詳しい資料を満載している。この冊子の緑色の表紙に描かれた絵こそは、屎尿＝資産をもっとも端的に示すものである。屎尿を汲み出すポンプの先のホースには美しい花々が描かれ、まるで豊穣の角（cornucopia）のようであり、その下には金貨袋と袋から溢れだした金貨がザクザクと描かれていたのである[42]（図11）。

ネピアとホウプは一八六四年四月二九日付の手紙を首都土木局のスウェイツ宛てに送り、最終的な決定を下すように迫った。ジョン・ローズ、アウグストゥス・フェルカー、アンガス・スミス、ヘンリー・レザビー、A・W・ホフマン、トマス・ウェイらの一〇点に及ぶ資料を挙げて、屎尿の肥料的価値はすでに実証済みとし、その上で計画はエディンバラのクレーゲンティニーで成功を収めた方法を踏襲するので失敗の危惧はないことを力説している。マプリン砂地を農地化して得られた収益を、ネピアらは首都土木局とこの事業のために設立する会社とで折半するとしているが、屎尿が今や資産であるならば、その提供者になんの見返りもないことをシティ住民は納得できないであろう[43]。

表面上は、ネピア＝ホウプ案とエリス案の対立の図式であったが、背後には前者には首都土木局、後者にはシティ自治体、さらにその後ろには次節で見るようにリービヒが噛んでいた。前者が収益を事業推進者と首都土木局とで折半しようとしたのに対し、後者は屎尿を農家に買い上げさせて、およそ七〇万ポンドの収益を上げ、それによって首都の住民税を減税するよう提案した。当時グアノの輸入は年間二〇万トンを越え輸入総額は二八〇万ポンドに達していたのであるから、シティの議会は、これが屎尿で置き換えられるとすれば、屎尿に七〇万ポンド以上の価値は当然あると見込んだのである。ネピア＝ホウプ案では「価値ある」屎尿を提供したロンドン市民（テムズ河北側）に利益還元がされない。と

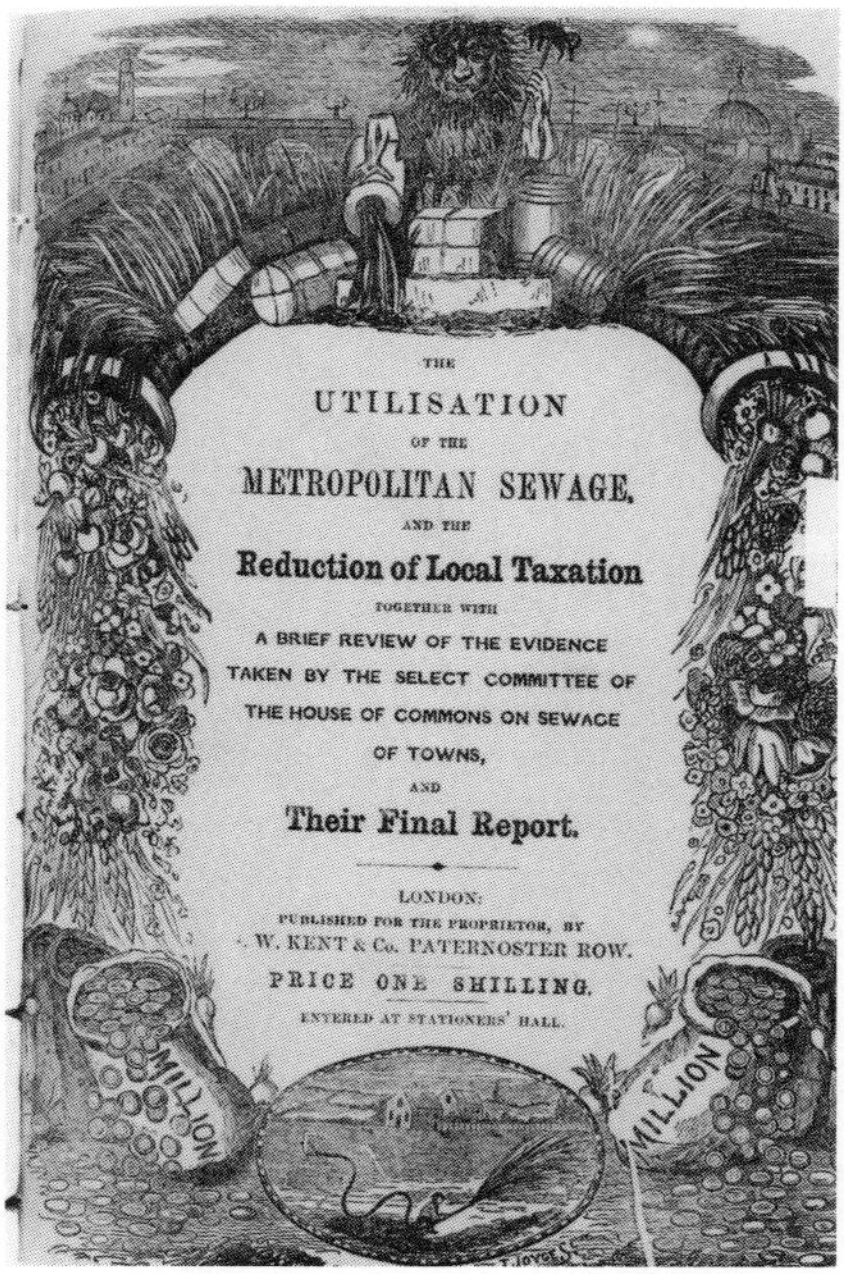

図 11　首都下水道の利用と住民税の減税を訴える冊子（1862 年）の表紙

くに首都土木局と一線を画し自治体制を崩していないシティにとっては、利益の完全遺失である。厄介物扱いであった屎尿も、いまや見返りなしには手放せない資産であった。

屎尿を肥料として利用することによって金銭的利益を生み出すことができるのであれば、屎尿の流入で悪臭漂うテムズ河は、まさにパクトロス河（古代小アジアの砂金で有名な河）であったと思い至ったところから、[44]人々は屎尿を資産ととらえて、その回収に躍起になったのであるが、そこまであからさまでなくてもこれを国政レベルで考慮すべき重要事項として、ヴィクトリア女王の夫君、アルバート公も大いなる関心をもっていた。一八五〇年というから、翌年開催のロンドン万国博覧会の開催準備で多忙であったにもかかわらず、「都市の屎尿を国富の源泉となす」という課題もアルバート公は考え続けており、屎尿利用に向けた具体的なプランの構想中であった。底に穴をあけたタンクの設置、ろ過装置となる詰め物など、その内容は王室秘書官のチャールズ・グレイにより後年公開された資料から窺い知ることができる。[45]実際アルバート公の片腕となって国の科学政策のために立ち働いたライアン・プレイフェアは、リービヒの愛弟子であり、アルバート公の提案をワイト島の王室の領地で実践した。すなわち王室の屎尿下水（royal sewage!）を敷地内の農園で活用したのである。[46]

フランスにおいても下水を資産とする見方は一般的であった。『レ・ミゼラブル』（原著一八六二年）のジャン・ヴァルジャンの下水道逃避行を通して、パリの下水道網の発達はよく知られているが、作者ユゴーは物語の筋から離れてこの下水道に詳細な説明を加えている。彼は歴史上繰り返されてきた下水投棄の愚行として、リービヒのローマの下水道に関する記述を引き、パリも屎尿の投棄によって年間二五〇〇万フランを、フランス全体で五億フランを損失していると嘆いている。[47]

五　リービヒを担ぎ出したシティ

前節で触れたように、屎尿の活用について一八六四年二月四日から七月二九日まで議会の特別委員会を主宰したモンタギュ卿は、同年九月に自分が委員長を務めた半年間の委員会の成果がブルー・ブックにまとめられたのを機会に、初めてリービヒに手紙を書いた[48]。文面からは、シティ贔屓のモンタギュ卿が彼に寄せるあふれんばかりの敬意と、大変な緊張感が読み取れる。

私こと国会議員ロバート・モンタギュ卿はリービヒ男爵に賛辞を表するものです。私は、都市下水利用の可能性を検討するために議会によって指名された先の委員会の委員長でした。報告のブルー・ブックがちょうど出版され、その一冊を貴殿に謹呈しようとしたところ、委員会委員のブレイディ医師がすでに送付して下さったことを知りました。おそらく男爵は、その委員会の成果について、私ロバート卿に評価をお知らせ下さることでしょう。そしてさらなる調査の必要の有無、あるとすれば、どの点であるかもお知らせ下さい。かくも厚かましく男爵にお手紙を差し上げることをお許し下さい。下水利用という課題を初めてヨーロッパにもたらし、本課題の最高権威である貴殿のご意見を乞うことは、当然なことでありご寛恕をお願いするものであります。

モンタギュは、都市の下水問題に関する豊富な経歴をもって特別委員会の委員長を務めたわけでなく、彼の発議で単独半年間この問題に関わったのである[49]。彼が委員会に傾注した努力の様子は、今のところ分厚い報告書以外に知るすべがない。しかし一八七〇年になって『ヴァニティ・フェアー』の政治家肖像漫画シリーズに登場する彼は、屎尿を意味する「sewage」と大きく記された本を手にして立っている（図12）。有名な当時の政治風刺画家が、こ

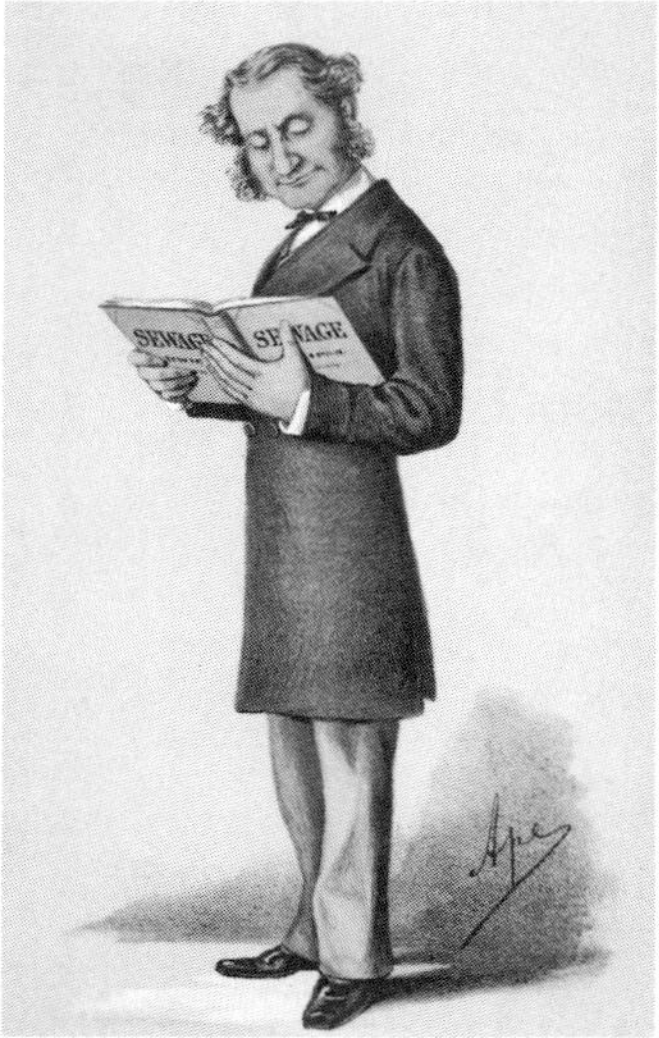

図12　モンタギュ卿

の人物について、まさにこの様子を捉えていることから、彼が下水問題に相当なエネルギーを投入していたであろうことが察せられるのである。[50]

　モンタギュ、そしてシティがリービヒを担ぎ出すことによって有利な展開を期待したのは、一九世紀半ば過ぎまでのリービヒに寄せられた崇敬が絶大であったからだ。彼は一八二四年にギーセンに化学実験室を開設して以来、イギリスからだけでも八〇名を超える弟子を育てたことから、イギリスにはいわばリービヒ学派と目される集団が形成された。彼は、一八三七年にリヴァプールで開催されたイギリス科学振興協会の年会出席を皮切りに、四二年、四四年と農場視察や学会出席で、そして四五年の四月と九月には、彼が開発した人造肥料についてイギリスのマスプラット商会と特許や販売交渉を行うために来訪した。一八五一年にはロンドン万国博覧会の見物も兼ねて訪れ、最後の訪問となる五五年にはアルバート公からワイト島の別荘に招かれ農芸化学について親しく会談する機会を得たりした。こうして合計七回もイギリスを訪れ各地を訪問し、その度に多くの弟子が彼を歓待し、農学や化学分野にとどまらぬ著名な学者として彼の名声は確立されたのであった。[51]

　リービヒはモンタギュが恭しく差し出した手紙に対し、すぐさま返事を寄越した。それが、一八六四年一〇月四日付の手紙である。私信ではあるが、これは『ロンドン市長（シティのトップ）に宛てたリービヒの下水利用に関する手紙』に収められている。同書に収められた彼の手紙は三通あるが、その最初のものは市長宛てではなくモンタギュ宛てである。[52]

　彼はモンタギュの委員会報告書（実際にはブレイディが発送の労をとったにせよ）を高く評価し、自分の考えが実践されて行く様子に大いなる喜びを感じると感謝の意を伝えた。それに続く手紙の内容の大半は、下水と厩肥との比較という仔細な事柄に立ち入っていたが、これを受け取ったモンタギュは、手紙の内容に感銘をうけ、これを新聞紙上に公表したいとの意向を述べ、その許可を懇請する手紙を一〇月二〇日付で出した。しかし待ち続ける彼のもとに返事は届かず、彼は一一月一四日に、一〇月二〇日付の自分の手紙を受け取っているかどうか尋ねる手紙を出している。(53)

おそらくそのような事情も手伝って、モンタギュはリービヒの手紙をシティの「石炭、とうもろこし、財政委員会」に持ち込んだのであろう。下水が首都土木局によってシティの利益とは無関係のところで使われてしまうかもしれないことを危惧した委員会のメンバーは、ここから一大キャンペーンに乗り出すのである。委員会が一一月八日の決定事項として市議会に提出した文書は、先に述べた『ロンドン（シティ）市長に宛てたリービヒの下水利用に関する手紙』に収められている。(54)

それによると、「石炭、とうもろこし、財政委員会」は去る七月二一日にモンタギュ卿の特別委員会の内容を良く知るために、委員長であるモンタギュ卿自身と委員のブレイディ医師の両議員を招いて勉強会を行っていたことがわかる。シティは首都土木局の方針とは別に、いかにして固有の利益を守るべきか検討を重ねてきたということであろう。そして市議会に提出された文面は、屎尿を資産（property）と呼び変え、その価値を数字に置き換えて明示したのである。すなわち、首都の下水は年間二億六六〇五万二四〇〇トンであり、これからもし肥料を作ったとすれば、それはグアノにして二一万二八四二トンに相当する。グアノ一トンの価格を一三ポンド一二シリングとして換算すると、首都の下水は都合二八九万九九七二ポンドになると。そして「この高額な肥料は、重税が課せられた地方税納税者の〝資産〟であり、地方税から最大の軽減を引き出すように扱われるべきである」と宣言したのである。(55)

このセンセーショナルな情報は、市議会の報告に留まらず、一一月一二日の市議会の合意事項として一一月一五日の『タイムズ』紙に記事となって現れた。[56] これはリービヒからの私信を新聞に掲載したがっていたモンタギュの意向でもあったとも思われるが、リービヒの手紙そのものではなく、シティ自治体の意向を強く反映した記事が掲載されることにより、首都土木局に対し大きな圧力を掛けることになったであろうことは、想像に難くない。

新聞の記事となると、シティ自治体と首都土木局の対立関係はいっそう鮮明に報じられ、また首都の下水が年間二八九万九九七二ポンドの価値に相当し、「換言すれば、この首都とその住民が利用し利益を得るために、回復されるべきほぼ三〇〇万ポンドの収入がここにころがっている」と、いっそう過激な表現となっている。三〇〇万ポンドがいかに莫大な金額であるかは、一八七五年一一月にイギリス政府がスエズ運河の株式の半数をエジプト太守から買い取るのに用意した金額が四〇〇万ポンドであることと思い合わせれば、十分に納得できよう（第6章）。しかも元手は不要で利益は毎年生み出されるのである。

一八六四年一二月半ばから一か月間ほど関係する手紙資料がないが、六五年一月一九日付でリービヒがロンドン（シティ）市長に宛てた手紙は、この間の経緯を十分に物語る書き出しとなっている。[57]

閣下、閣下のご要請に応じて、ここに首都下水の利用に関する卑見をお送りさせていただくのは、光栄の至りです。ロバート・モンタギュ卿が委員長を務められた庶民院特別委員会は、下水に関係する衛生上、工学上、農学上の問題を詳細に調査の上で、下水利用の可能性のみならず、農業に応用することによって莫大な利益が国家全体ならびに下水を提供する都市にもたらされるかもしれないという結論に達しました。

下水問題の過去の経緯を注意深く観察するならば、次のように結論できるでしょう。すなわち学識ある人も含めて貴国における大多数の人々は、下水を厄介な代物とみなしています。したがって彼らはどのような手段によっても、下水は速やかに除去されるべきだと考えています。主として私が意見を伝えたいと願うのは、そのような人々に対してです。彼らに下水という商品の金銭的価値を確信してもらえれば、私が自身に課してきた仕事は、成功裏に果たされることでしょう。

そして、彼は化学的な分析数値を挙げて屎尿の肥料価値を一七頁にわたって詳細に論じ、市長の要請に応えたのである。[58] これは一月二四日の市議会で紹介された。

その後シティの「石炭、とうもろこし、財政委員会」は、二月七日にリービヒが用意した裏づけ資料を検討し、さらには首相パーマストン子爵や内務大臣ジョージ・グレイ卿などに、首都土木局の進め方について諮問し、シティの意向を勘案しさらなる検討の余地があることを訴えようとしたのである。さらに委員会はモンタギュの特別委員会の記録から、委員会に呼ばれたホウプやバザルジェットとの質疑応答に踏み込んで批判を展開し、リービヒの分析によれば首都下水の価値をグアノの市価に換算して年間二〇〇万ポンド、これにアンモニアの有効価値を追加するなら年間四〇〇万ポンドにはなると主張し、ホウプとネピアの計画が到底この価値に見合うものでないことを批判した。

農芸化学の世界的権威リービヒ男爵の報告を十分に考慮するならば、ネピアとホウプの計画は、農業科学の法則の紛れもない冒瀆であり、そこからは食糧の自給増大は難しいばかりか、納税者は首都住民の資産（屎尿）に対する見返りも期待できない。

そしてこれは、二月九日の市議会に提出された。[59] リービヒに下水利用に関する正式の報告書を求めたのが、ロンドン市長自身なのか、「石炭、とうもろこし、財政委員会」なのか、あるいはモンタギュなのかは不明である。しかし彼のこの働きに対しロンドン市長は感謝状をもって、その労に報いた。ギーセンのリービヒ博物館に掲げられた美しい感謝状がそれである（図13）。そこには、「ヘイル市長、一八六五年二月二三日木曜日、ロンドンのシティのギルドホールで行われた市議会は、ミュンヘン王立アカデミー会長リービヒ男爵に対し、屎尿の利用という課題に

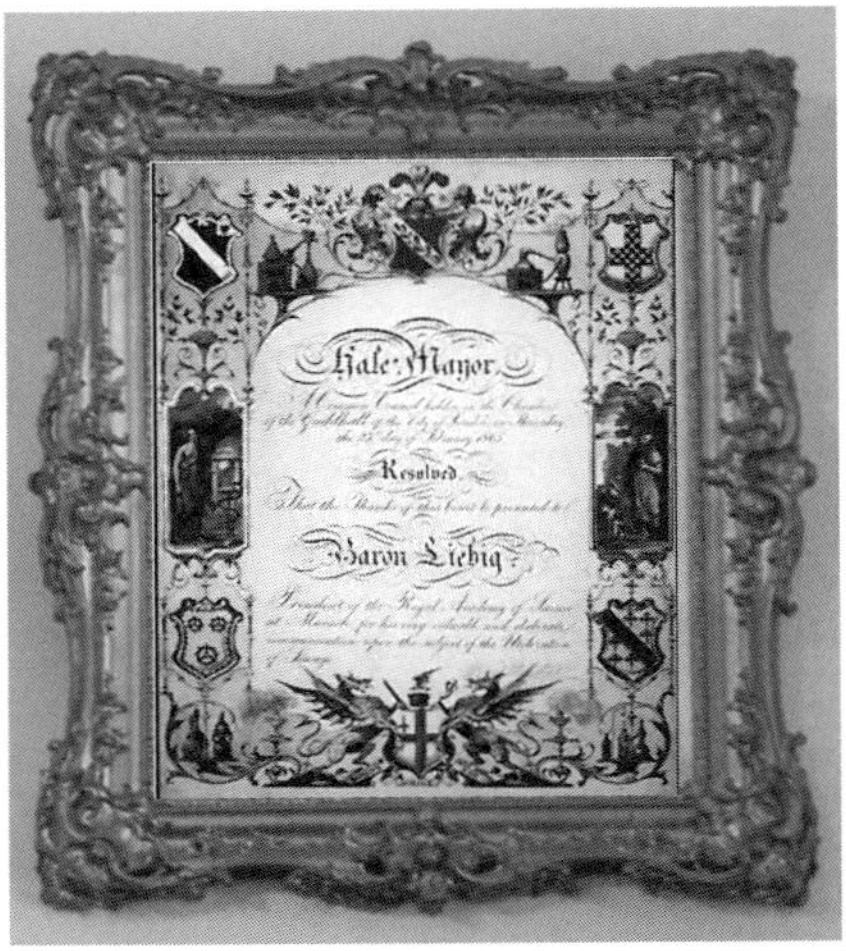

図13　シティからリービヒに贈られた感謝状（ギーセン　リービヒ博物館）

ついて彼が寄せた貴重にしてかつ親身なご意見に感謝して、この議会の感謝の意を捧げることを決定した」と記されている。[60]

　このときのシティの市長は、ウォーレン・ストームズ・ヘイルである。通常ロンドン市長（シティの長）の呼称は、Lord Mayor of London であるが、感謝状は異例の Hale Mayor という記載になっている。彼は前年の秋にこの地位に就任したばかりであり、ロンドン市長の任期は一年のみで再任のない名誉職的色彩の強いものであることを考えると、ヘイルが積極的にリービヒへのアプローチに関わっていたとは考えにくい。[61] 次節でさらに明らかになるが、モンタギュにせよ、エリスにせよ、誰が彼を担ぎ出したにしても、シティ自治体がこの科学的権威を味方につけることによって、概ねネピア＝ホウプ計画が首都土木局の方針通り進められそうな状況を覆すことを期待したのは確かであろう。そしてまたリービヒの側も、シティの期待に応えようとするあまり主張に一貫性を欠く面が無きにしもあらずで、のちにネピアとホウプから批判されることになった。[62] これについては次節で扱う。

　モンタギュ宛てのリービヒの私信、ロンドン市長宛ての一月一九日と二月二一日付の彼の手紙、二月九日付の「石炭、とうもろこし、財政委員会」のコメントはシティ・プレス社で印刷され、一シリング六ペンスの八折版の冊子となって広く出回った。ロンドン市長に宛てた彼の二月二一日付の手紙は、一月一九日の手紙が公式なものであったのとは対照的に、感情的とも思える調子でネピア＝ホウプ計画を徹底的に批判する内容となっている。[63]

六　感謝状とその後

ネピアとホウプは、一連のリービヒの批判に対し一八六五年三月八日付の手紙を首都土木局局長ジョン・スウェイツ宛てに出した。手紙と言っても、四四頁の冊子として出回ったリービヒの手紙に対する反論で、こちらもロンドンで三二頁の八折版の冊子として出回った。表題に『リービヒ男爵の三通の手紙に関する比較分析』とあるように、まさしく彼の先の三通の手紙を厳しく比較分析したものである。具体的に彼の手紙を逐一引用し比較して論じているが、大まかに言って彼の矛盾は、モンタギュに宛てた手紙では屎尿が必ずしも人造肥料の代替にはならないという論調であったのが、後の手紙ではきわめて肯定的な説明となっているということである。そしてネピアとホウプが最も強調するのは、彼が実践面を軽視している点であった(64)。

一方シティ側の屎尿利用案を提出したエリスは、リービヒが批判してくれることによって、ネピア＝ホウプ案が廃案となることを望んでいたが、彼らの提案は順調に審議を経ており、心配したエリスは、四月一日付の手紙でネピア＝ホウプ案が第三読会にまで進んだという危機感をリービヒに伝えている(65)。

お話させていただく光栄に浴してからご無沙汰をしておりました。そのときには、イギリスの下水が最大限に利用されるという明るい希望を持ちましたが、今は絶望しています。本日お送りしますネピアとホウプの法案に関する委員会報告からおわかりになるように、彼らはさらなる勝利を収めました。今や彼らの法案は、委員会の審議を突破して庶民院の第三読会にかかっています。通過すれば次は貴族院です。法案が成立すれば、すべてのイギリスの町で人造肥料が使われ始めることになるでしょう。……

『比較分析』公表の約一か月後の四月七日、再びネピアとホウプはリービヒに抗議の手紙を書く。これはブレイディ議員に宛てた彼の三月二九日付の短い手紙が、『スター』新聞紙上に公表されたことに端を発するもので、このあたりから双方の主張は泥仕合の様相となる。ネピアとホウプはリービヒのとった行動に対して、次のように苦言を呈した。[66]

……シティは、われわれの法案に反対するについてもあなたの支持に全面的に頼り切っています。私たちはあなたが純粋な動機で行動しておられると信じています。……ご存じのように、私たちの法案はまだ庶民院の第三読会を通過せねばなりません。しかる後に、貴族院での審議開始となります。あなたの名前によって支持された意見がもつ重みについて、十分ご承知のことと思います。……私たちは、あなたに貴族院の委員会においでいただき、あなたの名誉と正義感とに訴えて、反対尋問をさせていただきたく思います。旅費については全額支給し、ミュンヘンご不在分については、一日当たり一〇ギニー（約一〇ポンド）の謝金をお支払する用意がございます。……反対意見を表明しているあなたを買収しようとしているという非難を回避し公明正大にことを運ぶために、この手紙の写しを新聞社にも送付いたします。

こうした手紙を受け取った後、四月一二日付でリービヒはロンドン市長宛てに、ネピアとホウプによる首都土木局局長スウェイツ宛ての手紙（八折版冊子）に対する批判を書き送った。[67]そして自分の彼らへの批判は、あくまでも科学的信念に基づくものであるとし、強気の発言を繰り返している。テムズ河北側の下水をもってすれば、八〇万エーカーどころか、一〇〇万エーカーの土地を永久に肥沃化できるのであって、ネピア＝ホウプ案の二万エーカーの土地改良など屎尿の浪費であると。そして先の四月七日付のネピアとホウプの手紙の写しも同封して送っている。

同様なことがさらに繰り返された。四月一八日付の手紙はいつもの連名の手紙ではなく、ホウプ個人からリービヒに宛てたもので、彼がイギリスの具体的な事情に暗いことに由来する種々の誤りを指摘し、そうした状況にありながら、ある判断を事実として権威づけて公表する際に、リービヒという名の重みがどのような効果を持つのかについてもっと認識すべきこと、そしてシティ関係者からの情報に頼るのではなく、ぜひとも現地を実際に訪問してほしいことを申し入れている。[68]

もしも問題が単純な科学的議論であるなら、あなたに圧力をかけるべきでなく、あなたを不快にさせる表現は厳に慎むべきでしょう。しかし、これは一つの事業であり、私たちは莫大な投資をし、利益を保護する必要があるのです。私たちの計画を潰そうとする人々に、権威者としての知名度であなたが加担し続けるなら、私たちもそれなりの行動に出なければなりません。そしてあなたの化学理論を変えようというのではなく、あなたの誤解を解くという意味で、あなたに考え直していただく、あるいは反対尋問を通じて、私たちの計画をあなた自身の証拠で実証していただくための公正な機会をもちたいのですが、あなたがこれを拒否されるなら、やはりしかるべき行動に出なければなりません。

リービヒは、このホウプの手紙の写しならびに彼の返事の写しと共に、これらをロンドン市長宛てに四月二六日付で送付している。[69]

リービヒのような権威が、特定の政策推進者側に加担することの問題点について述べたホウプの意見は、さまざまな利害が対立する社会的問題に見られるものである。とりわけ人々への直接的な被害が大きい公害問題や食品問題などにおいて、有力な科学者の影響は甚大なものがあることを、我々は歴史的に多くの事例を通して学んできている。シティ自治体とリービヒの突然の結びつきは、さまざまな疑惑を生むことにもなった。[70]

シティ側は、リービヒの権威に頼ってネピア＝ホウプ案を廃案に持ち込み、エリス案を代案として成立させようとしたが、結局ネピア＝ホウプ案は六月に成立し、エセックス干拓会社が立てられ、事業が開始された。しかし事業は順調には進まず、一八六七年には計画は一時中断され、七一年には事業停止に追い込まれることになった。[71]イタリアなど屎尿灌漑が比較的成功しているのは乾燥地帯だからである。これに対し、湿地帯であるマプリン砂地で、大幅に希釈された屎尿を投入してみても、当初期待したほどに牧草は育たなかったのである。

ならば、エリス案であったら成功したかといえば、それも肯定しがたい。先に述べたように、まずもって標高四百フィートの高台に屎尿貯留池を作るというのが想像を超えている。その屎尿を鉄パイプで分配するというのも非現実的で、すぐにパイプが詰まってしまうだろう。首都土木局に提出された『ロンドン下水の農学的価値』は、ネピア＝ホウプ側のものと見られるが、「屎尿が価値ある何かとなるためには、運ばれねばならない。……南オーストラリアの銅山も、ニュージーランドの鉄鉱石も利用できるところにまで運ばれて初めて価値を生む。コストを無視した比較では価値がない」と述べ、グアノに換算していくらという安易な「屎尿＝資産論」は粉砕されている。[72]

また、屎尿＝資産が前面に押し出されているときには、あまり議論されなかったが、一八六〇年代も後半に入ると「下水汚物問題（Sewage Question）」として括られる文献が多数現れ、衛生的観点から屎尿灌漑の問題点が種々指摘され、水洗トイレを使い続ける現状では大幅に希釈された屎尿による灌漑に否定的な意見が相次ぐことになった。[73] 屎尿のもつ金銭的価値にこだわった人々は、利益を上げ得ないなら、たとえ屎尿灌漑が土地資源の確保と水質浄化の両面から環境保護に重要な意味をもったとしても、そうしなかった。お金をかけてまでも下水を処理しなければならないとは考えられず、[74] ネピア＝ホウプ案もエリス案も結局のところ利益を生まないとわかってからは、屎尿は海に捨てられ続けたのであった。事態を変える契機となるのは、リービヒ没後五年目にテムズ河の川中で起きた大惨事であった。

一八七八年九月三日、ヴィクトリア女王の第二王女の名前を冠した豪華客船プリンセス・アリス号と石炭船が、テムズ河下流域で衝突事故を起こした。衝突は下水投棄口よりわずかに上流で起こったが、運悪く南北両投棄口は引き潮のタイミングに合わせて未処理下水の放流中であった。外海ではなく、まさに川岸からどれほどの距離もないテムズ河の川中で六五〇名もの犠牲者を出すことになったこの事件は、未処理下水の投棄を見直す重大な契機となった。無論これ以外にも大惨事の原因はいくつか指摘はできよう。休日の豪華客船にはヴィクトリア時代らしく女性たちは豪華なドレスを着用しており、ひとたび水に浸かれば泳ぐどころではなかったであろうし、また衝突した石炭船は積み荷を降ろした後のため船は大きく浮上し、水面から甲板までの高さが河に投げ出された人々の救助を困難にしたであろう。しかし何にも増して、放流時に下水投棄口からテムズ河に蔓延・滞留する有毒ガスの存在が、岸に泳ぎ着けたかもしれない多くの人命を奪ったとされた。[75] この事件を契機として、まったく未処置のまま下水を放流することについて再考が求められ、ポンプ場での単なる貯留ではなく、一定程度の沈殿物を取り除き、曝気による初歩的な処理などに向けて対策の必要が考えられていくようになる。[76]

七　屎尿灌漑と病原毒素

屎尿を農業に役立てようという王室から農民にいたる熱狂は、前節でも少し触れたように屎尿の負の面が一八六〇年代後半から目立ち始め議論されるようになると、少しずつ醒めていった。屎尿を陸に撒くこと、すなわち屎尿灌漑（sewage irrigation）の有害性を、病気との関連において示した六〇年代、七〇年代の文献を簡単にさらっておきたい。

一八六四年という比較的早い時期に屎尿灌漑の是非を衛生面から論じた人物は、ジェイムズ・アレクサンダー・マニングである。[77] 彼は屎尿灌漑による農作で家畜が死んだりした事例を集め、屎尿灌漑の危険性について言及した。また一八六六年にウォリックシアのレミントン・スパで「都市の下水」をテーマに会議が開催されたとき、内科医のトマス・ホークスリーは、「廃棄有機物の功罪」と題する論文を読み上げた。[78] 興味深いのは、彼の講演にgermという言葉が頻出することである。ただし彼の意味するところは「胚」あるいは「胚種」と呼ぶべきもので、バクテリアのことを言っているわけではない。彼の論文の第二章では、人間の屎尿を唯一の肥料としてイギリスよりも多くの人口を養う国として、日本を紹介している。またリービヒに言及し、ヨーロッパに運ばれるグアノの九割を消費する現状から脱却するために屎尿の利用を訴えている。しかし彼は第三章で屎尿灌漑の弊害に触れ、悪い空気が蔓延する環境で病気が引き起こされ、極端にいえばダーウィンの『種の起源』の進化理論の逆として、下水の空気に曝される劣悪な環境に居続ければ人間は爬虫類に退化するかもしれないと述べた。そして飲料水に下水の有機物が混入してコレラが引き起こされたとするジョン・スノーについて正しく再評価をしている。衛生面から見たとき、頻繁に発酵病が引き起こされることから屎尿灌漑がけっして割に合うものでないことを第四章で述べて、最後にヘンリー・モールの土砂散布式トイレに望みを繋いでいる。[79] 病気の原因を悪い空気に求めるミアスマ説からすると、屎尿の強烈な臭気を病気の元凶とすることになるが、そうではない病気の伝染経路にようやく光が当てられ始めたところといえる。

またこの「都市の下水」をテーマにした会議の中心的人物であった内科医のベンジャミン・リチャードソンも「蔓延する病気の毒性」と題して下水の衛生問題を論じ、水洗トイレではなくやはりモールの土砂散布式トイレを推奨した。コレラについてはスノーにも言及しているが、伝染病一般について、外から有機的毒素（organic poisons）が侵入するものと捉え、最終的に彼は病気の病原菌理論の信奉者とはならなかった。[80] イギリスでは一八六〇年代から七〇年代にかけて、依然としてリービヒの病気理論が多くの支持を集めていたのである。ただしこの時期ようやく、微生物の存在が一部の人々の間で論じられるようになった。[81]

明確な化学的立場から下水問題にかかわったのは、ベンジャミン・ブロディ卿およびジェイムズ・トマス・ウェイである。[82] ブロディは法律家になる途中で意志を翻し、ギーセンのリービヒのもとで化学を学び一八五〇年に蜜蠟の分析で博士号を得て、その後はリンなどの同素体の研究で知られる人物である。彼はエセックス伯が委員長を務め、J・T・ウェイも委員の一人であった「都市の下水」に関する王立委員会に呼ばれて聞き取り調査を受けた

（本章第四節参照）。そこでブロディは、委員のウェイから、オクスフォードをはじめとする上流の町からテムズ河に流し込まれる下水は、下流のロンドンの水供給会社の取水口に到達する頃までには酸化して無害になるという通説の当否について尋ねられた。これに対しブロディはそうした見解を否定し、有機物はよほど強力な酸化剤によらない限り酸化されることはなく、「短時間の曝気で有機物を除去できるとはきわめて考えにくい」との意見を表明し、下水排出口から下流に向かって河がきれいになっていくように見えるからといって、見かけと実際を混同するのは軽率なことだと批判した。[83]

一方、ウェイはロンドンのユニヴァーシティ・カレッジのトマス・グレアムに化学を学び、その後、オクスフォード大学教授チャールズ・ドーブニーの助手を経て、一八四五年にサイレンセスター農科大学化学教授に抜擢された人物であった。しかし学長と喧嘩してわずか二年で辞職し、その後は、当時広く受け入れられていたリービヒの見解にしたがって肥料に必要なデータを王立農学協会に提供し、同協会の化学顧問として活躍した。[84] 彼は、耕作可能な土壌に屎尿や下水が広げられたとき、何が起こるかを研究することで衛生化学に携わるようになった。医学的訓練を受けていたわけではなく病理学の専門家でもなかったが、水分析の医学的意味づけをよく考察した。この点では、先に言及したエセックス伯の王立委員会のメンバーで土木工学者として知られるロバート・ローリンソンも同様で、両者は「上流の町で、下水が流入する限り、テムズ河もその支流のリー川もロンドンの水源として不適切である」と述べた。[85]

一八六〇年代後半の「下水汚物問題」の文献としてよく取り上げられるのは、クレップの『下水汚物問題』である。経済的視点が明確で、またイギリス国内の比較のみならず国際的な比較もしている点がユニークであるが、病気との関連は大きくは取り上げられていない。[86] これに対し屎尿灌漑が地域の疫痢流行の原因として取り上げられたローカルな報告事例にも触れておこう。[87] これはイングランドの最北部、スコットランドとの境界に近いカーライル近郊で起こった事件である。一八六五年当地の医療監督官のT・S・クローストンは、六二年に開所された主として精神病患者二百人を収容する病院で、集団的な疫痢を中心とする病人が続出し一年余の期間に一割もの死亡者を出すことになった事件を追跡調査し報告している。彼は近所の屎尿灌漑農地からの発散気（sewage effluvia）を原因と結論付けた。この頃には単なる悪臭（stink）は一般に病気を起こすものではないと考えられていたので、屎尿の発散気という表現を取ることになったのであろう。屎尿灌漑が一概に悪いわけではなく土地の性質、特に水はけなどによって適不適が大きく左右されるものであることを主張している。

さらに一〇年下って一八七〇年代半ばになると、第II部で扱うパストゥール革命以降のことになり病原菌について明確な記述が見られるようになる。ウェーマス高等学校の科学教師であるホファートの『衛生、経済、農学的観点からみた下水汚物問題　一八七六年便覧』は、第一章で「健康的な都市と伝染病」について扱い、ペストやコレラに悩まされ続けた過去と決別できたという自信を覗かせている。[88] 彼は腐敗や発酵の原因として明確にバクテリアを捉えており、すみやかにバクテリアを除去し増殖を抑えるべきことを主張している。しかし下水そのものから感染性を除去する方法はなく、自然のみがそれを可能にするといい、下水灌漑を唯一の方法としている。ロンドンを世界中の首都の中でもっとも健康的な都市たらしめているのは、下水道の完備であると述べた。その他にホファートは、家々の漆喰を少なくとも隔年ごとに塗り替えるよう義務付けるべきとか、石炭酸やさらし粉の散布などを提案し、また感染者のシーツや肌着を洗濯屋に出した場合には罰金を科せという提案も行った。ここで彼は下水の消毒に石炭酸を用いることについて、安価であること、強い殺菌作用、皮膚への有害性などを詳しく述べている。なお石炭酸は、本書のジョゼフ・リスターのところで詳しく述べるとおり、彼の開発した消毒法で一躍注目を集めることになる薬剤である。一八六〇年代半ば、リスターは空気中から傷口に侵入する微生物（germs）を滅ぼすのに、カーライルで下水消毒に用いられていた石炭酸に注目し、実際にカーライルを訪れ、その著しい効果を確認している。[89] 後年彼の消毒法がロンドンで容易には受け入れられなかった理由の一つとして、石炭酸のイメージが強固に下水消毒と結びついていた点を挙げる人もいる。[90] 話がリスターの方に逸れたが、ホファートは他の章では下水の除去を扱い、やはりモールの土砂散布式トイレの利点が説かれ、さらに遮集式下水道の屎尿集積場における下水固形分の沈殿方法などへと議論が進められている。北のカーライルに対し、ロンドンの南の近郊クロイドンも屎尿灌漑で有名であるが、こちらは第5章で触れる。

肥料として屎尿に高い価値が見込まれた時代から、時は移り屎尿灌漑の衛生面での危険が説かれ、大規模な下水場に集積された下水を直接田畑に散布することの危険性が強く認識されるようになったとみられる。しかし、本格的な病原菌理論の登場は一八七六年のコッホの炭疽菌の研究以降のことになる。イギリスでは、その前後から病気の原因としての微生物論議が本格化してくることになるが、それが第Ⅱ部の主題である。

第II部

漂う微生物の本性を追う

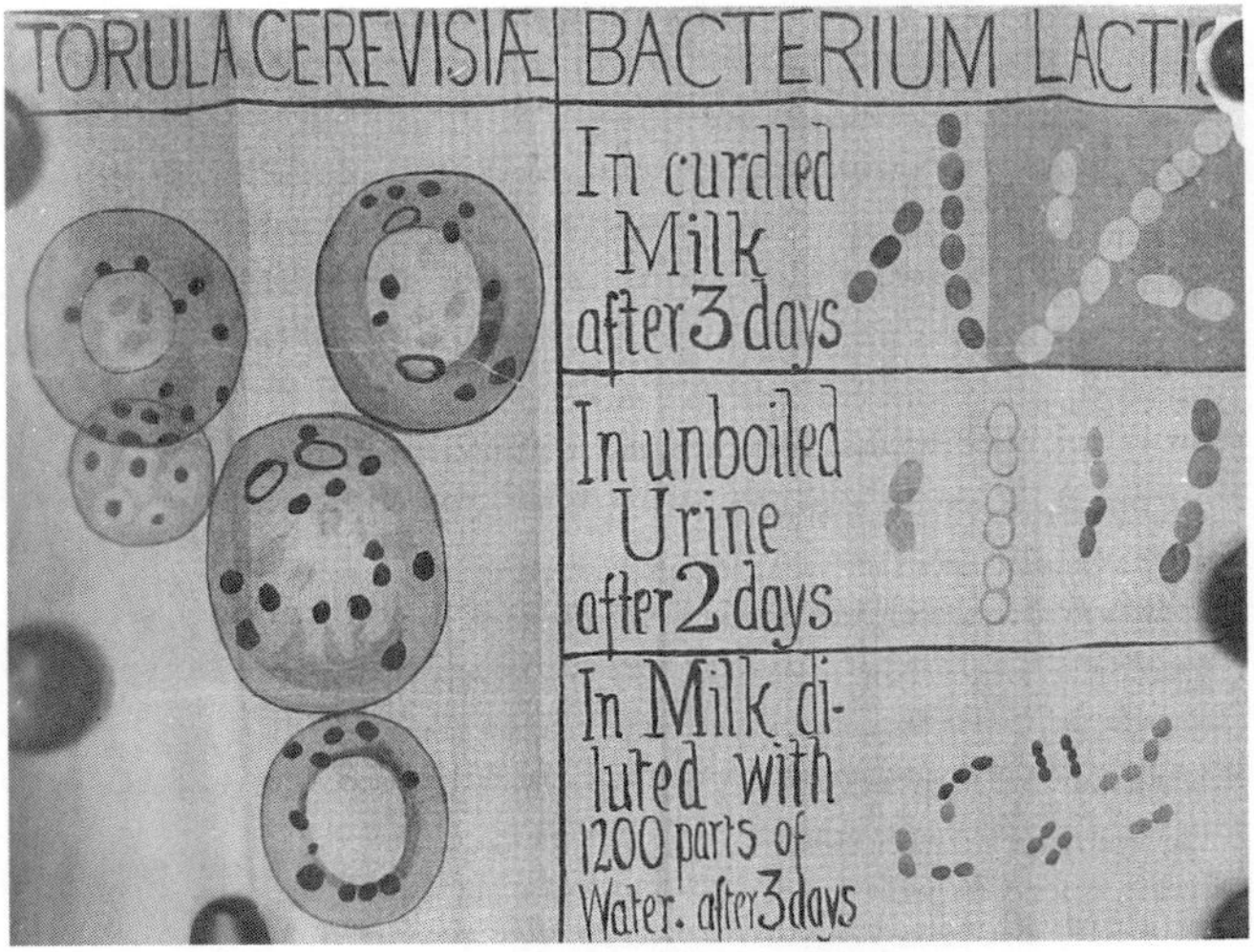

リスターのキングズ・カレッジ就任記念講演のポスター

この第II部では一八六〇年代半ばから八〇年代初めまでを扱う。前半は国家医学の最盛期である。第I部「テムズ河」と第III部「スエズ運河」を繋ぐ中間部を「漂う微生物の本性を追う」としたのは、この時期がパストゥール革命の時期であるからだ。(1)

腐敗や発酵の原因を空気中に漂う微生物に帰した仕事はパストゥールの科学アカデミー受賞論文「空気中に存在する有機微小体について――自然発生説の検討」に始まるものであるが、その研究成果は一八六二年頃から断片的にイギリスに入り始め、塵やホコリ以外にも空気中にさまざまな微生物が漂うことを人々は知る。第1章の後半で見たように、リービヒからの影響は根強いものがあり、発酵や腐敗を化学的過程とする彼の主張は、イギリスにおけるパストゥール革命の進行に足枷として働くこともあった。しかし一般の人々には、それらが化学的過程なのか生物学的過程なのかよりも、漂う微生物が腐敗や発酵の原因のみならず病気の原因ともなりうることの方が問題であったろう。テムズ河の水や飲料水の顕微鏡視野図はすでによく知られ、ゴミや微小動物の漂うものであることが人々を恐怖させていたが、それよりはるかに小さく肉眼では見えない極微の生き物が私たちの生活空間の、まさに息をする空気中に浮遊していることが明らかになってきたのだ。

多くの人々にその事実をわかりやすく伝えたのが、ティンダル現象でその名を知られる物理学者のジョン・ティンダルである。一八七〇年一月に王立研究所で行われた彼の講演「塵埃と病気について」（第4章第二節参照）は、時の首相グラッドストンや植民地大臣グランヴィル伯、そして科学界からもT・H・ハクスリーを初め多くの名士の出席をみる一大イベントになった。(2) 翌年にこの講演内容をさらに充実させ他の講演も合わせて編纂されたティンダルの『科学の断章』は、発売二週間ほどで第二版となり、一年で四版を数えた。(3)

一七世紀の微生物の発見は一大事件ではあった。私たちが慣れ親しむ動物や植物とは違う、肉眼では見えない微小な生き物の存在は、人々を驚かせたに違いない。しかし、そうした微生物が私たちの飲む水、吸う空気に漂い、腐敗や発酵を起こさせ、しかも私たちを病気にさせることが新たに示されるとなると、恐怖はいかばかりであったろう。ティンダルは講演で、呼吸によって肺へ空気を取り込む際、その濾過過程こそ身体の精妙な造りを知るもっとも興味深く重要な実例であると告げている。一九世紀半ばのパストゥール革命とは、人々の住むこの世界の見方を大きく揺り動かすものであったに違いない。

まず第3章では、最初に産褥熱研究を取り上げる。ゼンメルワイスを予防医学の先駆者としていかに高く評価しようとも、パストゥールの革命以前においてはやはりパラダイムが異なるのだということを知る、最適な事例ではないかと思われる。産褥熱や病院熱と闘う中で伝わってきたフランスからの漂う微生物に関するニュースは、表面上はそれほどでなくとも、鋭い勘をもつ一部の医師を震撼させたことだろう。次に一八六五年の家畜の疫病を扱う。王立委員会が設けられ国を挙げての対策は、国家医学の重要事例である。牛疫の恐ろしいまでの蔓延の速度は、何かが漂っているというイメージを人々に実感させたことだろう。漂う微生物は国境を越え、運河を通って運ばれもする。コンスタンティノープル国際衛生会議への言及は第III部への橋渡しを意図している。第3章の最後は、漂う微生物の侵入を防ぐ化膿防止法を手術に導入したリスターを扱う。

第4章では、イギリスにおける微生物学のキーパーソン不在が言われるにもかかわらず、病気の病原菌説を熱心に議論する多くの研究者が存在したことを示す。最初に取り上げるのはリスターと好対照をなすバードン－サンダーソンで、さらに彼に関連して生体解剖反対運動を取り上げる。病原菌説が明確になっていく過程で、生理学や病理学では実験室科学が大きなウェイトを占めるようになり、動物実験は不可欠のものとなる。学問的成果を上げるためになされる種々の動物実験、そしてそれらの結果を充分に検証するために不可欠な解剖は、イギリスでは動物の虐待として強い嫌悪感を引き起こし、猛烈な反対運動が巻き起こる。そこまで激しい反対運動の見られないパストゥールのフランス、コッホのドイツとは異なる、イギリス特有の国民的反応に、科学者はどう対処したのであろうか。

フランスでは科学アカデミーや自然史博物館の支援の下に、生命の自然発生の否定は一八七〇年頃には既決事項となり、自然発生説と進化論とは、ともに創造主である神への信仰を脅かすものとして葬り去られた。(4) しかし、イギリスでは自然発生説の否定は一八七〇年代後半まで持ち越された。ダーウィンの進化論を生命の誕生の場面にまで遡らせるならば、生物の共通祖先とされる原初的生命体の自然発生を肯定せざるを得ないと、一部の研究者は考え、煮沸滅菌後に密閉保存したにもかかわらず、それでもフラスコ内に生じる微生物の存在をその証拠として主張し続けた。そうした論争を通して明らかになったことは、煮沸後に生命が新たに発生したのではなく、生命体が煮沸を行ってもなお生き延びたのだという結論であった。細菌の耐熱性をめぐる論争である。(5)

第5章では一八八一年のロンドン国際医学大会を扱う。(6) イギリス国内の状況から、第III部の国際舞台への繋がりをもたせることを意図した。時代はまさに帝国主義の幕開けに向かう。国家医学の部会は、ジョン・シモンを座長として開催されたが、これを最後に重要な場面から国家医学は次第に姿を消して帝国医学の時代となっていく。帝国医学の事例は第III部で見ることになる。

第3章　コンタギオンからジャームへ

一般的に「接触感染」という訳語が当てられているコンタギオンというラテン語は、すでに第1章で幾度も登場しているが、読者の中にはコンタギオンの英語をそのままタイトルにした映画『コンテイジョン』の方を連想される方がおられるかもしれない[1]。未知の病原菌（ウィルス）の凄まじい感染拡大の恐怖を描いたものだ。他方、映画のタイトルと同様、そのものずばりを書名にしたマーク・ハリソンの近著『コンテイジョン』は、「交易がいかに病気を蔓延させてきたか」を副題としていることからもわかるように、やはり「移り拡散する」ことを主題にしている[2]。コンタギオンという用語の本質は感染・伝染にあり、「移る」というところにある。「移る」という現象面への注目から、パストゥール革命を挟んで、そうした現象を起こす実体「ジャーム」へと関心がもたれるようになっていく過程を本章では辿ってみよう。

「移る」というと、映画の『コンテイジョン』にしてもハリソンの『コンテイジョン』にしても、世界的な蔓延がすぐにイメージされるのであるが、本章で最初に取り上げる「産褥熱」はかなり異なる様相を示す。「移る」病気であることは一八世紀末からイギリスでも認識されていたが、この病気が「移る」のは婦人に限られ、多くは産後の婦人であり、さらに世界的流行をみたペストやコレラとは異なり、地域限定的どころか病棟限定的であった。感染のメカニズムは謎に包まれ、その本質的理解にはやはりパストゥール革命を待たなければならなかったが、

「産褥熱」から得られた知見がやがて「病院熱」(今日で言う院内感染)の理解へとつながっていくのである。

従来科学史では、イギリスにはほとんど微生物学が存在しなかったが如くに語られ、さらには公衆衛生関係者の間に微生物学と実験医学に対する強い反感が存在したという見方もなされてきた。[3] しかしイギリスにはイギリスの微生物学があるのであり、パストゥール革命をステップボードとしながらもフランスやドイツとは異なっていた取組みを明らかにしたい。

やや特殊な事例である「産褥熱」に続いて、世界的な流行病を扱うことになるので、とくに国際化、ボーダレス時代ということについて、時代背景を補足しておこう。一八五一年は近代史の指標になる年で、その一つはロンドン万国博覧会の開催であり、もう一つは英仏海峡の海底ケーブルの敷設(これに呼応してロイター通信社がロンドンで創業)であるという。[4] 本書のテーマからすれば、開催地はパリであるが同年は第一回目の国際衛生会議が開催された年であることも付言したい。世界中に張り巡らされる通信網による世界の一体化とともに、「漂う微生物」(病気)による世界の一体化が進行する。エマニュエル・ル・ロア・ラデュリ言うところの「病気による世界の一体化」である。[5] これに対し、国際衛生会議や国際医学大会の開催をもって「国境を越える微生物」に対策が打たれてきた。一九世紀後半に開催された合計八回のコレラに関する国際衛生会議の歴史的研究から、「病気による(by)」ではなく「病気に対抗する(against)」世界の一体化を主張したフーバーによれば、一八五一年を境に世界は急速にボーダレス化したという。[6] 一九世紀の五〇年以前の国際会議の開催数が二四であるのに対し、五一年以降は一三九〇だという。とくに科学関係の会議は、国際標準化(メートル法や子午線の制定など)と科学の職業専門化を進行させた。[7]

病気の世界的蔓延は一九世紀以前からのことであるが、蒸気船、鉄道の発達によって、まさに蔓延の速度が違うのだ。そうした恐怖は、今日のものでもあり、航空機も加わってさらに速度は増幅されている。[8] 本章では疫病蔓延の顕著な例として、家畜の疫病を取り上げる。イギリス最後のコレラ流行と時期が接していて見落されがちであるが、微生物学研究が本格化する重要な出来事であった。[9] なお、同じ頃に首都ロンドンでは下水道網が完成し、衛生状態は大幅に改善され、国内的には一息つける状態になった。そして次に、コンスタンティノープルで開催された国際衛生会議を取り上げたい。ヨーロッパに侵入した四度目のコレラ流行は従来の陸路ではなく、エジプトから地中海を経る海路による伝播ルートを辿ったということで、あらたな緊張がもたらされた。これにはインドのイスラム教徒の聖地巡礼が深く関係しており、まだスエズ運河は建設工事中であったが、それがやがて開通したときに予想される事態も含めて、人々の関心が高まったのである。

本章最後の節では外科医リスターの仕事を検討する。漂う微生物が傷口から侵入して化膿が引き起こされると考えた彼は、石炭酸噴霧による細菌防除法を考案して、パストゥール革命を外科分野で結実させた。外科医であることから手術後の感染化膿防止に意が注がれたが、それだからといって彼の思考がそこで停止してしまっているように考えるのは、あまりに表層的である。彼の頭の中では人間に有用な発酵も、不都合な腐敗も、病気の原因となる病原性の細菌も共にそれぞれの微生物（ジャーム）の働きであり、その実体を捕捉すべく彼は乳酸菌を材料に緻密な実験を組み立て、単離に成功した。実験室をもたない彼は、自宅で妻を助手として、シェリーグラスやリキュールグラスを大量に滅菌して実験を行った。コッホによる固体培地の開発以前にあって、現代の限界希釈法に相当する手法を開発し、乳酸連鎖球菌を単離培養した功績は高く評価されるべきものである。

一　産褥熱から病院熱へ

微生物学研究の萌芽期ともいうべき状況を垣間見るために、イギリスの産褥熱をめぐる議論を、コンタギオン説の明確な事例として時代を少し遡って取り上げよう。出産によって産婦の産道や子宮腔内に生じた創傷が細菌に感染して引き起こされる産褥熱（puerperal fever あるいは childbed fever）は、中絶や避妊が許されず幾度も出産を繰り返していた一八、一九世紀の女性にとって恐怖の病であった。伝統的に出産は助産のみを仕事とする産婆によって取り仕切られてきたが、出産の介助は近代以降に変化し、解剖など医師の訓練を受けた男産婆（accoucheur）が活躍し始め、また出産の場は産婆が出向く産婦の家ではなく、産婦を収容する病院へと移った。

そうした新しい状況下で頻発する産褥熱の原因に注目する医師は、一八世紀以降少なからず存在した。今日よく知られているのはブダペスト出身の医師イグナーツ・フィリップ・ゼンメルワイスのウィーン総合病院における仕事であり、一般にはほとんど彼の一九世紀半ばの仕事のみが語られてきた。[10] しかし本節では、彼の他にも目を向け、とくにイギリスでの動向に注目してみたい。まず産褥熱の先駆的研究者に簡単に触れておこう。最初に挙げるべきは、スコットランドのアバディーン施療所のアレクサンダー・ゴードン、および米国の作家としても夙に有名なオリヴァー・ウェンデル・ホームズである。両者とも産褥熱流行の本質が感染によるものであるとし、後者は接触感染を論文表題に挙げている。

内科医ゴードンの略歴は注に譲るが、[11] 一七八五年に彼は助産学への興味からロンドンに出て、当時の指導的産科医トマス・デンマンとウィリアム・オズボーンに学んだ。[12] 同年末にアバディーンに戻った彼は、同地の施療所に内科医として勤務し、この地で初めての産褥熱の流行（一七八九—九二）に遭遇することになった。ロンドンで産褥熱の何たるかを見聞していた彼は、克明な観察記録を積み上げ、その病気がある特定の産婆のもとで頻発することや、産婆の名前を知れば産婦の予後を正確に予言できることに気づき、また彼自身も不本意にも病気の伝染に加担したことを悟った。詳細な研究の末、彼は産褥熱が接触伝染性の病気（contagious disease）であり、病因論的観点からすると丹毒（皮膚の化膿性炎症）との類似が確信できた。ゴードンはこうしてホームズやゼンメルワイスに半世紀も先だって、産褥熱が医師や産婆によって産婦から産婦へと移る接触伝染病であることを示した。そうしてまとめられたのが『アバディーンの流行性産褥熱論』（一七九五）である。[13] 彼は産褥熱患者七七名をリストし、二八名の死亡を記録し、「産褥熱の本質と病気の座」「産褥熱の原因」「産褥熱の予後」を論じた。最終章「産褥熱の予防」では、新鮮な空気と清潔さをもってしても接触感染体の破壊に不十分で、患者の衣服の燻蒸や瀉血が論じられ、病気を媒介する可能性のある医療従事者は自身を注意深く洗い清め衣類を燻蒸すべきことを説いている。[14] ただし予防法には伝統的なものも含まれ、手洗いの励行をとくに強調しているわけでない。

アメリカのホームズは法律を修めたのちにボストン医学校に入学し、最終的にハーヴァード大学から医学の学位を得てボストンで開業した。専門的な科学知識と持ち前の文才で活躍を始めた彼の初期の重要な業績の一つが「産褥熱の接触伝染性」(一八四三)である。独自の臨床研究ではないが、産褥熱の本質に関する啓発的な論文は最初『季刊ニューイングランド内科外科学雑誌』に掲載され、間もなくパンフレットになって登場した。[15] 彼は先行研究を論じるに際し、真っ先にゴードンに言及し、続いてイギリスでの産科の様子を膨大な人物と共に描き、産褥熱が伝染性の病気であることを明確に主張した。

ゼンメルワイスは、最初はウィーン大学法学部の学生であったが、カルル・ロキタンスキー教授の解剖を見学する機会を得て感銘を受け、医学に転じ、一八四四年に医師の資格を得て四六年にウィーン総合病院の第一産科の助手になった。[16] そこには医学生に産科実習を行わせる第一産科のほか産婆養成のための第二産科があった。彼は第一産科の産婦の死亡率が後者の一〇倍もあることに注目し原因究明に乗り出した。ゴードンやホームズが病原菌の存在を明確にし得なかったのと同じように、彼も産褥熱を引き起こす原因を細菌に帰したわけではなく、死後解剖によって医師の手指に付着する何かが産褥熱の原因だと考えた。その存在が目に見えるわけでもないので、従来の多くの医師が原因を悪い空気に帰したことと大差ないように思われるかもしれないが、彼の見事さは、仮説を立てて、それを検証したところに求められる。[17]

研究の最中の一八四七年三月、彼の不在中にヤコブ・コレチュカ教授が学生の検死解剖実習中に負った傷が原因で死亡した。教授の遺体解剖報告書を閲覧してゼンメルワイスが自問し続けたことは、コレチュカ教授が受けた創傷に原因する創傷熱と、産婦の産褥熱との症状の見事な一致であり、そこから彼が得たのは二つの病気の原因が同一なのではないかという閃きであった。これこそ産褥熱が一般的な創傷熱と明確に結びつけられた瞬間である。検死解剖実習中にコレチュカの創傷に侵入した何かと、検死解剖を行った医師の手によって産婦の産道の創傷にもちこまれる何かが一致すると考えた彼は、すぐさま医師の手指の消毒励行を指示し、産褥熱を激減させた。[18]

一八四七年の暮れ、この改善状況を知ったウィーンの有名な皮膚科医で『(オーストリア帝国)ウィーン医師会雑誌』の編集長でもあったフェルディナント・ヘブラは、同誌の一二月号と翌四八年の四月号でゼンメルワイスの発見を報じた。[19] ゼンメルワイスは、ヘブラおよびウィーン総合病院の若手の内科医ジョゼフ・スコダから正式な論文を執筆するよう再三勧められたにもかかわらず、慎重な彼はそれを果たせぬまま任用の期限が来て、ウィーンを離れた。二年間の不幸な空白の末に、ようやく彼はブダペストの聖ロッホ病院に奉職し、産科の改善に尽力し、六年間で産褥熱の死亡率を一%以下にした。一八五五年にブダペスト大学産科学教授に任命され、ついに彼は六一年に旧友の助力も得て『産褥熱の病因、本質、予防』を完成し世に送り出した。[20] しかし、その頃から妄想的な自責の念に苛まれ、激しい感情をむき出しにして人々を驚かせ、一八六五年に敗血症によって錯乱状態のまま亡くなった。わずかに四七歳であった。

ゼンメルワイスの発見に対する海外からの最初にしてかつ辛辣な反応は、エディンバラ大学の有名な産科医であり麻酔科医でもあったジェイムズ・ヤング・シンプソンからのものであった。[21] ヘブラによって一八四七年と四八年に医学雑誌に報じられた産褥熱の記事に対して、シンプソンはイギリスにおける状況について次のように述べたという。「もしゼンメルワイスがイギリスの医学文献に精通していれば、産褥熱が接触伝染性であり彼の推奨する方法を厳密に遂行することによって予防可能であることは、イギリスにおいて久しく知られているところであることを彼は認識したことだろう」と。[22] 学生の間で圧倒的人気を誇っていたシンプソンは、彼の講義に出席した医学生が克明に綴ったノートの記録から、産褥熱が医師や産婆によって感染拡大することを明確に学生に伝えていたことが跡付けられている。[23] またシンプソンがゴードンについても十分な認識を持っていたことも明らかにされている。[24]

理解の到達度は置くとしても、ゼンメルワイスはイギリスの学界で広く知られるようになったはずである。それというのも、ウィーンの病院勤務でゼンメルワイスと親しかったイギリス人医師チャールズ・ヘンリー・フェリックス・ラウスは、帰国後の一八四八年一一月にロンドンの王立内科外科学会でゼンメルワイスの発見について報告をしており、それは多くの医学雑誌でも報じられたからである。[25] ユニヴァーシティ・カレッジの産科教授エドワード・ウィリアム・マーフィーの司会進行で行われたラウス講演の翌月には『ランセット』に抄録が掲載されている[26]し、翌年『内科外科学会紀要』に掲載された彼の論文は、かなり詳しくまた的を射たものであった。[27]

感染の真の源泉は、死体の毒（cadaveric poisons）に汚された担当医師の手に見出されるはずだと、ゼンメルワイスは推論するに至った。

ここではコンタギオンという言葉を使わないで、死体の毒と表現されている。彼の論文の二つの大きな柱は「コンタギオン（接触伝染体）」と「インフェクション（感染）」である。シンプソンは学生の講義でコンタギオンという言葉を使って解説していたが、ラウスはさまざまな表現で言い換えている。彼は、死体毒の一部が爪の下に残ることもありうるので徹底した手洗いが必要であると説き、死体解剖後は翌日まで出産に立ち会わないようにといった警告も述べている。論文全体では医師の服装がそのままであることに幾度も言及されているが、核心は医師の手であり、手指の消毒を彼は明確に述べている。

さて再びシンプソンの登場である。彼が一八五〇年に発表した「産褥熱と手術熱の類似性」[28]は、ゼンメルワイスが産褥熱の感染と創傷感染の類似性を見抜いたことを想像させる大変に刺激的な視点である。すなわち感染の一般化に一歩近づいたといえる。実際彼は論文の最後の部分で、産科の世界が一八四七年の五月を境に劇的に変化したことをゼンメルワイスの仕事に言及して述べている。[29] 一八四〇年前後イングランドとウェールズで毎年三〇〇〇人もの女性が産褥熱で落命している事実を示し、シンプソンはロキタンスキーやラウスによるウィーンやプラハのデータに言及すると共に、ゼンメルワイスの第一産科と第二産科の比較調査の詳細や、膣の検診前後の塩素水消毒についても述べ、産褥熱と手術熱（今日で言う術後の感染）の類似性を主張した。彼のこの仕事は翌年『ロンドン医学雑誌』でも「産褥熱と手術熱に関するシンプソン教授の仕事」として五頁にわたって詳細に紹介された。[30]

ゼンメルワイスに辛辣な批判を返したシンプソンであったが、こうした段階を経て大いに反省するところがあったようで、彼は一八五一年四月のエディンバラ内科外科協会の例会に、フランツ・ヘクトル・アルネットを招いて産褥熱に関する講演会を開催した。[31] アルネットは、ゼンメルワイスが第一産科の助手であったときの第二産科の助手で、ゼンメルワイスの得た結論を広く世界に知らせるために、まずはパリで講演して、そのあとエディンバラにやってきた。[32] 彼の講演内容は、翌月の『医科学月報』に掲載され、そのときの例会の討論の様子は同じ『医科学月報』の七月号に掲載された。例会に出席したシンプソンは何度もゼンメルワイスの名前に言及して彼の主張の正しさを認めている。シンプソンにとって産褥熱の接触伝染性（contagious communicability）は疑う余地のないことで、予防のノウハウは言うまでもなく、手術熱や病院熱との類比を通して彼の関心は発症の原因やメカニズムへと向けられているようである。[33]

ヘブラ、スコダ、ラウス、アルネットは、善意から一日も早くゼンメルワイスの得た結論を世界に向けて知らせたいと、報文で、実験で、ロンドンで、エディンバラで行動に出たのであるから、それを受けて一八五〇年前後にイギリスは産褥熱の話題で盛り上がりを見せてしかるべきであった。しかし、ここまで情報がありながら、議論が容易に盛り上がりを見せないのが当時のイギリスの学界であった。それと注意しておきたいのは、これらすべては、フランスのパストゥールの一八六一年以降の微生物に関する仕事がイギリスに知れ渡るはるか以前の議論であったこと、シンプソンのように産褥熱に限定しないで手術熱や病院熱も射程に入れて一般化を図る傾向があったことである。

前述の一八四八年のラウス講演で司会進行役を務めたマーフィー教授は、五七年ロンドン疫学協会で産褥熱に関する講演を行い、三〇頁にのぼる長大な論文を発表している。[34] 彼は産褥熱の予防法を論文最後の部分で記しているが、第一に挙げられているのは換気である。とくにテムズ河の臭気がひどくロンドンの病院に悪い影響を及ぼしていることを大変遺憾としている。[35] そしてそのあとに、ゼンメルワイスの名前を四度も登場させて彼の研究を紹介しているが、それは最後のわずか一頁に過ぎなかった。死体のコンタギオン（cadaveric contagion）が産婦に影響しないよう手洗いをすべきことは述べられているものの、マーフィー自身は懐疑的であった。ラウスが講演でゼンメルワイスの偉業について全面展開したその場で司会進行役を務めた人物でさえ、どこに力点を置くかは私たちの予想とは全く異なるのである。マーフィーを擁護して一言付け加えるなら、当時イギリスが世界に誇る外科技術は麻酔と消毒で、彼の最大関心事は出産にクロロフォルムを使うことであった。[36]

他国では良心の呵責から自殺を図るまでに思い詰める医師が存在したことを考えると、[37] ゼンメルワイスの研究成果に接してイギリスの医師たちが全く無関心であったとは考えにくいであろう。ようやく著作をまとめたゼンメルワイスは、一八六二年四月今度は彼自ら自分の仕事をイギリスの有名な医学雑誌 *The Medical Times and Gazette*（以下『医事週報』）の編集長宛てに送り、彼の主張は同年六月七日号に掲載された。[38] ラウスが死体の毒と呼び、シンプソンがコンタギオンと呼んでいたものを、ゼンメルワイスは一貫して「腐敗した動物性の有機物」（decomposed animal organic matter）と記載している。実体はどう呼ばれようが、それを伝染させ病気を拡大しているのが医師の手指で、産褥熱を予防するにはどうするべきかを明確に示しているので、イギリス側の読者も彼の真意を取り損ねるはずはなかった。『医事週報』のこのときの編集長は、ラウスと同じサマリタン病院の婦人科の医師スペンサー・ウェルズであった可能性もある。彼は一八四八年から五一年にかけて大陸各地で勉強をしており、四八年のウィーン滞在中にゼンメルワイスの仕事についても知ったようである。[39] 彼はその後、自分の手術チームに「検疫ルール」を定めて、厳しい消毒チェックをしていたとされる。[40] さらにリスターの化膿防止法が公表された後は、自分の卵巣摘出手術にも積極的に採用し効果を上げた。後にも述べるが、ロンドンとスコットランドでは情報の波及に差があったようにも思われるが、ウェルズはシンプソンと親しく両方のパイプ役としても重要な人物であった。

ただし実態は、同じロンドン内でも必ずしも情報は共有されていない。一八六二年の『ロンドン産科学会紀要』に掲載された、ウィリアム・ティルバリー・フォックスの「産褥熱」と題する例会報告を読むと、まるで二〇年ほど時代が引き戻された印象を持たざるを得ない。(41) フォックスはウェストミンスター橋の南側ランベスにある総合産科病院の住み込み外科医で、会合では産褥熱の歴史やドイツやフランスの事情など幅広く紹介する一方、豊富な具体的症例も挙げて論じているが、およそゼンメルワイスもラウスもシンプソンもアルネットも誰も出てこない。まだ若手のフォックスだけの講演であればそのようなこともあるかもしれないが、最後には討論の時間があって幾人もの参加者が発言をしているにもかかわらず、産褥熱は一八六二年の時点で謎のままなのである。一般にはこの程度の理解に留まり、ラウスやウェルズが奉職するサマリタン病院はやや例外的存在であったかもしれない。

産褥熱をめぐる議論は、病院の衛生環境に関する言説へと拡大することとなる。枢密院医学部門のジョン・シモンは一八六三年度の『第六次報告書』で、病院における感染症の拡大を放置できない問題として、「産褥熱の原因は、解剖用の死体の毒に汚染された医師の手にこそ見出される」というゼンメルワイスの言葉と共に彼の仕事を紹介し、ラウスの論文にも言及しながら、彼らが塩素水（さらし粉）による両手の徹底消毒を産科において制度化していることを強調した。(42) 折しもロンドンを代表する病院の一つであるセント・トーマス病院の建て替えが問題になっており、(43) シモンはティモシー・ホームズとジョン・S・ブリストウにイギリス各地の病院について立地環境（都会か田舎か）、病院の規模や構造、病室の込み具合、術後の死亡率など詳細な比較検討を行わせ、報告を提出させている。(44) シモンいうところの「病院の健康度（salubrity of hospitals）」のランク付けである。クリミア戦争のときに、戦場で落命した兵士の数と比べ、命は助かったにもかかわらず余りにも多くの兵士が前戦から遠く離れたスクタリの病院で落命したことに衝撃を受けたナイチンゲールは、帰国後は病院の改革に乗り出すことになるが、「病院の健康度」が同じく重要課題であった。[45] セント・トーマス病院は一八六二年にそれまでの所在地サザーク（図10⑤サザーク橋の南側）からの移転が決まり、あらたな建設用地探しが懸命にされていた。同病院の非常勤外科医でもあったシモンには、病院内に蔓延する病院熱、手術熱を防止できる病院の立地や構造に大いに関心があった。『枢密院医務官第六報告書』はこれだけでも例年のシモンの報告に比べて長いものであったが、さらに彼は重大な情報を盛り込んでいた。

シモンは病院内でのコンタギオンの拡散を論じるに先立って、フランスからの最新ニュースを詳細に伝えた。彼は病院内での病気の蔓延に関連して、フランス科学アカデミーの年報に掲載されたパストゥールの論文を取り上げ、発酵や腐敗が空気中に存在する特定の分子レベルの生物に依存しているという驚くべき結論を明らかにした。パストゥールはこれを見事な実験で証明しようとしたが、彼の実験の確実性についてはまだ熱い議論が続いているとも伝えている。シモンはこれらが確定事実ではないということから、本文ではなく膨大な注としてそれらを提示した。[46] 大気中の塵やホコリによって運ばれる微生物は、それらが病気の原因を成すと断定されたわけではないが、「病院の健康度」を考える上で大きな脅威とならざるを得なかったことだろう。ただしシモンの言及がイギリス最初という訳ではなく、すでに一八六二年には『英国医学雑誌』に「病気の発酵理論」と題して、パストゥールの新時代の到来を告げる論文の紹介が七月一二日と七月二六日に掲載された。一八六一年の『英国医学雑誌』にもほんの数行のパストゥールへの言及はあるが、比較的まとまったものはこの六二年の二回の連載である。これは編集部の記事で、あらゆる発酵現象が空気中に存在する有機体の存在と増殖とに関連していることが明らかになったとし、それに続いて「その有機体はどこに由来するのだろう」とか「その源泉は何処に」といった数々の疑問が呈されている。パストゥールの理論を病理学に当てはめるなら、病院や大都会の空気を分析すると、たとえば傷口のような成長に好適な状態に遭遇すれば増殖する病原性のジャームを見つけないことはないだろうというトゥルーソの意見を示したり、また同じくトゥルーソは産褥熱が猛威を振るうときには、手術室における丹毒も頻発すると付言したりしているという。かなり速報的な記事で、執筆者自身も理解が追い付いていない印象であるが、最後は、これらがまだ仮説で思弁の域を出ていないが、合理的な仮説は偉大な結論や発見に繋がるもので、我々はそれらが専門家によって検討されることを望んでいるとしている。[47]

それに比べるとサマリタン病院の婦人科医師スペンサー・ウェルズが一八六四年八月にケンブリッジで開催された英国医学協会の年会で「外科的手術後の高い死亡率の原因」と題して行った講演は、非常によくまとまったものである。[48] 導入部分は病院の衛生状態の改革でシモンの問題意識と共通する流れである。しかし、その後の記述は圧倒的な生理学的・病理学的なレベルの高さを示している。ウェルズはパストゥールの一八六〇年の「アルコール発酵」、六二年の「空気中に存在する有機微小体について」「自然発生説の検討」「酢の製造」「ミコデルマに関する研究」、六三年の「死後の動植物の分解において酸素に帰すべき役割の検討」「腐敗の研究」のすべてが、病院や人々が密集する場所における化膿性の感染症や致命的な病気ときわめて重大な関係をもつものであると述べ、それらの論文全体を貫く思想について詳述した。アルプスの空気と病室の空気の大きな違いもシャルヴェやトゥルーソの仕事を引いて説明している。さらに驚くべきことにウェルズは、ダヴェーヌが彼自身の近年の実験的成果から名付けた「バクテリディー」についても詳しく解説し、炭疽病に罹った羊の血液中に見出される「バクテリディー」が病気の伝達体になっていることを明確に述べている。[49] パストゥールの仕事が発酵と腐敗に留まるものでなく、病原性と関係したものであることをウェルズは示したのである。

ここまで明確になってくれば、空気中に漂う微生物が、病院においては病室に漂う病原菌のイメージに結びつくことは容易であり、ウェルズは、高い死亡率を回避するには患者を取り巻くすべてを清潔に純粋に保つ注意を欠くことがあってはならず、そうでなければ患者はいかに容易に毒されてしまうかが明らかにされたと締めくくった。[50]

一八六四年八月のイギリスで、ウェルズほど正確にフランスの業績を消化していた者は他にいないであろう。『イングランドにおける国家医学の歴史』の著者アーサー・マクナルティは、「病院の衛生改善に向けた努力」という短い節の最後を、「まさにこの時期、リスターはグラスゴーの病院で腐敗の合併症が化膿防止法によって回避することができることを、証明しつつあった」という一文を付けて閉じている。[51] マクナルティのやや唐突に付け加えられたこの一文はまさに一文のみで注も何もなく、彼の含意がどのようなものであるか推測しかねるところがあるが、ロンドンとグラスゴーでは情報の行き渡り方にまだ差のある時代、ロンドンでは病院の衛生改善に向けた議論の中でパストゥールの「空気中に存在する有機微小体」が注目されつつあったとき、遠くグラスゴーでリスターは、そうした文脈とは独立に、遅まきながら空気中に浮遊し傷口に侵入して腐敗を起こすかもしれない微生物の存在を知り、それらをいかにして阻止するかに腐心することになるのである。きわめて事態を正確に読み取っていたウェルズであるが、病室の換気が熱心に論じられていたロンドン在住の彼には、個別患者の傷口を微生物の漂う空気から護るという発想は生まれなかった。

産褥熱および病院熱を事例に、研究成果の定着がいかに難しく、揺れ動くものであるかを見た。しかし、パストゥール以前の産褥熱研究は微生物学研究とは言えないであろう。産褥熱をいかにして回避することができるかについて提案はできても、何が原因の実体なのかということになると今一つ明白ではない。How はわかっても、What はわかっていない。この点、ジョン・スノーの仕事にも似たところがある。コレラに罹患することは回避できても、その原因となるコレラ菌という有機体の存在は、パストゥール以降でしかありえないのである。イギリスの微生物学研究は、パストゥールの仕事の受容を待って本格化する。問題は原因となる実体が生きた生物で増殖するものと捉えられなければならない。テムズ河の水が病原菌で満たされていたように、空気も気づかぬ内に腐敗や発酵を起こす漂う微生物で満たされていたのである。悪い空気も、そこにコンタギオンとみなされる病原菌が浮遊しているとなると、ミアスマ説とコンタギオン説もはっきり分離できるわけではなく、進化した新ミアスマ説とも呼ぶべき様相を呈してきて、前者が古く、後者が新しいという線引きは意味を失ってくる。その意味では病室の換気がやかましく言われるのも一概に理の無いこととは言えない状況である。

ゼンメルワイスの警告は届いているのに、なぜイギリスの医師は産褥熱の徹底予防に乗り出さなかったのか。[52] 創傷感染研究の先駆者とされるリスターは、ゼンメルワイスの仕事に注目しなかったのであろうか。産褥熱に関する議論の機会は時代をだいぶ下った一八七五年にもう一度めぐってくるが、それは第三節で扱う。その前に次節では、伝染病とその対抗策双方のボーダレス化の状況を見てみよう。

二　ボーダレス時代

(1) 家畜の疫病——一八六五—六六年

家畜の疫病が大流行しそうだという懸念は一八六二年頃からあり、エディンバラで新たに獣医学校開設に乗り出していたジョン・ガムジーは、枢密院医学部門のジョン・シモンから要請を受けて牛肉と牛乳の供給に関連して牛疫の調査を進めていた。これについては、『枢密院医務官第五報告書』(一八六三年出版)にガムジーの長い報告が掲載されている。[53] 彼は以前から家畜の取引や検査法について改革の必要を感じており、一八六三年七月にハノーファーで最初の国際獣医学会議を独断で開催した。[54] 彼のこうした行動はかなり唐突で、イギリス国内では浮いた存在であったことは否めない。一一月になって彼は、このときの見聞に基づき「もしもバルト海諸国から生きた家畜を輸入するなら、きわめて感染性の高い牛疫(rinderpest)(現在では法定家畜伝染病。反芻類、主として牛の熱性流行病)の侵入が予想される」という予言的な論説を『タイムズ』紙に二度にわたって投稿した。[55] 一方王立農学協会も危機感を抱き、ロンドン王立獣医学校に家畜病理担当ポストを提供して、長年同協会の獣医学顧問を務めてきていたジェイムズ・B・シモンズを任命した。[56]

接触伝染を信奉するガムジーは、緩い一八四八年規制(orders)を廃して、置き換えるべき二つの厳しい規制法案を用意したのであるが、大半の農業や牧畜業者、さらに指導的立場の獣医から反対され、大方の予想通り成立を見なかった。まさにこの時から正確に一二か月後に畜牛疫病（牛疫）は始まったのである。[57]

最初の事例は、王立委員会の記録では、イズリントン在住の牛飼いが、一八六五年六月一九日にロンドンの家畜市場で購入した二頭の牛から、六月二七日になって異常が見つかったことに始まるとされる。感染経路はレヴェリ（現在のエストニアの首都タリン）から船積みされた生きた家畜がイングランド北東部の港湾都市ハルに荷降ろしされたことによると突き止められた。[58]政府はロンドンで牛疫が拡大しつつあることに気づいたが、エリート獣医以外は、接触伝染性ではなく漠然としたミアスマ的思考で事態を受け止めていた。

枢密院は七月に入って獣医学部門を急遽設けロンドン王立獣医学校教授シモンズを主任に迎えて動き始めた。獣医学史ではシモンズの初動の拙さが批判されることもあるが、現実には枢密院が出した感染動物の屠殺や生石灰による埋葬命令に対して、法令遵守の拘束力を十分に持たせなかったことこそ批判されねばならないであろう。[59]イズリントン同様ロンドン自治区のハクニーやランベスの調査にもあたったシモンズは、ガムジーら獣医と協働しレヴェリからの感染侵入経路を支持した。ガムジーは「ロンドンの街路の土が生き物に転じることがあり得ないように、牛疫はイギリスで自然発生したものではあり得ない」と公言し、「病毒（virus）が輸入されていたことは火を見るより明らかだ」とする獣医たちの先頭に立った。[60]

イギリス医学界の指導的人物の一人であったチャールズ・マーチソンは早くも八月の『ランセット』で「ロンドンで流行する牛疫の解剖学的病変について」を報告し、天然痘にきわめて類似した特色として、牛疫も天然痘の痘瘡のような皮膚の発疹を生じること、さらに症状一般、病変の類似のみならず、恐ろしいほどの接触感染による伝播の可能性などを挙げた。[61]この後もマーチソンは病理学的観点から、牛疫と天然痘との類似に注目し、一二月には牛疫と羊痘の類似性について『ランセット』に寄稿している。[62]

フランスとベルギーはイギリスからの家畜の輸入を禁じて感染を回避しようとしたため、自国の食糧供給をまだ脅かすほどではなかったが、急速な牛疫の拡大と輸出の禁止でイギリスが被ったダメージは大きかった。秋になっても終息の兆しが見出せないどころか、慈善家として有名なアンジェラ・バーデット-クーツのモデル酪農場も壊滅的な被害を受け、『タイムズ』紙で驚きをもって報道されるなど、事態の深刻さが日に日に高まった。(63)

牛疫の最初の事例発見から三か月が経過しても、最初期の対処の失敗から感染拡大を防げないままで、政府は牛疫の起源と本質について、また終息に向けた道筋を見出すために王立委員会に頼らざるを得ない状況に立たされた。九月末に首相パーマストンから「畜牛疫病」王立委員会を主宰するよう要請されたのはスペンサー伯である。彼は、王立農学協会の創立者であった第三代スペンサー伯の甥である。(64) 委員会メンバーはスペンサー伯を含め一二名からなり、クランボーン子爵（のちのソールズベリー侯）(65)、ロバート・ロウ（序章）、ライアン・プレイフェア（前出）、ヘンリー・ベンス・ジョーンズ、リチャード・クエイン、エドムンド・アレクサンダー・パークス（序章）、ジョン・ロビンソン・マクリーン、トマス・ウォルモルド、ロバート・セリー、クレア・スーウェル・リード、チャールズ・スプーナーであった。(66) 委員会の書記はオクスフォード大学の国際法の教授モンタギュ・ベルナールが務めた。(67) 牛疫の防疫に精通しもっとも熱心にロビー活動を推進してきたガムジーが全く無視されているのは、「国家的不幸」と言わざるを得ない。(68)

事態の緊急性に鑑みて王立委員会の調査は迅速に進められた。一〇月九日から委員会が始まり、二〇日まで日曜日を除いて連日委員会が開催され、一一日間に五二名からの事情聴取が行われた。初日に呼ばれたのはロンドン王立獣医学校教授シモンズであった。(69) 一〇月一八日にはシティの代表団として市長サミュエル・ギビンズを含む七名が出席した。厳しいスケジュールを縫ってこの間にスペンサー伯がリッチフィールド伯に宛てて書いた親展の手紙には、治療の手立てなどを待つ間に病気は全国に広まってしまうから、牛の移動の全面禁止、病気が疑われれば屠殺といった思い切った手段に訴えるべきであるが、現場での徹底が容易ではなく困難を来していることが綴られている。(70)

錚々たる顔ぶれの委員会メンバーであるが、獣医学の専門家はスプーナー一人であり、その彼も牛疫に十分な知識を持っていたわけではない。そんな中でこの難局を乗り切るのに大きな役割を果たしたのがリチャード・クエインであった。しかし、彼の事態収拾に向けた仲介的働きに言及した文献はほとんど知られていない。[71] スペンサー伯の採った思い切った手段はクエインの進言によるところ大なのであった。彼は、現場で容易には受け入れられない大英断を徹底実施させるために、友人の『タイムズ』紙の編集者ジョン・デレーンの協力を得て、「Q」という署名で編集長宛ての手紙を掲載してもらった。その記事は地方紙にまでひろく転載され、大きな反響をもたらした。[72] こうしたキャンペーンの成果で、議会や大衆を黙らせ、鉄道会社や家畜仲買人業界の抵抗をはねのけて、総数三〇万頭の屠殺が実施されたのである。

『タイムズ』紙に一二月二日に掲載された「編集長への手紙」は、実際のところ手紙というより短い論説と表現するに相応しいもので、過去の大陸の凄惨な牛疫の様子から拡大防止が最重要課題であることを示し、まさしく首都の一家畜市場に端を発する疫病が、今や全国四千か所に汚染源を拡散してしまっている危機的現状を訴えた。

当時は病気の牛の肉を食べることが危険視されておらず、屠殺のために牛はとにかく都会に持ち込まれたが、それによって危険拡大がどれほど増幅されているかを説き、牛の移動の禁止と、肉のみの移動を訴えた。もっともそれは、冷蔵技術のない時代にきわめて困難なことに違いなかった。「否応なく時は過ぎ、凍てつく季節は目前である。手遅れとなってこの大惨事を阻止できなくなってしまわないように、打つべき手を尽くさないとすればその責任は重大である」と、一二月二日の最初の手紙は結ばれていた。[73] 第二の手紙は翌年一月八日で、チャールズ・マーチソンの『ランセット』の記事の場合のように、牛疫と天然痘の類似性に言及している。そして天然痘の場合と異なり種痘を行うことができないのであるなら、「躊躇することなく、これまで提案された指示に従うべきで、交通を止め、すべての動物を隔離し、感染地を消毒せよ。そうすれば一定期間を経て、病気は終息するだろう」と結ばれていたのである。[74]

クエインの第二信が「牛疫と天然痘」と題されていたことは大変に興味深い。ミアスマ説が強く支持されている時代であっても、天然痘だけは、種痘という予防手段に関する知見もあって、生物実体による感染はかなり明確に認識された伝染病だからだ。ただし牛疫に種痘という予防措置は望めないという見通しは、『ランセット』で牛疫と天然痘との類似性に言及したマーチソン自身が一月三〇日に『タイムズ』紙に投稿して、種痘による予防措置が望めない以上、厳密な隔離や牛の移動の中止だけが予防手段であることを再確認した。そして自分は牛疫と天然痘を同一視できると言ったことはなく、単にアナロジーとして示したままでだと弁解した。[75]

迅速な調査に基づき、王立委員会は一一月には最初の報告、翌年一月には第二報告書を議会に提出した。第二報告書の冒頭には感染した家畜の頭数が報告されており、一〇月七日の一万一三〇〇頭に始まり、四週間ごとに倍増して、一八六六年一月二七日には一二万〇七四〇頭の報告となっている。[76] 一二万頭以上の家畜が感染し、なお病気の勢いは沈静する様子がなく、牧畜業者や食肉業者は反接触伝染論者から接触伝染論者へと鞍替えしつつあった。[77]

大陸の屠殺政策を採用すべきという王立農学協会の断固とした主張も功を奏し、病気の手当よりは屠殺という原則が広く受け入れられると共に、牛疫防止法（Cattle Plague Prevention Act）（29&30 Vict., c. 2）が速やかに用意され成立し、一八六六年二月に施行された。王立農学協会で二月二一日に開催された週例会での議論の様子は協会誌に詳しく報じられているが、とくに『タイムズ』等の記事に言及があるわけではない。しかし、感染牛の治療は当然諦めるべき事柄であることが論じられている。[78] 二月には一週間で一万八〇〇〇頭ほどの新たな感染家畜が認められていたが、家畜の移動の規制や迅速な屠殺などによって四月には終息の兆しが見え始めた。そしてその年の一一月には一週間にわずか九頭の報告に落ち着くことになった。[79]

一八六六年五月に提出された王立委員会第三報告書には、付録としてこの間に調査を依頼された科学者の報告が掲載されている。[80] 最初がバードン-サンダーソン（第4章参照）、続いてチャールズ・マーチソン、ライオニール・ビール（内科医・顕微鏡学者）[81]、R・アンガス・スミス（応用化学者・環境科学者）[82]、ウィリアム・クルックス（王立化学カレッジの出身でホフマンの弟子であるが、のちに陰極線の研究など物理化学に転じ、クルックス管で知られる)、J・L・W・ツディカムらの報告である。

バードン-サンダーソンは一方でガムジーら獣医の協力を、また他方で種痘の専門家セリーの協力を得て「牛疫の本質、進行、兆候およびその伝播様式」と題する研究報告を行った。牛疫の感染を免れた牧場から牛あるいはヒツジやヤギを譲り受けて五系列の実験観察を進め、コンタギオンによる感染を確信するようになる。[83] 彼のこの研究は一八九六年という三〇年後になって、コッホから牛疫に関する病因論的・病理学的研究として最高の仕事と絶賛されることになる。[84] バードン-サンダーソンは、牛疫の仕事の後にフランスのリヨンのオーギュスト・ショヴォー教授の下に出かけ実験を進め「コンタギオンの詳細な病理学」をまとめ、明確な形でコンタギオンによる病気の感染を主張する研究者として重要な地位を築き始めることになる。[85]

興味深いのはR・アンガス・スミスである。彼はリービヒに学び一八四一年にギーセンで博士号を取得していて、病気理論もすべて化学の一分野として発酵理論で理解していた。彼はこの家畜の疫病を機会にパストゥールの理論を知り大いに影響を受けることになった。報告書「消毒と消毒剤について」の「Part I　XIII 牛疫を防ぐための消毒」では、病気の伝染物質が大気中を移動しており、その粒子は有機的なもので生きているとしている。ただし、その第八節の記述には、いくつもの疑問符が折り込まれ、考えの移行段階を如実に示している。[86] 彼が王立委員会に提出した報告は、まだリービヒとパストゥールが並列していて、彼が実際に行った調査はきわめて化学的なものである。また「Part II」で彼が示したデータなどは、研究の方向をひとたび誤るとどのような悲惨なものになるかを明確に示している。彼はそこで、健康な牛と病気の牛のそれぞれの呼気について気体の成分分析を提示している。病気の牛については病状の進行に沿って分析を進め、それぞれの段階での二酸化炭素、酸素、窒素の比率が詳細に示されるという具合である。[87] もっとも、この後のスミスは次第にリービヒの影響から脱し、コッホの結核菌発見のニュースをいち早くイギリスに伝える人物となる。[88]

スミスに比べるとライオニール・ビールの報告は、もっと明確に病気を媒介する生きた実体を想定しており、彼はそれを「バイオプラズマ」と名付けていた。(89) 科学史家のロマーノは、科学者の調査報告の中でもバードン-サンダーソンと並んでこのビールの成果こそが、この先の病原菌理論に繋がっていくものとしてとくに論じている。実際にビールが牛疫で上げた成果は、一八七〇年に『病気のジャーム――それらの本質』となって上梓されることになる。(90)

バードン-サンダーソンによる"contagion"、ビールによる"germs"、その他にも"virus""bacteria"などの言葉が使われ、生体内で増殖する"poison"について明確な合意はまだ存在していなかったが、上述のバードン-サンダーソン、スミスやビールのみならず、この間の牛疫の感染拡大の速さは、それまでミアスマ説を信奉していた家畜農家や食肉業者を、接触感染説へしっかりと傾かせることになった。(91) ただし一八六〇年前半のパストゥールの発見以降、大気中に病気の原因となる微生物が塵と一緒に浮遊している現実が明らかになって来て、ミアスマ説も単なる悪い空気という表現では収まらない、コンタギオンを抱き込んだ新しい段階へと変質していくことになる。

王立委員会第三報告書の、先に述べた科学者による個別研究に先だって委員全員の署名をもってなされた委員会報告では、とくにバードン-サンダーソンの名前を引いて、「感染後の動物の血液はその病気の毒素を含み、それから得られた血清は接種によってその病気を移すという事実こそ、牛疫でなされた最も重要な病理学的発見である」と記している。たしかに牛疫は大変な災難であったに違いないが、それを阻止しえたという確信がもてた一八六六年五月には、今後の改革へと道が開かれねばならないとの思いと共に、病気に対する認識に大きな変化がもたらされたに違いないのである。(92)

（2）イギリス最後のコレラ流行と国際衛生会議

イギリスに牛疫が広がり始め大騒ぎとなっていた一八六五年夏から秋にかけて、エジプトやアラビア半島の各地ではコレラが流行し始め不穏な空気に包まれていた。アラビア半島の紅海に面したヘジャズ地域（Hedjaz or Hejaz イスラム教の聖地メッカとメディナがあり，現在サウジアラビア王国の州名）にはインド在住のイスラム教徒が巡礼に訪れ，世紀半ばから恒常的にコレラが流行しており，一八五九年にパリで開催された第二回の国際衛生会議でも大

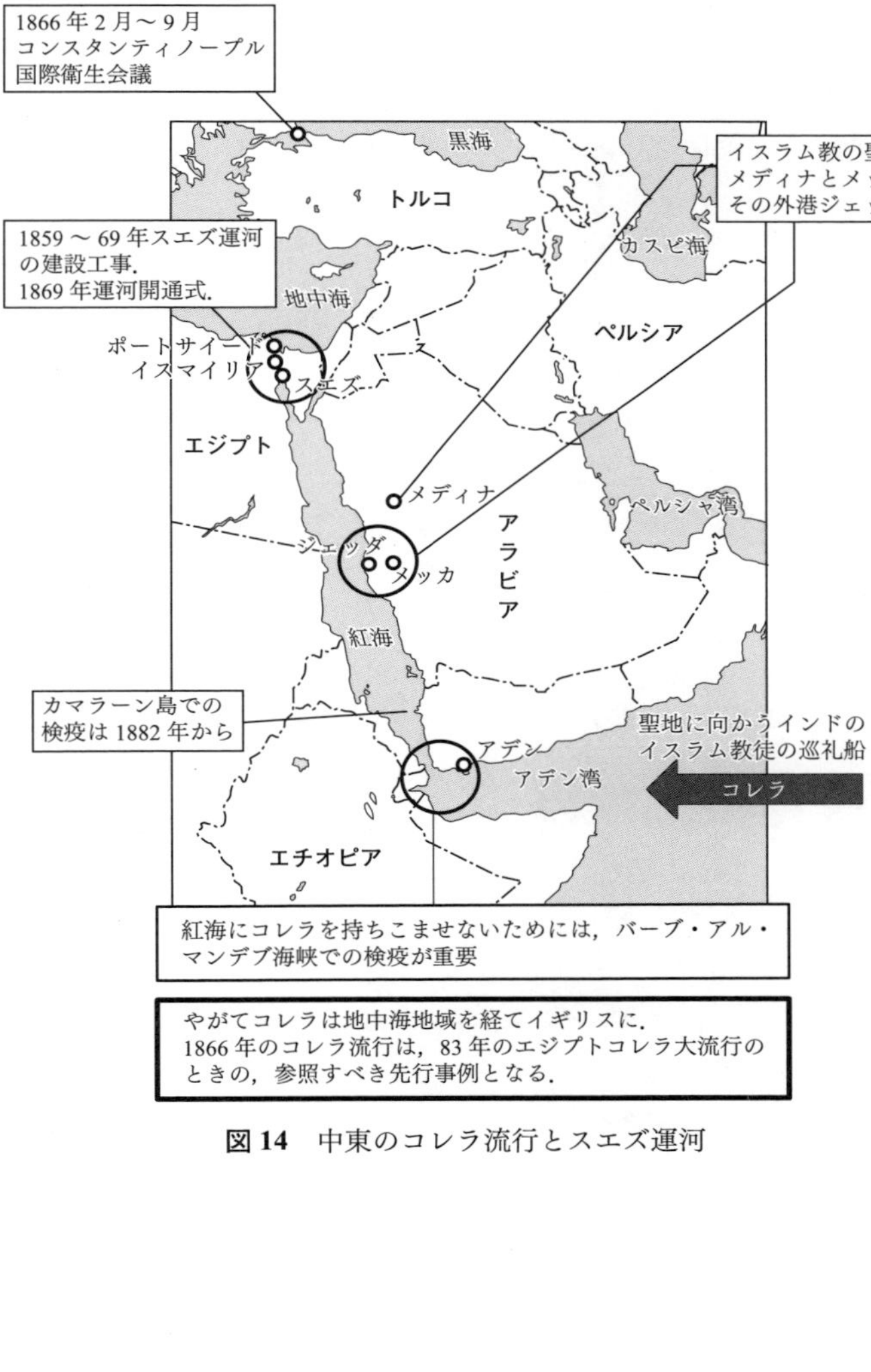

図14　中東のコレラ流行とスエズ運河

流行になる危険が問題にされてはいた。[93] 結局この危惧は現実のものとなり、イギリスにも一八六五年秋からコレラ患者が出始めることになった（図14）。

ロンドンのハーヴィー医学協会（Harveian Medical Society of London）では、こうした中東情勢に鑑みて一八六五年一一月二日に若手の皮膚科医（産科から転科）であるW・ティルバリー・フォックスを招いて講演会が行われた。その講演に続いて行われた討論の様子が大変に興味深いので、少し詳しく紹介してみたい。[94] ハーヴィー医学協会は、医学の改善と発展を願う主としてロンドン西部地区の医師によって一八三一年に設立された組織である。[95] 一八六五年の会合のときは、協会会長はJ・B・ラングモア、名誉事務局長はC・ドライスデールであった。この記録は一八六六年七月に『コレラについて——その本質と手当て』として出版され、表紙には編者のドライスデールの名前が記載されている。[96] 編者としてドライスデールは六頁分のまえがきを掲載しているが、それが当日行われた議論とは全く独立に編者の好みでコレラに関する一般情報として付けただけのものであると断っている。とは言え彼は、メッカでは一昼夜でコレラのために一〇万人が死んだと言われていると伝え、聖地メッカでのコレラ流行の凄まじさを紹介している。

会合冒頭で行ったフォックスの報告は、彼が講演に先立ちエジプト、エルサレム、ダマスカスなど中東地域を広く旅行し、メッカにおける最近のコレラ流行を調査してきたことに基づくものであった。コレラ事情を実際に見聞してきて報告ができるのはイギリスにおいて自分だけであるとの自負も覗かせている。講演に先立ち彼が用意した原稿は、これとは別に『コレラの見通し——東方での個人的観察から』として一八六五年一一月に出版されており、一一月二日のハーヴィー医学協会で読んだのはこの要約であると記している。[97]

フォックスは、コレラが自然に新しい土地で発生したのではなく、あくまでもインドに由来するものであることを強調し、その伝播と蔓延に大きな影響力を発揮するのが人の大量移動、すなわち中東ではインドからの巡礼であるとした。ここでフォックスが頻繁に否定する用語はspontaneous development（自発的な発生）であるが、これが微生物の自然発生の否定とも関係している。病気の病原菌説が成立するためには、その病原微生物がどこででも自然発生する類のものであってはならないのであり、あくまでも起源となる場所があって、そこからの伝播としてこそ議論は進められるのである。[98] 第4章第二節（1）「自然発生説論争とバスチャン」の冒頭およびその注でも述べるが、起源を辿ることができるということが、病原菌による伝染の根本をなす考えであることを押さえておく必要がある。確かに、メッカに七〇万人もの巡礼者が訪れ、その一人一人が神殿に一匹の動物の供犠をすることになっているので、七〇万匹の動物の死体から出てくる発散物だけでも、いかにも悪い空気の蔓延を想像させるが、フォックスは「コレラ毒はインドからメッカへ運ばれたと断定できる十分な証拠がある」と述べて、メッカからジェッダ、ジェッダからカイロ、アレクサンドリアと来ていれば、当然ながら彼の表題の「コレラの見通し」としては、次はヨーロッパであるに違いないと警告するのである。[99]

多くの政府やその関係者がコレラはメッカで新規に発生したものと捉えているのは警戒すべきことであるとしている。伝播（移動）理論こそが、メッカからイングランドへコレラが到達することも説明できるし、厳しくかつ効果的な検疫を行っているシシリーやギリシアなどが、今年コレラを免れていることも見事なまでに説明がつく。我々が政府に求めるべきことは現地で信頼に足る情報を収集し、国際的な委員会で情報を共有することであるとフォックスは説いている。[100]

ここまで明確にコンタギオン理論（接触感染体理論）が主張されれば、議論が沸くのは当然のことで、当日のハーヴィー医学協会の様子をドライスデールの記述から拾い上げてみよう（記述はラースト・ネイムしか記されていないので、筆者の推定で補っていることを断っておく）。論争の口火を切ったのは一八六三年に同協会の会長も務めたH・W・フラー医師である。彼はコレラの流行を必ずしも人的移動とは結びつけず、コレラ患者の排泄物が混入した飲料水を原因とするジョン・スノーの主張も退けている。続くD・メンジース医師も、コレラの原因を鉱物性の毒と想定した意見を披瀝した。さらにセジウィック氏は、コレラの移動について講演者に同意はできないこ

と、コンタギオン理論だけでコレラの拡散を説明するのは困難とした。(101)

こうして反対派の意見が表明された後、セント・メアリーズ病院の内科医ブロードベントは、フォックスを支持して、人間によって運ばれる特定の毒を想定しないとコレラの流行は説明できないとし、今回のコレラ流行についてもコレラをインドからメッカへと辿ったフォックスの仕事を称賛した。続くドライスデールもフォックスを支持し、さらにスノーの理論も支持できると述べた。内科医のウィリアム・バリーの分析およびこの主題に関する文献は、コンタギオン理論を支持するもので、大気や土地から生じる衛生上の問題はコレラの原因とはならず、単にその進行を助長するだけであるとした。(102)

ジョン・シモンの下で活躍してきた疫学者であり内科医でもあるグリーノウ（序章参照）は、接触感染体によってコレラが蔓延したという真の事例は今のところ自分にはないと表明している。スノーの理論についても、飲料水に混入したコレラ患者の排泄物だけでは説明しきれないとして、疫学者らしくミュンヘンの衛生学者ペテンコーフェル（第Ⅲ部参照）らの地下水や気象学的条件など付随要件を述べている。しかし、最後にもう一度発言するときには、一八五四年すなわち三度目のコレラ流行まではほとんどが反接触感染体論者であったが、今日状況は変わりつつあると譲歩している。（コレラ患者に接触したからといってコレラに感染するわけではないが）コレラが接触感染体でないと断言できる訳ではなく、ただ接触感染体によるという確実な証拠がないだけだと述べた。(103)

終わりに協会会長のラングモアも発言し、接触感染体の存在を信じる立場を表明している。最後はフォックスが引き取って、現在流行している中東のコレラはインド起源のものであることを繰り返し、感染地域の人や動物や雲がコンタギオンを運ぶかもしれないとし、飲料水に細心の注意を払うべきことを述べて結びとしている。

コレラの流行も四回目となると、実に多くのパンフレットが出版されてくるが、このハーヴィー医学協会の議論の面白さは、臨床の現場にいる有名な医師たちが一堂に会し、珍しくも中東の最新報告を受けて自由に発言していることにある。ここに紹介できたのは発言の一部でしかないが、コンタギオン支持者と非支持者は半々といったところである。後者の多くは積極的反対者ではなく、コンタギオンを確信する証拠に欠けるとの立場である。それからほどなく、フォックスの予想通りコレラは本格的にイギリスに到来した。

前年から散発的に見られていたコレラであるが、ついに一八六六年七月にロンドンを四度目のそして最後のコレラ流行が襲うことになった。シティの東側に位置するイーストエンド（下層民居住区として知られる）、中でもホワイトチャペルでの被害が著しく、七月末から一一月初めの三か月余りのうちに約五千人以上が死亡した。バザルジェットが完成させた遮集式下水道網にホワイトチャペル地区（図10参照）は接続しておらず、下水による飲料水の汚染のためにここに被害が集中したとみられる。裏を返せば、大規模な下水道工事が一応の成果をみたということでもある。ここではコレラの流行全般を扱うのではなく、イギリスの最後のコレラが病因論的に見てどのように考えられていたかを簡単に確認しておきたい。

イギリス最初のコレラの流行が一八三一年なので、この三五年間にコレラの病因に関する考え方が大きく変化していても不思議ではない。さきのハーヴィー医学協会の議論でも過去のコレラ流行の比較に言及する議論が少なからず見られた。まして、家畜の疫病を経て、また下水道網の完備という点からも一定の成果が上がりつつあったこの時期に、コレラの病因がどのように考えられていたかは興味深い点である。

一八六〇年代も半ばを過ぎたこの時期になるとジョン・スノーを評価する人物も登場してはいるが、科学史家ルッキンの調査では、概ね六〇年代半ばのロンドンの衛生官はそれほど水質に関心を寄せていないという。また感染過程の認識も、漠とした飲料水媒介説と一般的なミアスマ説とのどちらにも取れるような域にとどまっていたと述べている。[104] しかし、戸籍庁長官事務局の統計部門部長になったウィリアム・ファーと枢密院医学部門の主任医務官ジョン・シモンはともに一八五二—五四年の第三回のコレラ流行時から飲料水を疑っており、六六年のイーストエンドのコレラの流行について、イースト・ロンドン会社によって供給される水の汚染に疑いをもっていたことが、それぞれの調査報告から明らかである。第2章で紹介したように一八五五年のスノーの著作（第二版）は、二回目のコレラ流行の後に書かれた初版とは比べ物にならない圧倒的な説得力をもつものに増補されていて、スノーを肯定する人物も増えつつあっただろうことは容易に想像できる。

ファーは『戸籍庁年報』の中で、「イースト・ロンドン水供給会社によってロンドンの東地区に供給された不潔な飲料水にコレラ流行の原因を帰すべきである」という議会の特別委員会報告を紹介している。ただし、ファーやシモン自身が断定に踏み切るまでには至らなかったし、その汚染の実体にまで踏み込んで探究がされていたわけではなかった[105]。ファーの九〇頁近い報告の最後はコンスタンティノープルの国際衛生会議の報告に当てられているが、これについては後で言及する。

さて、過去二回の国際衛生会議（一八五一年、五九年）を主催してきたフランスは、陸路西欧にもたらされた過去の三回のコレラ流行とは異なり、紅海一帯のコレラ流行がエジプトから地中海を経て海路西欧に侵入する危険性を重視し、トルコ政府に国際衛生会議の開催を促した。それを受けてトルコは、コンスタンティノープルで第三回国際衛生会議を開催するとして動き始めた。このあとワシントンで開催される第五回（一八八一年）を例外として基本的に西欧で開催されていく中で、衛生会議が東欧で開催されることになったことも意義深い。また七か月に及ぶという会期の長さも特別であった。一八六六年二月一三日に最初の会合が行われ、閉会は九月二六日である。そして一一三〇頁におよぶ会議録が印刷された[106]。

イギリスはこの会議にカルカッタ医科大学元教授でベンガル陸軍軍医総監のエドワード・グッドイーヴと他にもう一名の医師ディクソン、そしてウィリアム・スチュアートを派遣したが、スチュアート氏は六月に帰国してしまったので、二名の医学代表者で乗り切った。最終的には六つの報告がなされた。①コレラの起源と伝播、②一八六五年のコレラ流行の歴史的記述、③衛生施策、④制限施策、⑤東方に特に適用すべき施策、⑥コンスタンティノープル会議の決議に与えられるべき形式[107]。

紅海へコレラを侵入させないために、とりわけイスラム巡礼船には検疫が提案され、ペリム島（アデン西方の紅海入口の島）が検疫所の候補地として挙げられた。しかし、イギリス代表の二人の医師はこれに反対し、バーブ・アル・マンデブ海峡での医学的査察があれば、そのほうが有効であったかもしれないと本国に報告をしている。[108] 医学的査察というのは、航行する船内に患者がいないかを見回り、いれば患者を下船させるが、検疫とは異なり船を一定期間港に停泊させることはない。会議の主催者側は検疫なしで危険な船を紅海の奥へは入れるべきでないとあくまでも主張して、ペリム島をはじめ検疫の候補地を提案したが、島が小さ過ぎたり飲料水の確保が難しかったりといった理由で候補がいくつか消えた。最終的にバーブ・アル・マンデブ海峡から一六〇マイル紅海へ入ったカマラーン島での検疫が提案されたのである。しかし、島の検疫所が最初の巡礼船を受け入れたのは、ようやく一八八二年のことであった。[109]

イギリスでこの国際会議の模様を伝えた記事にも触れておこう。『医事週報』は国際衛生会議の報告が印刷公開されたことを受けて、一八六六年一〇月六日に報じている。会議の終了からするとかなり早い報告である。[110] 一番強調されているのは、コレラがインドに起源するもので、地域特有の原因で起こったと見られているコレラも、けっしてその土地で発生したものではなく、常に外部からもたらされたものであり、最終的にはインドにまで辿ることのできるものであることを明確にしている。そしてヘジャズ地域に頻発するコレラも例外ではない。さらに軍隊や定期市、博覧会や巡礼など多くの人の集団が、コレラを蔓延させるのに大きな役割を果たしているとし、媒体としてミアスマといった環境的なものでなく、まさに人に注目を移している。この『医事週報』の内容に比べて会議出席者ならではといった報告がなされたわけではないが、イギリス代表を務めたグッドイーヴもその年の一二月にロンドン疫学協会で帰朝報告を行った。真っ先に述べられた会議の結論は、コレラは全面的にインドに起源する伝染性の病気であり、大気によって長い距離運ばれるのではなく人の移動に随伴し、主として患者の排泄物によって拡大するということであった。続いて延々と検疫のことが報告された。[111]

先に述べたファーの報告についてもここで触れておきたい。会議の主たる目的はインドからコレラが到来することを防ぐために採るべき方策について合意を取り付けることであったとされ、スエズに本部を置く国際検疫組織の防疫協定に従うべきことが検討されたことを伝えている。イギリスはこの票決で一三対三（反対三の内二はイギリス代表、棄権四）で敗れており、インドが糾弾され続ける状況を打開する必要があることはファーにもよく認識されている。彼はイスラムの巡礼などのことについては一切触れず、とにかくインドが糾弾されないようにしなければ大きな禍根を残すことになると考え、コレラという脅威を次世代に残さないために、イギリスで効果を上げたような衛生政策がインドでも行われなければならないと結んでいる。[112]

スエズ運河の開通は、コンスタンティノープル国際衛生会議の後、一八六九年のことなので、運河開通後であればといった議論はそれほど前面には出て来ていない。インドと西欧とが一直線に繋がれれば、コレラに感染した巡礼者をインドから出発させないようにすることに重大な関心が向けられてよいはずであるが、中継地から先、すなわちヨーロッパやエジプトにコレラが将来蔓延することに関心が注がれた。次の第四回の国際衛生会議は一八七四年ウィーンでの開催で、スエズ運河が開通してすでに五年も経過しているにもかかわらず、ウィーン会議は八月の一か月間のみで終了してしまい、十分な議論は尽くされないままであった。このあたりのことは第III部で再び取り上げることになる。

三　リスターの化膿防止法と発酵研究

（1）リスターの化膿防止法

病気の病原菌理論の論客として、フランスのパストゥール、ドイツのコッホと並んで、イギリスで誰かを挙げるとすればジョゼフ・リスターということになるだろう。[113] ドイツの有機化学者リービヒは一八四〇年代の訪英の折、イギリスの学問がきわめて実利志向であると指摘していたが、イギリスが一九世紀半ばから後半にかけて世界に誇ることのできるまさに実利的な医療技術は、外科の麻酔と消毒であった。[114] 麻酔についてはロンドンで活躍したジョン・スノーと並んで、スコットランドの産科医ジェイムズ・ヤング・シンプソンの活躍が有名である。[115] そして消毒で名を馳せたのがリスターであった。しかし、彼の創案になる抗腐敗法（antisepsis）（「腐敗 sepsis の反対」の意味で、防腐の意味に近いが化膿防止の意味であり、化膿防止法あるいは簡単に消毒法とする）が、今日の手術の無菌法・滅菌法（asepsis）の先駆と考えうるものかどうかについて、近年多くの議論がなされているのも事実である。

本章第一節の最後に示したように、産褥熱と創傷感染とは容易には結び付かないかもしれないが、産褥熱の病因に関する多くの議論、および産褥熱を予防する手段は、創傷感染の予防にも通じるし、その逆もあるだろう。ゼンメルワイスの勝利は、まさにこの両者を結び付けることのできた彼の非凡な想像力に負っている。そこで論じたように、イギリスには一八世紀末から産褥熱に関する独自の優れた研究が存在しており、しかもその本質はコンタギオンと捉えられていたし、加えて一八五〇年代、六〇年代にはゼンメルワイスの仕事の重要性を知らせる多くの情報がイギリスにもたらされてもいた。そうしてみると、病院内の病院熱（hospitalism）や手術熱の蔓延が話題にされる状況と、リスターが考える創傷感染の防止との関係は、さらに探究されるべき課題である。[116] まずは、リスターの伝記的記述から始めたい。

リスターは一八五二年にロンドンのユニヴァーシティ・カレッジ（以下ＵＣＬと略す）を卒業して、五六年に恩師ウィリアム・シャーピーの紹介でエディンバラ大学のジェイムズ・サイム教授の手術助手になった。ほどなくサイムの娘アグネスと結婚した彼は、新婚旅行を兼ねてヨーロッパの重要な研究拠点を巡る旅に出て、ウィーンではゼンメルワイスのよき理解者であったカルル・ロキタンスキー教授の家に二週間にわたって滞在させてもらった。[117] ゼンメルワイスはすでにウィーンを去っていたためもあってか、この機会に往時のゼンメルワイスの奮闘の様子を教授から聞くことはなかったようである。聞いたにしても、それは彼の記憶に留まるものではなかった。四か月に

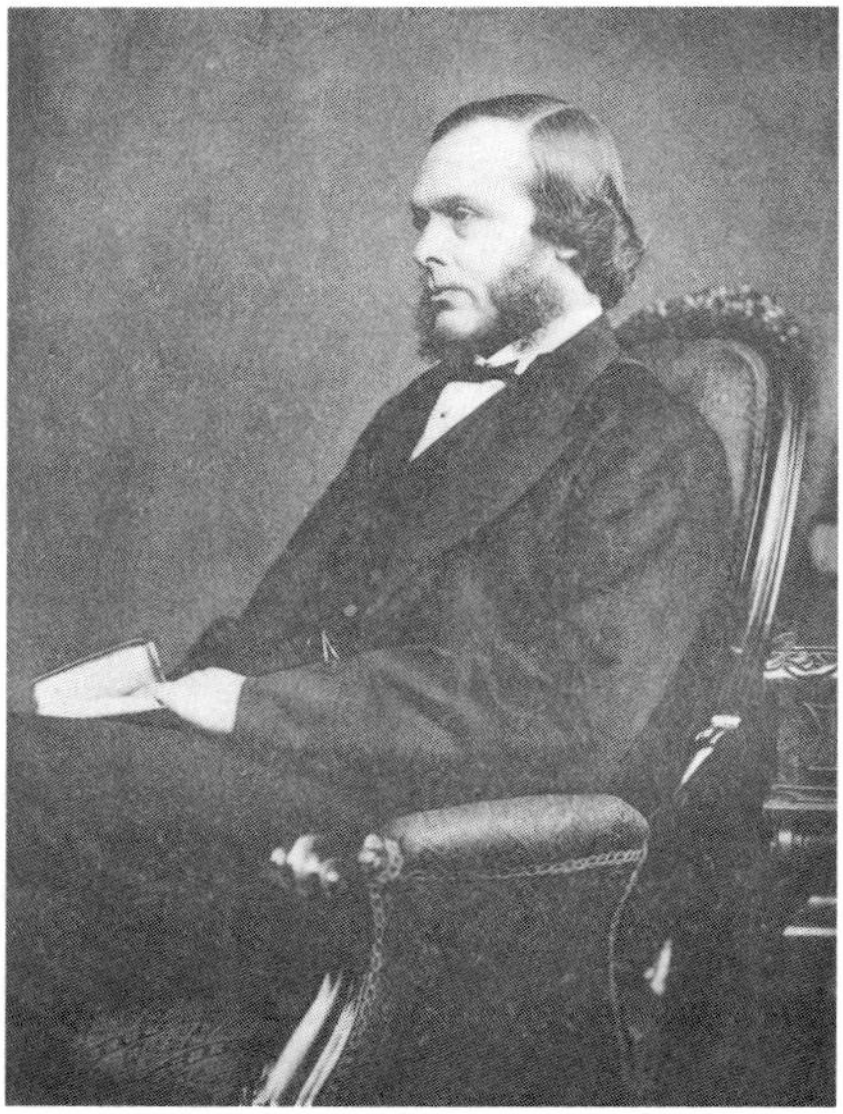

図 15　ジョゼフ・リスター（40 歳頃）

及ぶ旅を終えリスター夫妻は帰国し、やがて一八六〇年に彼はグラスゴー大学外科教授のポストに就き、翌年グラスゴー施療院の外科医にもなった。

麻酔の普及によって手術は増加傾向にあり、それにともない手術後の傷の化膿を防止する技術も大いに求められるようになった。リスターは、そうした技術を前進させたいとさまざまな工夫を凝らしていたところ、一八六五年になって同僚のグラスゴー大学化学教授トマス・アンダーソンからパストゥールの研究を紹介され、腐敗の原因は大気中にあり、大気中に浮遊する微生物によって引き起こされると考えられることを知った。[118] 彼の伝記でこの点が問題にされることはまずないが、彼はフランス語も堪能であったし、すでに述べたように国内の医学雑誌による情報も相当もたらされていたにもかかわらず、彼が六五年になって初めてパストゥールの研究を知ったというのは、いささか遅い。ロンドンではパストゥールの仕事はかなり知られ、想像力豊かな人々は、私たちを取り巻く空気に漂う微生物の存在に衝撃を受けていたはずだ。一八六四年八月にスペンサー・ウェルズが講演を行った英国医学協会のケンブリッジ年会をリスターは逃している。同年は彼にとって辛い年であった。エディンバラ大学の外科の後任人事に応募するが採用されず、数ヶ月間重篤な状態であった母親を九月に亡くしたからだ。そしてようやく翌年彼はアンダーソン教授の情報から、ワインの酸敗と傷の化膿とを重ね合わせて考えることにより、傷口の化膿防止の手立ての開発に集中することになった。一八六七年彼は英国医学協会のダブリン年会で「外科手術における化膿防止法の原理」という発表を行い、その中でパストゥールの空気中に浮遊する微生物に言及し、「腐敗の微生物理論（the germ theory of putrefaction）」を主張した。[119]

彼の化膿防止法は、皮膚を突き破って生じた複雑骨折の治療の工夫から主として生まれたもので、石炭酸を浸み込ませた布で傷口を覆うことによって、空気中に漂う微生物の侵入を防止しようというものであった。彼は化膿を空気中に浮遊する腐敗菌に明確に結びつけたのである。第４章第二節で論じるようにヘンリー・チャールトン・バスチャンが自然発生説を擁護する三冊の著作を出版するのが一八七〇年代前半であることからすれば、[120] リスターが病気そのものではないが、まずは創傷の感染に対し明確に微生物理論を表明したのは大きな一歩であると評価しなければならないであろう。

リスターの伝記で、ゼンメルワイスをリスターの化膿防止法の先駆者として位置づけている場合があるが、[121] 両者のパラダイムは全く異なる。ゼンメルワイスは医師の手指によって死体の毒（あるいは腐敗した動物性有機物）が産婦に持ち込まれると想定したのであり、微生物を頭に描いていたわけではない。たとえ有機物であろうとも生命体でない限り自己増殖しない。微量はいつまでも微量である。微生物はどれほど微量であっても、増殖すれば宿主の命を奪うことも十分にありうる。産褥熱の予防のために医師の手指の洗浄と消毒を強調したゼンメルワイスの主張は、空気中の微生物による創傷の化膿を強調したリスターの化膿防止法（antisepsis）よりも病気の病原菌理論に近いように見え、また無菌法（asepsis）に繋がるようにも見えるけれど、あくまでも見えるだけのことである。リスターは産褥熱についてほとんど何も語らないままであったが、一八七七年一〇月一日に行われた彼のキングズ・カレッジ就任講演では、明確に「産科においては、多くの権威ある人々によって産褥熱が発酵の乱れに基づくものであると認められるようになった」と述べ、自説の「化膿も発酵の一種」であり、敗血症も産褥熱も発酵を起こす微生物によって起こると捉える病気観を披瀝した。原因を生物実体に求めたところでリスターを評価すべきであろう。

注意しておきたいのは、リスターの化膿防止法（antiseptic system（antisepsis））をきわめて狭義に捉えて、低く評価する論文がいくつかあることである。彼は傷口の化膿を防止したいと考えていたのであって、傷口から病原菌が侵入して病気に感染するとは考えていなかったというのである。パストゥールが、タンパク質の腐敗を外部からの腐敗菌の混入によるものであることを証明したのと同じように、リスターは傷口の化膿（腐敗）も空気中の腐敗菌によって起こると考えたという。一八六七年に彼が論文で表明したのは腐敗の微生物理論（the germ theory of putrefaction）であって、病気の微生物理論（the germ theory of disease）ではないという。このようなことから、彼がどこまで病気の病原菌理論に到達できていたのだろうかという疑問が呈され、それに応える形でグランショウの論文およびローレンスとディクシーの共著論文の二編が一九九二年にそれぞれ発表され、リスターの考えがかなり紆余曲折のある複雑なものとして分析されるようになった。[122] グランショウは一八八〇年を境とするリスターの考えの大きな変化を捉え、ローレンスたちはさらにその内容の変質に迫っている。またこの二編の論文に先立つニコラス・フォックスの論文のテーマも似通った疑問から出発しており、今日の無菌法はリスターの消毒法の発展形ではないこと、空気中に浮遊する微生物の数を過大に評価していたことに気付いたリスターが彼自身で石炭酸噴霧による消毒法を取り下げるに至ったこと（後述、第5章参照）などを明らかにしている。[123] そしてリスターは、イギリスにおいて彼の化膿防止法が受容されないのは病原菌理論にあると見ており、病原菌理論と化膿防止法を切り離そうとしたことが論じられる。

しかし、イギリスの微生物学の成立を綿密に洗い直したマイケル・ウォーボーイズは、表現が「腐敗の微生物理論」か「病気の微生物理論」かによって一面的な評価に走るのは、リスターについて本質的な評価とは言えず、重要なのは彼自身の個々の論文でありそれらの当時の評価であるとして、彼の病原菌理論への貢献を十分なものとした。[124] 筆者もウォーボーイズの立場を支持したい。外科医なので彼が化膿防止法を傷口や傷口の縫合の場面で語るのは自然なことで、それをもって彼が病気の微生物理論を理解していないとまでは言えないであろう。今世紀になって評価されて来た彼の乳酸発酵の研究は、コッホに先んじて世界で初めて純粋培養を実現させたもので、彼の発酵や腐敗の理解は一般に想像されるよりはるかに深くて広いものであることが明らかになっている。

一八二一年から六七年の半世紀間ほどを「反接触感染体説（anticontagionism）の時代」と論じるアッカークネヒトの有名な論文があるが、筆者はその例外となった研究分野として産科とくに産褥熱研究を挙げたい。[125] 先に見たようにイギリスには産褥熱およびその防止法について一定程度の研究の蓄積があったが、ゼンメルワイスの発見についてウィーンからの第一報に接したときのシンプソンは、事の重大性にあまり気づいていなかった。しかし彼は、産褥熱と手術熱（病院熱）の類似性を考察しようとし、かなり問題の核心に近づいてはいたのである。しかし議論はそれ以上の進展をみることなく、イギリスでは世紀半ばの議論のあと、問題の核心が見失われていき、一八七五年にもう一度議論が活発化する。大きな違いはパストゥール革命を経た後であることだ。議論の再燃として取り上げるべきは一八七五年二月の王立内科医協会のグールストニアン講演会と、同年四月のロンドン産科学会でスペンサー・ウェルズが行った講演に端を発する連続討論会である。

グールストニアン講演は一六三九年から今日まで続く由緒ある講演で、当日の演者は産科医ロバート・J・リーであった。[126] 彼の産褥熱に関する講演は、ヒポクラテスから説き起こされハーヴィーやウィリアム・カレン、T・デンマンに触れた後、かなり詳細にゴードンとゼンメルワイスの比較を行っている。両者とも臨床的観察に留まり、病理的・病因論的探究に届いていないと批判的である。そして、ゼンメルワイスの主張の本質的部分と思われる個所を何か所も引用していながら、結局のところ優先権の観点から言えば、半世紀先んじているイギリスのゴードンに功績ありとしている。全般にイギリスに対する身贔屓が顕著と言わざるを得ない講演である。しかし第三部になると産褥熱の原因菌へと話が移り、桿菌、ラセン菌、球菌と種々ある中で球菌に注目して述べている。とくにクリスチャニア（ノルウェイのオスロの旧称）のハイベルク教授の一八七三年出版の『産褥過程と膿血過程』から詳しく説明を挙げている。講演第三部の中ほどでリスターに言及し、「特定の病毒（a special virus）の存在を想定することは本質的ではなく、病室内すべての傷口に共通する有機体（organisms）が、手当のガーゼの下で（傷口からの）排出物が長らく腐敗することで、特定の性質を帯びるようになったのかもしれないと今や考えるようになった」という彼の言葉を紹介し、リスターが細菌から切り離した形の毒を想定することを好まないのは明白だとリーは述べている。[127] リーの引用が余りに短いので、リスターの元論文の前の部分を示すと、「通常の環境で比較的無害の有機体であっても、人間に有毒な産物を生じるかもしれない。幸いにも化膿防止法で処置しているおかげで、私自身はそうした症例を目撃したことはないのだが、外科医になりたての初期の頃に奇妙に思うことがあった。すなわち取り替えられぬまま長く放置されたガーゼの下で、病院壊疽（hospital gangrene、シンプソンの hospital-ism に類するもの）が拡大し、その一方で同じ病室において日々手当される傷は健康に経過したが、これを今は理解できる。どんなアナロジーも、ある有機物が病気の原因ではないかと我々に思わせるように働くことを想定するなら、なぜ、病院壊疽の特定の病毒が放置されっぱなしのガーゼの下の傷口に入るようになるのだろうか。」とあり、さらにその前の部分も考慮すると、リスターはバクテリアが培地などの環境が変わることで変化することを言っている。リーの講演はかなり詳しく病理的考察を含んでいるが、産褥熱は出産に関連する創傷感染の総称であって、原因菌を特定するのは難しい。ただし、リーは有力候補として球菌に注目している。

この時代になると、もはやゼンメルワイスの手指に限った消毒など言及されず、話題はリスターの石炭酸も含めた、バクテリアの活動を阻止できる消毒液全般の開発である。臨床事例に合わせたさまざまな濃度の石炭酸を用意し、さらにそれと組み合わせて使うことのできる薬物についても事例を紹介している。かなり進んだ臨床事例が出てくると共に、蛭による局所的な吸血の成功例が出てきたりして驚かされるが、リーはそれらについても原因の科学的解明の必要を述べている。彼の最終的な結論としては、臨床の現場と病理学や生理学などの科学的探究の場の間の垣根を取り払って前進を図るべきとしている。また彼の講演はいささか古い時代から説き起こされているが、C・G・エーレンベルク、F・コーン、リスター、C・ビルロートらの成果に学ぶべきともしている。リーの講演は、漂う微生物に焦点を定めたもので、確かにパストゥール革命以降の成果を踏まえたものと言えよう。[128]

次にロンドン産科学会講演の方であるが、演者のウェルズは婦人科医ではあるが出産にかかわる産科医ではなく、卵管、卵巣疾患などの腹腔手術を手掛ける外科医である。手術と出産の両方からともに近い位置にある彼ならではの発想からとも言える講演であった。そしてそれ以上に、ゼンメルワイスの仕事もパストゥールの仕事もそしてリスターの仕事も十分に理解した上で、彼はまるで産科学の同僚たちの目を覚まさせようとする仕掛け人の如く、誘導的である。「感染症や膿血症と産褥熱との関係」と題する講演の冒頭で、彼は前日の四月六日にロンドン病理学会で行われたバスチャンの講演に触れ、本日の出席者の中にそちらの会合にも参加された人が少なくないだろうと述べ、両者の関連を強調し、バスチャンに続いて行われたバードン-サンダーソンの講演を絶賛した[129]（本書第4章第二節（1）参照）。病理学会の方も議論が終わらず三回連続となるが、ウェルズの産科学会の方も、四月から七月まで延々と続くことになる。[130]講演でウェルズは、「バクテリアおよび関連する有機体は産褥熱で生じる膿血とどのような関係にあるのだろうか」とか「産褥熱の防止および手当てに（リスターの）化膿防止法はどんな価値があるのか」といった疑問を掲げながら、参加者からの活発な議論を引き出そうとした。彼は大気中に存在する微生物についてはパストゥールに、また石炭酸を用いた化膿防止法ではリスターに言及しており、産褥熱も創傷感染によって生じていることを示唆している。

　発言が記録された人物を会議録から拾うと、四回で三〇名ほどである。ウェルズの講演には会員八一名と当日参加者四二名の出席があったが、二回目以降は討論だけの継続なので参加者は減り毎回一〇〇名を切った。興味深いのは、二回目の討論会で発言したハントリー医師とスウェイン医師である。[131]彼らはともに自分たち自身が産褥熱の拡散に何らかの原因をなしているという自覚を持っていたのである。長々とした産科学会の議論を追うことはしないが、いくつか問題を拾ってみたい。四回目の討論会のときには、ゼンメルワイスの発見をイギリスに紹介したラウスが発言をしている。彼は会場参加者の誰よりも多くの産褥熱患者をウィーンで経験してきたと語り、一八四六年および四七年当時のウィーン総合病院のことや、ゼンメルワイスの名前を出して産婦を介助する医療従事者の徹底した手洗いが重要であることを述べた。四半世紀前に比べ若干のニュアンスの違いは、彼がコンタギオンを否定していることである。産褥熱は産婦から産婦へと接触感染するものではなく、医療従事者を介して感染すると考えて、彼は単純な接触伝染でないことを強調したのである。視点を産婦間に置くことで、従来の産褥熱＝接触伝染をある意味否定することになり、かえって創傷感染との距離は増大してしまった感がある。せっかくゼンメルワイスの名前や消毒法に言及しながらも、ラウスに続く発言者から注目されたり支持されたりすることもなく会合は終わってしまった。[132] ウェルズの伝記を描いたジョン・A・シェパードは、一八七五年のこの討論会を総括して、ウェルズは病院の過密状態によってもたらされる危険性を強調したりもしているが、彼は産褥熱と創傷感染の間の類比に気づいており、リスターの消毒法を採用することによって産褥熱を防ぐことができるかもしれないと信じていたとし、それに比して、ロンドンの外科医と内科医の多くはリスターの理論をまったく理解し損ねていることが、討論会の議論を通して露呈したとの評価を下している。[133] しかし、そのウェルズとて、彼の化膿防止法を産褥熱予防に具体的にどう応用するかについては、何も明らかにしてはいない。具体的方法に踏み込んだ議論は一八八一年のロンドン国際医学大会において、ようやく見ることができる（第5章参照）。こうした議論がいくらなされていても、リスター自身が産褥熱の問題に言及することはないままに時は過ぎていく。[134] 彼の頭の中では、腐敗と発酵が結びつき、彼は自宅で発酵の実験研究に忙殺される日々を送っていたのである。[135]

さて、ダブリンで開催された一八六七年の英国医学協会年会での発表を皮切りに、『ランセット』や『英国医学雑誌』の論文を通して、リスターの化膿防止法は急速に世界に広まって注目された。しかし、彼の身近なところでは必ずしも歓迎されなかった。シンプソンは、石炭酸の使用はリスター以前に二人のフランス人外科医がすでに行っていて彼独自の発明ではないと述べた。リヴァプールのフレデリック・リケットもこれを支持して、彼の独創性に疑問を挟み、また噴霧すべき石炭酸の濃度やその方法や調整の煩瑣なこと、および実際の効果についても多方面から数々の疑問が呈された。セント・バーソロミュー病院のジェイムズ・パジェット（第5章参照、ロンドン国際医学大会会長）も懐疑的であった。[136] 臨床医が容易にリスターに理解を示さなかった一方で、医療者でないハクスリーやティンダルからの評価は早い時期から絶大であった。パストゥール革命の本質を摑んでいた彼らは、臨床面での効果に引きずられることなく、リスターの目指すところをはっきり理解できたからであろう（第4章参照）。

引き続きリスターは粘り強く己の化膿防止法の改善に取り組み、ある程度の安定的な成果が期待できるところにまで持ち込んだ。彼の名声が高まったのは本国イギリスではなく、まずはドイツとフランスであった。とりわけ普仏戦争（一八七〇—七一）のときに、戦地の負傷者に彼の消毒法が有効であるとの評判が立ち、たちまち彼は英雄視されることになった。当時フランス陸軍で大きな切断手術の死亡率は気の毒なことに七五％、パリ包囲後の病院ではほぼ一〇〇％だった。[137]

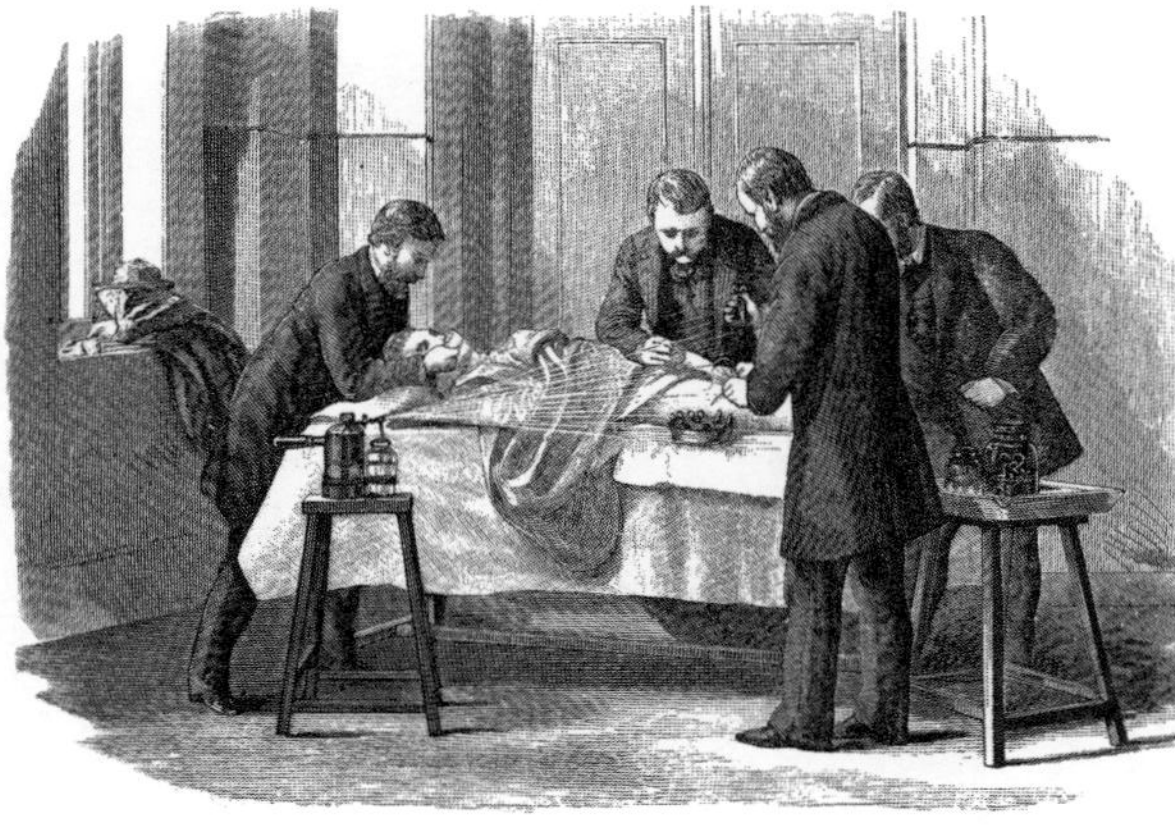

図16　リスターの化膿防止法による手術

そうした大陸での名声の後押しもあって、リスターは一八七六年フィラデルフィアで開催された国際医学会議に招待された。[138] これは合衆国の建国一〇〇年を記念して開催されたフィラデルフィア万国博覧会と連動して行われたもので、この医学会議におよそ四八〇名の医学者が参加し、日本からも三名が参加した。[139] 大会二日目、彼は二時間半にわたって彼の化膿防止外科手術法について講演を行った。大会閉会の晩餐会には、もっとも著名な外国人出席者として、彼は大会会長サミュエル・D・グロスの右側の席を占めたのであった。[140] しかし、全体的に見れば化膿防止法に対する参加者の関心は低いものであった。国際医学会議以外にニューヨークなどでも講演を行ったが、彼の化膿防止法が彼の訪米によってこの時期のアメリカに特段に定着したわけではなかった。[141]

しかしリスターの大陸での名声はますます高まり、一八七九年アムステルダムで開催された国際医学大会では万雷の拍手で迎えられた。イギリスを代表する国際人となったリスターは、一八八一年ロンドンの国際医学大会で講演を行うと共に、終始ローベルト・コッホの世話にあたり、彼の供覧実験を全面的に支援し、絶賛したのである（第5章参照）。

彼の化膿防止法からおよそ一五年の年月を経て、ドイツなど諸外国からリスターに寄せられる賞賛に対しイギリス国内に残存する不協和音に配慮して、一八八〇年にセント・トーマス病院で講演を行ったウィリアム・マコーマックは一〇〇頁ほどの議論の後にリスターの化膿防止法の解説を加えて、『講演：化膿防止法手術』を出版した。[142] また一八八二年にはリスターの一番弟子のワトソン・チェイニが、彼への献辞を付けて『化膿防止法手術』を出版してイギリス国内での理解の普及に努めた。[143] リスターは一八七七年に、彼の化膿防止法にもっとも冷やかであったロンドンへ移り住むことになる。虎穴に入らずんば虎子を得ずの思いもあったろう。そして迎える八一年のロンドン国際医学大会で明かされる化膿防止法に対する彼自身の評価の変化には、第5章で触れることにしよう。

（2）リスターの発酵研究

リスターの名声はまずは外科的消毒法に負うもので、微生物に関する彼の優れた実験生理学的研究は十分に知られているとは言えない。微生物学研究の基礎となる生理学はフランスのフランソワ・マジャンディやクロード・ベルナールの実験生理学によって大きな発展を遂げたが、イギリスにはそうした伝統がなく、自らの微生物学研究を自負しながらもリスター自身がそれを前面に押し出してはいないことにも理由が求められる。しかし、彼の死後一〇〇年となる二〇一二年前後から、にわかに彼の微生物学研究は注目を集め再評価の機運が高まっている。ここでは一八七七年の彼の二つの重要な講演を検討したい。[144]

リスターはUCL卒業後ずっとグラスゴーやエディンバラで仕事をしてきたが、五〇歳になった一八七七年ロンドンのキングズ・カレッジに移り、医学界の表舞台で活躍を始める。一八九五年には王立協会の会長に就任し、その間に男爵の称号も与えられ、イギリスでもっとも栄誉ある地位にまで登りつめた学者の一人である。それだけに彼に関する伝記は少なくないが、[145] リスターの微生物学研究に対する注目度の低さは、それらの伝記の書かれ方にも関係しているように思われる。[146] リスターの微生物学研究の再評価は、メルヴィン・サンターの二〇一〇年の論文をもって本格化し、それを引き継ぐ形で二〇一三年にルース・リチャードソンがリスターの一八七七年のキングズ・カレッジ就任記念講演を生き生きと甦らせることによって、高まりを見せてきている。[147]

キングズ・カレッジに着任するまでの経緯ということで、先に記したリスターの伝記的記載を少し補っておこう。リスターは一八六九年エディンバラ大学臨床外科教授となり、七〇年にはヴィクトリア女王のスコットランドにおける外科医にも指名された。七一年女王の要請で左腋窩（腕の付け根のくぼみ）の膿瘍の切開手術を行い、彼の化膿防止法でもってこれを成功させた。[148] 彼は臨床的には化膿防止法の改良に努め、いかにして傷口への微生物（germ）の侵入を防ぎ増殖を抑えることができるかに心を砕き、その一方で彼は微生物を取り込む研究、すなわち発酵や腐敗の基礎的な生理学的研究にも熱心に取り組んだ。一八七三年四月のエディンバラ王立協会では「腐敗および他の発酵変化に関する微生物理論（germ theory）」をとりあげ、[149] これは七五年になって『エディンバラ王立協会紀要』に掲載された。[150] さらに「バクテリアの自然史と発酵変化の微生物理論（germ theory）に対する更なる寄与」を雑誌『季刊顕微鏡科学』に寄稿し、微生物学研究の成果を上げた。[151] この論文は、エーレンベルクからコーンに至るバクテリアの分類が絶対的な形態に基づくもので信頼できぬことを表明し、もっと生理学的特質の変化にも注目すべきとしている。様々な培養媒体（煮沸乳汁、パストゥール溶液、尿など）で培養実験を行うことによって、形状と同様に機能の変化（たとえば色素産生機能など）も生じることを述べている。これが、前項で論じたロバート・リーによるグールストニアン講演で言及されたリスターの論文である。またこの論文は、微生物の進化という観点からも注目され、次章で述べる一八七五年のロンドン病理学会でも話題となる論文である。この後、すなわち一八七四年二月一〇日リスターはパストゥールに初めてフランス語で手紙を書き、化膿防止法の開発がパストゥールの腐敗の微生物理論に負うものであると感謝を述べ、『季刊顕微鏡科学』に掲載された論文を同封し、願わくば彼をエディンバラに招待したいという思いを綴った。[152]

一八七六年に中央医学評議会評議員に選出されたリスターはロンドンでも活躍を始めた。とくに評議会議長でありオクスフォード大学教授のヘンリー・アクランドの信任は厚く、医学関係の全国組織の中で議長の期待に応えリスターは活躍し人脈を広げていった。翌年の新年には友人のチャールズ・マーチソンから、彼が会長を務めるロンドン病理学会でリスターに講演を行うよう招待が届いた。マーチソンはリスターの化膿防止法が大陸では高い評価を勝ち得るようになったにも拘わらず、ロンドンでは容易には受容されないままであることを案じ、彼に化膿防止法普及の機会を提供しようとしたのであった。ところがそうこうしている間に、リスターのもとに突然の訃報がロンドンから舞い込むことになった。二月一〇日キングズ・カレッジの外科教授ウィリアム・ファーガソンが急死したのである。キングズ・カレッジの大学評議会は直ちにリスターに着任を打診した。[153]

当初リスターは着任のつもりで交渉を進めたが折り合いがつかず、三月末にはエディンバラに留まる決意を表明した。[154]これまで自分が積み上げた教育プログラムを実践できないのであれば、潔く着任を諦めると言い切った。そう自負するだけの精力を彼は教育に注いできたのである。ロンドンの王立外科医協会に保存されているリスターの膨大な講義用カードは、その充実した教育実践の積み重ねを物語るものである。[155]学期の最後に学生代表からはリスターの献身的な講義に対して感謝の辞が送られ、それを『ザ・スコッツマン』が報じている。[156]六月になってキングズ・カレッジ側は妥協案を示し、彼の着任がようやく確定した。[157]リスターのキングズ・カレッジ着任が準備される中で、エディンバラ大学の在校生および卒業生からは、在校生七〇〇名以上、卒業生二三一名の署名を付して、ロンドンへ行かないようリスターに求める嘆願書がそれぞれ作成された。[158]子供に恵まれなかったリスター夫妻にとって学生はわが子のように愛情深く育てる存在であったに違いない。[159]

この後、リスターと妻のアグネスは猛烈な勢いで乳酸菌に関する実験を展開し、ロンドンでの就任講演に向けて準備を開始した。アグネスは昼夜を問わず彼の片腕として実験をこなし、記録をつけた。リスターが個人的に行う実験の詳細な記録は、彼の死後『実験備忘録（Commonplace Book）』と名付けられて美しく装丁され、一八七〇年から九九年まで年代ごとに整理された分厚い四巻本となって王立外科医協会に保存されている。[160] 引っ越しの準備も手つかずのまま実験に没頭していた夫妻は九月一一日にロンドン入りしても、一二月までホテル住まいを余儀なくされた。臨床外科教授リスターの就任講演は多くの人が、当然彼の化膿防止法の紹介を想定したに違いない。しかし、リスターは大方の予想に反し「発酵の本質について」という新しいテーマで講演を行った。それは周到に準備され考え抜かれた講演題目であった。一旦ロンドン入りし、エディンバラから持ち込んだ実験中のシェリーグラスや試験管に異常がないことを確認して、リスター夫妻はイタリアに旅立った。彼の助手のゴッドリーは次のように記している。

　就任記念講演の演題「発酵の本質」は彼の防腐法の礎石を成す主題である。……それはこれまでの仕事の煮返し（réchauffé）ではなく、エディンバラの夏学期終了後から取り組んだ実験研究の成果であり、九月にイタリアで過ごした三週間（原文のママ）の休暇の間に十分に仕込み熟成させた題材であった。[161]

リスターは、この内容で講演を行うについて大きな賭けをしていたことになる。実験結果の最終的な成否はイタリア旅行前にはあくまでも希望的観測の下にあったからだ。すでに確定した講演材料を数多くもっていたリスターが、それでも彼の化膿防止法理解に不可欠の重要事項として選んだのが「発酵の本質」というテーマであった。[162]

一八七七年一〇月一日に就任記念講演がキングズ・カレッジの講堂で行われた（正確には隣接するサマセット・ハウスの講堂）。講演冒頭で、自分をこの栄誉あるポストに迎え入れてくれた人々の期待に添えるよう頑張りたいと、

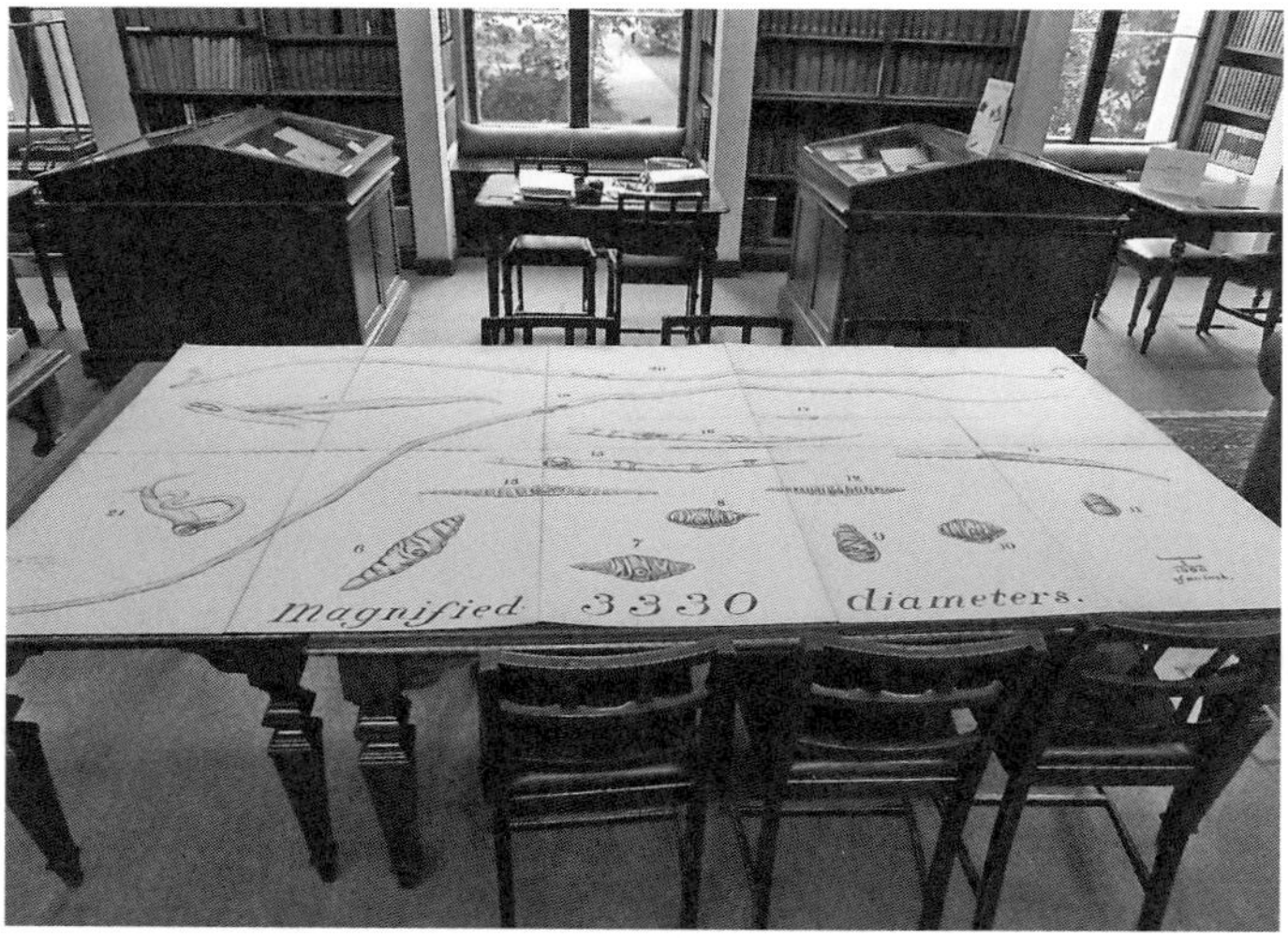

図17　リスターの微生物ポスター

そして学生向けの訓話というのでなく、まさに最先端の科学研究を示したいと述べた。敗血症も産褥熱も発酵を起こす微生物と似たような空気中の細菌によって起こると考えるリスターは、発酵に関する明確な理解が内科医、外科医、産科医（accoucheur）いずれの医師にとっても重要であるという認識に立っている。[163] そして有機物質中で起こる、発酵という一般用語で示される変化を順序立てて説明したのである。多くの聴衆にとって目新しいテーマであるがゆえに、理解の助けとなるよう大きなポスターも用意し、[164] さらに聴衆の関心を惹きつけるお膳立てとして実験中の試験管やシェリーグラスも演台に準備された。

最初にまず実験に使う道具の滅菌手順を彼は詳しく説明した。化膿防止法（antisepsis）と無菌法（asepsis）の違いがよく言われるが、リスターの実験手順の説明はまさに無菌法そのものである。材料として最初に登場するのは血液で、血液の腐敗発酵の事例を取り上げた。完全に無菌的に保存されていれば、血液に全く変化は生じない。腐敗した血液には発酵するブドウ汁と同様の微生物の存在が確認される。

そして比較の意味で有機物質の化学変化の事例を紹介している。アーモンドから分離されたエムルシンがアミグダリンを分解したり、唾液のプチアリンが澱粉を消化したりするような過程である。それらに自己増殖能がないことが、バクテリアによる発酵とは決定的に違うのである。発酵を完全な化学的過程と考えたユストゥス・リービヒの立場は、すでにパストゥールによって一八五八年発表の乳酸発酵研究で否定されているが、リスターはさらにこれを明確に否定したのであった。[165]

リスターはこうした前置きをしておいてから、本題の乳酸発酵を引き起こす乳酸菌（*Bacterium Lactis*）の話へと聴衆を導いた。乳酸菌による発酵を完全にするためには、完全に純粋な乳酸菌の培養を実現する必要がある。しかし、ローベルト・コッホが固体培地による培養を繰り返すこと（継代培養）によって純粋培養を実現するのはまだ先のことである。どうするか？　ここからがリスターの他の追随を許さぬ工夫であった。

不純物が混入しないよう牛の乳房も乳首も消毒して搾った乳汁を消毒済みの容器に用意し、これに熱を加えることによって無菌状態の乳を用意する。一方で乳酸発酵は起こっているがまだ液体状態にある純度の高い乳酸菌の溶液を用意する。この溶液を、煮沸した水で一〇〇万倍に希釈する。これとは別にリスターはネジの動きで一ミニム（約〇・〇六ｃｃ）の一〇〇分の一を計量できる注射器を開発し、それで計量しながら最終的に一滴に平均してバクテリアが一個程度になるまで希釈する。[166]この作業は顕微鏡観察によって確認しながら行われる。そしてその一滴を無菌状態の乳汁に加えて乳酸発酵が起これば、これは乳酸菌の純粋培養と言える。二滴あるいは三滴入れば凝固の速度に違いがあることが観察される。こうしてリスターはコッホに先立って、乳酸菌の純粋培養を成功させたのである。液体培養であるが故の煩瑣な手順を考えれば、たしかにコッホの固体培地はきわめて応用範囲の広い優れたものであるが、世界に先駆けて微生物の純粋培養を完成させたリスターの手法は見事である。増殖に適した培地であれば、一ミニムの百分の一といった微量でも大きな変化へと繋がるのが微生物である。

リスターは会場でエディンバラから無事に運んできたシェリーグラスの蓋をとって、聴衆の前で飲んで見せた。そして聴衆に向かって、講演後に興味のある方はぜひ味見をしてくださいと呼びかけた。もしも乳汁の中の乳酸菌のほかに発酵を起こすことのできる何かの物質が存在し、乳酸発酵素がバクテリアではない何か化学的な発酵素であると想定してみよう。その発酵素が完全に均質に溶解する物質なら、注射器で一滴一滴垂らした時に、分子が入ったり入らなかったりすることはなく、発酵が起こったり起こらなかったりすることはないだろう。

微生物学研究の斬新な成果を盛り込んだ彼の就任記念講演であったが、一般的な評判は今一つであった。というのも、この一〇月一日は新学期の開始でありロンドン内の多くの医学部、病院で行われた就任記念講演が、特集記事として翌日の『タイムズ』紙の全面見開きで掲載されたにも拘わらず、リスターの講演には全く触れられないままであった。彼以外の講演は、新入生を励まし医師の道を説くような類のもので、リスターは伝統を大きく外していたのだった。[167]

リスターは、ロンドン病理学会会長のチャールズ・マーチソンによる年頭の招待に応じる機会をようやく年末になって得て、一二月一八日に「乳酸発酵、およびその病理学との関係」と題して講演を行った。[168] 翌年の病理学会誌に掲載された原稿は印刷用にリスターが用意したもので、実験の手順を示す九枚の木版画が本文中に挿入され、試験管八本のスケッチとカメラ・ルシダによる乳酸菌や酵母のスケッチ（一〇月一日に使用と明記）を図として加えており、本文の理解に大いに役立つものである。[169]

リスターは、ほんの数年前には乳汁の酸敗が人間の病気と何か関係するなどとは想像だにしなかったと述べ、病理学者の精神にも発酵変化の研究は然るべき位置を占めるものだとしている。しかし、講演全体は乳酸発酵の詳細な説明に費やされ、病理学との関係はやや取って付けたような印象を否めない。ただ興味深いのは the idea that bacteria should have germs related to the adult organism という表現である。リスターは bacteria と germs を区別しており、germs をもたないバクテリアと、もつバクテリアを区別している。前者の例が乳酸菌（乳酸桿菌）であり、後者の例が炭疽菌などである。本書では germ を添え書きしてきたが、バクテリアに帰属するものとなると芽胞といった意味になると思われる。[170] しかし一般にはバクテリアもジャームも微生物（細菌）として理解されているのではないだろうか。

病理学会での講演は、病理学との関連に不満が残るものであったが、これはリスターの研究の進むべき方向を暗示するものであって、一八八〇年八月にケンブリッジで開催された英国医学協会の年会では、病理学部門で「病気に対する微生物の関係について」と題する講演を行い、コッホやパストゥールの優れた業績を紹介した。とくにコッホの細菌の純粋培養法や染色法に注目している。翌八一年ロンドン国際医学大会が開催されたとき、リスターが積極的にコッホの応対に出たのも頷けることである。[171] コッホの方も期待に応えてキングズ・カレッジで供覧実験を行い、微生物学の進展に大きく寄与した。話を八〇年の英国医学協会年会講演に戻せば、リスターは大陸の最新情報として種痘の効果との類比で免疫について紹介し、ドイツのカール・フォン・ネーゲリとその弟子ハンス・ブフナーによる炭疽菌と枯草菌に関する研究、[172] すなわち二つの菌が培養環境によって変化を蒙ることを示そうとした研究も紹介した。フランスからは獣医学のオーギュスト・ショヴォーとその弟子アンリ・トゥーサンの研究にも言及し、母親の胎盤が病原菌の侵入から胎児の循環系を護っていることなど紹介している。[173]

乳酸発酵という発酵現象を腐敗や化膿と同列の変化と捉え、微生物が起こす変化であることを明確にするのを第一段階とすれば、リスターは微生物を前面に出して病気との関係を論じる第二段階へ踏み込んでいると言える。第一段階では生物が起こす変化に焦点があり、第二段階では病気ごとに特異な微生物の存在に関心が向けられて行っている。コッホやパストゥール、ルドルフ・ウィルヒョウらを迎えたロンドン国際医学大会の病理学部門で、リスターは炎症に対する微生物の関係について講演を行ったが、彼自身の実験研究成果というよりは、若手のワトソン・チェイニやアレクサンダー・オグストンの業績を紹介した。[174] 講演後のディスカッションでは微生物の進化の問題が論じられ、当時のイギリスの研究者の関心の在処を示していた。

リスターは外科医であったが、彼の父親ジョゼフ・ジャクソン・リスターはワイン商であると同時に顕微鏡学者としても知られ、高い性能を誇る複式顕微鏡の発明者としても知られた。そうした父親の影響もあって、リスターは顕微鏡操作に慣れ親しみ観察技法を磨いてきた。したがってリスターが外科医のキャリアを積むのと並行して、顕微鏡を使う微生物学研究に入っていったのはごく自然なことであった。ロンドンの王立外科医協会のリスター・アーカイヴには彼の多くの顕微鏡観察スケッチ図が保存されているが、その絵の上手さは、顕微鏡写真がまだ一般化しない当時にあっては、大きな強みであったに違いない。

彼のもっとも力を入れた微生物学研究のモデル生物が乳酸菌であったのも、きわめて賢明な選択であったと考えられる。パストゥールやコッホの微生物学研究の多くは動物実験を伴うものであったが、それでは一八七六年に動物虐待防止法が成立したばかりのイギリスで、摩擦を起こすことなく微生物学研究を遂行することは難しい。乳酸菌がモデル生物であれば心配無用である。しかも乳酸菌を一個だけ取り出す技法の開発というのは画期的であったと言わなければならない。また乳酸菌のメリットは、乳酸菌が引き起こす乳汁の変化（ヨーグルト）が視覚的に判定可能であり、また恐ろしい病原菌と違って自分の舌で確認することもできる点である。乳酸菌を加えることによって乳汁は速やかに凝固し、酸っぱくなるからである。しかもこれらの変化が乳酸菌に特異的であり、非常に急速に進行し、乳酸菌の多寡によって凝固のスピードに差が生じる。実験生理学の成否は、モデル生物の選択によるところ大である。[175] リスターの慧眼はもっと賞賛されるべきであろう。ただし、その後に開発されたコッホの固体培地が応用面で勝り、リスターの限界希釈法は微生物の純粋培養として実用化されることはなかった。

リスターの研究材料がワイン、血液、乳汁といった西洋の伝統的なメタファーに富む媒体で、そこに微生物が侵入した場合の発酵変化を扱うのは、聴衆に強い印象を与えることになったであろう。さらに彼の記述もメタファーに富み、ブドウの果実については皮が破れない限り発酵が起こらないように、人間の身体も創傷感染がなければ、傷口の発酵すなわち化膿は起こらない。[176] リスターは自身が開発した防腐法のより根本的な理解を願って、応用から一歩踏み込んだ生理学的観点から講演を行った。微生物による発酵を病気に結びつけんがために、大きなポスターで視覚的に聴衆を惹きつけ、試飲という実体験でも聴衆を惹きつけた彼の就任講演は、歴史的意義を有する見事なものであった。

第4章　病原菌理論の時代

一九世紀後半のイギリスにはパストゥールやコッホほどの大科学者は不在であったとはいえ、一八七〇年代からジョゼフ・リスター（一八二七―一九一二）やジョン・バードン-サンダーソン（一八二八―一九〇五）など世界的な名声を博した人物をはじめ、多くの研究者が活躍した。パストゥール革命をイギリス流にどのように受容していくかが問われるなか、とくに一八七〇年を皮切りに、王立研究所のジョン・ティンダルも加わって、発酵や腐敗と病気との関係にイギリスが総力をあげる時代になる。ちなみに『タイムズ』紙のデジタル版で germ theory を検索してみると、病原菌理論（germ theory）という言葉が初めて紙面に登場するのは、ティンダルの王立研究所における講演「塵埃と病気について」を報じる記事のようである。彼はその中で、流行病の病原菌理論（germ theory of epidemic disease）という表現を用いている。

一八七〇年代の病原菌理論の時代において、イギリスに特徴的なのが自然発生説論争と生体解剖反対運動である。自然発生説論争は病原菌理論と必ずしも直接結びつかないように思われるかもしれないが、伝染の仕方はどうであれ（飲料水媒介、飛沫伝染、性的な接触、蚊や蚤や犬といった動物を介して）、とにかく「移る」ということは「どこから」が問われ、単独で発生することはなく、必ず元へ元へと病気の原因が辿れるということである。すなわちまずは病原菌の自然発生が否定されないことには、「移る」ことが確証できないのである。この自然発生説論争の話の前に、すでに幾度もその名に言及したバードン-サンダーソンについて、あらためて論じる。エディンバラ大学で学んで後にロンドンのユニヴァーシティ・カレッジ（以下UCLと略す）にポストを得た彼は、UCLで学んで後にエディンバラ大学にポストを得た前章のリスターと好対照をなす。動物実験による検証が求められる新しい実験生理学の旗手となった彼は、生体解剖反対運動の矢面に立たされて厳しい追及を受けることになる。

病原菌理論の時代となると生理学や病理学は、研究のスタイルとして動物実験を前提とする実験生理学、実験室医学とならざるを得ない。そうした新しい研究スタイルを全面否定し、実験に供される動物に同情するばかりでは研究を進めることができなくなってしまう。ところがイギリスでは、フランスやドイツに比べ、動物実験に対する嫌悪感はきわめて強く、かなりの摩擦が引き起こされることになった。そうした生体解剖反対運動の歴史を見事に描き出した科学史家リチャード・フレンチは、「生理学はイギリス一九世紀半ばでは教師も生徒もごく少数、設備もお粗末で無視されていた。それが世紀の変わり目には本邦の生理学者は世界的なリーダーであった」と記し、この劇的変化の中間に生理学発展の足枷になったとされる生体解剖反対運動が展開され「動物虐待防止法」（一八七六年）まで制定されたにもかかわらず、世紀末にはイギリス生理学は世界を先導するほどの発展を遂げたと結論した[1]。生体解剖反対運動の歴史については、これが大方の一致した見方であり、かなりの摩擦が引き起こされたにもかかわらず国際的な協調と結束で生理学や病理学の推進が図られたという肯定的な結論へと収束している[2]。その様子は次の第5章でも窺い知ることができる。したがって従来の科学史研究もそうした楽観的な見方で事足れりとしてきた面がある。ところが歴史研究の射程をもう二〇年ほど世紀末へと引き延ばし拡大するなら、事態は驚くべき展開を迎える。学問的水準は世界的レベルに達したにしても、国家という枠組みで考えるなら病原菌の研究成果がいかに社会に還元されるかが重要であるのに、一八七六年に成立した「動物虐待防止法」は世紀末にイギリスを文明国から引き摺り下ろすことになるのである。これについては終章で論じる。

一八七〇年代は姿の見えない微生物を対象に、実験手法に工夫が重ねられた。実験途中における不用意な混入や汚染がないことの確認は重要で、再現実験、検証実験、供覧実験が盛んに行われた。一八七六年にコッホが炭疽菌の供覧実験でブレスラウのコーンのもとに出向けば、七七年にはバスチャンが自然発生の検証実験でパリのパストゥールのもとへというように。ただし後者は出向いたものの不発に終わったのであるが。この他にも、従来ほとんど取り上げられてこなかった一八七六年のコーンのイギリス訪問は重要であったし、バードン-サンダーソンは、七七年一〇月にコーンを頼ってブレスラウまでコッホの供覧実験を見に出かけた。一八七七年というのは「漂う微生物の本質を突き止める」本格的な実験研究への節目の年と見なしうるのである。ティンダルはコーンの実験研究の成果を踏まえ、耐熱性を示す細菌の滅菌法としてティンダライゼーション（間歇滅菌）を開発し、さらにはダーウィン父子、ラボックら有名人を巻き込んで一大フィールド実験を展開した。ウィリアム・ロバーツ、ジョン・ドライスデール、ウィリアム・コリンズおよび当時のロンドン疫学協会の注目すべき研究者の活躍状況も明らかにする。そして最後に、イギリスにおける微生物学研究のきわめてユニークな特色に触れたい。

一　バードン-サンダーソンと生体解剖反対運動

（1）バードン-サンダーソンの微生物学

リスターとならんでイギリスで微生物学を牽引し、国際的にも知られた人物を挙げるとすれば、ジョン・バードン-サンダーソンであろう。彼は第Ⅲ部で論じる政府の報告書検討委員会のカギとなる人物である（第７章第四節）。国際舞台での華々しさはリスターには及ばないが、彼の経歴は申し分のないものである。一歳年長のリスターが外科分野で活躍したのに対し、バードン-サンダーソンは病理学や生理学を中心に活躍した。最初に彼の経歴の概略を一八八〇年代初めまで辿っておこう。[3]

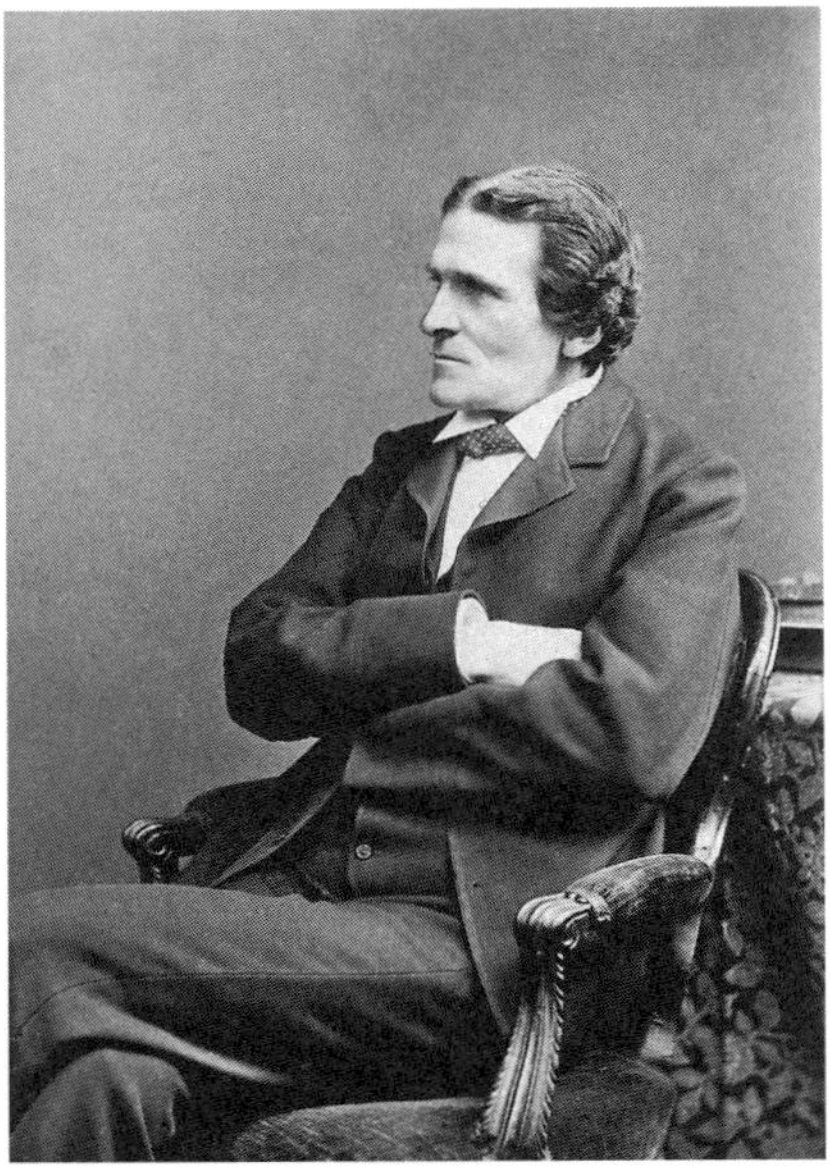

図 18　ジョン・バードン-サンダーソン（1880 年頃）

大法官や判事が輩出する家柄にあって、法律家にしたいと望んでいた両親を説き伏せ、彼は一八四七年エディンバラ大学に入学した。医学を専攻したが、彼は生涯を通じて植物学への関心を持ち続け、初めてエディンバラ医学協会で発表した論文も植物の刺激感応性に関するものであった。[4] 一八五一年には医学博士の学位を取得し、同時にゴールドメダルも得た。新しい実験室医学に関心をもっていた彼は、同年秋にパリにわたり、有機化学や発生学を学ぶ一方、クロード・ベルナールのもとで生理学研究に励むと共に、パリ病院で臨床医としての経験も積んだ。翌五二年に帰国して間もなく彼は、ロンドンに出てセント・メアリーズ病院の病院医に指名され、五五年王立内科医協会の会員、七一年には同フェローとなり、次第に活躍の場を広げていった。[5] 公衆保健という新しい分野にも興味をもった彼は、一八五六年に年俸三〇〇ポンドでパディントンの保健医（MOH）の指名も進んで受けた。病院勤務の片手間に行う非常勤職にもかかわらず、彼は担当のパディントン教区を隈なく査察し住民の健康改善に日夜心を砕き、彼の日誌はそれらの業務で埋まってしまうほどであった。こうした熱意が買われ、本書序章で見たように、一八六〇年には枢密院医学部門の主席医務官であるジョン・シモンに見込まれて査察官（inspector）に任命され、六四年までは当時の国家プロジェクトであった種痘の実施に関与した。翌六五年には脳髄膜炎の調査のためにバルト海の港湾都市ダンツィヒ（現ポーランドのグダンスク）派遣を命じられたが、同年後半には牛疫（cattle plague）対策のために立てられた王立委員会のもとで活躍した（第3章第二節参照）。彼は王立委員会実験部会からの要請で微生物の専門家として意見を求められ、イギリスに大きな打撃を与えることになったこの家畜の疫病研究に終始協力した。イギリスの多くの人々に、牛疫の原因がミアスマ的なものではなく、病原微生物であるという可能性を示唆することになったのは、このときの流行の凄まじい速さであった。彼は牛疫の拡大を、感染動物内で急激に増殖して接触感染を引き起こす実体の存在を示唆する事例として捉えていた。牛疫に関する彼の仕事が後年コッホから絶賛されたこともすでに述べた。

自由な実験研究への想い絶ち難く、彼は一八六七年までには枢密院医学部門の職を辞し、本格的な生理学的研究に乗り出すための準備を始め、ロンドンのウェストエンドのハウランド通りに私設実験室を開設した。それは厩舎の上階を賃借したもので、友人のローダー・ブラントンやデヴィッド・フェリアーを誘って彼は生理学や病理学研究に熱中した。(6) ただしシモンとの協力関係は緊密に保たれ、彼の仕事はシモンの年報の付録として引き続き掲載されていく。年報掲載の仕事としては、結核が接触伝染性の病気であるかどうかを確認する研究がある。これはフランスのジャン-アントワーヌ・ヴィルマンが一八六五年に結核を感染症とした研究報告を受けて行ったもので、六七年の第一〇年報と六八年の第一一年報の付録に掲載された。(7) 一八六九年にはリヨンで数週間を過ごし、獣医学で有名なショヴォー教授のもとで実験研究に参加し、その手法を学んだ。(8) その翌年彼は、マイケル・フォスターがケンブリッジ大学トリニティ・カレッジの新設ポストへ転出したため空席となったＵＣＬの生理学教授になった。また先の家畜の疫病に関し今後の対策に乗り出すための拠点として、一八七一年同大学にブラウン動物健康研究所(The Brown Animal Sanatory Institution) が開設されると、彼は教授兼所長として勤務することになり、(9) ハウランド通りの私設実験室を閉鎖し、仕事場をブラウン研究所内に移した。こうして正規の実験室を構え、名実ともに彼はイギリスを代表する生理学者、病理学者となった。(10)

自然発生説論争については、本章第二節で述べるが、バードン-サンダーソンに関係することを先に少し触れておこう。当時は一〇〇℃で数分間も煮沸すれば生命を滅ぼすのに十分と考えられていたので、煮沸後に密閉封印された溶液に何か微生物が出現したとすれば、自然発生が起こったとするか、あるいは実験手順の誤りで混入が起こったとするかであった。前者すなわち自然発生が起こったと主張して、ハクスリーやティンダルから厳しい非難を受けることになったのがヘンリー・C・バスチャンで、彼はバードン-サンダーソンと同じUCLの教授であった。一八七二年には分厚い二巻本『生命の始まり』を出版して、彼は煮沸後に微生物が出現する実験例を無数に挙げた。そしてその年の一二月に実験手順に誤りのないことを示すためにバードン-サンダーソンに再現実験に立ち会うよう依頼し、彼は喜んでこれに応じ、干し草やカブの浸出液で三シリーズ合計一五の実験にほぼ一か月間付き合った。それによってバードン-サンダーソンまで自然発生肯定論者になったわけではないが、彼は実験を丁寧に再現し検証しようと奮闘した過程を翌年『ネイチャー』に投稿した。[11] 一〇分間もの煮沸に耐えうる生物の存在を到底想定し得ない状況で、バードン-サンダーソンは結果を公表するのみで、論争に加わることは避けた。しかし、すでに広く認められていた彼の誠実さや実験生物学者としての確かな手腕は、バスチャンの主張がまったくの嘘八百ではないことを人々に認識させるに寄与した。ダーウィンは一八七六年二月にティンダルに宛てた手紙で、「バスチャンが言うことについては気にかけませんが、バードン-サンダーソンやボストンのワイマンのような人々やチャイルド博士が煮沸した浸出液からどのようにしてバクテリアを得ることにしばしば成功したのかという問題が解明されるなら、そのとき初めて自然発生の主題は明らかになるのだと強く感じています」と述べて、バードン-サンダーソンらへの信頼を滲ませた。[12] 結論から言えば、自然発生が起こった訳でもなく実験の誤りでもなく、細菌の耐熱性の問題になるが、それは本章第二節に譲る。耳目を引くような実験結果は、権威ある人のもとで再現されることが重要で、バードン-サンダーソンは実験立会人の役割を忠実に果たした。

さて、ここでの主人公バードン-サンダーソンは、さらに一八七四年に、今度はUCL生理学教授ウィリアム・シャーピーの後任として人間生理学のジョドレル（Jodrell）教授職に移りブラウン研究所の兼務も続けた。バスチャンが関係する続くイベントは一八七五年のロンドン病理学会における自然発生説論争であるが、これは本章第二節で扱うとして少し先送りにしよう。彼を惹きつけて止まない実験生理学はと言えば、イギリスに本格的な実験生理学研究を普及させようと意気込んでいたのも束の間、彼が友人たちと書き下ろした生理学実験の手引書が、思わぬ災いを引き寄せることになる。七〇年代半ばイギリスでは生体解剖反対運動の嵐が吹き荒れ、彼も否応なくこれに巻き込まれ、生体解剖反対論者の標的となって厳しい追及を受けることになる。これについては別に項目を立てて、続く第（2）項で述べる。

バードン-サンダーソンは大陸の研究者たちとの緊密な交流が研究成功の秘訣であるとし、新知識の吸収のために頻繁にフランスやドイツに出かけていたが、そうした彼の研修旅行の中でも優れて興味深いものの一つが、一八七七年一〇月にフェルディナント・コーンをブレスラウの生理学研究所に訪ねたときのことであったろう。[13] この前年八月中旬からコーンは一か月半ほどイギリスを訪れており、このときバードン-サンダーソン夫妻は温かく彼をもてなし、一層親しい関係を築くことになった。[14] ローベルト・コッホはと言えば、まさにその一八七六年の既に四月にコーンの求めに応じて入念な実験準備を整えブレスラウに乗り込み、幾人かの病理学研究者を前に、ある特定の桿菌が炭疽病の原因であることをみごとな実験で示し、論文を書き上げていた。それは科学史の中でも、細菌学の黄金時代の幕開けを告げる公開実験として夙に有名なものである。[15] バードン-サンダーソンはロンドンで直接にコーンに会うことで、そうした情報を得たに違いない。そして翌七七年に今度は彼がコーンの研究所に出向き、彼の取り計らいで、コッホの炭疽菌に関する供覧実験に唯一のイギリス人として幸運にも立ち会うことができたのである。一八七六年にコーンの『植物学論文集（*Beiträge zur Biologie der Pflanzen*）』に掲載されたコッホの研究は、ティンダルによって紹介されたものの、当時のイギリスではそれほど広く知られたものではなかった。それだからこそ、ただ一人のイギリス人としてこの実験の再現に立ち会うことのできたバードン-サンダーソンには、最新の実験技法の詳細を英語圏の人々に伝える役目があったはずである。しかし彼はUCLで行われた英国医学協会のクリスマス講演「病気の感染過程」の最後の第四講演で、そのことにわずかに言及しただけであった。彼によるコッホの公開実験に関する紹介は、詳しい実験操作には何も触れておらず、細菌の顕微鏡写真が四枚掲げられて病獣の血液中の病原菌や、内部に芽胞（spores）が形成された病原菌、さらに最終段階でそれらの芽胞が解き放たれようとした状況などについて述べただけであった。ただし、四枚の写真は『植物学論文集』掲載のものより鮮明な写真であった。なお彼のその講演は『英国医学雑誌』に年を跨いで六回にわたって連載された。[16] 次に講演全体をもう少し詳しく紹介しよう。

クリスマス講演の依頼を受けるということは大きな名誉であったことだろう。年末二度の掲載に続いて、新年号ではバードン-サンダーソンの講演が巻頭を飾った。講演全体を通して内外の膨大な論文に精通した彼の目配りの広さと優れた研究知見は遺憾なく発揮されており、この分野でのイギリスの第一人者であることはこの総説の内容からも十分に窺えるものである。彼は初回の講演の終わり部分で、コレラの本質的原因が生物的なものであるかどうかが解決を迫られている重要問題だとしながらも、「我々はコレラに関係する有機体に関して肯定する証拠も、否定する証拠ももっていないので、この病気について病因論的問題を科学的に取り上げ議論するについて、事実を曖昧にして判断を混乱させるよりは、当面は病原菌という概念（ジャーム）を考慮から外すのが賢明であろう」（八八一頁）と述べて、「病気の感染過程」という一般的な講演題目の下で、講演内容の多くは敗血症のことを扱っている（第二講演　敗血症の病因論、第三講演　敗血症の病理学）。コレラに対する彼のこうした態度は、本書第7章でみる検討委員会に彼が抜擢された理由の一つであったかもしれない。最後の第四講演が病原菌理論をテーマにしたものとなっている。この冒頭で彼は、「生きた接触伝染体理論」と「病原菌理論」を区別しようとしている。一般的には両者は同じと理解されているとしながらも、彼は前者において接触伝染体と病気とは、植物と種子の関係に類比され、伝染体から病気が生じ、その病気から伝染体がさらに生じると言う。後者の彼の理解は、空気中からのジャームの侵入であり、典型例が創傷の化膿である。これこそリスターの偉業をもたらした理論なのである。コッホの供覧実験に先立って、彼はドイツ各地を旅行しており、行く先々でリスターの消毒法が“Listersche Behandlung" と呼ばれて好評を博している様子を伝えている。[17]

一八七八年初めには微生物学の第一人者と目されたバードン-サンダーソンであったが、同年やや唐突にブラウン研究所を退職してしまう。直接の原因としては一八七六年に彼の兄一家が鉄道事故に巻き込まれ、兄を含む三人を失い、それが彼の気分をひどく憂鬱にして体調を損なうことになったと言われている。[18] しかし、先に触れたように生体解剖反対運動から受けたダメージも少なからず関係していたであろう。[19] 心労が重なり、その後しばらく彼は病理学研究よりも植物生理学研究のほうに軸足を置くことになる。彼はダーウィンからの要請もあって一八七三年頃から分けてもらっていた食虫植物について、その運動の電気生理学的研究とりわけハエジゴクの研究に専念することになる。[20] 材料が植物であるということは、彼にとってストレス軽減につながったに違いない。

健康上の理由もあってブラウン研究所を退職することになる直前の二月から六月にかけて、バードン-サンダーソンとやがて彼の後任となるウィリアム・S・グリーンフィールドは、炭疽菌の弱毒化に成功したようである。これは同研究所で試験された改良品だが、炭疽病のワクチンとしておそらく最初に開発され、記録に残っているものであろうと言われる。『細菌と人類』の著者たちは「グリーンフィールドの研究は、非常に奇妙なことに忘れ去られており、科学が本来彼に与えなければならない栄誉は、パストゥールに渡ってしまった」と述べている。[21]

一八八二年にバードン-サンダーソンはロンドンを離れ、オクスフォード大学の生理学のウェインフレット（Waynflete）教授職に就任した。この人事は、オクスフォード大学欽定医学教授（regius professor of medicine）ヘンリー・アクランドの尽力によるもので、彼を迎えるために約一万ポンドを注ぎ込んで実験室の新設など準備が整えられた。しかし実のところ、ここでも動物虐待防止法の適用について問題が持ち上がり、間に立ってアクランドは奮闘した。[22] この時から、バードン-サンダーソンは死の数か月前までオクスフォードに奉職した。一八九五年には欽定医学教授になり、病理学、細菌学、薬理学の研究と教育に邁進した。

さてバードン-サンダーソンの活躍は、先に触れたように生体解剖反対運動と深くかかわっているし、国家の科学研究動向を決定していく上でも重要なテーマなので話をそちらに転じよう。

(2) 生体解剖反対運動に抗して

一八七〇年にマイケル・フォスターがケンブリッジ大学の最初の生理学講師に、[23] バードン-サンダーソンがUCLの実験生理学（practical physiology）・組織学の教授に就任し、[24] 大陸の生理学的手法を学んだ研究者が育ってくると、彼らはフランスやドイツをモデルにして教育・研究を変革したいと願うようになった。七〇年代に主要大学に始まり地方にも次々と生理学講座が開かれ、臨床医学に加えて、実験室医学が興隆してくると、動物実験は不可欠となり、その是非をめぐる問題も必然的に生じた。[25]

同じ一八七〇年のイギリス科学振興協会（BAAS）第四〇回リヴァプール大会で会長に就任したT・H・ハクスリーは、[26] 生物学分科会に参加し、過激な生体解剖で知られるフランスの生理学者ブラウン-セカールの発表を聞き、会場でこれを絶賛したため生体解剖に対する強い反発を引き出すことになった。[27] これを受け同年BAASは新たに委員会を組織して、生きた動物で実験することを正当化する条件について報告を求めた。そこでフォスターとバードン-サンダーソンは、国内の主だった生理学研究者一〇名からなる検討委員会を組織し、翌七一年のBAASエディンバラ大会総会にレポートを提出した。[28]「生理学実験の対象について考える委員会レポート」は、次の四項目からなり、地元エディンバラのジョン・バルフォアとアーサー・ガムジーを含む七名の署名が付けられていた。[29] ①実験は可能な限り麻酔を用いること。②生きた動物を用いる教育実習は、無痛であるか麻酔を用いること。③研究を目的とする痛みを伴う実験は、熟練した執刀者による適切な規制の下、しかるべき施設で行われること。④生体解剖は、解剖手法の熟達を目的に獣医学教育で行われてはならない、というものであった。科学者によるこのような自発的な規制を、生体解剖反対運動の中心的存在でフェミニストのフランセス・パワー・コブ女史は高く評価した。しかし強制や監視がされるわけではないので、次第にコブは研究者の表面的な規制に怒りを募らせていくことになった。[30]

生体解剖反対運動が本格化するきっかけとなったのは、バードン=サンダーソンが彼の仲間三人（E・クライン、M・フォスター、T・L・ブラントン）と共同執筆した『生理学実験ハンドブック』（一八七三年）であった。[31] 大陸の研究や教育を知り、イギリスの生理学の水準を大幅に引き上げる意図で編纂された『ハンドブック』は、実験手引書であるがゆえに本文に残酷な表現が見られたりするのみならず、一二三枚の図版を別冊にしており残酷な実験処置図があったりした。[32] 加えて当時の生理学研究の標準的テキストとして広く読まれたことが徒《あだ》になり、バードン=サンダーソンをはじめ、共著者も厳しい非難の矢面に立たされることになった。

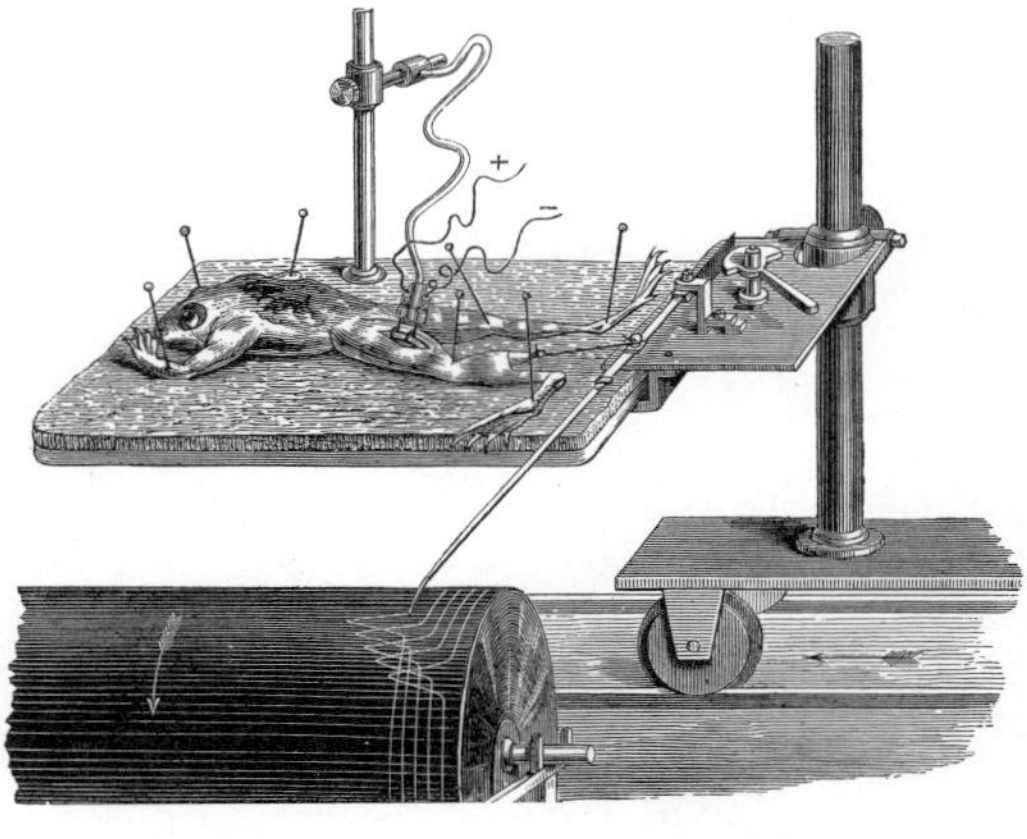

図 19　『ハンドブック』プレート編に掲載のカエルの筋電図

さらに英国医学協会ノーウィッチ大会でも問題が持ち上がり、[33] コブは実験の規制を求める覚書をまとめて王立動物虐待防止協会（The Royal Society for the Prevention of Cruelty to Animals, 以下RSPCA）に要請し、一八七五年新年これに賛同する著名人の署名を集め始めた。この協会には著名な慈善家も名を連ね、たとえばウェストミンスター公爵が会長を務めたり、バーデット=クーツ女性男爵が婦人部の会長を務めることもあった。[34] コブの規制要求に対し、医学界の有力者ウィリアム・ガルは彼女の生体解剖の見方が誇張であると非難し、素人が口出しすべき問題ではないとした。一見動物愛護派と期待されるダーウィンも彼女の署名要請を受けたが、これを辞退した。しかし最終的にコブの覚書は一千名ほどの賛同を得て、一八七五年一月にRSPCAに提出された。[35] これに対し『英国医学雑誌』の編集長アーネスト・ハートは

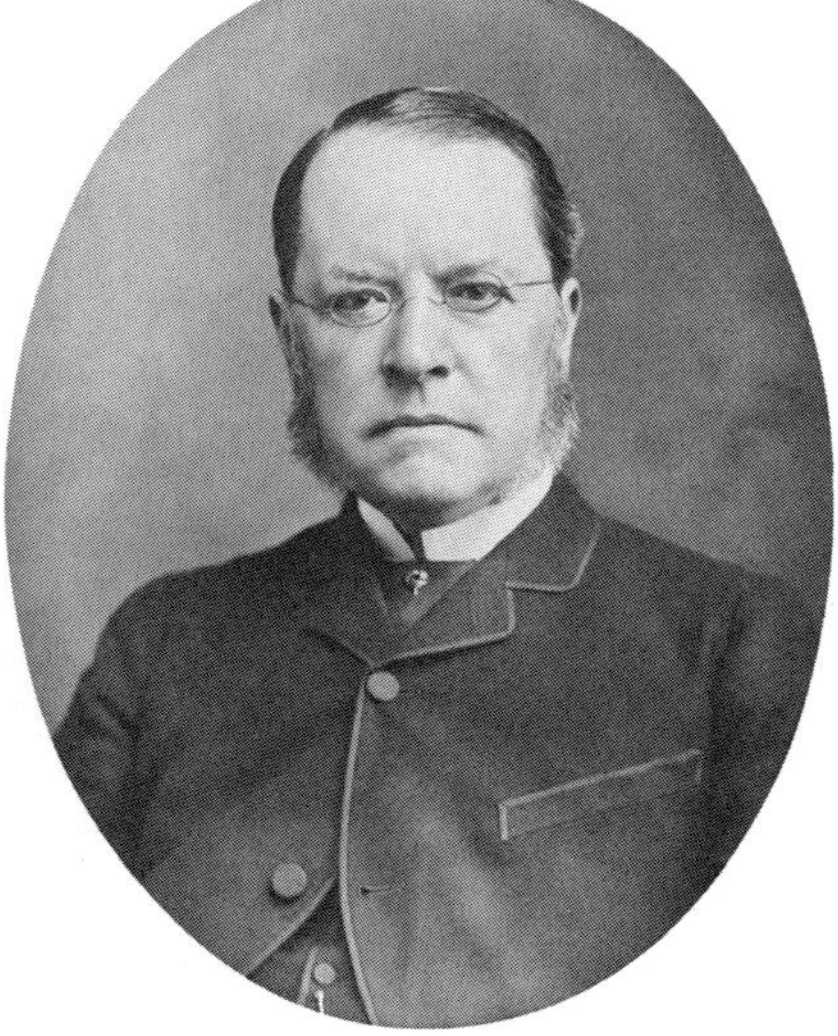

図20　ライアン・プレイフェア

即座に反論に出て、彼の主張は三日後の『タイムズ』紙に掲載された。[36] ハートは編集者の職務を超えて世論の動向に関心を払い、一八八一年の国際医学大会の招致にも大活躍する人物である（第5章参照）。

コブからの署名要請を断ったダーウィンは、生体解剖反対運動を科学研究に対する重大な挑戦と受け止め機敏に行動を起こし、娘婿の助力をえて一八七五年の新年に「生体実験者たちの法律」を起草した。[37] 法案の目的は、生体解剖の禁止ではなく、実験の自主規制であり、実験免許取得者は実験動物の苦痛を最小限に抑える義務を負うとした。その一方でダーウィンは、ハクスリーに相談しバードン-サンダーソンやジョン・シモンとも連絡をとって、ライアン・プレイフェアを通してこの法案を議会に上呈してもらうことにした。プレイフェアは一八七〇年代には国政の場にある生体解剖擁護派として、ダーウィンの法案を庶民院に提出してくれる頼もしい存在になっていた。

これ以降、さまざまな情報がダーウィンにもたらされ、彼は司令塔のごとく日に何通もの手紙を書き、手紙の複写をさらに別の人に送って支援の輪を広げた。彼は慎重を期して、その草案を四月一四日に親友で当時王立協会会長の地位にあったJ・D・フッカーに送り、内容の検討を願い出た。[38]

そうこうするうちに、コブの作成した生体実験禁止の請願書はヘニカー卿によって法案として貴族院に提出されてしまった。この法案（生体解剖規制法案）は、生きた動物を用いる限りすべての実験の届け出を義務付けていた。[39] 一方プレイフェア（ダーウィン＝サンダーソン）法案は、科学的発見を目的として行われる動物実験の濫用防止法案であった。[40] この両者の調停をめざし、一八七五年六月から七六年にかけて、動物虐待を防止しその一方で科学研究の最大限の進歩を確保するために王立委員会が立てられた。委員長エドワード・カードウェル卿は植民地大臣や陸軍大臣を歴任した貴族院議員で、委員は六名選出され、科学者はハクスリーとＵＣＬ外科学教授Ｊ・Ｅ・エリチゼンであった。[41] 委員長のほか委員二名がＲＳＰＣＡ関係者であった。委員会は一九回開催され、延べ人数にして五四名を召喚し、参考人に発した質問総数は六五五一にのぼった。[42] 参考人の大半が医師で、生体解剖反対派は少数であった。厳しい追及を受けたのは、一八七四年にＵＣＬ生理学教授を退職したばかりのウィリアム・シャーピー、公衆保健の第一人者ジョン・シモン、その他にバードン-サンダーソンやフォスターであった。中でもバードン-サンダーソンは、フォスターと共に二〇〇項目以上の質問を受けた後、さらに日を改めて呼び出されるという異例の厳しい扱いであった。一一月一日にはリスターが、[43] そして一一月三日にはダーウィンも呼び出されたが、ダーウィンへの質問はわずか一一項目であった。[44]

もっとも厳しい追及を受けたのはブラウン動物健康研究所助手のエマニュエル・クラインであった。『王立委員会報告書』は委員会報告と各参考人との具体的な質疑応答から構成されるが、冒頭の委員会報告でも真っ先に言及されることになるのがクラインであった。ウィーンからイギリスの同研究所に着任して四年目の彼には、一五〇項目近い質問に対して状況を踏まえた巧みな応答は難しく、馬鹿正直に返答してしまったようだ。彼の応答から驚くべき実態（日常的に生体解剖を行っているらしいということ）が明らかになったとして、委員会側のメンバーとなっていたハクスリーを慌てさせることになった。ハクスリーは、一〇月二八日に行われたクラインの事情聴取から、生理学者側に不利な事態が招来されたとして、ただちにダーウィンに手紙を書き送った。[45] この事態を受けて王立委員会は、まずはクラインのかつての上司バードン-サンダーソンに問い合わせた。彼はブラウン研究所でクラインと一緒に実験を行ったが、クラインが王立委員会で述べたような事実がないことを保証した。そしてクライン自身も、イギリスに来て日も浅いために、質問の真意や微妙なニュアンスを十分に理解できなかったことなどを文書で回答した。第7章で詳述するようにイギリス微生物学の父として一八八〇年代には高い評価を受けることになるクラインの辛い修業時代を窺わせる一幕である。[46]

一八七六年一月の『王立委員会報告書』の提出を受け、五月にディズレーリ内閣における強硬な生体解剖反対派のカルナヴォン伯によって「動物虐待に関係する法律修正法」案は貴族院に提出され、[47]第二読会を経て六月末に第三読会が開催されるに至ると、生体解剖擁護の科学者側のロビー活動も活発化した。最大の動員を行ったのは、『英国医学雑誌』の編集長アーネスト・ハートである。彼はウィリアム・ジェンナー、ジョゼフ・フェイラー、ジョン・シモンらと共に、内務大臣リチャード・クロスに直接会見を申し入れ、それに立ち会うよう英国医学協会の会員に呼びかけた。すると、内務省には事態を憂慮する二五〇名ほどもの医師が結集して大変な騒ぎとなった。[48]本書に登場する人物を少し拾い上げてみると、C・R・ドライスデール、W・ファー、W・S・グリーンフィールド、J・ホッグ、W・マコーマック、N・C・マクナマラ、C・マーチソン、R・クエイン、H・E・ロスコーらの名前を見出すことができる。少し意外な感じがするのは、当日結集した医師たちを前に、ハートに促されて最初に挨拶に立ったのがシモンであったことだ。彼はこの年の五月に地方自治庁を辞職しており、突然の指名に驚きながらも幾度も会場からの声援を受けつつ挨拶を行った。「生理学研究が内務省管理の下に置かれ、研究者たちをまるで仮出獄中の受刑者（convicts on tickets-of-leave）のごとく扱う煩瑣な免許システムが採られるなら、医学研究職に不当な汚名を着せるものとして法案に反対せざるを得ません。……法案が現状のママで法律になるなら、それは医学研究者から重大な侵害と受け取られ、彼らから我が国の立法府に寄せられる尊敬の念は地に落ちることになりましょう」と結んで大いなる共感を会場から引き出した。[49]続いてウィリアム・ジェンナー、サミュエル・ウィルクスらの挨拶のあと、内務大臣クロスが手短に二つの法案の説明を行い、ハート側は会見に出席できないエディンバラ大学医学部の会員からの請願書を手渡し、クロスから多少の希望を引き出しつつ交渉は時間切れとなって終わった。[50]このように英国医学協会の生体解剖規制法案に対する反対の態度は明確であったが、王立協会は対応が遅れ、彼らからの勧告も虚しく生理学者たちは動物実験を行う前に煩瑣な手続きを必要とすることになった。

生体解剖禁止に反対した人々を科学史家リチャード・フレンチは三群に分け、直接的な利害関係にあるバードン-サンダーソンら生理学者、自らは生体解剖実験をしないパジェットら医学関係者、そしてダーウィンやハクスリーなど医師でもないが生理学者に同情を寄せる人々としている。(51) この分類では第二群に属するジョゼフ・リスターはこの前年に権威ある中央医学評議会の評議員に指名されており、一八七六年五月末に評議会出席のためにロンドンに滞在した。彼は評議会の場で動物虐待防止法のような立法措置に反対する動議を提出しようと考え、オクスフォード大学教授で中央医学評議会議長のヘンリー・アクランドに面会を求め根回しを行った。そして評議会当日彼は、カルナヴォン伯によって導入された動物虐待防止法案の検討委員会を設け、今会期中に評議会に報告を行うことを求める動議を提出した。中央医学評議会はこれに同意し、検討委員会の長にリスターを指名した。これを受けてリスターは、(52) カルナヴォン伯の法案に対して一三項目の修正を盛り込んだ提案を報告した。(53) 貴族院を通過した法案と最終的に発効した法律とを見比べると、中央医学評議会からの提案はよく反映されていることがわかる。(54) 中央医学評議会、英国医学協会、王立協会などの圧力で動物虐待防止法（The Cruelty to Animals Act of 1876）は若干の修正がされて、庶民院の第二読会を経て八月一五日に女王の裁可を受け、法律は発効し（39&40 Vict., c. 77）、その後一世紀以上にわたって維持され、一一〇年後となる一九八六年に動物科学手続法（The Animals Scientific Procedures Act）に置き換えられることになる。

生体解剖反対の熾烈な運動は他方で生理学者たちの結束をもたらした。バードン-サンダーソンの呼びかけで、一八七六年三月三一日彼の自宅に集った生理学に関心をもつ一九名の人々によって「生理学協会」の創立が提案され、研究維持のために結束して自己防衛をしていくことになった。(55) 彼はその日の出来事を、王立委員会委員長であったカードウェル卿に知らせようとしたようで、手紙の下書きが彼の日記にそのまま残されている。(56)

本日一八名の生理学実験に携わる研究者の参集を得て、拙宅で会合を開きました。生理学の発展をめざす協会を設立するためです。会合の最後には実験の規制に関する問題が議論され、意見表明が満場一致で採択されました。

その年の四月に継続審議がキングズ・カレッジの生理学教授ジェラルド・ヨウの自宅で行われ、五月はG・J・ロマーニズの家で会合が開かれ、同月二六日の年会開催が決定された。年会では三五名が正会員として登録し、規約を採択し正式に生理学協会は発足した[57]。第一回の年会で名誉会員に選出されたダーウィンは、若い友人のロマーニズ宛に自分が生理学協会の名誉会員の一人に選ばれたことをきわめて名誉に思っていると書き送った[58]。このロマーニズであるが、一八八一年になってコブがバードン-サンダーソンに浴びせた非難に対し、彼を擁護する投書を『タイムズ』紙に送った。ダーウィンは、投書が簡潔にして率直ということで、自分が尊敬して止まないバードン-サンダーソンのためにロマーニズが一矢報いてくれたことを心から喜んだ[59]。

このようなイギリスの状況は海外にもよく知られるところとなり、一八八一年にロンドンで開催された第七回国際医学大会では、医学や生理学の発展に生体解剖実験が不可欠であることが論じられた（第5章参照）。大会の開催を生体解剖に対する社会的な理解拡大の好機とすべきとの認識で、世界中から生理学者の参加を呼び掛けた生理学協会は、公式晩餐会とは別に八月五日に外国からの生理学研究者を歓迎する夕食会を開催し、食後には生体解剖を擁護する対策が話し合われた。対策としては、生理学研究の狙いや近代医学への貢献を周知させる必要があり、ダーウィン、ガル、パジェット、ハクスリー、リスターといった名声ある論客に生体解剖擁護の立場から一流評論誌への寄稿を依頼することなどが取り上げられた[60]。

国際医学大会最終日、最後となる基調講演は「生物科学と医学との繋がり」と題してハクスリーが務め、実用的な効用から遠いように思われる基礎的な生物学とくに生理学がいかに医学に重要なものであるかを歴史的に説いた。大会会長からの短いコメントの後、事務局長は、生理学部会から大会決議採択の提案があることを報じた[61]。

本大会は、生きた動物を用いる実験が過去において医学に最大の貢献を果たし、将来の医学の進歩に不可欠であることを明記する。したがって動物に不要な痛みを負わせることを強く非難する一方、有能な研究者によるそのような実験遂行を制限するのは望ましくないことを、人間と動物の双方の利益に鑑みて表明するものである。

また眼科学部会からも同様な建議書が大会理事会に提出されていることも告げられ、双方とも満場一致で採択された。

国際医学大会の終了をまたずにワイト島の海浜リゾート地ライドで八月九―一二日に開催された英国医学協会第四九回年会でも、国際医学大会の余勢を駆って生体解剖反対派に対する反撃が行われた。年会終了前日の三回目の総会で、同協会前会長にしてケンブリッジ大学人体解剖学教授のジョージ・ハンフリーが、「生体解剖」と題して動議を提出した[62]。

本協会は、医学の発展に生体解剖が果たす重要性について、その深遠な意味を表明したい。生体解剖をさらに禁じるならば、人間や動物の病気に対してより良い知識と手当の提供が期待される研究が妨げられ、必ずや一般社会に深刻な危害がもたらされるであろう。

さらに彼は、生体解剖が医学研究や医療実践にどんな善をもたらしたかについて長い発言を加えた。生命過程の研究には、まさに生命が維持されている対象を研究する以外にないのであり、それは冷静にかつ多面的に考えれば高い人間性の利益に適うことで、ここに決議文を提案するのであると。これに対し支持発言があり決議文は採択された(反対者一名)[63]。

生体解剖擁護派が国際医学大会の開催を機に巻き返しを図り、一八八一年末から八二年にかけて多くの議論が行われたが、擁護派と反対派が折り合うことなく論争は次第に沈静化していった。ただし常に生体解剖廃止を求める動きは伏流となって存在し、一八八三年二月にロバート・リードらによって「生体解剖廃止法案」（法案四六）が提案され、四月四日には庶民院で第二読会が行われた。(64) 強力に生体解剖廃止を求めるリードらに対し、ライアン・プレイフェアはロンドン国際医学大会での決議文と第四九回英国医学協会年会での決議文を示し、世界中の医学者、生物学者の全面的支持を受けている学問上の生体解剖を廃止することはあり得ないことを説いた。さらに彼は、コレラ流行時の大きな犠牲やフランスでの羊の大量死などに言及し、動物実験による病原菌の確定がいかに恩恵をもたらしたかについて数値を挙げて示し、生体解剖全面禁止となれば、イギリスの生理学者は外国に研究の場を求めることになろうと雄弁に語った。(65) 続いて、現行法で実験の認可を行う内務省のウィリアム・ヴァーノン＝ハーコート大臣も現行の規制で十分とし、プレイフェアを全面的に支持する発言を行った。(66) 生体解剖廃止法案は審議未了で一旦先送りとなったが、結局廃案となった。(67)

ここまでの状況では、イギリスの生理学者は生体解剖反対運動をバネに、また反対者たちへ向けられた外圧を励みに、国内・国際の両面で採択された決議文を盾に自らの仕事の意義を一層明確にし、協力して学問の水準を世界的レベルに高めていったという見方も、あながち外れてはいない。しかし、一八七六年に動物虐待禁止法という法律が成立したということは大変に重い事実であり、その後長くイギリスの微生物学、医学、生理学、病理学などにおいて動物実験研究を躊躇させることになるのである。自分の専門の仕事に埋没していて社会的な事柄に疎いように思われがちなダーウィンであるが、彼が全精力を注ぎこんで守ろうとした学問の自由は、並々ならぬダメージを蒙ったのである。厳しく標的にされたバードン＝サンダーソンが、その後一〇年以上にわたって食虫植物を材料に電気生理学的研究に力を注ぐようになったのは、故なきことではなかっただろう。(68)

二　進化論と病原菌

（1）自然発生説論争とバスチャン

病気の病原菌説の成立過程を描きだした科学史家J・K・クレリンは、病原菌説確立の前提として自然発生説が反証される必要があったとしているが、この自然発生をめぐって論争が長引くことになったのが、イギリスにおける特色である。[69] もしも自然発生説を、パストゥールによる一連の仕事によって反証され終わった旧説として簡単に葬り去ってしまっていたら、細菌の耐熱性の問題などは明らかにならなかったであろう。煮沸しても生命の発生が起こることはありえたのである。躓いた分、イギリスの人々は進化論と微生物学の関わりを深く考察することになった。キーワードは、病原菌理論（germ theory）、自然発生（abiogenesis）、進化（evolution）である。

発酵や腐敗を純化学的過程と理解するリービヒの考え方に対し、パストゥールはすでに一八五六年にフランス北部の都市リールの産業界から委託されたブドウ酒やビールの発酵研究から、発酵が、生物体である酵母の働きによるものであることを突き止めていた。[70] さらにパストゥールは、「白鳥の首」のフラスコ実験を初めとし、加熱した空気を送り込んだり、その中でフラスコの口を開けたりと巧みな実験操作で自然発生の否定をなし得たと考えられてきた。ところが、パストゥールは得られた実験結果を恣意的に取捨選択することがあったようである。第II部冒頭のパストゥール革命に付した注1で述べたが、要するに彼は種々の実験操作の末に生命が誕生してしまった（と思われた）場合には、実験手順のどこかで雑菌が混入したものと考え、その実験結果を捨てていたのである。彼は、結論を先取りし、極端に言えば生命が自然発生しなかった結果だけを取っていたとも言える。しかしそれは今日言えることであって、一八六〇年代初めには長引く論争にようやく決着がついたと考えられたのである。こうしたフランスの早い決着に対して、イギリスでは七〇年代半ばまで生命の自然発生説がかなり根強く議論された。[71]

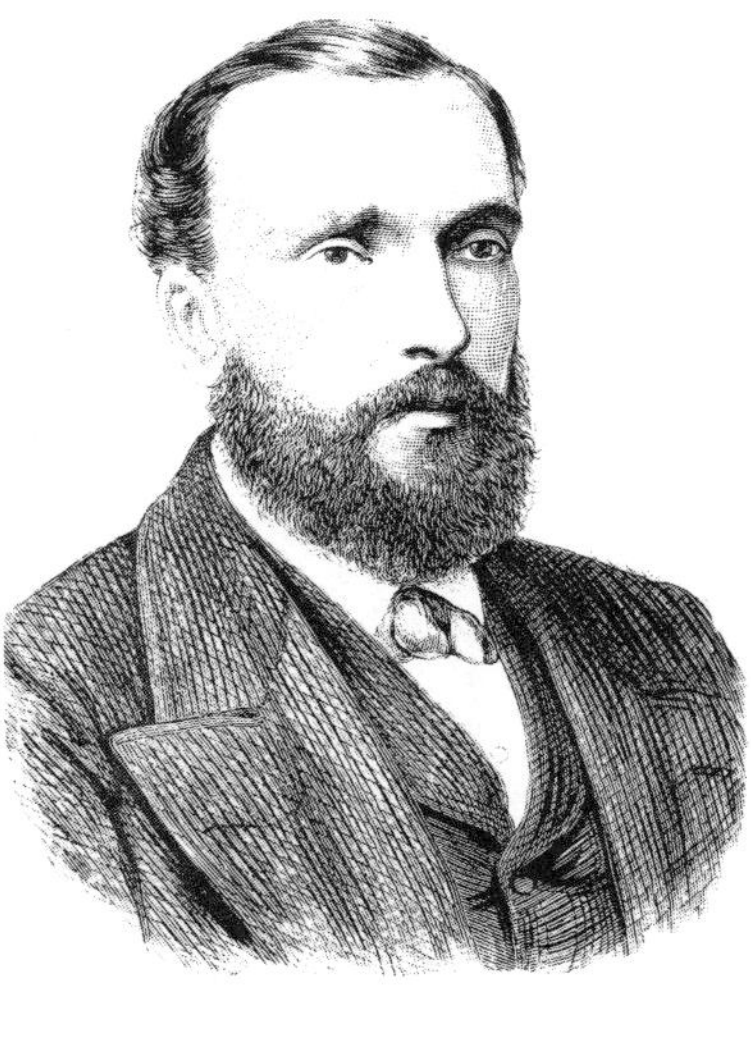

図21　ヘンリー・C. バスチャン（38歳頃）

これはイギリスに本格的な微生物学が育っていなかったことに起因するというより、むしろ一八五九年に出版されたダーウィンの『種の起源』による進化論の議論により深く関係していたと見るべきである。というのも、ダーウィンが主張するように、「自然な過程によって」（「神の創造によらず」と同義）生命の進化が起きて今日のような多様な生物が存在するようになったとすれば、生命誕生の時点で自然発生（無機物からの生命誕生）を肯定せざるを得ないからである。ダーウィン自身は彼の著作の表題が示す通り、生物の種の多様化してきた過程を明らかにしようとしたのであって、著作の目的を生命の起源の探究にしていたわけではない。しかし、ダーウィンの進化論を肯定するとすれば、原初的生命の自然発生は論理的帰結として避けがたいと、強く信じる人々が存在したのである。その代表的人物がヘンリー・C・バスチャンであった。彼は、UCLで医学博士の資格を得て、いくつかの病院勤務を経た後、一八六七年母校の病理解剖学教授に着任し、その翌年には弱冠三一歳で王立協会のフェロー（FRS）に選ばれた。本来は医学研究者で発話障害や失語症の研究で知られ、J・ヒューリングス・ジャクソンと共にイギリスにおける神経学の確立者の一人として高く評価される人物である。[72] こうした彼の医学的経歴だけを見ると何故バスチャンが「自然発生」に執着するのだろうかという思いに囚われるが、彼は幼少期から博物学に熱中し、イングランド南西部のファルマスの植物相やイギリスのシダに関する研究をまとめていたし、線虫研究については一角の権威者で一〇〇もの新種を命名し、彼のFRS就任はこれらの業績の評価によるものであったことを知れば、十分に納得がいくだろう。[73]

パストゥールの自然発生を否定するすべての実験結果が揺るぎのないものとされている限りにおいては、バスチャンは、実験の不備に気付かない愚か者のような印象であり、イギリスでやがて沈黙を強いられるのも当然の成り行きと考えられてきた。実際、彼の伝記的記載には蔑視が感じられるものもある。しかし、パストゥールの実験ノートの科学史的研究が進み、そこに記載された実験結果がそれほど絶対的なものでなかったとされると、二〇世紀末からバスチャンの再評価が行われるようになる。イギリスにおける彼の忘却は、後述するように実は進化論支持者側からのかなり意図的な幕引きによるものであったことが明らかになっている。

前節でバスチャンの検証実験の一部を少し先回りして紹介したが、話をイギリスにおける自然発生説論争の元年ともいうべき一八七〇年に戻そう。この年、ティンダル、バスチャン、ハクスリーはそれぞれの主張を効果的に繰り広げた。論争の幕を切って落としたのは、第II部冒頭で紹介したティンダルで、一月の王立研究所公開講演「塵埃と病気について」である。壊滅的被害をもたらした畜牛疫病やインドからエジプトを経由して拡大したコレラの流行などを経験して、イギリスにおける伝染病の見方は変化しつつあった。ティンダルは、自然発生説に徹底的に反対し、あたかも自然に起こったかに見える発酵や腐敗が実は空気中に浮遊する微生物に起因するのみならず、伝染病の原因も微生物とする病気の病原菌理論への明確な支持を打ち出した。講演会場で彼は、強い光線に照らし出されて浮かび上がる塵埃で聴衆を惹きつけ、この空気を強力に熱した場合には塵埃の散乱効果が失われることから、それらの塵埃の大半が有機体であることを提示した。これは科学の普及講演として見事なもので、加えて実践的な話として、空気中に浮遊する病原菌から病気の感染を防ぐための防塵マスクにまで話が及べば、人々の不安と関心はいやが上にも高められたことであろう。その内容は多方面で広くしかも長年にわたって報告された[74]。彼の講演の一か月後、これを追いかけるように自然発生を支持するバスチャンの二つの論題が七月までに四回にわたって『ネイチャー』誌を飾った[75]。これらについては、彼の後の論文と共に紹介しよう。

このようなイギリスの状況にあって、一八七〇年九月、ＢＡＡＳの会長に就任したハクスリーは大会四〇回目となる記念すべきリヴァプール大会で、自然発生を明確に否定する就任講演を行った。メッセージの送り手といい講演の舞台といい、科学界を代表する彼の講演は論争に一つの転機をもたらした。講演は自然発生説論争を歴史的にみごとに描きだしており、一般には「生物発生説と自然発生説」として知られるもので、博覧強記のハクスリーならではのものであった。[76]

彼は、古くはローマのルクレティウスから講演を開始し、一七世紀に活躍したハーヴィー、イタリアのフランチェスコ・レーディを紹介し、生物は生物から生じるとする立場を生物発生説（Biogenesis）と呼びたいと提案した。さらに一八世紀のニーダムやビュフォン、イタリアのスパランツァーニ、そしてパストゥールまで詳細に論じた。その上で彼は国内同僚への気遣いも怠りなく、ティンダル、リスター、バードン-サンダーソン、シモンの名前を挙げそれぞれの貢献に言及した。彼は、「動物と植物の病気で伝染性の特質をもつものは、微生物によって引き起こされることが現在では十分確立した事実である」と、明言したのである。彼の講演は学術上のことにとどまらず、とりわけパストゥールによるカイコの微粒子病の解明がどれほどすばらしい経済的効果をもたらしたかについても触れた。またリスターの化膿防止消毒法が創傷感染による死亡率を大幅に低下させたことについても述べ、生物の基礎研究が社会にもたらす恩恵を強調した。[77]そして自然現象の扱いを物理学的研究と二分する生物学的研究の発展が大いに期待されると締めくくった。この講演内容は、翌九月一五日の『タイムズ』の紙面にも再現された。さらに『タイムズ』は二一日に行われた生物学分科会の議論の内容も詳しく伝えた。[78]ハクスリーの就任講演に対するバスチャンの短い反論が、協会の同じ大会レポート、および『ネイチャー』に掲載された。[79]

こうなるとバスチャンの実験熱と執筆意欲に火が付き、彼は一八七一年から七四年にかけて先に述べた大著『生命の始まり』も含め三冊の著作を上梓し、イギリスきっての自然発生説擁護論者と目されるようになり、伝染病の病原菌説に真っ向から対立した。[80]

進化論について無用な議論を起こさないようにと、ＢＡＡＳ会長講演という絶好の機会を捉えてハクスリーが封じ込めを画策したにもかかわらず、ダーウィンは一八七二年にバスチャンの著作『生命の始まり』の読後感を伝える意図で、アルフレッド・R・ウォーレスに長い手紙を書き送っている。彼は、バスチャンの自然発生に関する実験については疑問を持たざるを得ないが、『生命の始まり』でバスチャンが新概念として導入した原始生命形成（Archebiosis）についてはありうることと確信している旨をウォーレスに伝えている。その同じ手紙の後半で、六三歳のダーウィンは願望の形で原始生命形成が証明されることへの期待を語っている。(81)

原始生命形成が本当だと証明されるのを見届けるまで生きていられたら！　なぜならそれは、われわれの認識を超越した重要な発見となるでしょうから。あるいは、もしそれが誤りであることが証明されるなら、それが誤りであることも見届け、事実が違った形で証明されるのを見届けたいものです。しかし、すべてを見届けるまでは生きられないでしょう。もしも、いつの日にか原始生命形成が証明されるなら、バスチャン博士は大貢献をしたことになるでしょう。

一八七〇年代後半になってさらに病原菌説が有力になってくると、バスチャンの影も薄くなっていき、七八年に彼は突然その闘いから降りてしまう。強力な進化論者であった彼に対して、ダーウィンは通り一遍のほめ言葉は口にしても、きわめて慎重な態度を崩さなかった。ウォーレスのほうは、最初はかなりバスチャンの自然発生説に傾倒したが、のちには興味を失ったようである。(82)

イギリスにおける大掛かりな自然発生説論争の最後のものと目されるのが、一八七五年四月にロンドン病理学会で繰り広げられたものである。(83)自然発生説と病気の病原菌理論をめぐる論争は、イギリスにおける当時の微生物理解の様子を知る重要な場面と言える。初日は四月六日でバスチャンが「病気の病原菌理論――悪性の炎症や特異な接触伝染性熱病に対するバクテリアおよび関連生物との関係に関する議論」と題して議論の口火を切ることになった。彼はパストゥールに代表される定説を否定し、発酵は有機物の断片から生じることもあり、必ずしも生き物の単位で始まるわけではないので、それらを唯一の発酵素とはしないという自分の立場を明確にし、一般的な合意に達するにはまだ時間が必要であるとした[84]。

そう前置きをした上で、接触伝染体（contagia）を生きものとする理由として、増殖すること、毒性を潜在的に長く保持できることが挙げられることを示した。そして病原菌理論（germ theory）を反証する証拠を先に四点挙げている。①多くの研究者の実験では、病気の原因と目されるものが、有害な影響を生じることなく、実際に下等な動物の血管に注入されるかもしれない。②たとえ健康な人の血管内に見出されないにしても、バクテリアはあらゆる人の多くの身体部位に常在している。③無害であったり有害（いわゆる病気のgerm）であったりする下等生物の間に、明確な種が存在することを言い立てる困難に対し回答はない。④ここで述べている考察は、我々が当面関心をもつ病気の原因の説明として、病原菌理論では無理なことを徹底するに十分である[85]。あくまでも彼は病原菌理論で徹底するには困難であることを述べたのであって、この先、さらにバスチャンは、バードン-サンダーソンやリスター、パストゥールらの仕事から病原菌理論の例を詳しく紹介している。そうした上で、さらに病原菌と特定の感染症との因果関係に疑問を挟むことになる事実を列挙したりしている。以上が概要であるが、病原菌理論の肯定、否定を比較的バランスよく紹介しているように思われる。バスチャンはとくにコレラ毒についてはインドで研鑽を積んだティモシー・ルイスとデヴィド・ダグラス・カニンガムの研究に言及し、コレラ毒が生きた粒子や菌からなるわけではないことを示した。彼らは、この毒性が温度に依存しないことから、生物由来ではなさそうだと判断した[86]。

初日はこれに対しバードン-サンダーソンがコメントをつけて、英独両国の有能な研究者がいまだ完全に納得していない限り、問題のさらなる探究が必要であるとした。続く四月二〇日は、リスター支持者で『病原菌理論』の著作もあるマクラーガンが病原菌理論を肯定する立場から意見を述べ、とくに病原菌理論の外科部門への応用ということでリスターに言及し、続いて数名が意見交換をした。さらに会合は五月四日にも行われ、ロンドン病理学会幹部の内科医チャールズ・マーチソンを先頭に数名が登壇し、最後は眼疾患を専門とする外科医のジャベッツ・ホッグが意見を述べた[87]。彼の立場は病原菌理論を支持しながらも、バスチャンの自然発生説に対してけっして敵対的ではない。そして意見交換会の最後を再びバスチャンが引き取って取りまとめた。その日の登壇者について一通りのコメントを付けているが、マーチソンについては、マーチソン自身がバスチャンの完全に割り切ってしまえない立場を支持して発言したので、概ね肯定的である。そして三回の会合全体の締めくくりとして、バードン‐サンダーソン、シモン、リスターらの近年の仕事を紹介しながら、「バクテリアは、高度に変化しうるもっとも下等な生物で、それらは環境におけるほとんどあらゆる変化によって変容を蒙るものであるに違いない。しかし、病原菌理論を唱える人々の大半は、この問題を詳細に調べたがらないのである」と、言う。そしてバクテリアがもっとも変幻自在な変異を示すことを、詳細に明らかにしたリスターの論文から、その一節を紹介している[88]。

異なる環境の下にあるバクテリアに起こる目覚ましい変化について言うなら、エーレンベルクからコーンに至る形態に基づく分類など当てにはならない。種の確定には、外見のみならず培地の特徴も考慮すべきで、もしも生理学的特質を確認しないなら、単なる形態学では失敗するだろう。

全般的に見てドイツやフランスの業績もよく知られていること、バクテリアが異なる環境の下で変化することが頻繁に話題にされているなど、ダーウィンの進化論に依拠した特徴的な議論も含め、イギリスの微生物学の状況がけっして遅れたものでなく、十分なレベルの議論が展開している様子を読み取ることができる。『医療における細菌学と免疫学の歴史』（一九七〇年）の著者フォスターは、この一八七五年のロンドン病理学会の論争を、大変に意義深いものとして記している。三八歳のバスチャン、四七歳のバードン‐サンダーソンを主役として、病気の病原菌理論の確立までに後二、三年という時期に展開されたこの論争は、まさにイギリス微生物学の夜明けを象徴するものだからである。一般にはイギリスきっての病原菌理論の擁護者と目されるバードン‐サンダーソンであるが、

なおバスチャンを無視できる状況には至らなかったのである。[89]

一八七六年から七七年にかけては、事態が思いがけない展開を見せる。まず一八七六年三月にティンダルは七一年以来版を重ねてきている『科学の断章』の第五版を出版するのであるが、これが奇妙なつくりになっている。通常の頁が振られた内容に先立つ形で、「腐敗と感染に関係する大気の光学的状態」と題して角カッコつきの頁を振った三六頁分を挿入しているのである。[90] しかも内容は、論文の体裁を成さない俄か作りの内容である。[91] また挿入部の最後の一〇頁ほどは自然発生説に関係する論文のレヴューのような体裁である。なぜこのような形で三六頁分の追加を挿入しなければならなかったのか理解に苦しむところであるが、要はティンダルも「自然発生の現象」を示す事例を見てしまったということのようである。以前からカブや干し草の浸出液についてはそれが言われていたのである。また大気中のジャームの分散状況を知るために、広大な野外実験調査を行った。依頼されたのは、ダウンのダーウィン父子、ダーウィンの友人でハイ・エルムのジョン・ラボック、リッチモンド公園の気象学者ロロ・ラッセル、キュー植物園のフッカーら一〇名ほどで、浸出液の観察の責任を引き受けてもらった。[92] たとえばダーウィン預かり分の試験管は、一〇月一九日に七時間ほどで濁りが見られ、他の場所の結果などを考慮して空気中のジャームの分布が一様ではないとした。

『科学の断章』第五版の出版後、ティンダルは実験結果を充分に整理し、大幅に加筆したものを王立協会の紀要に投稿した。顕微鏡操作に長けているわけでもない物理学者ティンダルの研究手法の一つの特色として、さまざまな変化を肉眼で識別できるような形に持ち込む工夫を挙げることができる。強力な光線の中に浮かび上がる塵埃はまさしくそれであるが、彼は膨大な数の試験管に様々な材料の浸出液を入れて、空気に触れた時の腐敗の比較実験を行っている。とくに牛肉、カブ、干し草の浸出液について百本の試験管を並べて実験し、時間ごとの変化を追ってマップI、II、III、IVと図示するような観察方法はまさに視覚的である（図22）。

ブレスラウからコーンが七六年八月中旬にイギリスを訪れたことは前節で述べた。アルプスの滞在を終えて九月下旬にロンドンに戻ったティンダルは、スコットランドから再びロンドンに戻ったコーン夫妻に会うことができた。[93] 彼らを自宅に招いたティンダルは、その機会に彼から『植物学論文集』を受け取ったものと考えられる。[94] コーンの論文に続いてそこに掲載されていた未だ無名のコッホの論文は、ティンダルを仰天させた。彼はそれから三週間後にグラスゴーで講演を行った際に、さっそくコッホの成果をそこに盛り込んだのである。

ティンダルのグラスゴー講演は一〇月一九日に行われ、彼は原稿をすぐさま *Fortnightly Review* に送り、一一月一日号にそれは掲載された。[95] 彼は微生物学研究の歴史的経緯を述べた後、かつてはグラスゴーで活躍した現エディンバラ大学教授リスターの偉業を紹介し、続いてコッホの論文の内容を詳しく解説した。そして、このような科学の偉業がいかにしてなされたかを考えてみよと聴衆に問いかけ、動物実験の重要さを訴えた。さらに、炭疽菌の基礎研究は、現在のところ世界で多大な経済的損失をもたらしている家畜の恐るべき病原菌の根絶に向けて貴重な第一歩を印したものであり、パストゥールの蚕の微粒子病の制圧と同様に著しい恩恵を期待できるものと絶賛した。コッホがどれほどかのモルモットやウサギを犠牲にしようとも、こうした基礎研究は生きた動物によって実験する以外に手立てがないのであって、国家の経済的命運をも左右する重要な生理学的研究に近視眼的な制約を加える愚かさを批判した。同年八月に動物虐待防止法が成立していたことは前節で述べた。

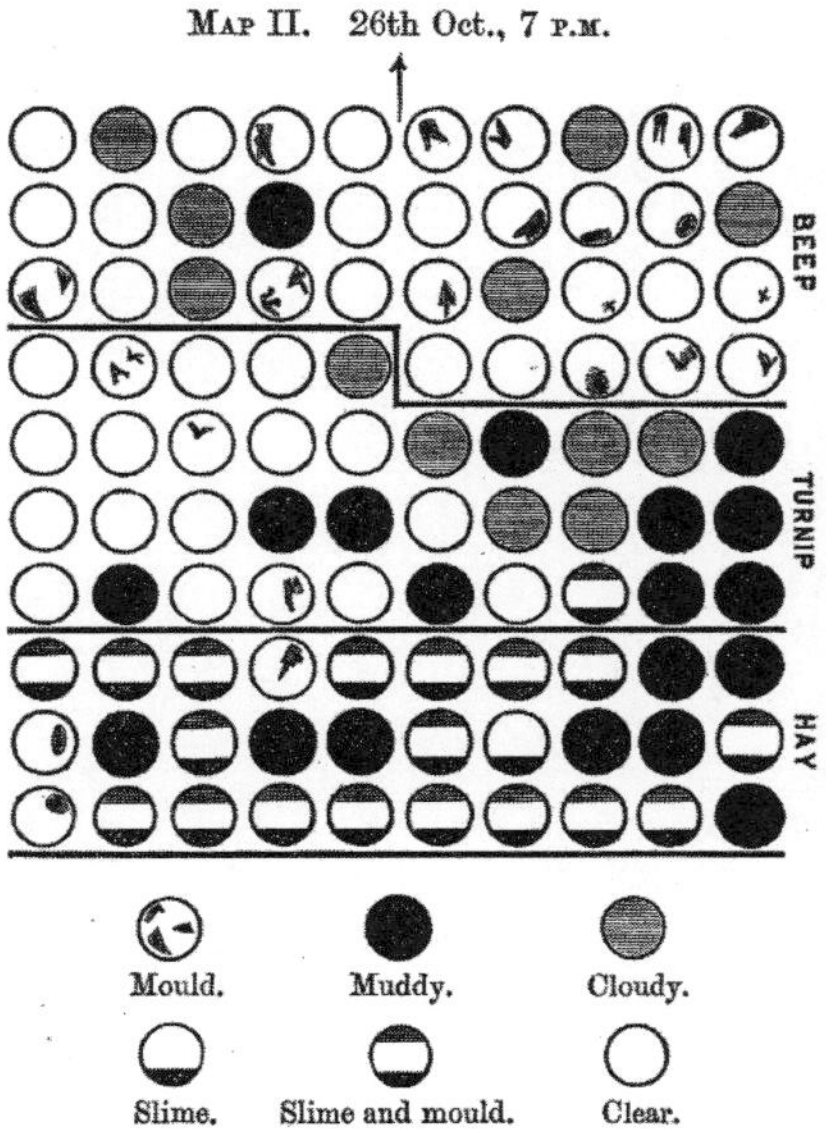

図 22　ティンダルの 100 本試験管実験の図

グラスゴー講演では、芽胞（内生胞子）の耐熱性については大きく取り上げることはなかったが、ティンダルはコーンの論文からすでに予備的な知識を得ており、一八七六年の年末から七七年にかけて、煮沸後に微生物の発生を見るのは、芽胞が生き延びたからであることを明らかにし、その後に間隔を空けて再度煮沸することを繰り返すことによって、完全滅菌が可能であることを示した。これが間歇滅菌（ティンダライゼーション）として今日知られるものである。[96]

煮沸してもなお細菌が生じる場合があることを主張し続けていたバスチャンにとって、その主張がけっして誤ったものではなく、芽胞の耐熱性というしかるべき理由が突き止められたのは朗報であったろうと思われるのだが、彼の願いはどこまでも原始生命形成の再現にあったのだろう、ティンダルやロバーツの間で芽胞の議論が進行していたそのとき、彼はかねてより望んでいたパストゥールを前にした再現実験に向けて準備を整えていた。彼のパリ訪問について簡単に述べておこう。[97]一八七六年七月バスチャンは、ある種のバクテリアの自然発生に必要な物理的化学的条件に関する短報をパリの科学アカデミーに送って自信を覗かせた。尿を炭酸カリウムで中和することが一つのポイントであったが、中和の仕方で二転三転して、最終的にパストゥール側は一八七七年二月に科学アカデミーの終身書記である化学者のJ・B・A・デュマ、動物学者H・ミルヌ-エドワール、農芸化学者J・B・ブッサンゴーで実験の評定を行う委員会を設けた。この知らせを受けてバスチャンは二月二七日に手紙を書き、五月に彼とデュマとの間で幾度も手紙による調整が図られ、最終的に七月一三日にロンドンを出発してパリに到着した。一五日午後にエコール・ノルマルのパストゥールの実験室に到着し、委員会メンバーと会った。しかし、奇妙な行き違いが多々あって結局バスチャンは何もしないまま宿泊先のホテルに戻った。それでもパストゥールとは長い時間話ができ、実験を見せるために翌一六日朝に実験室で再度ということになったのだ。それなのに当日ブッサンゴーは姿を見せず、代わりにヴァン・ティーゲムが現れ、委員の足並みは揃わず、デュマの突然の終了宣言で幕となってしまった。なにか奇妙な幕切れであるが、大方のみるところ、フランス側に本気で付き合う気はなかったということなのだろう。

近年のバスチャン再評価の機運に関連して本節最初に述べたように、ようやく社会的に受容され始めた進化論擁護の立場からすると、生命の起源に議論が集中することによって無用な反対論を引き出すことを怖れ、やや強引な幕引きをもって自然発生説論争を閉じてしまいたかったのであろう。[98] バスチャンが『生命の始まり』でかなりの思い入れをもって提示した原始生命形成という考えは、時代状況を考慮すると、その気持ちがわからなくもない。彼の発想は、動物細胞と植物細胞に共通する「原形質」の概念と、「エネルギー保存則」によって諸力の関連性が見えてきたこと、この二点にかかっていた。これ以前の科学的状況では無理でも、こうした事実が明らかになった今なら、非生命体から生命の発生は期待できると彼は考えたのである。[99] それでも時代は早すぎた。

興味深いのは、医学界の重鎮リチャード・クエイン（第3章第二節（1））が一八八二年に『医学事典』を編纂・出版するについて、「バクテリア（Bacteria）」の項目と「病原菌（Germs of Disease）」の項目の執筆担当を、自然発生説で世間を騒がせてきたバスチャンに当てたことである。腐敗や発酵の過程に生物が関与することについて、これを肯定する側と否定する側に公平な記述を行うことをバスチャンに許しているが、全体としては、ほぼ真っ当なものである。牛疫の蔓延阻止に迅速な対応を行い、病原菌説の急先鋒とも言えるクエインの懐の深さを思わせるものであり、彼の人選は、立場の違うバスチャンに対する評価を示すものと考えることもできるのではないだろうか。[100] その一方で、「コンタギオン（Contagion）」の項目はシモンが実に手堅く担当しており、たとえバスチャンの記述に多少の暴走があろうとも補って余りある構成となっている。バスチャンの項目がそれぞれ二頁足らずであるのに対し、シモンの方は九頁弱である。しかもシモンはクエインの事典に先立って一八七九年に書き上げた原稿を「エッセイ：コンタギオン、その本質と作用様式」と題してあらかじめ『英国医学雑誌』に二度にわたって掲載するという周到さであった。[101]

さて、その後は長い沈黙を余儀なくされたバスチャンであるが、一九一一年になって『生命の起源』と題する書物を出版している。[102] その中で彼は、自分が一八七七年をもって自然発生の仕事を止めてしまったのは、反対者側に理があり、自分は間違ったのだと考えたからであったと述べている。しかしそれから三〇年余の年月を経て、退職し時間的に余裕ができ、微生物学の確立、高分子化学などの成果を踏まえ再度研究に取り組みたいとし、アウグスト・ヴァイスマンやオットー・ローゼンハイムの仕事を引いている。自然発生というのではなく、まさしく生命の合成がようやく射程に入ってきて、彼はいくばくかの見通しを持ち得たに違いない。彼が考えていたのは、ハクスリーが名付けた自然発生（Abiogenesis）ではなく、バスチャン自身の造語である原始生命形成（Archebiosis）だというのである。ソ連のオパーリンやイギリスのJ・B・S・ホールデン（大叔父バードン-サンダーソンに因んで命名）が生命起源説を発表する時期はさらに一〇年以上先のことで、生命の化学的合成の構想はまだであるけれど、今世紀になって、誠実な研究者としてバスチャンが再評価されつつある。

（2）一八七七年――病原菌説への転換期

日々多くの感染症の脅威を感じる私たちは、そうした病気の原因に微生物（ウィルスも）を想定することは自明のように思いがちであるが、イギリスで自然発生説の検討が行われていた一八七〇年代初めにおいては、けっして多くの人に支持される考え方ではなかった。第1章の最後で述べたように病原体コンタギオンは、生物とは限らない。それどころかむしろ病気の原因を非生物と考えるのが主流であった。[103] たとえば、ジョン・スノーの親友で、ウィリアム・ファーやチャドウィックとも親しい内科医のベンジャミン・リチャードソンは一八七〇年ロンドン医学協会で「病気の病原菌理論（Germ Theory of Disease）」と題して講演を行い、病気の原因を微生物とすることへの反論を展開した。[104] 彼が第一に挙げる反対理由は、とにかく決定的な証拠がないという点である。そして伝染性の病気が通例、同一人物で一度しか起こらない理由とか、同じ病気が年齢によって影響したり、病気が季節によって選択的であったりする理由も、病原菌では説明できないとした。それがたとえ空気や水を汚染する有機物であったとしても、独立して増殖し発生するものとは考えられないとしたのである。それからわずか数年で、自然発生説論争がようやく沈静化し、イギリスでも病原体を病原菌と考える人々が登場してくる。

リスターやバードン-サンダーソンほどの国際的な活躍はしなかったが、イギリスの微生物学研究を牽引した幾人かの研究者を挙げることができる。最初に挙げるべきはオウエンズ・カレッジの臨床医学教授ウィリアム・ロバーツである。(105) 彼は、一八七七年八月にマンチェスターで開催される英国医学協会の年会で講演を行うよう依頼され、その準備に大変な力の入れようであった。彼は、微生物の進化に関心を持っており、このような栄えある機会をとらえて、講演準備のために六月末にダーウィンに質問を書き送った。(106) 自分は微生物の変異に関心を持っており、形態的に似た微生物が病原性をもつように変異することがあるかどうかを知りたく思っていること。たとえば病原性をもつ炭疽菌（桿菌）は、無害の枯草菌（桿菌）由来と考えることができるかどうか、また御著『家畜と栽培植物の変異』（一八六八年）にはそうした事例が挙げられていないが、なにか御存知であれば教えてほしいという依頼である。これに対し、ダーウィンがどのような回答をしたのかは大変興味をそそられるところであるが、残念ながらそれを知ることはできない。(107) ただし、一八七七年一月三日付でダーウィンがフェルディナント・コーンに宛てた手紙には、

　およそ四半世紀くらい前のことですが、「もし何か感染症についても起源が検証されるなら、それは科学にとって偉大な勝利となるであろう」と呟いたことをよく覚えています。そして今やその勝利を目にしつつあるということを喜ばしく思います。

と書き送っており、具体的な著述の形で公表はしていないが、ダーウィンが早い時期から病原性についても、進化論的な見方をしていたことを窺わせるものである。(108)

さて、八月七日に行われたロバーツの講演「感染病原体理論とその医学への応用」であるが、彼は身近な発酵の話から始めて、ブレスラウのコーンや、マンチェスターのダリンジャーとドライスデールの仕事（後述）に言及

し、細菌の耐熱性については進化論的な議論を披瀝した。[109] バードン-サンダーソンやリスターの仕事も紹介したのち最後にコッホの最近の業績にふれ、そこで彼が最大限に強調したことは、

接触によって起こる敗血症の感染体は、もとはありふれた腐敗菌であるが、それらが生体組織で成長する高度な能力を備えるように変化したものだとする仮説には、それなりに根拠があることを見てきた。これらの一致は、接触感染体の起源について自然な説明を示していないだろうか。もし接触感染体が生物であるなら、それらはあらゆる有機体のもつ傾向や属性を必然的に持たねばならない。もつべき属性のうちで、もっとも重要なものは、変異や変種を生じる力である。この力が、進化理論における本質的な環（リンク）なのである。そしてダーウィンは、植物や動物の変異が、偶然や気まぐれの結果でなく、明確な原因の明確な結果であると信じるべき確固たる根拠を公にしたのである。

病原体が生物であるならば、変異するはずであるし、進化するはずだという強引とも思える議論の落とし所が興味深い。そして彼はこれに続けて、炭疽菌が枯草菌の変異によって生じたとする見解を述べ、「変異の法則は、接触伝染病の多くの現象に、奇妙にも厳格に適用できるように思われる」と結論し、感染病原体理論はもはや疑う余地のない真実であるとした。

ロバーツ講演に対し、翌日行われた第二回総会でウィリアム・ジェンナーやジェイムズ・パジェットらが最大級の称賛を述べ、イギリスの医学界に微生物も進化するという考えが根を下ろし始めることになるのである。[110] ジェンナーとパジェットはイギリス医学界における内科と外科のトップに位置する人物で、一八八一年のロンドン国際医学大会で活躍することになる（第5章参照）。

ドイツではこのような微生物進化の議論は、ミュンヘン大学の植物学教授カール・フォン・ネーゲリによって展開された。[111] 彼は一八六八年頃から微生物学研究に従事し、七七年以降、微生物の種が変化する可能性を示唆する論

文をいくつも発表した。そして一八八四年の彼の大著『進化論の機械的生理学的理論』では、微生物の機能変化の遺伝的考察を展開した。[112] 彼は微生物の機能変化を変形（Modification）として、変異（Varietäten）から区別し、変異は生じた変化が遺伝するのに対し、変形は変化が一時的なもので、可逆的であるとした。ネーゲリは、変形は変異と異なり、進化の動因の外にあると考え、微生物の可変性を、今日の適応酵素で説明されるような位置づけとしたのである。こうした遺伝的考察は、イギリスにはあまり見られないものであった。[113]

ネーゲリは微生物の種が固定的ではなく、培養の条件（微生物の置かれた環境）によって変化することがありうるという立場をとり、彼の初期の論文をまとめた著作『下等菌類およびそれらの感染症と衛生管理との関連』が出版されたのも同じく一八七七年であり、これは先に紹介したバードン-サンダーソンによる七七年一二月のクリスマス講演の中で紹介されている。[114] バードン-サンダーソンは明確な証拠がない限り、病原菌理論をひとまず脇に置くことを提案しているが、その発言に続けてネーゲリの著作に触れ、ヨーロッパの研究者のみならずインドの研究者の経験ともよく一致する哲学的著作としている。

一八七七年の二つの仕事、すなわちロバーツの「感染病原体理論とその医学への応用」およびバードン-サンダーソンのクリスマス講演（「病気の感染過程」）を踏まえた上で、地方自治庁の保健局医務官ソーン-ソーンは、翌七八年ロンドン疫学協会で「感染の起源について」と題して講演を行っている。[115] 講演は接触感染論者（contagionists）とそれに反論する人々の立場を鮮明にし、前者はどのような感染病も同じ病気について先に患者が存在することなく独立に生じることはないとし、後者は先行する患者とは独立に自然発生的起源（spontaneous origin）をもつものとしている。感染の起源というテーマをソーン-ソーンが立てているのは、自然発生説論争と関係していて、病気の病原菌理論が確立されるためには、自然発生が否定されねばならないという議論に繋がっているのである。[116]

ソーン-ソーンは感染源があるとする議論で六項目、自然発生的起源を想定する議論で五項目を挙げている。感染源が特定しにくい事情として潜伏期間が長いこと、また植物起源の微生物の中には芽胞（spores）を形成するものがあり、過酷な条件下でも驚くべき感染力を維持することが論じられ、バードン-サンダーソンやロバーツの論文が参照されている。自然発生的起源を想定する事例として最初に挙げられているのは、外傷性の感染である。外傷の化膿は、それぞれの傷に生じるのであって、傷から傷に感染しているわけではなく、感染体（contagia）は、それぞれの傷に生じるとしている。リスターの研究が他方にあるにもかかわらず、創傷感染についても必ずしも明快に解決をみているわけではない状況が浮かび上がってくる。[117]

結論としてソーン-ソーンはジフテリアの大流行に沿って考察を進め、感染性が進化的展開を示すことを明らかにし、次のような結論を披瀝している。すなわち感染というのは、先行する生命とは独立に、物質から生物が発生してくるという問題ではなく、感染的となる特性、感染性の発達に好ましい環境を奪われるや否や感染性を失うような特性を、進化の過程で、すでに存在する生物にもたらすものの産出である。[118]

ソーン-ソーンは感染微生物が環境との相互作用によって進化するという捉え方を提示しているが、それほどダーウィンの進化論を前面に押し出しているわけではない。しかし、同じ年の一二月になるとその論点は、彼の同僚のヒューバート・エアリーによって「ダーウィン的観点から考察した感染について」という論文で全面展開されるのである。エアリーは、王室天文官（グリニッジ天文台長）を四六年間も務めた有名なジョージ・エアリーの息子である。[119]

エアリーの独創的な観点は、病原微生物の進化論的変化のみならず病気も固定した不変のものではなく、人間と微生物との相互作用によって決まってくるものとし、病気そのものを進化過程の産物として捉えるべきことを明確にしている点である。要するに病気にも歴史と系統があるという認識に立つのである。人と微生物が出会う限り、その過程には自然選択が働くはずであるとする。二〇世紀も末になって、病気の進化論的考察は多くの進化論研究者によって取り上げられるようになったが、エアリーはそうした分野に先鞭をつけた人物とみなすことができる。[120]

またエアリーは、感染症において自然選択が演じる役割について、一層重要な議論は感染を担う物質の詳細な性質であるという。感染症の症例が、特定の生物体が身体に受け入れられることから生じるのか、あるいはなにか有毒な分泌物が身体にもたらされたり形成されたりすることから生じるのかである。エアリーは病気の原因を単に微生物とするのではなく、もう一段分け入って議論しようとしている[121]。また一度目の感染と、二度目の感染に劇的な違いが生じる「免疫」のことについても、十分な考察がなされるべきとしている。そして最後に、エアリーは自然選択による進化の偉大な法則が、健康状態のみならず、病気の領域においても作用していることを示すべく努力したいと結んでいる[122]。

病気の病原菌理論について多くの研究が出そろった一八七七年を締めくくるものとして、同年プリマスで開催されたＢＡＡＳの会長講演を取り上げておきたい。講演を行ったのは、アレン・トムソンである。彼はエディンバラ大学生理学教授、続いてグラスゴー大学解剖学教授を務め、一八五九年から七七年まではグラスゴー大学を代表して、中央医学評議会の評議員を一八年間務め、この年ＢＡＡＳの会長に就任したのである[123]。

彼の会長講演は「発生学と進化」に主眼があるものの、ハクスリーの一八七〇年会長講演に遡って生物発生と自然発生の問題から、近年の目覚ましい微生物学を概観している。バードン－サンダーソン、ロバーツ、リスター、ティンダル、コーン、ダリンジャーとドライスデール（後述）の仕事である。トムソン自身はこれらの研究者の仕事に十分精通しているわけではないが、微生物学がある一定のレベルに到達していることが表明されなければならないとの認識がある。さすがに本節で紹介した一八七七年の仕事は含まれないが、イギリスにおいて微生物学が定着しつつある様子を窺い知ることができる。

（3）病原菌の進化と病気の進化

本書では前述したように一八七七年のロバーツの仕事を一つの方向性を打ち出したものとして扱い、それ以降の研究を論じたが、イギリス一九世紀後半の病気の病原菌理論と進化論の展開を扱った科学史的研究の先鞭をつけたバイナムの短い論文によれば、(124)イギリスにおいて進化論と病気を結びつけて論じることは、講演なども含めれば、『種の起源』出版の翌年というかなり早い時期から始まっていたと見ることができそうである。(125)

それではこの時期に出版された進化論と微生物や病気とを扱ったすぐれた著作を挙げておこう。まずは先に名前に言及したジョン・ジェイムズ・ドライスデールの『感染症の病原菌理論』(一八七八年)を挙げなくてはならないだろう。(126)この著作はリヴァプール哲学文芸協会での講演が下地になっており、その機関誌からのリプリントである。彼の伝記的詳細は不明であるが、一八七〇年にリヴァプールでホメオパシー会議が行われたとき、会長演説を行っており、いくつかの講演記録をホメオパシー会議録に見出すことができる。彼の著作のテーマは多岐にわたり、この著作は他とはかなり異なる仕事として残されている。彼はリヴァプールでは聖職者にして生物学者のダリンジャーと共に顕微鏡による研究に従事していたようで、本書はその時の成果のようである。(127)

ドライスデールの『感染症の病原菌理論』は、全体が二五節、七四頁からなる総説である。ギリシアや中世の病気の歴史から簡単に説き起こし、伝染病の分類、説明理論などを紹介している。フランスやドイツの文献も含め、この時期にこれほど目配りのきいた総説は他に例がないほどである。パストゥールやコーンに続いて病気の病原菌理論が、博物学者や内科医にも支持者を見出すようになり、広がりを見せていることが説かれる。一八七七年英国医学協会でのロバーツの講演を評価し、バードン-サンダーソンも含め彼らを parasitic-germ theory の支持者としている。ドライスデールはそうした学説の歴史をたどりつつ、多くの伝染病について解説を行っている。また病原微生物について植物の接ぎ木の現象あるいは種痘にヒントを得て考察することも紹介し微生物を三つに区分している。①健康な動物や人体に寄生している。②死んだ有機体に付くカビで培養可能で、ひどい危害にならない。③死んだ有機物に寄生する菌類で、宿主に危害をもたらす。(128)用語の使用に一般性がやや欠けるが、優れた総説と評価できるものである。

さらにもう一人イギリスにおける病原菌理論の特色を存分に発揮していると思われる人物は、ケネス・ミリカンである。彼についても伝記的詳細は不明であるが、ケンブリッジ大学で学位を得て、ロンドン医学協会のフェローである。彼は一八八三年に『病原微生物の進化』と題する一〇〇頁余りの著作を出版し、ダーウィン理論を病気、並びに病原微生物に適用する考えを全面展開している。[129] パストゥールらによって鶏コレラ菌や炭疽菌が継代培養を続けて弱毒化（attenuation）されることが示されていることから、その逆、すなわちミュンヘン大学のハンス・ブフナーらは、形態的に同一であるにもかかわらず、無害の枯草菌が致命的な炭疽菌に機能的転換を起こすことを重要な事実として紹介している。ブフナーはネーゲリの弟子であり、培地の種類を変えることによって、微生物の種も変化することを支持する立場をとる。著作の中で、ミリカンは先のウィリアム・ロバーツがロンドン国際医学大会（第5章参照）でダーウィン進化論に言及した発言も取り上げ、高く評価している。病気の病原菌理論の理解にやや疑問が残るものの、ドイツの文献も含めきわめて広範囲に目配りされている。ただし、彼の議論の中には、エネルギー保存則とのアナロジーで、病気がいろいろな形に姿を変えることを肯定したりすることがあって、きわめて多くの事例の提示をしてはいるが、警戒して読むべきところも多々含まれている。[130]

イギリスのこの時期の微生物学者として最後に紹介するのは、眼科外科医のウィリアム・ジョブ・コリンズである。彼の『病気における特異性と進化』（一八八四年）は若干二五歳の時の著作で、ハーバート・スペンサーへの献辞がつけられ、ミリカンの著作も踏まえ病気の進化論を展開したものである。[131] 科学史家のスティーヴンソンは生体解剖反対者としてのコリンズの一面と微生物進化論者としての彼の他面とを、チャドウィック以来のイギリス衛生思想の中で理解しようとしているが、残念ながらスティーヴンソンはコリンズ以外の同時代の微生物進化論者の存在にほとんど気づいておらず、特異な存在として扱い過ぎている嫌いがある。[132]

コリンズの著作の標題の意味は、病気に関する二つの考え方の対立を示したものである。病気は特定の原因によって生じ、特有の性質を示すとする立場と、それが進化の過程で変化しうるものと捉える立場である。コリンズはこの考えを一八八一年にはすでに明確化していて、『ランセット』の編集長あてにレターを送り、病気の特異性

もいっそう大きい進化理論に包摂されるだろうと述べている。(133)

たしかに病気の病原菌説は病気の特定性・特異性について多くのことを明らかにしてきている。パストゥールが示したように、病気は新規に起こるのではなく対応する微生物は想定される。しかし培養を通して病気が強化されたり、弱毒化されたり、発達したり、終息したりすることも認めうる。進化理論によれば、原始生命形成（archebiosis）は認めざるをえないとしている。そして、ソーン-ソーンやエアリーの先に紹介した論文やチャールズ・クレイトン（種痘反対者として有名）の報告、(134)国際医学大会（一八八一年）での報告、ケネス・ミリカンの著作などきわめて多くの事例を挙げて、病気の変化を証拠立てようとしている。発生間もない種は通常の種より変化しやすいというダーウィンの鋭い観察を評価すべきとしている。三〇頁ほどの著作であるが、病原菌の変化を主張し続ける内容で、彼は最後に次のように結論する。(135)

病気の進化理論は病気の起源を主張すると同様に、発酵病（伝染病）に関する限り、病気の進化理論は病気の消滅の可能性も予見する。これに対し、［病気の］古い（種）特異性理論の核心は、病気が始めから終わりまで永久不変のものであるとし、前に受けた攻撃の影響を緩和することによってはじめて救済はありうるとしている。

ここでコリンズが、evolution を時代のめざすべき方向を指し示すものとし、specificity を古いと決めつけている点は注目しておいてよいだろう。一九世紀末から二〇世紀にかけて一世を風靡することになるコッホの理論は、種の固定性を言い立てる特異性理論（theory of specificity）であり、コリンズはこれを乗り越えるべきものとして捉えている。

この時期のイギリスを代表する微生物学者が、いかにダーウィンの進化論に拘泥していたかは驚くばかりである。微生物学において、まずは特定病因説が確立することが、その治療や予防に不可欠であって、議論をあまりに進化論の方向に引っ張ってしまうのは医学的に実りのある作戦ではないことは、その後の歴史が教えているところである。イギリスに微生物学は存在しなかったわけではなく、多くの議論が展開はされていたのである。しかし、彼らの使う継代培養の厳密性はけっして十分なものではない。コッホが一八八一年のロンドン医学大会で供覧実験を行って初めて、研究者たちの間で広く固体培地が共有されていくのである。[136]

自ら実験しているわけではないが、やはり総説的な形で「ダーウィンの進化論による病気の出現に関する説明」を著したのは陸軍医学校病理学教授のウィリアム・エイトキンである。[137] コリンズの著作ほどの迫力はないが、かなり広範に情報を拾い上げており、ミリカンの著作も、コリンズの著作も、進化論の病理学への応用について近年の動向を論じた第五部で紹介されている。エイトキンの立場は、ミアスマ説より断然病原菌説であるが、コッホをそのまま支持する立場ではなく、第7章の報告書検討委員会の委員を務める人物の一人である。

ここまでで紹介したのは、進化論の枠組みの中で微生物の変化を見ようとする研究者たちである。ロバーツの講演やネーゲリの著作がともに一八七七年ということで符合しているのも興味深いが、コッホの病原菌説が登場してくる時期から、まさに間髪を入れず変異だ、進化だと言われ始めていることに驚かされもする（もちろん培養技術の未熟さを考慮しない訳にはいかないが）。病原菌の進化の議論は一八七七年以降、先に見たようにドライスデール、エアリー、ミリカン、コリンズ、エイトキンなど一八八〇年代前半に多くの議論がなされている。これらの論客よりもう少し早い時期に遡るのであるが、一八七三年のリスターの論文に再度触れておきたい。これは、すでに第3章第三節（1）項および（2）項で言及した論文「バクテリアの自然史と発酵変化の微生物理論」であるが、こうした進化論の文脈の中で再度眺めてみると、リスターにも微生物の進化論的変化への兆しを認めることが出来る。彼は、様々な媒体で培養実験を行うことによって微生物の生理学的機能に変化が生じることに注目している。そしてそれ故、バクテリアの形態を絶対的なものと想定して作られたコーンらの微生物分類に対し、彼は不信感を露わにせざるを得なかった。彼は、長く交換されないまま放置された創傷の手当てのガーゼの下に生じた変化を、外部からの別の細菌が侵入したと捉えるのではなく、もとの細菌の変化という解釈で説明を付けるべきと考えており、進化論こそ前面には出していないが、病原菌の変化については強い関心をもって観察していたのである。

イギリスの病原菌説全体を見たとき、この時期では細菌の病原性を弱毒化する、あるいは無毒化するという過程と、種の変化とが混同される場面も少なくなかったようである。前後の経緯は明らかでないが、一八八六年二月にコッホからバードン-サンダーソンへ宛てた手紙によると、バードン-サンダーソンが培養によって無毒化したという炭疽菌をコッホに送り、コッホは独自に弱毒化した炭疽菌とを比較してそれらが別物であることを証拠立てたと伝えている。そしてドイツのキール大学外科学教授エスマルヒ博士が培養した炭疽菌が培養の温度帯によって毒性を失ったり、回復したりする興味深い性質を示すと言い、その不思議な炭疽菌をバードン-サンダーソンに送ってくれると伝えている。[138] 滅菌の厳密性も含めて、バードン-サンダーソン側には不確定事項があったと思われる。

たしかにイギリスの論者の議論の多くは留保を付けなければならないだろうが、今日とくに二〇世紀末から「ダーウィン医学（Darwinian medicine）」と表現される研究領域の出現は、彼らイギリスの研究者たちの衣鉢を継ぐものと言えよう。[139] 今日きわめて深刻な問題となっている病原菌の耐性、すなわち多剤耐性菌の出現は、イギリスのこれらの論者の議論の延長上にある。次々に新しい抗生物質が開発されても、病原菌の側に耐性菌が生じる事態は、人類にとって尽きることのない脅威である。[140] 序章でフレックの議論を紹介したように、「コッホは正しかったのか」といった議論も当然生じるのである。微生物種を安定なものとする立場（monomorphism 単一形態主義）を採っていたコッホとは違って、微生物の変異を大幅に認める立場（plemorphism 多形態主義）は二〇世紀の三〇年代、四〇年代にかなり台頭し、彼らは今日ほとんど忘れ去られてしまっているが、中にはアメリカの著名な微生物学者シオボルド・スミスのような支持者も存在した。[141] コッホの著作には一定限度内における微生物の適応性すら認めるものがなく、コッホの頑固さをスミスは、「コッホは、絶えず微生物学上の迷信に対して、彼の銃を向けながら、バクテリアの形と機能の安定性を極端に主張しすぎて、その銃のはね返りの犠牲になったと考えられる面があることも当然である」と、記している。[142] イギリスの一九世紀七〇年代から八〇年代にかけて活躍した人々は、遠い将来への種を蒔いていたという評価もありうることは、すでに序章で述べた通りである。

第5章　ロンドン国際医学大会

一八八一年八月にロンドンで開催された国際医学大会は、病気の病原菌説の確立を印した重要なメルクマールとして評価されるが、第III部でみるイギリス政府の応対からすると、その意義が十分に理解されていたとは言い難いことがわかる。第4章第一節の最後のところで、生理学に関連して少し踏み込んで記述したが、本章で改めてこの記憶されるべき国際医学大会の全容を明らかにしたい。

この医学大会は、科学の発展という共通の目標に向かって主要国がきわめて緊密な連帯を示した特異な国際大会である。一つは、生体解剖が微生物学や生理学の発展のため、ひいては人類の福利のために不可欠なものであることを外国からの大会参加者が力説して、イギリスの医学者・生理学者を力づけたことである。パストゥールが基調講演で示したワクチンのもたらす莫大な恩恵は、生体解剖反対論者を黙らせるに十分なはずのものだった。もう一つは、コッホによる供覧実験の実施によって微生物実験研究の共通基盤が確立できたことである。第III部で見るように、各国が一八八三年にエジプトへコレラ調査団を派遣するころには、帝国主義的な競争が前面に押し出され、科学も国家間対立の時代となっていく。医学が公衆衛生を担うとともに、国家の政策にも深く関与し、国家医学（State Medicine）という言葉が公衆衛生（Public Medicine）に代わって定着する。植民地政策が重要な課題となる一九世紀後半、コレラのような世界的な流行病（エピデミック）や熱帯病の克服は、国益を左右する最優先事項となる。病原菌を同定することやワクチンの開発が重要になってくると、医学研究は臨床よりも動物を使う実験にウェイトを置く。帝国時代の医学は熱帯医学であり実験室医学が中心となる。さらに言えば、その実験室が植民地そのものであることも少なくなかったであろう。

国際衛生会議が政府代表による国際協定の取り決めを主眼とするのに対し、以下に取り上げる国際医学大会は、医学研究者による国際会議である。第五回ジュネーヴ、第六回アムステルダムに続く、第七回ロンドン国際医学大会は、参加者の数、顔ぶれの豪華さ、取り上げられたテーマの多彩さから群を抜くものであった。会議の全容を明らかにすると共に、一八八一年というこの時期に、世界的な医学研究者が一堂に会したことの意義を考える。

一　世界の名士が一堂に

最初に、開催までの経緯について述べておこう。一八七九年にアムステルダムで行われた第六回国際医学大会で次回八一年イギリスでの開催が採択され、これを受けてイギリスでは王立内科医協会会長、外科医協会会長をはじめ各大学、関係省庁関係者で直ちに協議が行われ、ジェイムズ・パジェット卿、ウィリアム・ジェンナー卿、ウィリアム・ガル卿、ジョゼフ・リスター教授らで暫定委員会が立ち上げられた。そして外科医学界の大御所ジェイムズ卿を会長に、同じく外科医のウィリアム・マコーマックを事務局長に選出して、一八八一年八月の開催をめざし二年余の期間をかけて準備が進められることになった。[1]

アムステルダム大会終了からロンドン大会の開催までの準備については、開会式の時に事務局長マコーマックから説明されたが、あくまでも公式手順の説明で、招致運動の詳細については語られなかった。実は、第七回国際医学大会をロンドンに招致する経緯については、『英国医学雑誌』の編集長であるアーネスト・ハートが深くかかわっていたのである。一八四〇年に創刊されたものの、凡庸で発行部数も振るわなかった同誌を一流の国際医学雑誌に育て上げたハートには、本大会招致に対する積年の思いがあった(2)。

一八六七年編集長に就任したばかりのハートは、パリで一二〇〇名の参加者を集めて開催された第一回国際医学大会に参加した。他国の政府が公式代表者を派遣する中、イギリス政府がまったく無関心であることに彼は心穏やかではなかった。イギリスからは七二名の医学関係者の参加があったが、著名人は皆無であった。ハートは大会晩餐会でスピーチを行い、ロンドンでの大会開催への意欲を早くも表明したのであった(3)。

しかし続く四大会、フィレンツェ（一八六九年）、ウィーン（七三年）、ブリュッセル（七五年）、ジュネーヴ（七七年）でもイギリス政府の関心は薄かった。ようやく少し風向きが変わったのは、一八七九年のアムステルダム大会からで、数少ないイギリスからの参加者の中にジョゼフ・リスターが加わりハートを勢いづけた。リスターはフランス語で講演を行い、万雷の拍手を受けた。いささか大げさではないかと思われるが、『英国医学雑誌』は以下のようにその様子を伝えた。

　リスター教授は、とどまるところを知らぬ熱狂で迎えられた。彼が壇上に進み出ると……会場は総立ちとなり、割れんばかりの歓呼が繰り返され、帽子やハンカチが振られ、キングズ・カレッジの傑出した教授を万歳で祝福した。……ご想像下さい、この医学史上前例のないすばらしい光景を。アムステルダム大会会長を務めるユトレヒト大学眼科学教授ドンデルスが、スタンディング・オベーションに呆然としている彼に握手を求め、鳴り止まぬ拍手の中ようやく訪れた一瞬の静寂を破って会長は、「リスター教授、あなたに捧げるのは我々の称賛のみならず、感謝であり、ここに参加している各国からの感謝なのです」と話しかけた(4)。

ハートは同大会の名誉会長に選ばれ、お別れ晩餐会で乾杯の音頭を取り、次回開催地として名乗りを上げた。その後医学関係者との間で調整が行われ、国際会議と英国医学協会の年会（ワイト島の海浜リゾート地ライド）の抱き合

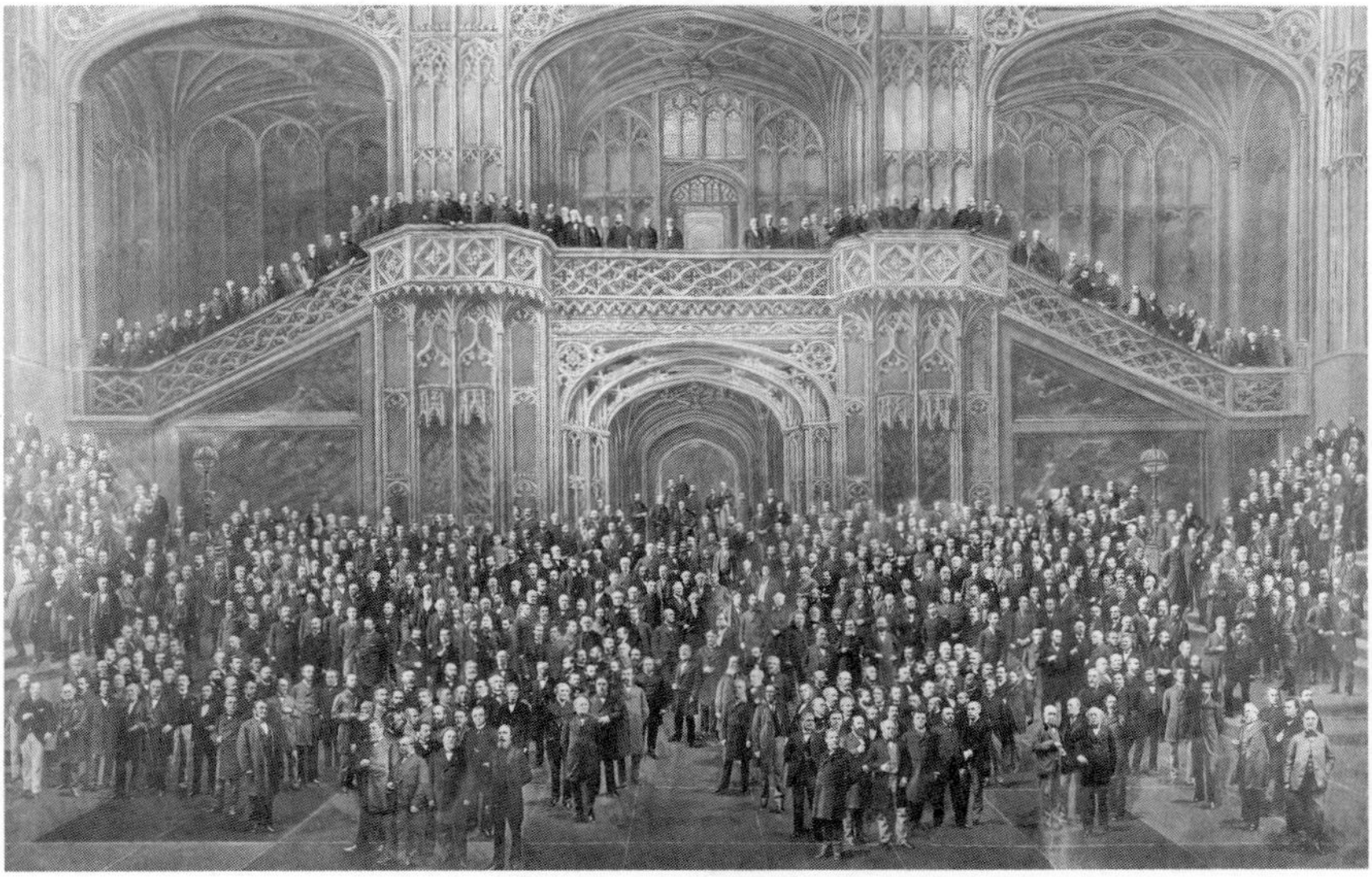

図23　1881年のロンドン国際医学大会（集合合成写真）

わせ開催が決められたのである。[5]

さていよいよロンドン大会の開幕である（図23）。第七回大会は一八八一年八月二日から九日まで、約三一八〇名の会員の参加を得て、ロンドンで開催され、間に挟まる六日（土）と七日（日）には多彩なパーティーやエクスカーションが組まれた。事務局長マコーマックは国内外に広い人脈をもつ外科医で、それが功を奏して多くのしかも当該分野の世界第一級の人物、たとえばルドルフ・ウィルヒョウ（八月三日に基調講演）、パストゥール（八月八日に基調講演）、コッホらが一堂に会することになったのである。大会終了後には彼がこの国際会議の会議録の編纂を指揮し、全四巻、総頁二五五二に上る報告書を完成させた。なおイギリスからはトマス・ヘンリー・ハクスリー、ジョゼフ・リスター、リチャード・オウエンら総出の応対となったことは言うまでもない。[6]

開会式は八月三日にセント・ジェイムズ・ホールで行われ、最初にイギリス医学界を代表して、ウィリアム・ジェンナーが挨拶した。ジェンナーは王立内科医協会の会長職に就いたばかりで、今後六年間その重責

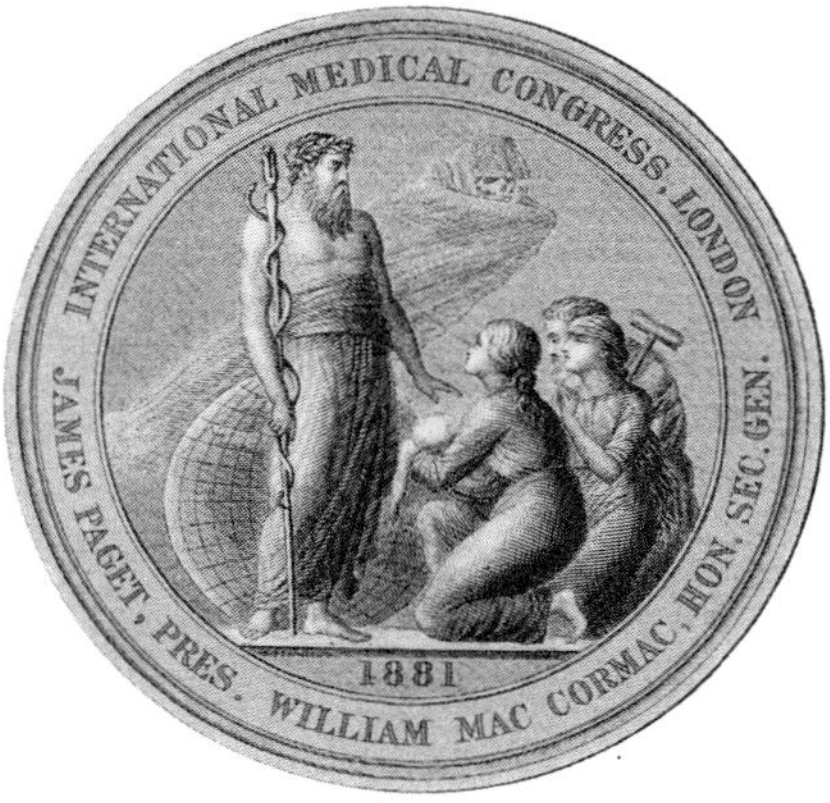

図 24　ロンドン国際医学大会メダル（裏）

を担う医学界の最重要人物である。続くジェイムズ・パジェットは大会会長演説で、各国の参加者は国を背負って敵対するのではなく、愛国心を脇にやって、科学と治療技術の向上に一丸となって取り組むべきことを説いた。そして注目すべき話題の一つとして微生物学に触れ、科学的真理の進歩と生命の歴史の類比を挙げて、際限のない研究に日夜挑戦する勇気を鼓舞したのであった。[7]

同日午後四時半からは、ドイツ医学界の泰斗ウィルヒョウの基調講演「病理学的実験の価値について」がドイツ語で行われ、夕刻からはイギリス皇太子ならびにプロイセンからフリードリヒ皇太子（ヴィクトリア女王の長女の婿、イギリス皇太子の義兄）も臨席の上で会議主要関係者の晩餐会が行われた。[8] 生体解剖反対運動に抵抗して活躍してきたダーウィンも、大会会長のパジェットや、ガルの強い懇請を受けてこの晩餐会だけは出席した。[9] 直接の医学関係者でもないダーウィンが、本大会の晩餐会の最上席を占めたことは、彼の名声が単に生物学分野にとどまるものではなく、社会的に揺るぎ無いものとなっていたことを物語っている。医学・生理学研究者が研究遂行の大きな足枷と感じている生体解剖実験への批判に対し、豊かな人脈を生かして迅速な対応を打ち出したことへの評価でもあったろう。晩餐会の後にはサウスケンジントンの博物館で懇親会が開かれ、こちらには三千名ほどの参加者があり、博物館の展示を見たり、庭に設営されたテントで飲み物や軽食を供されたりして、和やかな歓談が繰り広げられた。大会の記念メダルにはヴィクトリア女王の横顔がデザインされたが、女王は医学大会に姿を見せることはなかったようである。表の女王の肖像に対し、裏面は、医療の神アスクレピオスが人々を死から守るモチーフが表現されており、International Medical Congress, London の文字の刻印と共に、大会会長と大会事務局長の名前が刻印されている。[10]

イギリスにおける厳しい生体解剖反対運動の状況は、海外にもすでによく知られるところとなっており、ウィルヒョウが行った基調講演「病理学的実験の価値について」は、厳しい生体解剖反対派からの攻撃によって苦境に立たされているイギリスの医学者や生理学者のために掩護射撃に出たものである。医学や科学の発展にいかに生体解剖が必要であるかを一般の人々に向けて訴え、イギリスにおいて生理学的研究を衰退させてはならないという内容となっている。[11] 彼は、生理学者・医学者が生体解剖を行うことを、人類の福利に科学を役立てるための必要悪として認めるべきであることを主張し、血液循環の発見者として知られるイギリスの偉大な医学者ウィリアム・ハーヴィーも生体解剖を行っていたことを引き合いに出して、これを擁護した。これに対し会場からは割れんばかりの拍手が起こった。また国家医学（公衆衛生）部門の座長を務めたジョン・シモンも、部会開始の講演の後半で、生体解剖の必要に言及した[12]（後述）。

イギリスを代表する医学史家で『一九世紀における医学と医療』の著者としても知られるウィリアム・バイナムは、ロンドン大会を医学が国際舞台に躍り出る幕開けのイベントとして位置付けている。彼も指摘するように、本大会以前にも数々の医学分野の国際会議は開催されているものの、参加者の多さ、注目度の高さから特別であったと評価できる。[13] 大会期間中は医学関係者のみならず、シティの長（ロンドン市長）や裕福な市民や慈善家によるさまざまなパーティーが繰り広げられ、移築された一八五一年のロンドン万博の建物「クリスタルパレス」へのエクスカーションなども行われた[14]（本書図10左ページ下参照）。

またこれに合わせてイギリス医学界の誇りウィリアム・ハーヴィーの彫像が、彼の生誕地フォークストン（ドーヴァー海峡に面した町）に建てられ、除幕式が挙行され、大会参加者の中から一五〇名ほどが参加した。除幕式では大英博物館自然誌部門の部長リチャード・オウエンが生理学研究における実験的方法の擁護について断固たる態度で講演を行い、拍手喝采を浴びた。[15]

大会は翌日から招待講演を午後に行い、午前中と午後の一部は解剖学、病理学、薬物学、眼科学、精神医学など各専門の一五の部会に分かれての講演と討論が繰り広げられた。八月八日の基調講演は、ドイツからの招待者フォルクマンが「最近一〇年の外科医学の進歩について」と題してリスターの消毒法の世界的な影響を語り、続いてフランスのパストゥールが「鶏コレラと炭疽病（脾脱疽）に関連する予防接種について」と題し病原菌説を前面に押し出した短い基調講演を行った。[16] パストゥールは、招待に対する丁重な謝辞を述べた後、優れた外科医リスターが自分の研究にヒントを得て術後の化膿防止の重要な手法を編み出したことを喜ぶと共にこれを祝し、次いで本題の鶏コレラ菌と炭疽菌の弱毒化の手法を詳しく説明した。フランスでは毎年二千万フランの価値に相当する動物を炭疽病で失ってきたが、微生物学の進歩により病原菌を特定するのみならず、その微生物を逆手にとり、それを弱毒化して予防手段とし得る時代が始まったことを告げた。講演ではプイイ・ル・フォールという地名にこそ言及されなかったが、同年五月に行われた公開実験で彼が収めた大勝利を暗示した。[17] 最後に、こうしたワクチン開発に重大なヒントを与えてくれたイギリスの偉人エドワード・ジェンナー（牛痘による天然痘予防の発見者）の不滅の功績を讃え、まさにこの地でワクチンの紹介ができて万感の思いであると締めくくった。[18] 最後にジェンナーの名前が挙がったとき、会場が割れんばかりの拍手に沸いたことは言うまでもない。『タイムズ』紙は、パストゥールのフランス語の講演の全容を直ちに英訳して翌日の新聞で報じ、近い将来に人間のワクチン（human vaccination）が開発されることへの期待を添えた。[19] フォルクマンのドイツ語の講演は気の毒ながら六行で済まされた。

最終日八月九日の講演者は、ハクスリーが立ち、生物科学と医学との関係について語った。一般演題の中にも注目すべき講演は多く、たとえばフランスの神経病理学者シャルコーは、スコットランドの神経学者フェリアーの大脳における機能局在の研究に大いに感銘をうけることになったという。[20] ところがこのフェリアーの仕事が、生体解剖反対運動の急先鋒コブ女史の注目するところとなった。彼女は国際医学大会の予稿集を読んでいて、飛び上がらんばかりに驚き、すぐさまフェリアーが一八七六年の動物虐待防止法に沿った許可を得ていないことを突き止め、このスコットランドの研究者を起訴することにしたのである。[21]

ハーヴィー像の除幕式、ロンドン近郊のクロイドンの屎尿灌漑農園の視察（一二〇名ほど参加）など、[22] 種々のイベントが開催された中で、今日の目から見て驚愕させられるのは、「生きた患者の展示」であろう。[23] 医学大会なので病気に関係するさまざまな展示場が併設されるのは理解できる。実際に大会開催準備に入るや、外科医のハッチンソンを委員長に大会博物館の委員会が作られ、国内はもとより国外からも有益な展示品が検討準備され、カタログも作成され参加者全員に配布された。[24] 膀胱結石の切石術や大きな結石の展示などは想像がつく。ところがアディソン病、シャルコー関節病など一三の病気について、複数の生身の患者が展示されたのである。たとえば粘液水腫症については六人の患者が、患部の特徴がわかるように横並び一列に寝かされた。らい病（ハンセン病）についても、様々な病状の進行段階の患者が展示され、提供した医師の名前も明示され、ジョゼフ・フェイラー（第6章参照）の名前もあった。患者については提供した医師ごとに詳しい病歴等の記述が付録として付けられていた。それらはロンドンの一〇名の医師によるものである。シャルコー関節病は当然パリのシャルコー医師からの提供（等身大の蠟製人形）もあるが、アジアコレラの研究で知られるマクナマラの名前も提供医師に登場する。シャルコーの蠟製人形は全裸の六〇歳の女性ベルトローさんで、シーツに横たわる姿はリアルそのものである。[25] 世界各地から多くの専門家が集まるのであるから、医師が病院を訪問することはあり得ようが、特設会場に生身の人間を展示するというのは今日では考えられないことである。

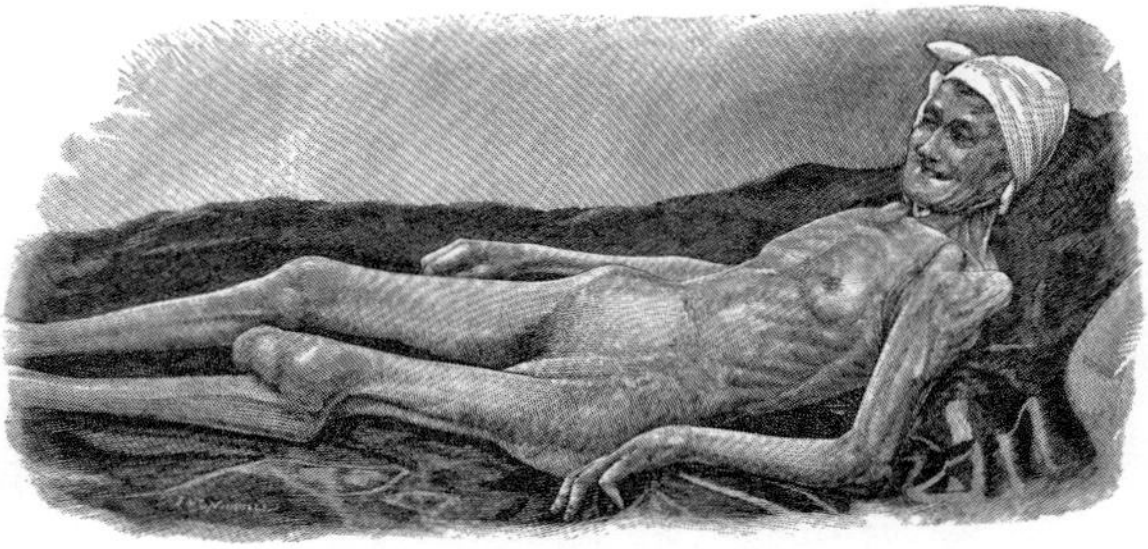

図 25　蠟人形の展示

二　微生物学の全面展開

「一般病理学と病理解剖」を扱う部会は、ロンドン病理学会会長のサミュエル・ウィルクスが座長を務め、バードン-サンダーソン他二名が副座長となり、コッホ、パストゥール、ウィルヒョウ、クレープス（一八八三年にジフテリア菌を発見）、H・C・バスチャンらが参加した。部会を始めるにあたって座長のウィルクスは講演を行い、以下のように述べて、病理学にも進化論的な思考の必要を示唆した。[26]

生物科学のあらゆる分野が下等生物との関係において、また進化の法則にしたがって研究されつつあります。したがって病理学もこの大きな研究領域の主題となり、動物と植物のすべての生命の病気を包含するようにならねばなりません。

さらに、彼は一八八〇年にロンドンで出版されたジェイムズ・パジェットの著作『病理学入門』を取り上げ、人間と植物界のさまざまな組織における変化の類似性を観察することの重要性を示した。そして、一八七八年のロンドン疫学協会の例会発表を念頭において、次のような発言を加えた。

もし、特定の病気が微生物によるとして、仮説的な生きた接触伝染体（contagium vivum）が実在するものであるなら、他の生物と同じ法則にそれらも従っていなければなりません。そしてもし進化論が正しいならば、それはそれ自体の種類の科［分類項目］および今は廃れてしまった他の科との間に、多くの関係をもつに違いないのです。我が国［イギリス］では、こうした考えに立って、いく人かの医者が研究しています。そしてそれは必ずや実りをもたらすことでしょう。

ウィルクスの発言は、微生物を進化の枠組みでとらえようとしているイギリスの状況に言及しているものである。[27]

病理部門ではウィルクスの講演に続いて結核に関する数人の発表が行われ、次にキングズ・カレッジのリスターが壇上に上がった。彼は講演に先立ちコッホに謝辞を述べているが、これは後に触れるとして、「創傷に生じる病的過程および炎症一般と微生物との関係について」と題する彼の講演内容を見ておこう。[28] リスターは講演の冒頭で、微生物と特定の病気の関係を例証する事実の確立者として、パストゥールを絶賛し、コッホの実験手法を褒め称えた。そして炎症や化膿が微生物によって起こされる例を、尿毒症や乳房切除で論じたのち、興味深いことに彼は自分の研究ではなく二人の若手研究者へと話を転じ、彼の助手としてエディンバラからキングズ・カレッジに移った外科医ワトソン・チェイニとアバディーンの若い外科医アレクサンダー・オグストンの仕事を詳しく紹介した。両者は彼の化膿防止法を支持し、コッホを崇敬する次世代の微生物学者といってよいだろう。『拡散する病原菌』の著者ウォーボーイズもこの二名の外科医を一九世紀八〇年代のイギリス細菌学の期待の星と評価している。ただし、九〇年代にはいると彼ら両名は臨床に専念して、細菌学の第一線からは遠ざかってしまうことになるのであるが。[29]

彼の講演終了後に討論が行われた。最初に発言を求めたのは、UCL病理解剖学教授バスチャンであった。彼は二つの基本的な問題を提起した。（一）問題の微生物は、用語の厳密な意味で真の「種」をなすのか、あるいは変化可能なもの、その変化も可逆的なものなのか。（二）そのような生物は健康な動物の組織や体液に自然に見られるものなのか、見られないものなのか。そしてインドで活躍する病理学者ティモシー・ルイス（第III部に登場）による実験で、健康な動物のどれかの器官の栄養を損なうことによって、バクテリアを生じさせることが可能であることが示されてきていることや、バードン-サンダーソンによる実験でも、細菌と無縁の動物組織に、腹膜内あるいは皮下の強い炎症を細菌と無縁の化学的刺激物によって刺激することによってバクテリアが生じるかもしれないことが示されたと紹介した。[30] このように、いまだバスチャンは自然発生にこだわっているようである。しかし、この時代には新規に発生するというより、バクテリアの変化のほうに関心が集まった。続いて発言を求めたウィリアム・ロバーツは、以下のように述べた。

これら極微の生物は動物界で完全な亜界をなします。それらの形状の大半は我々には識別できませんが、明確な生命の特質と現象を示す動物群です。ダーウィンの進化理論をそれらに適用した場合、創傷に見出されるそれらの生物は通常の性質を変化させ、感染性となり、さまざまな形態で血液毒素になると考えることもできます。進化論者によれば、タイム・スケールは年数ではなく世代数で測られねばなりません。バクテリアが二〇分で分裂するとすれば、二週間でおよそ一千世代となり、小麦に比較すれば一千年、人間の一生で考えれば三万年ということになります。(31)

ロバーツの発言は、微生物学に関してイギリスに典型的な議論を示していると言える。進化を認めるなら、世代交代の速い微生物は、それゆえにこそ他のどんな生物よりも進化によって大きく変化することを期待しうるということなのである。

続いて発言したリスターの助手チェイニは、炎症や膿瘍に単球菌の存在が前提となるのか、ならないのかといった問題意識をもって発言をおこなった。(32) 健康な人にとっては脅威とはならない単球菌の存在が、健康を損なっているとそれらの存在に抗しきれないと考えるべきなのか、明確な結論には達していない。その後に発言したウィルヒョウが、微生物の進化にかなり肯定的態度を示しているのは興味深いことである。(33) 彼は、ダーウィンの（進化の）原理が科学の遠く隔たった分野で新たに適用されることに感銘を受けているようである。そしてドイツの細菌学者ハンス・ブフナーの仕事、すなわち炭疽菌と枯草菌との間に互換性があり、病原性をもったり、もたなかったりすることが示されていると紹介した。さらに細菌は培地の成分（栄養）によって、出現する菌の性質に違いが生じるなど、必ずしも細菌の種が固定したものではないことを示す事例を挙げて紹介した。一方ではコッホの純粋培養のように、微生物種の固定性を前提にしなければならない立場があるのに対し、イギリスでは微生物種の可変性も大いに議論された[34]。

三　真に国際的な会議

講演はしなかったが、コッホはリスターの取り計らいで、病理学の部会の主題と関連して、微生物の顕微鏡写真をマジック・ランタン（幻灯機）を使って公開し、また固体培地をつかった細菌培養の方法を示す供覧実験を、キングズ・カレッジにおいて行った。

リスターは自分の講演に先立ち、ローベルト・コッホが近年開発した固体培地の手法について供覧実験を行うと共に、マジック・ランタンによる写真の公開を行うという労を厭わぬ申し出に、厚くお礼を述べ、写真の客観的証拠としての価値を強調した（図26、27）。

皆様、ここにコッホ博士がご出席下さり、大変ご親切にも、ごく限られたメンバーに対してですが、キングズ・カレッジで実験手法について実際に供覧実験を行ってくださることに心からお礼を申し上げたく思います。供覧実験に立ち会うことのできる人は限られていますが、コッホ博士は、本日午後にこの会場で、さまざまな病理組織からご自身が製作された顕微鏡標本の写真をマジック・ランタンによってご紹介下さいます。これらの写真は、コッホ博士が行う実演を実際に見るのに劣らぬ確かさと満足を与えるものです。なぜなら、光によって描き出される画像は、これら極微の対象が人の手でスケッチされれば不可避となる種々の偏見や誤りの心配がまったくないからです[35]。

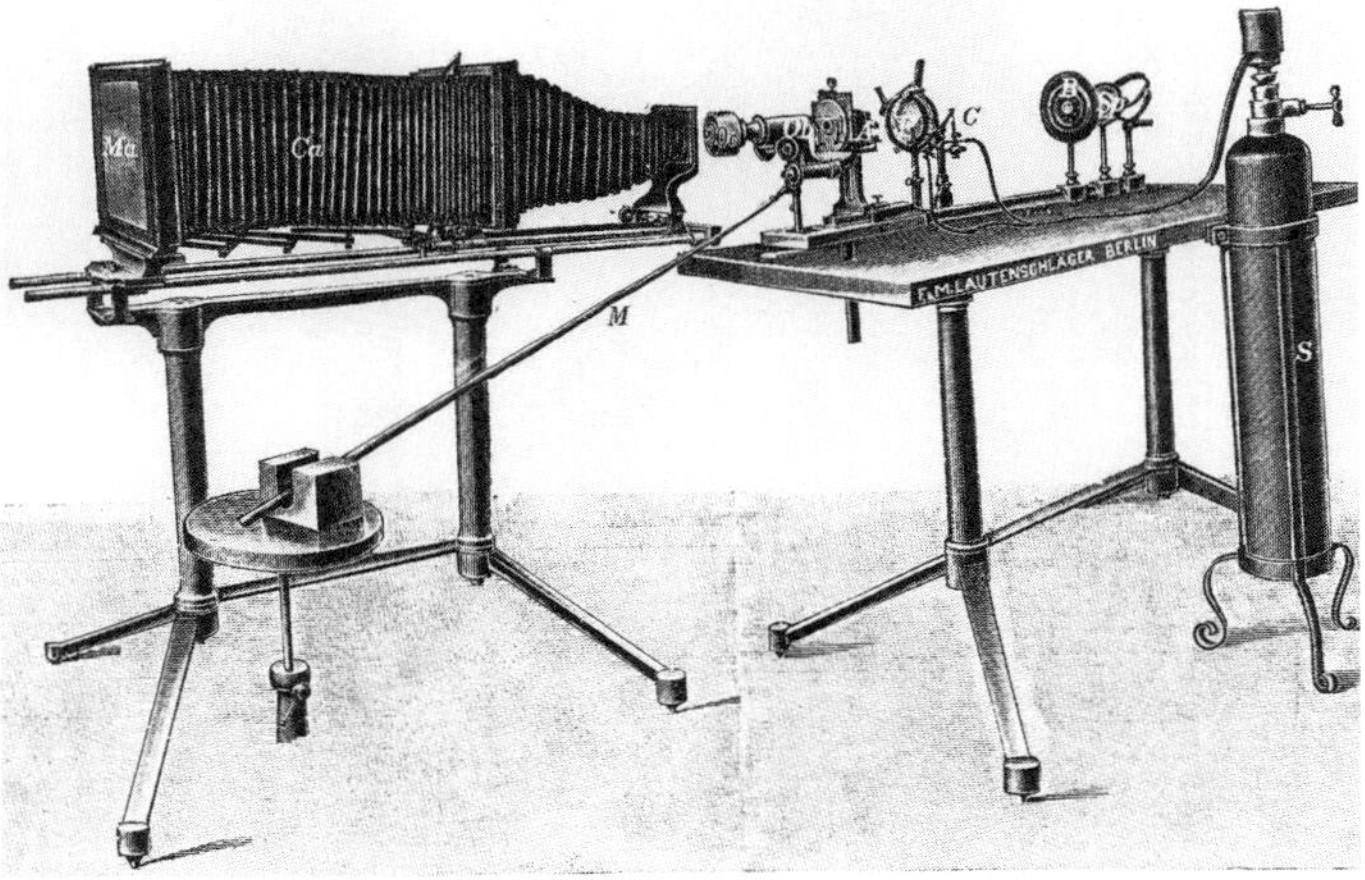

図 26　顕微鏡写真を撮影するためのコッホの装置

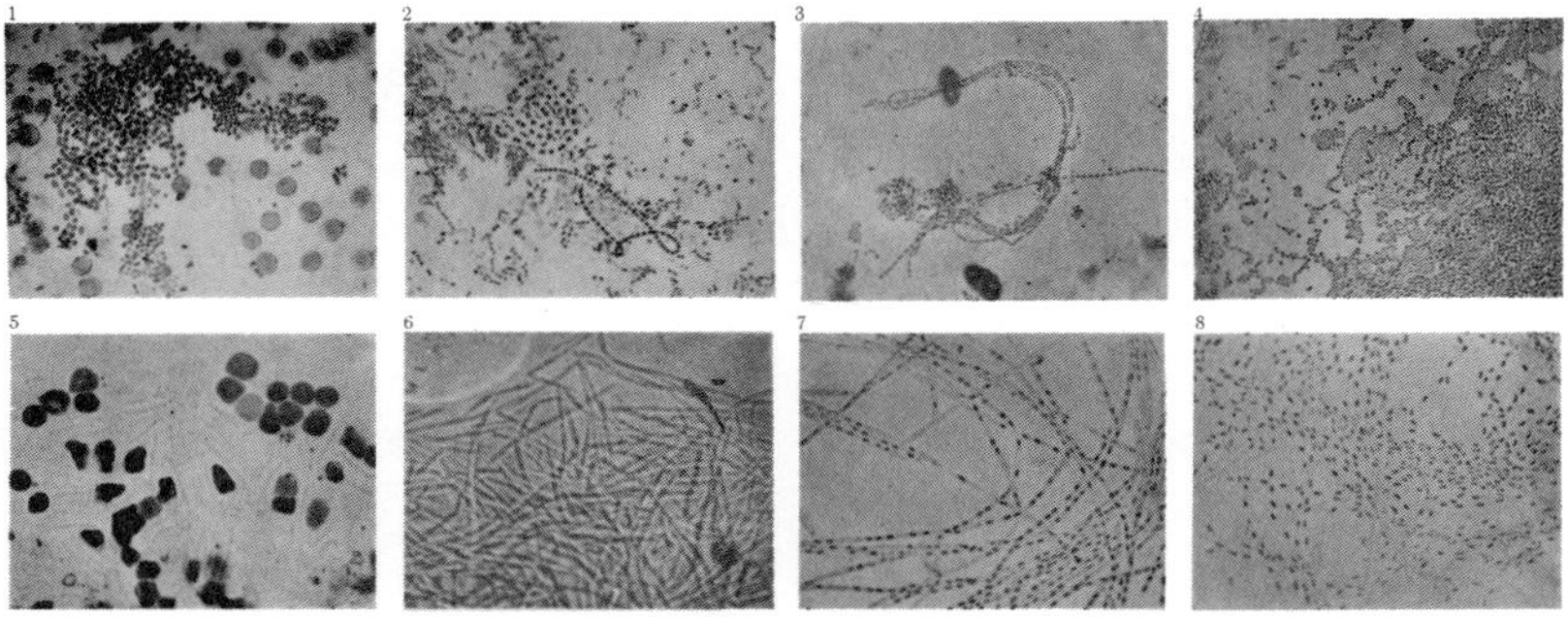

図 27　コッホによる微生物の顕微鏡写真

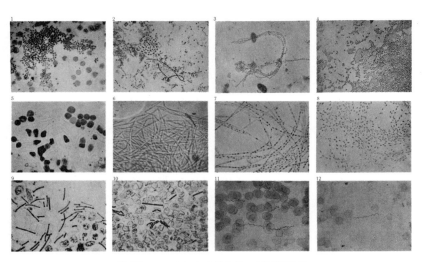

こうしたリスターの予告の下に、実験は行われ、コッホは限られたメンバーに対してではあるが世界の最先端をいく自分の実験手法を公開したのであった。

コッホの供覧実験については、『医事週報』にさらに詳しい記録がある。[36] それによると、コッホは供覧実験のために種々の器具のみならず準備のために助手まで引き連れてロンドン入りしたようである。前年一八八〇年には彼の『創傷感染の病因論研究』がチェイニの翻訳によってシデナム協会から出版されており、すでにその名声は行き渡っていた。[37] キングズ・カレッジの生理学実験室では八月六日のほかに、八月八日にも供覧実験が行われ、まさにこの主題に取り組んでいる研究者に公開され、見学者として、パストゥール、リスター、バードン-サンダーソンのほか、フランスきっての獣医ショヴォーらの名前が挙がっている。

コッホは赤い色素を生じる球菌が、青い膿を生じることを示し、それらが固体培地であるがゆえに確実に継代培養、純粋培養が可能であることを示した。またバクテリアが固体培地上に特異なコロニー（円形、星形、ネットワーク形など）を形成することを低倍率顕微鏡で明確に見てとれることも示した。また培地に混入させる物質を変えることによって、形成されるコロニーに影響が出ることなど、すっかり手の内を示したのである。さらには、炭疽菌の実験まで行い、死んだマウスの病理解剖も示した。これはあらかじめ数か月前から血清培地で培養した炭疽菌をマウスの皮膚に塗布し、そうすることによって、四八時間以内にマウスが死亡することを示したものである。その解剖で血液中に無数の炭疽菌が認められることを示した。ハト、ウサギ、マウスの敗血症についても、微生物の存在を示し、最後に、マウスに敗血症を引き起こした桿菌による感染において、丹毒（真皮の炎症）（erysipelas）の美しい形が、ウサギの耳を使って示された。『医事週報』の取材者は、これらの実験の重要性が即座に評価されることはないにしても、それらが病理学研究に限りない進歩をもたらすことは疑いないと絶賛し、とくに顕微鏡写真は事実の正確な記録性という点でコッホの主張を全面的に支持したのである。

コッホの供覧実験は、まさに国際会議ならではの学術交流であるが、そうした事例をもう一つ例を挙げておこう。先のリスター自身の講演は、かなり理論的な方向に話が展開したのであるが、実際に彼が開発した石炭酸による化膿防止法は、一八八〇年代を迎え医学の現場でどのような利用や評価がされていたのだろうか。ネトリー陸軍病院の外科学教授トマス・ロングモアを座長とする「陸軍における外科と内科」の部会では、冒頭の座長の講演に続いて四人の発表者（二名はロンドン、一名はミュンヘン、もう一名はカールスルーエから）が戦場における彼の化膿防止法の応用について講演を行った。[38] ロンドンからの講演者はそもそも化膿防止法に不満があったし、全般に病院の手術室とは違う過酷な野戦場での応用に苦心が窺える。ディスカッションでは座長が取り成し、戦場での石炭酸噴霧は実際的ではなく仮手当所（dressing station）での噴霧が有効であり、応急処置としての化膿防止法を示唆した。世界中から研究者が集まるという国際的な機会ならではの議論の展開が見られたのは、産科における化膿防止法の応用である。きっかけとなったのはブレスラウのシュピーゲルベルク教授による「産科学における化膿防止法」である。[39] 本人欠席のままドイツ語の論文だけが代読されたのであるが、「産科内科学と産科外科学」の部会では、産褥熱の防止のために自分もリスターの化膿防止法に関心をもっているという研究者の発言が相次ぎ、討論は熱を帯びたものになった。リスター自身はそうした事情を知る由もなく同席したわけではないが、会場で発言した九名の産科医たちは産褥熱防止に化膿防止法を応用しようと熱心に議論を展開した。[40]

最初の発言者は、数年来この問題に特別な関心をもってきたと述べ、正常分娩は無菌（asepsis）過程と考えられるが、産科医の介入を必要とする異常分娩は空気が膣や子宮に入り込み敗血症の恐れがある。それでオイルによる石炭酸の二〇倍希釈液を常に用いていることなどを紹介した。続いて発言したバーンズ医師は、[41] 自分の患者はすべて石炭酸噴霧のもとで分娩を行っており、これが患者を取り巻く看護婦や産婆の手指の消毒のみならず、胎児の娩出時に膣に有害な病原菌が侵入するのを防ぐのだという。出産後も二四時間は石炭酸四〇倍希釈液を膣内に注入すると言う。病室中央では常に石炭酸噴霧を行い、患部の洗浄には石炭酸八〇倍希釈液、検診前には看護婦・産婆は石炭酸オイルを手指に塗ることなどを紹介。そして最後に、もとよりイギリス産科病院は低い死亡率で知られてはいるが、消毒法の導入以降は産褥熱による死亡はゼロであると述べた。

三人目はローマからのマジョリ教授で、産褥熱の防止には化膿防止法による処置で空気から病原菌を除き傷口からの侵入を防ぐ必要があり、シュピーゲルベルク教授に同意するが、石炭酸とはべつにヨードホルムの使用も紹介した。四人目ヒュウィット教授は、[42]外部から腐敗物質の侵入を防ぐために全部の産婆が爪ブラシで徹底した手指の洗浄を行っていること、病気に打ち勝てる身体づくりに栄養の重要性、補助的手段として外から加圧する方法なども紹介した。

次のエディス医師は、[43]講演者であるシュピーゲルベルク教授が来場していないことを残念がりながらも、彼は手と器具を清浄に保ち、解剖を行った学生を助産に立ち会わせることを禁じて、ウィーンでは産婦の死亡率を大幅に下げた事例を告げ、感染は空気中に浮遊する病原菌の作用によるものであることを想定するなら、分娩室の空気を清浄に保つに越したことはないし、検診に石炭酸オイルを使い、とにかく手と爪を徹底的に洗うことに意を用いるべきとした。また石炭酸四〇倍希釈液による洗浄やグリセリンを混ぜた石炭酸水を染み込ませた布の詰め物を膣に挿入するなどの工夫を示した。汚れたシーツ類は病室から運び出し石炭酸溶液に浸す。換気に努める。石炭酸噴霧の効果については疑問無きにしも非ずで、実施していないと言う。六番目の発言者も、分娩後の感染が腐敗物質との接触によって生じるとし、スポンジは使わないで石炭酸溶液を染み込ませた布の詰め物を膣に挿入していると発言した。

七番目の発言者は長々と述べているが、リスターの消毒法との関係だけを取り出せば、空気中に浮遊する病原菌が傷に付くのを防ぐため石炭酸噴霧が推奨されているが、これには反対している。産婦は数時間でびしょびしょになり寒くなってしまうからで、自分は違う方法で対処していると言う。胎児の頭が見え始めたときから、産婆は石炭酸を染み込ませた綿でその都度拭っているという。トイレや床は石炭酸溶液やホウ酸溶液を使っている。しかし、へその緒の消毒に石炭酸の使用は勧めない。乾燥脱落に日数がかかり過ぎるからだ。次のボストンから参加の医師は、無菌法、化膿防止法、排膿法（ドレナージ）を近代外科学の革命的三要素として挙げ、分娩に使用する器具をあらかじめ消毒法によって予防処理することを報告した。

最後の発言者もアメリカからの参加者で、産科医が化膿防止法による処理に過剰な反応をする傾向にあることに批判的で、通常の出産まで石炭酸噴霧による化膿防止を行うことは過剰反応だとし、エディス医師の発言に賛同している。患者を清潔に保ち、シーツ類も洗濯してあれば基本的にはそれで十分なのであって、問題は医療従事者の側である。接触感染の病気や検死解剖に従事するなら、石炭酸溶液で彼自身を徹底的に消毒し、医師が手や爪、衣類に付着する感染物質を運ぶことがないようにすべきだと述べた。

以上九名の発言から、産褥熱の防止にリスターの消毒法を利用しようとする医師の努力が窺える。しかし正常な出産は手術とは区別すべきで、石炭酸噴霧まで行う必要はなく、問題は医療者の手指や爪、器具の消毒であるという認識は見られる。ゼンメルワイスの名前は出てこないが、エディス医師の発言にそれが暗示されている。エディスは講演者の欠席を残念がるが、筆者にはリスターの同席がないのが残念である。

以上で見たように、本来の外科と少し違う応用部門では、世界各地から参集した医学者が化膿防止法の適用について熱心な議論を展開したが、リスター自身が出席したエリチゼン（元ＵＣＬ外科学教授）を座長とする「外科」の部会ではやや予期せぬ事態が生じた。型通り三人の講演者が初期治癒（Primary Union）について発表を行った後で討論に入り、まず副座長のケンブリッジ大学教授ハンフリーが発言を求め、続いてドイツのハレ大学外科学教授フォルクマンが発言し多くの発言が続いた。最後にリスターが指名され彼は長々と語った。経緯から見てあらかじめ座長と相談の上で行われた発言とみられる。リスターは近年スペンサー・ウェルズやトマス・キースによって発展を遂げている卵巣切開手術こそ化膿防止法の試金石であると語り、昨年八〇年の英国医学協会の年会講演から遡りキングズ・カレッジ就任講演前後の発酵研究に言及した。そして発酵におけるミルクと血液、血清の振る舞いの違いを長々述べ、最後に以下のように締めくくった。

三年後に再びこの医学大会が開催されるときには、石炭酸噴霧をまったく使用しないで得られたさらに高度な結果を語ることができるでしょう。なぜなら、もしさらなる研究が近年の事実と符合し、手術中の傷にもたらされる大気からの細菌混入という考えを捨て去るべきであることがわかるなら、そのとき私は誰よりも愉快そうに「スプレーとは、さらば」(Fort mit dem Spray) と言うでしょう。(44)

発酵研究の実験過程で無菌法の手法に精通してきたリスターはここで将来への見通しについて語ったのであった。ただしあくまでも将来のことであり、現時点で化膿防止法を無用と言っているのではない。しかし、時代は確かに無菌法に動いている。リスターが発言する直前に発言したリヨン大学のルティエヴァン教授は、病院でリスターの化膿防止法を実践して確かな成果を上げてきていることを種々説明した上で、「化膿防止法による見事な結果は、大気中に浮遊する化膿の源泉を排除することよりも、むしろ手や器具からの直接の汚染を避けることによっていると」主張しなければなりませんと締めくくっていた。(45)

四　公衆衛生から国家医学へ

本大会の数ある部会の中で、本書のテーマに深く関係するのは国家医学 (State Medicine) の部会である。(46)「公衆衛生」が環境に主眼があるのに対し、「国家医学」は国家として統制のとれた医療政策に関心が向く。本部会の座長は序章で触れたジョン・シモンで、彼はかつてシティ最初の医務官として活躍し、その後は枢密院医学部門を率い、一八七一年からは地方自治庁に移りイギリスの公衆保健政策を代表する人物と目されてきたが、この時期にはすでに公職を退いて五年の歳月を経ていた。(47) 副座長は、地方自治庁保健局主席医務官のジョージ・ブキャナン、ネトリー陸軍医学校教授F・ド・ショーモン、軍医総監代理ノーマン・シェヴァーズらが務めた[48]。地方自治庁保健局医務官リチャード・ソーン-ソーンとUCL公衆衛生学教授ウィリアム・H・コーフィールドが書記を務めた。国家医学の部会では、ド・ショーモンやN・シェヴァーズ、R・ソーン-ソーンといった、病原菌説に積極的でない人物の参加が目を引く[49]。

三〇件ほどの一般講演のなかに性病とりわけ梅毒に関する発表が五件含まれ、梅毒蔓延防止策について活発な議論が行われたことが、この時代を象徴しているのかもしれない。本大会招致に尽力したアーネスト・ハート自らも本部会で登壇して発酵病（zymotic disease）の拡大について論じた。生体解剖反対運動で手厳しい追及の槍玉に上げられたエマニュエル・クラインは、ある種の細菌に感染した豚を食することによって生じる急性症状について講演した。第7章で見るように、彼は二年後には政府の命令でコレラ調査のためインドに赴くことになる。また長年クロイドンで屎尿灌漑を行ってきたアルフレッド・カーペンターは「表層灌漑による都市下水の利用」と題して講演した。カーペンターの講演に続く討論の時間には、コーフィールドが発言を求め、屎尿を土壌に戻す重要性を強調した。これを受け、彼を全面的に支持して発言したのはエドウィン・チャドウィックであった。五四歳で公職を辞し在野で九〇歳までほぼ元気に活躍をつづけた彼は、一八〇〇年生まれなので、このとき八一歳である。上記の一般講演に先立って、座長のシモンが講演を行った[50]。それは後にダーウィンが絶賛する講演内容である[51]。以下に大略を示そう。

国家医学という言葉は、国家が国民の健康に関心をもつことと対応しており、治療医学であり、予防医学である。シモンは病気を内因性の病気と外因性の病気に分け、とくに国家医学で問題にすべきは外因性すなわち、罹病の原因が外からやってくる病気であるとした。そして発酵や腐敗といった事実に始まるパストゥールの貴重な研究を挙げ、次に動物における感染症の事例に研究が広げられ、新たな世界が開かれたとしている。人間を病気にかからせる原因が外界からくる自己増殖する微生物であるなら、それらの実体が試験管で培養され、我々に起こす変化が研究されなければならないとした。そして近年もっとも著しい成果と思われるものを彼は列挙した。
・パストゥールの学説が、リスターの手によって化膿防止法に応用されたこと。
・バードン-サンダーソン教授、ドイツのブフナー博士、フランスのトゥーサンらの炭疽菌の実験的研究から、致死的病気の病原菌の弱毒化に関する方法が現われてきたこと。ごく最近パストゥールは炭疽菌の弱毒化でさらなる進展を遂げた。(52)
・鶏コレラの名で知られる致命的な家禽の病原菌に関連してパストゥールによってなされた同様な弱毒化の発見と応用。（以下略）

などエドワード・ジェンナーの種痘のように、社会に劇的な恩恵をもたらした近年の成果を数項目列挙した。シモンが弱毒化に注目しているのは、国家医学的立場からいって頷ける。まさに予防ワクチンはここから始まったと言えるからだ。そしてこれほどの成果を上げる医学研究の大躍進の時代にイギリスの研究は、一八七六年の動物虐待防止法の成立によって中断を余儀なくされているのだ。シモンは嘆く。「古くから医業は人々との信頼関係の上に築かれてきたもので、産婦の命が危ないとなれば胎児を犠牲にするなど、人間の生死にかかわる日々の責任を医者は進んで負ってきたではありませんか。……社会は、医者を信頼して犬や猫を託すことはできないのでしょうか。……あたかも医学者は、ＣＤ法（売春防止法）の下の娼婦のごとき扱いで、法律の規制がなければ、検閲がなければ、動物たちに正直に振る舞うと信頼されないのでしょうか」と。(53)

シモンは続けて具体例を挙げる。今や科学の世界でその名を知らぬ者はいないリスター教授にしても、昨年の秋に病理外科できわめて重要な実験を計画したが、法を犯す危険から実験を諦めるか、外国でそれを行うしかないところに追い込まれ、彼はフランスのトゥールーズの獣医学校で実験を行わざるを得なかったのだという。またブラウン動物健康研究所でバードン-サンダーソン所長の後任となり、炭疽（脾脱疽）の予防医学を専門とするグリーンフィールド教授も、(54)現行制限のもとで実験の許可を得ることは難しく、この国で有用な仕事を遂行することは絶望的であると思っているという彼の述懐をシモンは紹介した。どのような生物に対しても死や苦痛をもたらしたくはないが、人類の将来に役立つ目的にしたがって医学者は善悪の判断をしていることを強調した。麻酔のない時代にあっては患者の叫び声にたじろぎつつも、治療のためには手術が必要な場合もあった。彼は王立委員会に召喚された時のことも、注釈のノートまで最後に付して論じた。[55]

そしてイギリスの医学研究を覆う暗雲について長々話したことに詫びを入れつつも、年老いた公僕として予防医学が止まってしまうことを悲痛な思いで眺め、「人々のために闘ってきたサムソンがペリシテ人によって盲目にさせられてしまっている」ことに憤りを禁じ得ないと言う。[56] こうしてシモンの講演の後半は、国家医学の主題からはみ出して、イギリスにおいて動物実験がままならぬ状況に立ち入り、動物虐待防止法が、科学進歩のいかに足枷となってきているのかを嘆くものであった。彼の格調高く、また溢れる心情を吐露した講演は参加者一同を大いに感動させたことであろう。その上で、落としどころを国家医学として彼は見事に講演を締め括った。

さて皆さま、イギリスを覆う暗雲が幸いにも局地的で一時的なものと夢想することから、私は喜んで雲一つない大空に目を転じます。もし社会機構の中に、発展と実質的な勝利を予期させる可能性があるとすれば、それこそ国家医学の機能でありましょう。……そのようなときが訪れるなら、医学と医療従事者は今よりずっと評価されることでありましょう。政府の成功の基準とすべき「最大多数の最大幸福」という理想に向けて、国家医学は確かな位置を占めるものでしょう。[57]

概略このように述べてシモンは国家医学に希望を託したのである。彼は地方自治庁に医学部門が移管された時期を一つの目安と見ていたようである。しかし国家医学を牽引してきたラムゼイが去り、パークスが去り、シモンも大蔵省の無理解に対する憤りから職を辞して五年になるこのとき、国家医学の最盛期は過ぎ、国内のことよりも、国際的な慌ただしさと厳しさが増してきていた。[58] シモンの嘆きは狂犬病ワクチンをめぐって顕在化するが、それについては終章で述べたい。

公衆衛生の歴史では一般に一九世紀最後の二〇年間を、「病原菌の科学と技術が利用されることによって、公衆衛生の目的と方法が、環境への包括的な（inclusive）関心から、病気を引き起こす実体と人間および両者の相互関係にもっぱら限定的に（exclusive）焦点を定めたものへとシフトしていった時代」と捉えている[59]。イギリスの科学史家ウォーボーイズは、包括から限定への傾向を認めつつ、衛生科学から予防医学への変化を指摘している。衛生学一般では対処しきれない、それぞれの病気に特異な対処を行う必要に迫られていくということである[60]。

五　ロンドン国際医学大会の意義

さて本国際大会開催の意義であるが、科学理論上のことでいえば、本大会を病気の病原菌理論定着の第一歩とする評価が一般的である[61]。また世界有数の医学者・生理学者が集まり、医学・生物学の進歩のために生体解剖は必要なものであることを強調し、イギリスにおける生体解剖反対運動に歯止めをかけようとしたことは、医学研究者らの国際協力として挙げられなければならないだろう。科学者が一致協力して研究の擁護を図ろうとしたことは、美談とも言える。これに力を得たイギリスの科学者はただちに生体解剖反対運動に対する反撃を開始した[62]。国際医学大会の終了を待たずして開催された英国医学協会の年会では、ウィルヒョウの基調講演などによる外圧に力を得た国際医学大会の余勢を駆って、早速に反撃が行われた。協会の前会長のケンブリッジ大学解剖学・生理学教授ハンフリーは、年会の最後に生体解剖に関する長い発言を行い、後にそれは「生体解剖はどのような益をもたらしたか」と題するパンフレットとして出版された[63]。さらに一八八一年一二月から翌年三月まで『一九世紀』誌上で国際会議の主要メンバーによる集中的反撃が展開された。国際医学大会の会長を務めたジェイムズ・パジェット、同病理学部会座長を務めたサミュエル・ウィルクス、大英博物館自然史部門部長リチャード・オウエンは「生体解剖：その苦痛と利益」という統一テーマのもとに一二月に各自の論文を公表したのである。[64] 翌年一月と二月には同誌に生体解剖反対派からの応酬もあったが、王立内科医協会会長と外科医協会会長が推進意見を公表し、さらなる反撃を加えた。まさに国際協調の成果である。

同じような評価としては、コッホの供覧実験に象徴されるような、互いの科学知識や技術を広く公表して、さらなる研究の進展を図ろうとしたことにも見られる。産褥熱克服のために知恵を出し合う場面も国際会議ならではの展開であった。

しかし、バイナムは国際協調ということに一定の評価を与えながらも、時代が帝国主義へと移っていくときにあって、水面下での各国の駆け引きは熾烈で、厳しい競争の時代へと突入していくことをしっかり見定めている。それが国際時代の医学のもう一面でもあろう。

各国からの代表者たちは、共同および全体の進歩というレトリックの下に、愛国意識や競争意識が、医学という事業の重要部分でもあることを意識していた。フランスとドイツのライバル意識は遠く過去に遡るものであるが、一八七〇―七一年の普仏戦争によってさらに強められた。国家が科学研究や科学教育を牽引する重要な役割を負うようになり、またドイツの化学、光学、薬学産業に見られるように、研究基盤が経済成長と明白な結びつきをもつようになると、科学や技術の政治的次元が有力な役割を演じることになる。[65]

圧倒的功績で君臨していたパストゥールを擁するフランスが、新興国ドイツの新進気鋭の細菌学者コッホと対決を迫られる一八八〇年以降は、バイナム言うところの「研究基盤が経済成長と明白に結び付き、科学と技術が政治的に重要な意味」をもつ時代へと移行するのであり、本書で「国家医学」から「帝国医学」への移行と捉えていることと重なるものである。国際医学大会の開催によって、厳しい国際競争の時代に入っていることは明確に意識されたことであろう。そのことは本書第III部で確認されることになるであろう。

さて、コッホの顕微鏡写真が示す細菌の世界は、病気を引き起こす実体としてその存在を人々の目に焼き付けることになったが、各国が協調して成功裏に終了を迎えることになったロンドン医学大会についても、その証拠となる写真が残っている（前出、図23）。ハーバート・バロードの撮影による、セント・ジェイムズ・ホールでの大会参加者六八四名の記念集合写真は、この大会の意義を遺憾なくその画面にとどめている。見事な合成写真は、四七×三〇と二九×二〇（単位はインチ）の二つのサイズが用意され、キープレイト（Key-Plate：原画の輪郭線を製版した人物配置略図）と共に販売された[66]。

一八四〇年のことであるが、王立農学協会のブリストル大会の開催を記念して一二六名の人物を描きこんだ縦二メートル余り横五メートル半にもなる巨大な絵画が制作された。画家リチャード・アンズデル（Richard Ansdell）は、絵画の注文主の意向を受けて、必要とあれば年会に出席しなかった人物をも描き加え同協会のいっそうの繁栄を目に見える形で残そうとした。そこには人々の願いがいろいろな形で込められていた[67]。それから四〇年の歳月を経て、写真技術は飛躍的に進歩し、絵画に代わって写真が登場する。まだ合成写真という移行段階を踏んではいるが、紛れもない事実が露わなかたちで提示される時代へと入って行くのである。本章で見たコッホの顕微鏡写真はその最たるものであろう。

なおロンドン国際医学大会の後は、第八回が一八八四年にコペンハーゲンで開催され、第九回が八七年にワシントンで開催された。そして記念すべき第一〇回は、一九〇〇年にベルリンで盛大に開催された[68]。

第 III 部

スエズ運河
——帝国時代の医学

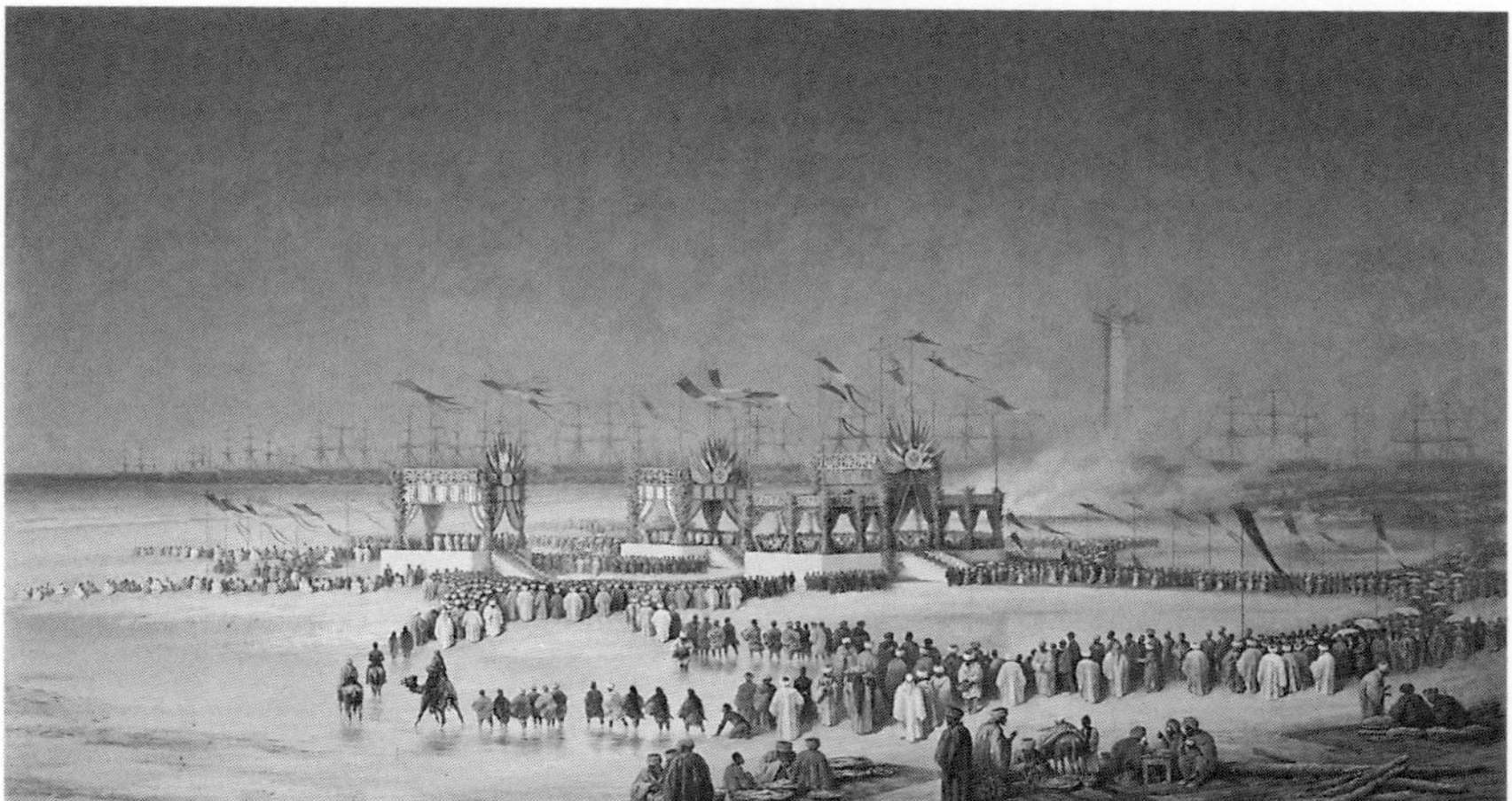

スエズ運河開通式（1869 年）

一八六〇年代後半に遮集式下水道網が完成して以降、テムズ河はもはやコレラ菌を運ぶ河ではなくなった。これから問題とするのは、スエズ運河を経由してインドから運ばれるコレラである。第III部では、一八八三年のエジプトにおけるコレラの流行を中心に、第II部で論じたイギリスの生物学的、医学的研究状況を念頭に置きつつ、スエズ運河の航行をめぐる国際的な攻防、ならびに政治経済問題との関係を見定めたい。第II部でも意識していたことであるが、それはパストゥールやコッホの仕事をイギリスの目を通して外側から眺めることであり、イギリス国内でのコレラの流行とは異なる国際時代のものであり、帝国主義時代幕開けの時期に見られる伝染病への対応として、帝国医学の鮮やかな事例を示すものである。

エジプトのコレラ流行の問題は、なんといってもスエズ運河と切り離せないことである。イギリスの最大関心事は、エジプトのコレラ流行そのものではなく、それがイギリス経済の生命線、スエズ運河の通航に及ぼす影響であった。しかし、イギリス一九世紀後半の生物学史を扱った名著の一冊と言えるマイケル・ウォーボーイズの『拡散する病原菌』の中でも、エジプトのコレラは約七頁を割いて論じられているものの、政治的な扱いは皆無である。英、独、仏の調査団派遣に関するそれぞれの政府の思惑、エジプト財政会議、国際衛生会議での駆け引きなど、すべてがコレラとその政治・経済的問題に結び付いている。ビスマルクの選挙戦においても、エジプトや地中海沿岸にコレラの流行をもたらしたイギリスに対する責任追及の構えが利用された。外務省と外務大臣、各国のイギリス大使、インド省とインド大臣、インド総督らもコレラに関係する情報と闘っていたのである。

一九世紀後半になり、世界的な流行病ともなると、問題は医学の枠だけに収まり切らないし、微生物学の枠だけにも収まり切らないのである。

第6章　コレラとスエズ運河

本章で扱うのは、エジプトおよびインドにおけるコレラの流行とイギリスの政治経済政策との絡みである。中世をペストの時代とすれば、一九世紀はまさしくコレラの時代である。一八三〇年から第一次世界大戦までの間にヨーロッパを襲ったコレラの流行は六度を数える。[1] コレラは元来インドの風土病すなわちエンデミックな（地域限定的な）病気であった。それが一八一七年以降インド国外に出て中国、日本、東南アジアを中心に広域流行への突破口が開かれるや、一八三〇年代にはアジアからヨーロッパ全域をおおい、世紀半ばには南北アメリカやアフリカ南部にまで達し、文字どおり世界的流行病すなわちパンデミックな（広域流行的な）病気となり、その流行は第一次世界大戦前まで断続的に続いた。

世界的なコレラの流行は、ヨーロッパのアジア進出の必然的な結果であり、ひとたび新天地をえたコレラ菌にとってヨーロッパは格好の流行地となる条件を備えていたと考えられる。それというのも産業革命をへて進行した人口の急増と都市への集中、さらに都市化の拡大は、コレラの絶好の温床となり、流行に拍車をかけることになったからである。[2] このようなコレラの流行を扱った歴史研究は、イギリスでも多くの犠牲者を出した一八三〇年代から六〇年代までの流行に集中している。[3] そしてこの間にコレラ対策として打ち出された衛生政策についても、よく研究がなされてきている。[4] 第I部で見た通り、本書の衛生政策はコレラそのものより若干視点を変えて、ややリービヒ寄りに論じている。イギリスでは一八六六年のコレラ流行が最後であるが、ヨーロッパ全体で見れば七〇年代以降についても、コレラの流行が終息したわけではない。それにもかかわらず、ハンブルクとナポリの事例を除いて一九世紀末のコレラ流行の研究は非常に手薄である。(5)

一八八三年のコレラ、すなわち最初はエジプトに限定的であったが翌年には地中海一帯に拡大したコレラの流行については、きわめて重大な政治的背景があるにもかかわらず今日までほとんど注目されないままである。たしかに、それに関連するすぐれた論文は発表されてきており、一九世紀後半の英領インドの公衆衛生についてもいくつかの先行研究をあげることができる。(6)しかしイギリスの政治的状況については残念ながら核心に届いているものは皆無である。まずはこのこと自身の意味を考えよう。

一　一八八三年のエジプトにおけるコレラ流行の注目点

最初に、一八八三年という時期に大きく関係してエジプトにおけるコレラの流行に注目すべき理由を考えてみたい。スエズ運河、調査団、微生物学のほぼ三つの重要な点にまとめられよう。

第一に、一八八〇年代のコレラの流行が六〇年代までの流行とは全く異なる俯瞰を必要とするものであることを挙げねばならない。その決定的差異は、一八六九年のスエズ運河の完成である。一八八三年のエジプトにおけるコレラの流行はスエズ運河完成後に起こった最初の大きな災禍であり、コレラ流行の原因はスエズ運河を経由してインドから地中海を航行するイギリス船舶とされ、責任が問われることになった。

第二の理由は帝国主義的観点からである。六〇年代までの先行する四回のコレラの流行については、イギリス、フランス、ドイツはともに国内の対策に追われたが、一八八三年のエジプトのコレラ流行時にはそれらの国はまだ流行の拡大を免れていて、コレラ研究のためにそれぞれの政府は調査団を派遣する余裕があった。自国にコレラが蔓延しているときには、その流行病を客観的な研究対象とするよりは、犠牲者の救済が第一の責務であろう。エジプトのコレラは結果的に見て、病気そのものを完全に対象化して本格的に研究する機会を英独仏に提供することになった。その際エジプトやインドなどのコレラ流行地が実験室のごとく捉えられている点に注意しなければならない。英独仏の三強が、ほぼ時期を同じくして、それぞれの国家の異なる期待を担った研究チームを調査団として派遣したことは、帝国医学の典型的事例として、重大な意味をもつものと考えられる。

第三の理由は、微生物学的観点に基づくものである。一八八三年から八四年にかけては、コレラ菌の同定に関してきわめて微妙な時期である。ほぼこの時期にドイツの微生物学者ローベルト・コッホは、結核菌の研究成果に基づいて、伝染病の病原菌を同定する基準として「コッホの条件」と呼ばれるものをまとめ上げており、個々の患者の症状に拠らない真に科学的な同定法の確立者として高い評価を得つつあった。ところがコレラに関しては、彼の誉れ高い「コッホの条件」をそのまま適用することが難しく、重大な困難に逢着することになり、微生物学研究における一つの山場が、この八三年から八四年あたりに存在するからである。(7)

次には、これほどに興味深い理由が列挙されるにも拘わらず、今日までエジプトのコレラの流行についてほとんど明らかにされて来ていない点を指摘しておかねばならない。何故今日まで、いくつもの重要な論点と関係していながら、それらの研究が手薄であったのか。原因は資料の欠落である。ウィリアム・コールマンの論文「コッホのコンマ菌――最初の年」は、コレラの科学史的研究として今日なお評価の高いものであるが、彼は論文の中でイギリス関係の資料の乏しさを嘆いている。一八八三―八四年のコッホのエジプト調査団に詳しく言及する一方、彼は、同じく調査団を派遣したイギリスについては、八〇年代に勃発したこの新たなコレラに対する対応策を資料不足から今一つはっきりさせられなかったからである。コールマンは脚注にイギリスの主たる医学雑誌から関連するいくつかの記事を拾い上げているが、それらは断片的情報にとどまり、全体を把握するには無理があった。こうした研究状況は、コールマンから十数年を経て、マイケル・ウォーボーイズがエジプトのコレラの流行を扱った場合についても、そっくりそのまま当てはまっている。[8] この時期のイギリスの対応を明らかにする資料は、医学雑誌や論文ではなく、実はイギリスの議会資料の中に存するのである。コレラの研究は今日インドにおける膨大な一次資料の精査にまで進んでいる。しかし肝心のイギリスの議会資料は今日までほとんど見落とされてきた。[9]

コールマン以降、八〇年代のコレラを扱う研究も散見されるようになったが、ことイギリスの対応となると隔靴掻痒の感が否めない。その理由は散在する資料を繋ぐ明確な視点が非常に定めにくかったからであろう。この空白部分を埋めるきっかけは、著者名のない一つの奇妙な論文の発見に負っている。「公の名のもとにコレラとコンマ菌に関するローベルト・コッホの理論を論駁する」と題するその論文は、イギリス政府とコレラ政策のあり様に注意を喚起し、広い問題の裾野、すなわち微生物学とその時代の社会的・経済的・政治的状況の把握に重大な手がかりを与える。[10] その手がかりを導きの糸にして、散在する資料を綴り合わせる中から初めて一つの形を浮かび上がらせることが可能となったのである。

以下の議論は一八八三年のエジプトのコレラ流行に対しイギリスがどのように対処したかを明らかにしつつ、帝国主義時代の幕開けにあたって伝染病のもつ社会的・経済的・政治的意味を考察しようとするものである。

二　「コレラとコンマ菌に関するコッホの理論を論駁する」

「公の名のもとにコレラとコンマ菌に関するローベルト・コッホの理論を論駁する」と題する先の論文は、一八八六年の『季刊顕微鏡科学』に掲載されたものである。多くの掲載論文に混じって、すんなりと納まっているので一見何事もなく見落としそうである。しかし、表題は穏当さを欠き、当然記載されるべき著者名もない。

論文の冒頭に付された簡単な説明によると、これはイギリスのインド大臣によって招集された委員会において作成された覚え書き（Memorandum）ということである。その委員会は、クラインとギビースという二人の医師から提出された『アジアコレラの病因に関する研究』という報告書の検討を目的としていることが記されている。そしてその説明の下に、委員会の構成メンバー一三人の名前と肩書きがずらりと並んでいる。委員長の任に当たるのはウィリアム・ジェンナーである。彼はヴィクトリア女王ならびに皇太子の侍医であり、王立内科医協会会長でもあって、この時代の医学界の最有力者である。先のロンドン国際医学大会の開会式では、大会会長のジェイムズ・パジェットの挨拶に先立ち、イギリス医学界を代表して歓迎の辞を述べた人物である。以下、オクスフォード大学生理学教授ジョン・バードン-サンダーソン、軍医総監ジョゼフ・フェイラー、前ボンベイ医学校教授・軍医総監ウィリアム・ハンターなど当時の相当有力な医療関係者たちが名前を連ねている。

科学の歴史に論争は付き物である。しかし一国の政府が、他国の一科学者の理論を論破するというそのこと自体を目的として、委員会を招集するなどということは他に例がない。いわんや、筆者が以下に示すように、自国の医学研究者の間でも一定程度の評価を得ている理論に対し、当該政府がそれを踏み越えるというのは尋常ではない。論文タイトルに冠された「公の名のもとに」（official）という語は意味深長であり、一科学理論に対する公認の論駁というのは前代未聞である。インド大臣（一八八五年のインド大臣はランドルフ・チャーチルである）[11]によって招集された委員会は、なにゆえコッホのコレラ理論を論駁しなくてはならなかったのであろうか。なにゆえこの時期に、またなにゆえそれが『季刊顕微鏡科学』という雑誌に掲載されたのかといった疑問が湧いてくる。この時代の政治的背景や、このような論文が学術雑誌に掲載された経緯を明らかにすることを通して、政治史と医学史の狭間に位置する伝染病が見えてくることであろう。

「コッホのコレラ理論を論駁する」という論文は一七項目からなるが、その大半はコッホによるコレラとその病原菌研究に逐一反論するために当てられている。一から五項目では論文が作成されることになったいきさつを述べ、六から一六項目ではコレラ患者の病理学的描写に焦点を定め、最後の一七項目を検疫制度に関する意見で締め括っている。一五、一六、一七がこの覚え書きの結論部分である。第一六項目は、「これまでに挙げられた証拠は、コレラと関連しているとされる微生物が病気と因果的関係をもつことをなんら保証するものではない」と、コッホのコレラ菌の同定に対する疑義から始まっている。第一七項目は、コレラという流行病に対処する実践的な提言を示しているが、その主眼は検疫制度の廃止であり、それに代って「衛生学的施策（医学的査察）で十分」とすることを提案している。「ヨーロッパならびに東洋における経験は、防疫線や検疫規制がコレラを封じ込める手段として無益であるばかりでなく、かえって有害であるということを示してきている」という。[12]

もし流行病の原因が微生物であるならば、交通の要所となる都市は伝統的に検疫制度によってこれに対処することになる。しかし検疫の長い停留期間は自由な経済活動に支障をきたすことになろう。イギリスがコッホのコレラ菌理論を論破しなければならないと考えた理由もその辺りに関係している。これを明らかにするためには、研究の射程を生物学・医学的なところから、政治・経済的な領域にまで広げる必要があろう。

三　スエズ運河をめぐる情勢

ヨーロッパの国々は一八三〇年代から幾度かコレラの流行に見舞われた。この事態に対処すべく一八五一年になってフランスの提案で国際衛生会議が開かれるようになり、以後七、八年間隔で毎回参加国を増しながら、最初の二回はパリでそのあとコンスタンティノープル（第3章第二節参照）、ウィーン、ワシントンと場所を移しながら開催されて来ていた[13]（表1）。一八七四年のウィーン会議はスエズ運河開通後に初めて行われた会議であったが、運河のもたらす疫学的影響についてとくに議論されたわけではなかった。それにもかかわらず、海上検疫について

表1　国際衛生会議開催一覧

回	開催年	開催地	参加国ほか
1	1851	パリ	12カ国　31年，48年のコレラ
2	1859	パリ	11カ国　52–54年のコレラ流行
3	1866	コンスタンティノープル	16カ国　英国最後のコレラ流行
4	1874	ウィーン	21カ国　スエズ運河開通後初
5	1881	ワシントン	26カ国　黄熱病が中心テーマ
6	1885	ローマ	28カ国　英国は厳しい批判に

（筆者作成）

は賛否譲らず、参加国の合意形成がきわめて困難な状況に陥った。そのため乗員全員を下船させ隔離する検疫であれ、船内の患者だけを隔離する医学的査察であれ、当面それぞれの国の方針を尊重しようという曖昧な妥協案が満場一致で可決されることになり、その後も大きな変更なく推移していた。

一八六九年のスエズ運河の完成は、帝国主義時代の始まりを画する出来事で、これによってヨーロッパの国々の関心は大きく様変わりした。本書第2章の初めで触れたように、イギリスは一八五〇年代に地中海側のアレクサンドリアからカイロを経て、紅海側のスエズへと貫《ぬ》ける鉄道建設を終えており、運河建設にきわめて冷淡であった。一八五七年七月庶民院でイギリスが運河掘削計画に反対する理由を尋ねられたパーマストン首相は「……レセップス氏が諸外国行脚をすることによって、イギリス人投資家の騙されやすさを当てにするようになったのは驚くべきことです。彼はあらゆる点でイギリスの利益に反するこの計画の推進に、わが国の資本を導入できると考えているのです。私の信ずるところ、この計画は一五年ほど前にアレクサンドリア、カイロ、スエズを結ぶ鉄道計画の向こうをはって持ち出されたものです。もちろん鉄道のほうが優れた計画であることは間違いありません」と胸を張った。彼のこのような自信に満ちた答弁の根拠となっていたのは、当時庶民院の議員にもなっていた鉄道技師のロバート・スティーヴンソンからの進言を根拠としていたからであった(14)。当のスティーヴンソンも、自分がすでに一八四七年の頃から運河問題を研究し、スエズに出向いて現地調査を行い、さまざまな可能性を探究し尽くした上での発言であることを強調し、「……採算面から見れば、運河は間違いなく非現実的な計画です。政治的重要性については何とも申し上げられませんが、一技術者として言わせていただければ、商業的見地に立った場合、この計画は望ましいものとは言えません。この新ボスポラス海峡が、たとえ紅海と地中海の間に存在したとしても、インド問題、郵便問題に関していえば、速さ、確実性、経済性の面で今やほとんど完成の域にある鉄道には、はるかに及ばないからです。」とぶち上げた。船荷を下して汽車に乗せ、再び荷下ろしして船積みする手間を彼はどう考えていたのだろう。彼のこの発言は『タイムズ』に掲載されたため、これを見て驚いたレセップスが真偽を確認するためにパリから駆けつける一幕もあった。[15] ここまで話が拗れてしまう前に、実はインドへの経路として海路のスエズ・ルートが早いはずであろうことを反省してみる機会はあったと、『スエズ』の著者パドニーは言う。一八五七年五月にセポイの反乱が起きたときに、イギリスからインドへ援軍を送る必要があり、そのときにもっと慎重なシミュレーションがされるべき機会があったのだという。[16]

親子二代にわたる優れた鉄道技師としての彼の名声は、第2章冒頭で挙げたブリタニア橋の設計の時のような彼の「視野狭窄」を覆い隠してしまうものであった。スティーヴンソンは、「鉄道なら八時間で済むところ、インドへ向かう船舶はアレクサンドリアかスエズで石炭を補給しなければならず、倍の時間がかかる」という認識をもったまま、一八五九年一〇月に亡くなった。[17] 科学者や科学技術者が政策の重要場面で果たす役割は、現代に比べれば素人にも見えやすい一九世紀であっても、小さくないことに改めて気づかされるのである。

さて、運河が開通してみれば、イギリスもようやくその利便性に気付き、一八七五年に財政難のエジプト総督から運河株をそっくり買い取って、フランスに次ぐ大株主になると、イギリスはスエズ運河に著しい執着を示すようになった。イギリスの運河株取得は、一大事件であった。総額四〇〇万ポンドを一覧払いで行うについて、首相ディズレーリがとった大胆な行動は、歴史を彩るドラマの一つに数えられる。[18] フランス外務大臣は、イギリス外務大臣ダービーに探りを入れるべく、代理大使をロンドンに遣わせた。これに対しダービー伯は、「運河はインドへの我らのハイウェイであり、運河を利用する船舶の五分の四はイギリスのものであり、運河の保全と適切な管理に対する我らの関心は、ヨーロッパの他のどの国よりも重大なものである」と述べた。[19] その後、露土戦争の結果結ばれたサンステファノ条約（一八七八年三月）を不満とする列国の調停にビスマルクが乗り出し、ベルリン会議（七八年六月）を開催した折に、イギリスは東地中海の要衝キプロスの領有権をベルリン条約で得ることになる。これによってイギリスは、ひとたびスエズ運河で事が起これば、いつでも派兵できる好位置をキープすることになったのである。

病気の病原菌理論は、コレラの流行が地域限定的ではなく、どこへでも移っていくものとするのであるから、その防疫には検疫制度が不可欠と考えられた。しかし、一八七五年にスエズ運河の株式のおよそ半数を取得し、フランスと並ぶ大株主となったイギリスは、あらゆる検疫規制を廃止しスエズ運河の自由航行を強く望んでいた。ロンドンとボンベイを結ぶ航路では、スエズ運河を経由することによってその距離は四一％削減され、ロンドン-カルカッタ間では三二％削減され、イギリスにもたらされるメリットは想像以上に大きかった。運河掘削時には多くの人々が、運河の開通によって地中海諸国は再び大航海時代に享受した地位を回復しうるのではないかという密かな期待を抱いていたが、結局のところイギリスの海上覇権を強化することになった。ダービー伯が正しく把握していたように、一八八〇年の時点でスエズ運河を利用する船舶の総トン数のほぼ八〇％はイギリス船舶で占められた。この事実はイギリスの交易におけるスエズ運河の重要性を如実に物語るものである[20]（表２）。

一八八〇年代に入り運河を利用する船舶が増えて混雑がひどくなり、運河通過に三日間も要するようになり、また運河の幅や水深に対する不満も増大した。さらにこれに衛生問題がからむと、イギリスへ向かう船舶は検疫に一〇日間も要することになった。そのような混雑回避のために、イギリスは一八八三年には既存の運河に並行して第二スエズ運河を掘削する計画を具体化し、八〇〇万ポンドの巨費を投じる予定で[21]、同年七月にはレセップスの訪英をまって契約書の調印が行われることになっていた。しかし検疫問題が残る限り、たとえ巨額を投じて新運河を建設したとしても、検疫停泊が長引けば運河の価値は半減してしまう。契約を前にして政府としては、検疫を全廃して医学的査察に切り替える国際的合意をなんとしても形成したいところであった。

表2　スエズ運河の利用状況

	ケープ経由［km］	運河経由［km］	短縮%
ロンドン-ボンベイ	19,755	11,619	41
ロンドン-カルカッタ	22,039	14,970	32
ロンドン-シンガポール	21,742	15,486	29
ロンドン-香港	24,409	18,148	26
ロンドン-シドニー	23,502	22,493	4

年	総トン	英国トン	イギリスの利用率（%）
1870	436,609	289,235	66.25
1875	2,009,984	2,181,387	74.18
1880	3,057,422	3,446,431	79.33
1885	6,335,753	4,864,049	76.77
1890	6,890,094	5,331,095	77.37
1895	8,448,383	6,062,587	71.76
1900	9,738,152	5,605,421	57.56
1905	13,134,105	8,356,940	63.63
1910	16,581,898	10,423,610	62.86
1915	15,266,155	11,656,038	76.35
1920	17,574,657	10,838,842	61.67
1925	26,761,935	16,016,439	59.85
1930	31,668,759	17,600,483	55.58
1935	32,810,968	15,754,818	47.96
1940	13,535,712	7,449,913	55.04

（*The Tentacles of Progress* より作成）

それというのもインドは恒常的なコレラの汚染地と見なされていたので、インドからの船舶は当然のことながら検疫を受けることになり、さらにオーストラリアからの船舶も航路の途中で石炭の補給のためにコロンボやアデンに寄港せざるをえず、結局コレラ汚染地からの船舶と同じ扱いを受けていた。それでも積荷が羊毛などであればいいが、一八八〇年にはシドニーから冷凍肉の輸送が始まり、速やかな運河通過はイギリスにとって切実な問題となっていた。(22) とくに一八七九年から八二年にかけてイングランドのヒツジが広く肝蛭病に罹り一五%ほど減少したことによって、新たな交易が刺激され、オーストラリアのクイーンズランドやニュージーランドとの航路が増大し、帆船から蒸気船への切り替えが行われ、冷凍技術がさらに肉以外の商品へも拡大されることになり、スエズ運河を航行する船舶は増大した。(23)

そうしたところに突然持ち上がったのが、八三年のエジプトのコレラの流行であった。ここで前年のアレクサンドリアの暴動（「エジプト人のエジプト」をめざすオラービー＝パシャの運動）に一言触れておく必要があろう。(24) 暴動は五〇人近いキリスト教徒の殺害にまで発展し、英仏両国政府はエジプト在住のヨーロッパ人の保護とスエズ運河の安全確保から軍事行動を起こし（フランスは途中で手を引いた）、エジプトは実質的にイギリスの保護国となった。これはイギリスがエジプトの財政問題、衛生問題に大きな責任を担うことを意味する。暴動は制圧されたものの、スエズ運河の航行をめぐっては不安が残り、外務大臣グランヴィルは翌一八八三年新年早々にパリ、ベルリン、ウィーン、ローマ、セント・ペテルスブルクの政府関係者に向けて急送公文書を送り、いかなる状況においても、たとえトルコが交戦国の一つであろうとも、運河の航行の自由は守られねばならないことを八項目にわたって通達した。(25) そこでは戦時体制といった社会的なものが想定されていたのであるから、コレラの勃発は、イギリスにとってまことに晴天の霹靂という事態であった。

さて、衛生会議と運河について論じることはひとまず置いて、次に病気の病原菌理論について再度簡単に述べよう。歴史的には病気は各人の身体状況であり個人的なものであったが、地域一帯で同じ症状を多くの人が訴える場合には流行病（epidemic disease）とされ、これは人から人へと感染する伝染性のものと、そうでないもの（水俣病やイタイイタイ病また花粉症などに相当）に分けられた。前者は接触伝染病（コンタギオン contagious disease）と呼ばれていたが、第II部で見てきたように一八七〇年頃から原因として明確に病原菌が想定され、病気の病原菌説が確立し、らい菌（レプラ菌）、炭疽菌、腸チフス菌、結核菌などの発見・同定が相次いだ。病気の原因を病原菌にもとめるこの新しい理論は、パストゥールやコッホによって解明が進められていて、さらに先に述べたようにこの時期コッホは、画期的な培養法に基づく病原菌の同定法を明確にしたところであった。そうした中で病気の原因をめぐって大いに紛糾していたのがコレラであった。

たしかに結核菌や腸チフス菌の発見は医学上重要であったが、病原菌一般が政治的問題になったわけではない。国際的な問題となったのは流行の規模や症状の激しさからみて、断然コレラであった。たとえばエジプトにおける腸チフスの累積的な死者数はコレラによる死者数をはるかに上回っていたが、腸チフスのように比較的地域限定的な伝染病は国際的な問題にはならなかった。[26]

もしもコレラの病原菌理論が確立されれば、病原菌はどこへでも移っていくもの（epidemic であり pandemic）とされるから、コレラは土地に固有の病気（endemic）ではなく、当然その防疫には検疫が不可欠とされた。これまで交通の要所となる都市は伝統的に検疫制度によって伝染病に対処してきたが、検疫による長い停留期間は自由な経済活動の大きな障害であった。[27]

イギリス政府は一貫して検疫制度の廃止とそれに代わる医学的査察を主張してきた。それでも、島国であることも幸いして一八六六年以降コレラを締め出すことに成功したヨーロッパただ一つの国であった。この実績は、防疫に必ずしも検疫が不可欠というわけではないことを実証したものとみなすこともできたはずである。[28] しかし一般にそのような受け止め方はされなかった。コレラがコレラ菌によるものだとすれば、コレラがインドからスエズ運河を経由してエジプトに運ばれたことを示唆することになるばかりか、コレラがヨーロッパにも運ばれるだろうことを意味した。このような可能性が取り沙汰されることはイギリスの検疫廃止政策を危うくするものであり、スエズ運河の自由航行を危うくするものとなろう。この時期にエジプトにコレラが出現したというのは、イギリスにとって最悪の事態すなわちスエズ運河の閉鎖もありうるという一大事であった。

四　エジプトにおけるコレラの流行

一八八三年以前にヨーロッパでは大きなコレラの流行が四回あり、イギリスを中心に見ると、一八三一—三二年、一八四八—四九年、一八五三—五四年、一八六五—六六年がそれらに相当し、それぞれの流行時に二万人から五万人の犠牲者を出した。しかしイギリスは五〇年代の衛生政策が功を奏して、一八六六年を最後にコレラの災禍

表3　19世紀イギリスのコレラの流行

コレラの流行年	犠牲者	コメント
1831-32	3.1万人	イギリスに初めてコレラ侵入．中部東海岸のサンダーランドから．
1848-49	6.2万人	コレラの犠牲者は前回を上回る．政府は世界初の中央保健庁を設立．首都下水道委員会も設立．
1853-54	3.1万人	頻発するコレラ流行に恐怖．テムズ河の汚染はピークに達し，55年からは首都土木局による下水道建設工事開始．
1865-66	1.4万人	テムズ河の北側3本，南側2本の遮集式下水道完成．イギリスではコレラの流行は，これが最後となる．

（筆者作成）

をほぼ免れてきた[29]（表3）。

他方一八八三年にエジプトを襲ったコレラは、六月からわずか二、三か月の間に六万人の死者を出すという大惨事であった。一八六五年から六六年のコレラは、それ以前の陸路経由のコレラと異なり、エジプト経由で海路ヨーロッパに上陸したとされた（第3章第二節参照）。したがって八三年の場合も人々は同じ経路を想定し、エジプトからヨーロッパへの拡大を危惧せざるを得なかった。しかも八三年のコレラではインドとの間で頻繁に運河を利用するイギリスが明らかに責任を取るべきだと目され、政府は大きな緊張を強いられることになった。一般の議会文書とは別に、六月末から八月半ばの一か月半ほどの外務省の連絡記録を残した一五〇頁余の機密文書によれば、日に何通もの電報が外務大臣とエジプト総領事の間を行き交い、コレラの制圧に向けてエジプトでの対応に追われる様子が窺われる[30]。

フランスの政治新聞『ル・モニトゥール・ユニヴェルセル』は、ブダペストの『ブダペスト・ロイド』誌の記事を引用しつつ、オーストリア＝ハンガリーの怒りを報じた。その記事は、切迫するコレラの危険性についてイギリスがあまりに無頓着であることについて激しい非難を表明し、大陸諸国側の断固たる対抗措置を引き出すことになろうと警告するものであった[31]。

コレラの危機に直面してイギリス当局の怠慢は、必ずや列強諸国からの断固とした対抗措置を引き出すことであろう。エジプトと長期にわたって関

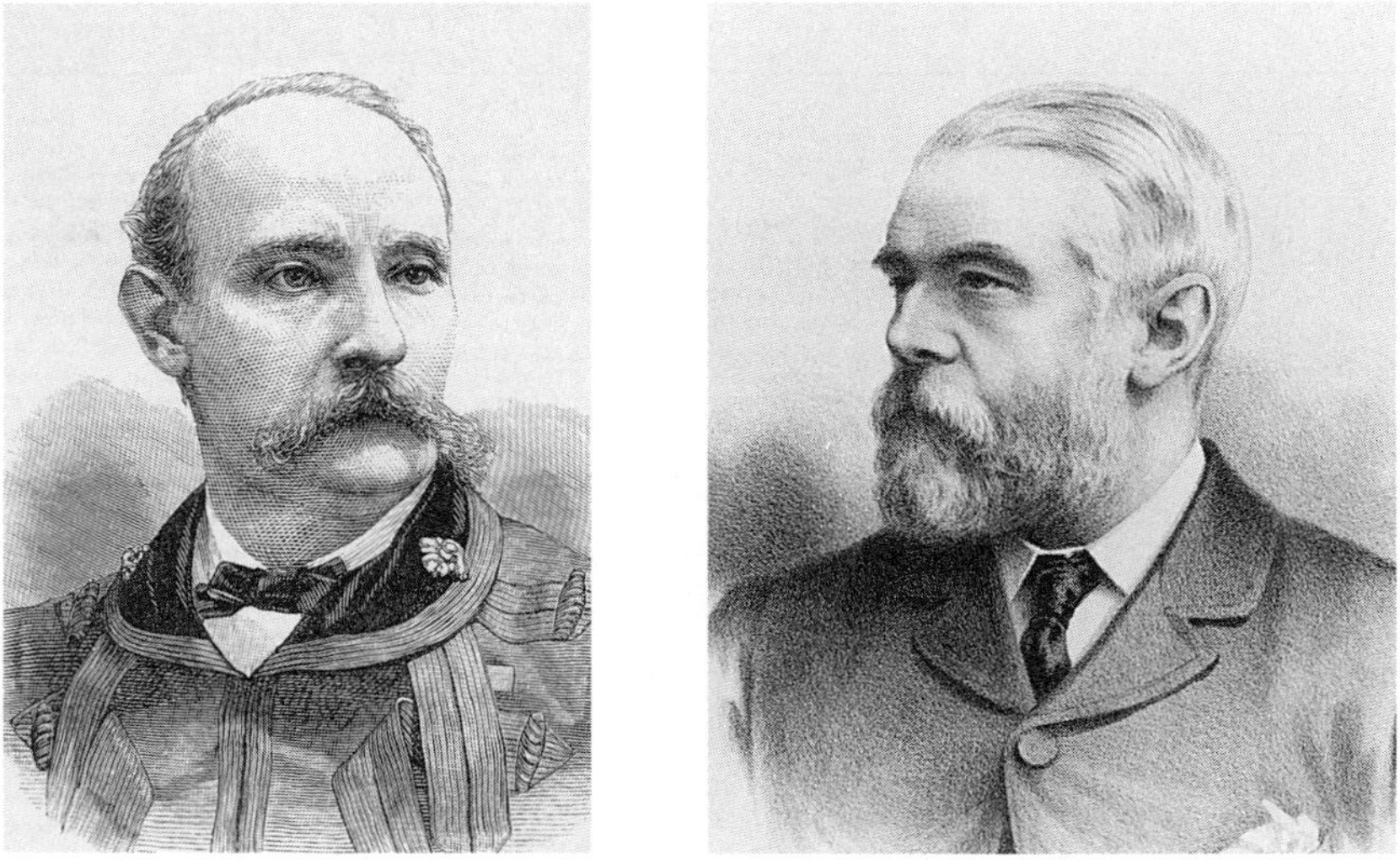

図28　ウィリアム・G. ハンター（左）とジョゼフ・フェイラー（右）

係を保っているのはイギリスである。したがってイギリス政府の最低限の義務とは、（コレラという）災難を阻むためにもっとも効果的な方策を採ることであったのだ。しかし、グラッドストンの政策を特徴づける唐突さはこの時にも現れた。その上イギリスの商取引の利益のために、もっとも基本的な国際儀礼は無視された[32]。

エジプトにコレラを持ち込んだのはイギリスであるという国際的非難が高まるなか、政府は宗主国としての立場からコレラの流行に何らかの手を打つ必要に迫られ、ロンドンのインド省医事局の局長であったジョゼフ・フェイラー卿に相談を持ちかけた。長年インドで衛生業務に当たってきたフェイラーは、同僚の軍医総監ウィリアム・G・ハンターをコレラ研究の調査団として派遣することを進言した（図28）。

その進言を受けて、一八八三年七月一二日ロンドンの地方自治庁長官チャールズ・ディルクは委員会を招集し、フェイラーの出席を求めてエジプトのコレラ問題について検討した。内務大臣ウィリアム・ヴァーノン-ハーコートを初め外務省、インド省の高官や王立内科医協会会長ウィリアム・ジェンナーらを交え長時間の議論の末、ハンターの派遣が正式に承認された。[33] そのあとフェイラーは、地方自治庁長官ディルクや外務政務次官エドモンド・フィッツモーリスと共に外務省に出向き、ハンターを補佐して現地調査にあたる医師の派遣も進言して人選を任された。時の外務大臣グランヴィルは七月一四日にハンターにエジプトにおけるコレラ調査の要請状を送った。[34] ハンターを送り出して間もなくグランヴィルは、エジプトのコレラの勃発について大使を初めイギリスを代表してヨーロッパ各国に派遣された人々に異例の『回状（Circular）』を送り事態の収拾に腐心した。その中で、イギリスに向けられた世界的な非難、すなわちイギリス政府はエジプトにおける己の地位に乗じて検疫等の予防措置を緩めようとしているという非難について十分な認識をもつよう、グランヴィルは指示した。さらに従来の検疫制度の理論と実践が無益であるばかりか有害ですらあるというイギリスの立場を堅持し、防疫体制に関して我が国が採ってきた政策すなわち医学的査察のみを行うことの賢明なる点を啓発周知するべく、それぞれの受け入れ国で奮励努力するように彼は求めたのである。[35]

こうした厳しい国際的非難のなか、七月二六日にエジプト入りしたハンターはカイロを拠点にコレラ調査を進めることとし、彼に協力するべく派遣された一二人の医師とすぐさま仕事に取りかかった。[36] 到着当夜のこと、彼はエジプトの主だった医療関係者からなる協議会に出席し、さっそくメンバーに選出された。その後の協議会の席上で、彼は検疫の無益なることを事あるごとに力説し、インドではとうに検疫制度は廃止されていること、そして今回のコレラの勃発こそが防疫線の効果の無さを物語る何よりの証拠であると述べた。翌八月にはエジプトのイギリス領事館総領事エドワード・マレットにコレラの流行に関する途中経過について短い報告を二度行い、ハンターの報告はマレットから外務大臣グランヴィルに転送された。[37] ハンターは調査を終えて、九月一三日にはエジプトを後にしたがコレラ汚染地からの船舶ということで途中幾日もの検疫に阻まれ、ようやく月末にロンドンに帰還し、彼の最終的な報告は一二月に外務大臣グランヴィルに提出された。[38]

ハンターの調査研究は主として公衆衛生の立場から行われる観察に基づいており、カイロやダミエッタ（現在のディムヤート）で採取された飲料水の化学的・顕微鏡的検査については、カイロのエジプト総督実験所長アルバート・イスマルーンに任せっきりであった。総督実験所の有する技術はきわめて初歩的なもので、たとえば細菌の培養すら行われなかった。したがって当時の基準からしても結果は当然要領を得ぬものであった。[39]

最終報告で、ハンターはイスマルーンによって報告された水質検査結果を引用し、その水が有機物で汚染されていることを知って次のように書きとめている。「人々はこの汚染された水をろ過することもなく飲んでいる。このような状況および、もっと貧しい人々は発疹チフスで死んだ家畜の肉をなんら躊躇することなく食しているという事実からすると、この国に消化器系の病気が蔓延しているのも当然のことだ」[40]。最終報告書の大半は、コレラ研究に従事した多くの医師からの報告で占められていた。その中でハンターが強調したのは、コレラは一八六五年の流行時から、あるいはそれ以前からエジプトに風土病のような形で散発的に起きていたが、今回は特異な気候的要因が重なったために大流行をみたという解釈であった。また病原菌理論についてはインドにおけるイギリス人によるコレラ研究を引用して、否定的見解を述べた。要するにハンターは、コレラはエジプトの風土に固有の（endemic）病気であって、けっしてインドからイギリス船舶によって運ばれたものではないと結論づけた。

しかし一九世紀末にエジプトに居住するイギリス人は、煮沸されていない水を飲料水とする危険性について十分な認識を持っていたようである。エジプト総領事マレットは、コレラ汚染地に赴任している息子一家を気遣いこまごまと訊ねてくる母親に対し、家では飲用には煮沸した水しか用いていないこと、また彼自身はどちらかというとフランスのミネラル・ウォーター「サン・ガルミエ」を好んでいると返事をしている[41]。またこの時代さまざまな水のろ過器が野外で利用されたが、イギリス陸軍は通常飲料水は煮沸していたようである[42]。一八五〇年代ロンドンではジョン・スノーによってコレラの飲料水媒介説が明らかにされたが、実際のところ彼の学説がイギリスで広く受け入れられたというわけではなく、煮沸は経験から編み出された生活の知恵というレベルなのであろう[43]。それはともかく、マレットの返事にせよ、イギリス陸軍にせよ飲料用の水を煮沸する習慣は、イギリス人が少なくとも煮沸による滅菌効果に気づいていたことを示唆するものである。

ハンターの派遣ならびに調査結果がイギリスにとってそれなりに満足すべき物であったことは、帰国後まもなく政府が彼にセントミカエル・セントジョージ上級勲爵士の称号を贈ってその功績に報いたことからも明らかである。翌一八八四年一月にハンターはロンドン疫学協会で帰朝報告を行い、例年とはかけ離れた異常気象をコレラ流行の原因であったとする、いっそう気象学的議論に傾いた結論を提示した。[44] これでイギリスは、ひとまずハンターの調査結果を盾に、コレラがインドからもたらされたのではなく、エジプトの風土にコレラを流行させる素地があったことを主張し、コレラが世界中どこにでも拡散して行くパンデミックな性質の病気ではなく、それぞれの土地固有の特色と結びついたエンデミックな病気（風土病）であると主張し得た。エジプトのコレラはスエズ運河を航行するインドからの船舶によってもたらされたわけではなく、いわば発生すべくしてエジプトで発生したのだと。

ハンターが政府に提出した調査結果は、彼なりの科学的結論であったのだろう。しかし彼の調査は患者の症状の比較や感染の様子の観察が主体で、動物実験もなければ、微生物の培養もない。頼みとしたエジプト総督実験所の調査の添付書類もきわめて初歩的なものであった。

ハンターの派遣はフェイラーの推薦によるものであったが、この人選は当然のことながら政府の意向に沿ったものであって、唯一必然のものではなかったようである。というのも、ウェストミンスター病院の外科医ノティッジ・チャールズ・マクナマラは、早くも一八八三年二月一九日付で当時のインド大臣キンバリー伯（チャーチルの前任者）に手紙を送り、エジプトでコレラの微生物学研究を行う機会を与えて欲しいと懇請していたからである。[45] 彼は当時『アジアコレラの歴史』の著者として知られ、アジアコレラの権威と目されていた人物である。[46]

しかしキンバリーは、フェイラーに相談した後、マクナマラの申し出を拒絶した。[47] フェイラーは、彼の資質、熱意を高く評価しながらも、病原菌説に傾く彼の起用は考えられないことを諄諄とキンバリーに説いた[48]。マクナマラは彼のこれまでの研究から、コレラが小腸内の病原菌によって引き起こされることを確信していたのである。後になってマクナマラが熱帯医学の権威レオナード・ロジャーズに書き送った手紙には次のように記されていた[49]。

ベンガルで二〇年もの間、コレラの研究に取り組んだあげく、動物実験をしていてコレラに感染してしまったのです。それで帰国後すぐに、細菌学を学ぶためにベルリンのコッホの下に行きました。こうして得た知識のおかげで、一八七三年三月（これは一八八三年二月と読み替えられるべき）に、コレラの細菌学に関する仕事を成し遂げる十分な自信をもって、カイロでの調査を申し出ました。

さらに、マクナマラは、一八八二年に多くのインドの軍隊がエジプトに来ることによって、コレラがもたらされたに違いないという確信をエジプト内務省のハイリー・パシャに宛てた八三年一〇月一三日の手紙の中で漏らしている。マクナマラの狙いは、インドからエジプトへと通じるコレラのルートを明確にすることにあったのだ。実際のところ、こうした情報は政府機関を通して迅速にイギリスの然るべき機関へと転送され、マクナマラの手紙が検閲・回覧され、言動がチェックされている様子をイギリス外務省の機密文書から窺うことができる[50]。

コレラがインドからもたらされたものであることを否定しようとしているイギリス政府にとって、マクナマラを起用することならびに彼のコレラの起源に関する理論が好ましいものではなかったことは明らかである。

五　フランスおよびドイツのコレラ調査団

ヨーロッパ全体へコレラの流行が拡大することを危惧したフランスとドイツも、イギリス同様にエジプトへ調査団を派遣した。イギリスのハンターに遅れること三週間、フランス調査団がアレクサンドリアに到着したのは八月半ばのことであった。調査団はフランス政府から五万フランを与えられ、ヨーロッパ病院でさっそく調査に取りかかった。[51] 最後はドイツ調査団で、コッホを団長としてドイツ政府から六千マルクを得て八月二四日にアレクサンドリアに到着した。[52]

三国それぞれの研究は、コレラが海路インドからエジプトに運ばれたのではないかという疑惑に取り組むことであった。しかし実際のところ、個々の研究者がまったく無心に研究に取り組むとは考えがたく、あるものは疑惑を晴らそうとするであろうし、またあるものは疑惑を、確信へと転化させようとするであろう。

イギリスはその富を港から港に至る自由交通に依存しており、イギリスのインドにおけるコレラ政策は過去六〇年間にわたってコンタギオン説よりは、公衆衛生の立場に則って進められてきた。[53] したがってイギリス調査団がコレラはインドからもたらされたという疑惑を晴らすことに政治的、経済的関心をもっていたのは当然である。他方で、台頭しつつある国民国家および帝国主義的競争の時代にあって、フランスの、そしてとりわけドイツの調査団に「コレラはコレラ菌によって引き起こされ、エジプトのコレラはインドからもたらされた」ことを証明するよう期待がかかっていたことは間違いない。

パストゥール自身はエジプト入りしなかったが、フランスの調査団は彼の肝いりで組織され、派遣されたものであった。団長のイジドール・ストラウスはパリ大学の医学部教授、エドモン・ノカールはアルフォール獣医学校の教授、残る二人はパストゥールの助手エミール・ルーとルイ・テュイリエであった。彼らは二四人のコレラ患者の死体を解剖し、患者の糞便や吐瀉物を顕微鏡で検査し、実験動物への感染を試みた。しかし顕微鏡下には無数の微生物が存在してコレラ菌を選別同定することは不可能であったし、動物に感染させることはことごとく失敗した。そうこうする内にコレラは鎮静化してしまい、当初の目的とは別に牛ペストなどの研究を手がけ始めた矢先のこと、団員の一人テュイリエがコレラに罹って死亡した。二七歳で亡くなったこの若手研究者は、パストゥールの期

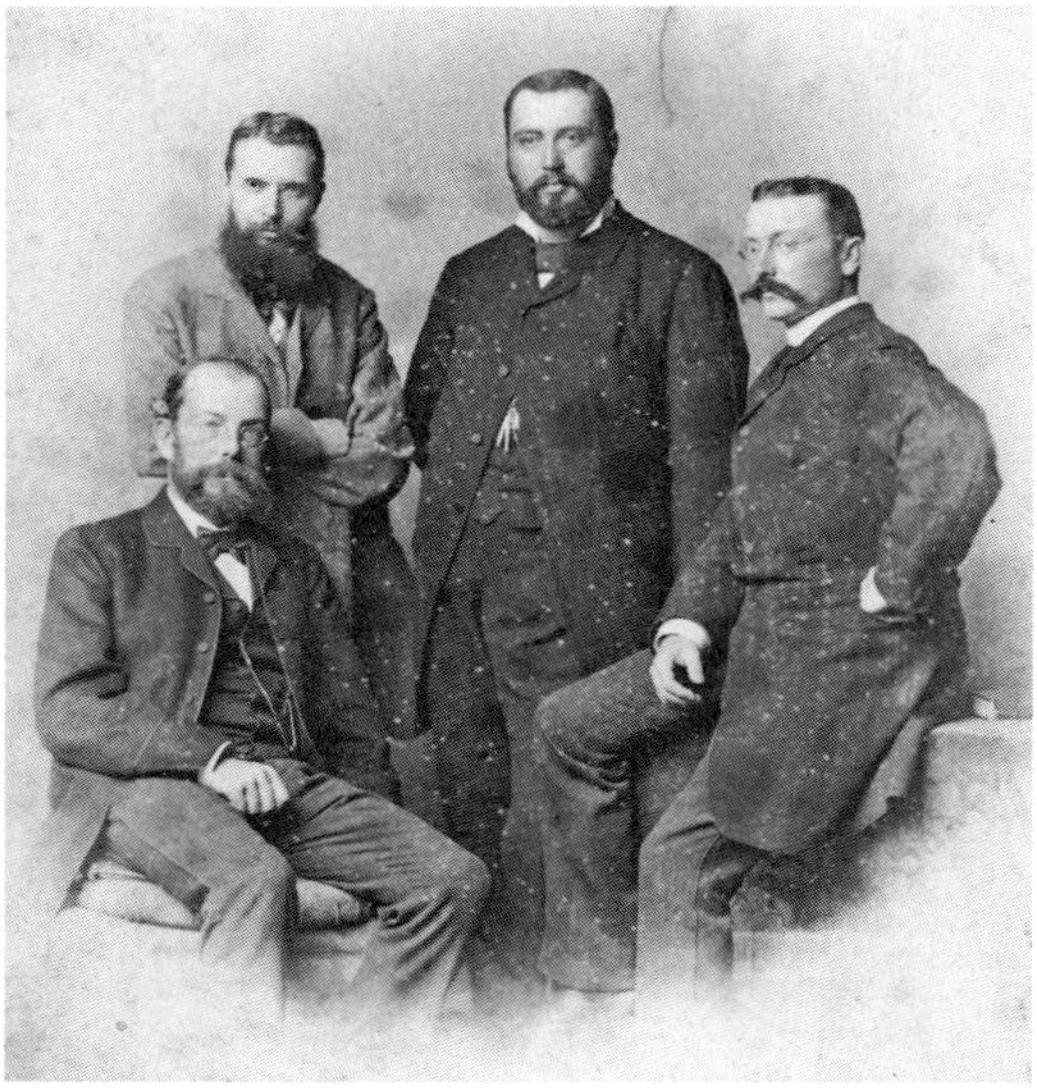

図 29　ドイツ調査団. 左からコッホ, トレスコウ, フィッシャー, ガフキー

待の星であった。皮肉なことに調査団はここ二週間以上にわたって一人のコレラ患者も診ておらず、またテュイリエ自身もパストゥールが指示した予防措置をそれこそ忠実に実行していたにもかかわらず、コレラに感染して命をおとすことになった。こうした不測の事態に打撃を受けたフランス調査団は、見るべき成果も挙げ得ぬまま一〇月九日に帰国した。[54]

ドイツの調査団は、コッホおよび彼の助手ゲオルク・ガフキー、ベルンハルト・フィッシャー、それに化学分析担当のヘルマン・トレスコウからなり、アレクサンドリアのギリシア病院で熱心に研究を進めた（図29）。コッホの目論みとしては一八八二年に彼の名前を冠してまとめられた「コッホの条件」に従って研究を進めれば、コレラの病原菌を突き止めることはけっして難しくないはずであった。彼らはエジプトに実験用としてウサギ、モルモット、ブタ、イヌ、ネコ、サル、ネズミなどの多くの動物を持ち込み、客観的な証拠を得ようとした。[55]ところが、どの動物もコレラに感染させることはできなかった。コッホにとってこれは大きな誤算であった。実験室医学の重要な部分は動物実験にかかっており、コッホの条件は当該の病気が動物に感染することを前提にしていた。こうした訳で、病原菌の同定法として確立した「コッホの条件」であったが、皮肉なことに彼自身でその例外的事例に早くも遭遇してしまったというわけである。その上、流行のピークが過ぎ去り、菌の検出に必要な死体の入手が難しくなり、コレラの研究は頓挫するかに見えた。しかし、この難局を切りぬけ研究を継続するために、コッホは調査の場をインドに移すことをドイツ政府に願い出た。

コッホら一行は一八八三年一二月一一日にカルカッタに到着した。その日、イギリスの軍医総監ジェイムズ・マクナブ・カニンガムは彼らを温かく迎え、実験研究用に医学校付属病院に隣接する建物の二階を全面的に提供した。[56] コッホはドイツ政府への第四報告書で、カニンガムならびに彼の部下による寛大なもてなしにたいする感謝の気持ちを書き記している。[57]

コッホはカニンガムに対しいささかの気兼ねもなく思う存分研究に専念した。インドへも多くの実験動物を持ち込んだが、思うようにコレラに感染させることはやはりできなかった。実験動物を病気に感染させられないということは、コッホ自身の有名な「条件」が十分満たされないということを意味し、このことがコッホと彼の批判者たちとの間の重要な論争点となった。[58] しかし当のコッホはこの致命的とも思われる欠陥にもかかわらず、ドイツ国務大臣に対する第六報告書の中で、彼が顕微鏡下に突き止めたコンマ形の菌（コンマ菌）をコレラの病原菌として同定することに十分なる自信を表明している。彼は「コッホの条件」を充足せぬままコレラ菌を同定することについて、腸チフスやらい病（ハンセン病）もまた動物には移らない病気であるが、それぞれに特異な微生物を病原菌として認めてきているということを考慮するならば、コレラ菌の同定も正当化されると理由付けた。[59]

一八八四年三月四日付で国務大臣に送った第七番目にして最後の報告書の中で彼は、コレラ菌に汚染された共同貯水タンクの水を飲んだ村人たちがコレラに感染したことを報じ、これこそ人間が関与した決定的な自然の実験であって、動物ではうまくいかなかった実験の欠を補うものだと述べた。[60]

最後に多少のインド旅行を楽しんで、一八八四年五月にベルリンに帰還したコッホは、一躍国家的英雄になっていた。彼は皇帝に接見を許されビスマルクから栄誉のメダルを授与された。ドイツ帝国あげての賞賛の嵐に包まれた彼は、まさに凱旋の将であった。議会も一〇万マルクの賞金を贈った。[61] インドにまで足を伸ばしたコッホの調査団の経費総額は、最初に支給された六千マルクを大きく上回る三万三六〇〇マルクに達した。ちなみにイギリス調査団の決算報告は、六万八千エジプト・ポンドであった。[62]

コッホがエジプトおよびインドにおける八か月に及ぶこの調査で明らかにしたことは、科学的なレベルに限定して言えば、「コレラ菌（コンマ菌）を発見した」というだけのことである。コッホがコレラ禍からドイツを救ったなどという話ならともかく、彼は調査に出かけただけである。それがどうしてこれほどまでの賞賛に値することであったのか。

一八八三年六月にエジプトでコレラが猛威を振るい始めたとき、やがてドイツにも拡大するのではないかという危惧があったことは確かである。しかしコッホたち調査団がエジプトに到着した頃には、流行は沈静化しつつあり彼らは研究材料にも事欠くありさまで、そのため急遽インドにまで足を延ばすことになったのである。もちろん科学者としての彼の名声は一八八二年の結核菌の発見によって確立していた。そして後年の彼の評価もコレラ菌発見者のコッホというよりは、結核菌発見者のコッホであった。一九〇五年のノーベル賞は彼の結核研究に対する授与であったし、一九〇八年のコッホ来日のときも、結核菌の発見者、人類の大恩人というのが日本人一般の彼に対する認識であった。[63]

ここで注意したいのは、重視されたのが「コレラ菌を発見した」ということよりもむしろ、そこから引き出される「コレラは病原菌によって起こる」という言明の方であったということだ。この言明が当時の国際社会でもつ意味、とりわけイギリスに対して持つ意味が重大であった。流行病の病原菌理論が定着しつつあったこの時代は、さまざまな病原菌が相次いで発見されたが、コレラ菌の発見は特別であった。スエズ運河を経済の生命線とするイギリスにとって、「コレラは病原菌で運ばれる」という言明は著しく不都合であった。

六　ドイツとフランスの動静

コッホが祖国に凱旋してからというもの、フランスおよびドイツで起こったいくつかのできごとは、イギリス政府をして、コッホのコレラ菌理論になんらの反撃を加えることもなく放置することなど到底ありえないと痛感させるものであった。というのはコレラの流行がエジプトからフランスに及び、イギリスへの風当たりはいっそう厳しくなり、さらにドイツではビスマルクが、勢力拡大を図ろうとする政治的展開に、コレラ論争におけるイギリスの弱みを利用しつつあったからである。

一八八四年六月、南フランスの地中海に臨む港湾都市マルセイユとトゥーロンでコレラが流行し始めた。エジプトのコレラ調査で苦杯を嘗めたパストゥールは、失地回復を図るべく、一八八三年のエジプトにおけるコレラ流行の際のフランス調査団のメンバーであったイジドール・ストラウスとエミール・ルーをトゥーロンに派遣してコレラ研究に当たらせ、この二人に宛ててパストゥールは、コレラの原因をコンマ菌とするコッホの筋書の誤謬を必ずや暴露せよと檄をとばしていた[64]。他方、コッホは五月に帰国したばかりであったが、エジプトとインドの先の調査団の面々を率いて南フランスに赴き、コレラの研究に乗り出した[65]。その結果、彼は南フランスのコレラがエジプトやインドのコレラと同一の細菌、すなわちコンマ菌であることを突き止めたと意気揚々であった。この結論は、イギリス船舶がインドからコレラをヨーロッパへ運んでいるというドイツ政府のイギリス批判に強力な支持を与えるものであり、これはフランス政府にとっても、コレラがエジプトのみならずフランス国内にまで持ち込まれることになったのは、他ならぬイギリス船舶の仕業なのだということを意味した。

南フランスのコレラ騒ぎに実はイギリスからもマルセイユとトゥーロンに調査に出かけた人物がいた。一八八三年にインドから帰国してネトリーの陸軍医学校に奉職し始めたばかりの助教授ティモシー・リチャード・ルイスである。[66] ルイスはドイツの指導的ローカリスト（ミアスマ説に近い立場で地下水の水位に注目する）でコッホとは立場を異にするミュンヘンのマックス・ペテンコーフェルの下でしばらく学び、その後一八六九年からインドで衛生業務に従事し、十数年ぶりにネトリーでの業務に戻ったのであった。一八八四年夏、大学の休暇を利用して調査に出かけた彼は、コッホによってコレラの病原菌と同定されたコンマ菌が、実のところ健康な人の口腔内にも見出される無害のスピリルムに他ならないことを突き止めたと主張した。[67] この発見はイギリスの反接触伝染説（反コンタギオン説）をとる人々に一時的な安心材料を提供すると共に、機会あるごとに引用されることになった。

一八八三年三月にイギリスに帰国する以前のルイスについてもう少し紹介を加えるとすれば、彼はインドで奉職中に数か月間ヨーロッパの主要な実験室を訪問することもあったが、基本的には上司であるJ・M・カニンガムの下で、同僚のD・D・カニンガムとコレラやらい病や種々の熱病を研究する業務にあたっていた。彼はまた優れた顕微鏡学者として知られ、のちにバンクロフト糸状虫として知られるフィラリアの発見は高く評価されている。[68] 次章で詳しく述べることになるが、そうした経歴を持つルイスは一八八五年、インドにおけるクラインとギビースによるコレラ調査の報告書検討委員会の書記を務めることになるのである。

一方ドイツでは、オットー・フォン・ビスマルクが総選挙を前に己の立場を有利に展開しようと躍起になっていた。彼はイギリス叩きが人々に受けることに乗じて、コッホの成果を後ろ盾にイギリスの検疫規制が甘すぎることを厳しく批判した。[69] イギリス帝国に対するビスマルクの強硬な態度は、一八八四年夏に開催されたエジプト財政会議にも色濃く反映されることになる。

エジプトの財政問題を議論する一連の会議が一八八四年六月から八月にかけてロンドンで開催された。七月二八日には会議の席上ドイツの全権大使ミュンスター伯が、「エジプトの衛生問題」すなわちスエズ運河の検疫規制を議論の場に持ち出そうと一回目の試みを行った。これを受けて、イタリア、ロシア、オーストリア＝ハンガリー、それにフランスの全権大使は、会議の議長を務める開催国外務大臣グランヴィル伯が、そうした衛生問題は財政会議の範囲を越えるものだと裁定する拒否権をもつことを認めてはいたが、他方でそうした問題を会議に持ち出そうとするミュンスター伯の提案を支持する権限を、彼らは自国の政府から与えられていることも承知していた。(70) 次の七月三日の会議ではミュンスター伯は再度その話題を持ち出す試みに出た。そしてスエズ運河の交通を管理する衛生規制の欠如について公式に不満を表明した。(71) イギリス外務省の政務次官でグランヴィル伯の伝記の著者でもあるフィッツモーリスは、次のように書き記している。「こうした数々の困難の果てに、会議の席上ドイツの全権大使によって新たな意見の相違の種がにわかに持ち出された。この会議の審議は財政問題に限定することが表明されていたにもかかわらず彼は、運河の衛生規制という難問を提出しようとしたのである。……会期最後の会議［八月二日］では、衛生問題をまたもや蒸し返そうとしたことをめぐってドイツ大使とグランヴィル伯の間で激しいやり取りとなった(72)」。

フランスにコレラを持ち込んだとしてイギリスを公然と非難するミュンスター伯の攻撃はドイツ国内では喝采を博した。ドイツ国民は彼らの誇りルドルフ・ウィルヒョウとコッホがイギリスの負うべき責任を科学的に裏書きしたのだと考えた。(73) このような事態を目にして、ベルリン駐在のイギリス大使アムトヒル卿はグランヴィル伯に手紙を送って、ドイツ大衆の意見が、イギリスの支配領域でのゆるい検疫規制に対し反感を強める方向に動いていることに注意を喚起している。(74) 一八八三年のエジプトでのコレラの流行以来、アムトヒルはコッホによるエジプトとインド調査団に関する情報を注意深く収集しては、逐一詳細なコメントと共に外相グランヴィルに報告していた。(75)

国の衛生政策を担う保健局は地方自治庁にあり、ときの長官チャールズ・ディルクは政界きってのスエズ運河自由航行擁護派として知られる人物であった。ディルクのもと、事務次官のヒュー・オウエン、そして保健局トップのジョージ・ブキャナンらがまずもって警戒したのは、コレラが猖獗をきわめたエジプトから大量に輸入されていたボロであった。それは製紙の材料とされてきたものである。(76) コレラが土地固有の特色と結びついたエンデミックな病気であるとするなら、このような心配は無用である。しかしオウエンから出された通達に付されたブキャナンの報告では、ボロからコレラがもたらされた事例は未だ起こっていないものの、天然痘では人への感染はあり得たのだから大いに警戒すべきこととして扱っている。しかし船便で届く大量の大きなボロの梱《コリ》（bale）を、どのように消毒しうるのかについて提案は示されているものの、現実にそれらが可能かどうか問題であった。[77] 続く八四年には地中海沿岸域でコレラが流行し、エジプトのボロと同様、つぎはスペインからのボロの輸入が問題とされ、さらに近隣諸国に迫ったコレラが直接的に自国に侵入するのを危惧せざるを得ない状況であった。ディルクは保健局に助言を求めイングランドの主要な港の調査を命じ、警戒にあたらせた。それを受けて保健局の局長ジョージ・ブキャナンは、沿岸地域に警戒命令を通達したのであった。[78]

第7章　病原菌と帝国

前章で見たように、イギリスは八三年のコレラ流行について責任を負わされそうな雲行きである。ウィリアム・ハンターが持ち帰った調査結果など、フランスやドイツでは歯牙にもかけられなかったということであろう。帝国の威信にかけて、コレラ病原菌説を粉砕しなければならないという思い込みから、イギリスはフランスやドイツと同じ「病原菌という土俵」に上がって反論にかかろうという場面を見るのが、本章の内容である。当然のことながらイギリス側にも勝算はあった。コッホが掲げた「コッホの条件」が満たされていないというのは、重要な争点になりうると考えられたであろう。そのような条件がまったく提示されていなければ、その点に拘ってということにならなかったかもしれないが、コッホが病原菌説の切り札とした「条件」が、コレラではいきなり頓挫してしまっているのであるから、これはイギリスにとって重要な反論の余地であったに違いない。

この件は、歴史的資料による詳細な再現が比較的可能な帝国医学の事例であり、人選から、調査結果から、報告書検討委員会による結果の権威づけおよびその公表に至るまで、すべてあらかじめ筋書きが創られていたかのごとくに見える。今日の巧妙に仕組まれた政策と科学技術の関係からすると、稚拙な印象さえ受けるあからさまなやり口に驚かされる場面もある。報奨金まで明確に約束した手紙や、イギリスを離れた当事者が胸の閊えを吐露した文面などから、帝国の衛生政策の推進手法が、時代を隔てても生き生きと伝わってくるのである。

一　イギリスの反撃準備

コッホが明らかにした結論はイギリス政府にとっては歓迎すべからざるものであった。すでに論じたようにイギリスは、政治経済的動機から病原菌理論によるコレラの説明に対抗できるなんらかの科学的根拠付けを必要としていた。もしコレラの原因が微生物様の実体ということになれば、それは必ずや船によって運ばれるであろうから、ウィーンの国際衛生会議で合意形成がされないまま野放し状態であった検疫規制は極端に強化されることになるだろう。(1) 船舶に課される厳しい規制は、スエズ運河を経由して行われるイギリスとインドやオーストラリアとの交易に不都合な影響を及ぼすことは必至であった。検疫停泊と運河通航料を考えると、再び喜望峰経由も止むなしという可能性すら生じてきたのである。

一八八三年ハンターをエジプトへ派遣するときに積極的役割を果たしたジョゼフ・フェイラー卿は、八五年五月インド省次官J・A・ゴッドリーに宛てた手紙の中で、コッホのコレラ菌発見の報に接して以下のごとく述べている。

人から人へと運ばれる病原菌による接触理論は、大陸でも我が国でも未だに多くの有力者によって支持されています。ことに大陸の人々は声高に検疫を主張し、……コレラをヨーロッパへ持ち込みながら見て見ぬふりをしていると我々を責め立てます。……大陸でコレラに関する病原菌の正体が判明したと言われていますが、問題にする必要もありません。……コレラの原因が発見されたという主張は、それが接触理論を強調し検疫の重要性を強調する限り、証明されたわけでもない危険な言説であると私は確信しています。……私がコッホ博士の研究に言及するのは、それらを過小評価しようというのではありません。それらは重要な研究ですが、コレラの原因が発見されたという結論や言説を鵜呑みにすることに反対なのです。そして我々は以前に比べてそちら側に与するわけでないという私自身の信念を表明したいのです。[2]

フェイラーは経済的政治的意義を繰り返し語り続ける。「このいわゆる［コッホの］発見が我々の海上交通や国際交易に影響を及ぼし、それから生じる忌まわしい結果をなんとしても回避しなくてはなりません」[3]。このインド省の次官に宛てた五月一九日付の手紙の抜粋からは、クラインとギビースの名前を見出すことはできないが、コッホの主張を検討すべく両名をインドへ派遣するフェイラーの意向は固まっていたと見られる。手紙は次のように続けられている。

幸いなことに、そのような研究をさせたらドイツなどの誰にも負けない病理学者や顕微鏡学者を我々は擁しています。そして関係する懸案事項に鑑みて、そのような調査をするようインド大臣に強く促したく思います。[4]

これと呼応するようにフェイラーは後になって著した自伝に、一八八四年五月にクラインとギビースの派遣の根回しをしたことを書き記している。[5] 彼の推薦にしたがって、政府はコレラの原因についてインドで独自の調査にあたらせるべく、エドワード・エマニュエル・クラインとヘニアージ・ギビースを八月に派遣した。[6] 一八八四年九月から一二月までともにインドで過ごし、彼らは年末に帰国して『アジアコレラに関する病因論的研究』という報告書を八五年三月にインド省に提出した。[7]

先のエジプトへの調査団にフェイラーがハンターを推薦したのは、彼らの親しい間柄を考えれば容易に理解できる。両人はチャリング・クロス病院でともに訓練を受け、陸軍の衛生活動に従事するためにともにインドへ行った間柄であった。[8] しかし、エドワード・エマニュエル・クラインをインドへ派遣することになった経緯については考察が必要であろう。

インドにおいてコッホが行った研究は、コンマ菌理論をいっそう確かなものにした一方、ハンターの気象データに基づくコレラのミアスマ的説明ではもはやフランスやドイツの批判に耐えないだろうことも明らかであった。そこでイギリス政府はハンターのような軍医総監ではなく、微生物学の専門家のほうにむしろ応援を仰ぐべきだと考えたのであろう。クラインは医師でありかつ微生物学の専門家であった。それもコッホに対抗できそうな人物となると、彼はほとんどイギリス唯一の微生物学者であった。たとえば一九二五年の『王立協会会報』に掲載されたクラインの死亡記事には、彼のことをイギリスにおける「微生物学の父」とし、唯一の一般微生物学の専門家であり三〇年もの間この分野のもっとも傑出した人物であったとしている。[9] 事実、クラインに代わってあるいはクラインに加えて誰かということで名前を挙げるとすれば、ノティッジ・C・マクナマラと弱冠三二歳のウィリアム・ワトソン・チェイニであろう。前章で見たようにマクナマラは軍医としてインドに赴任しコレラについて膨大な経験と研究を積んだ専門家で、ハンターがエジプトに調査に出かける前から、コレラ研究のためにエジプト行きを願っていた人物である。もう一人のチェイニは前途有望な若手の細菌学者でジョゼフ・リスターの弟子である。しかし、両人ともコレラの病原菌理論を支持していた。[10] チェイニはコッホの下で学び、コッホの『創傷感染の病因論研究』（一八八〇年）の英訳本も出していた。マクナマラもコッホの下で学んだ人物で、この二人は後に、イギリスにおけるコッホのコレラ菌理論の熱心な擁護者となるのである。これらの細菌学者のどちらもエジプトあるいはインドへの調査団のメンバーに選ばれなかったということは、イギリス政府はコッホの見解の側に立つ人間は選びたくないということの表われであろう。

クラインは第4章で見たようにロンドンのブラウン動物健康研究所の一員となるべく、ウィーンから招かれた人物であった[11]（図30）。同研究所は微生物科学の立ち後れを改善するために一八七一年に創立された施設で、若い顕微鏡学者であったクラインは創立時に招かれたのである。ウィーンで彼は組織学の権威ザーロモン・シュトリッカー教授の助手をしていたが、渡英してブラウン研究所のジョン・バードン-サンダーソン教授の助手となった。

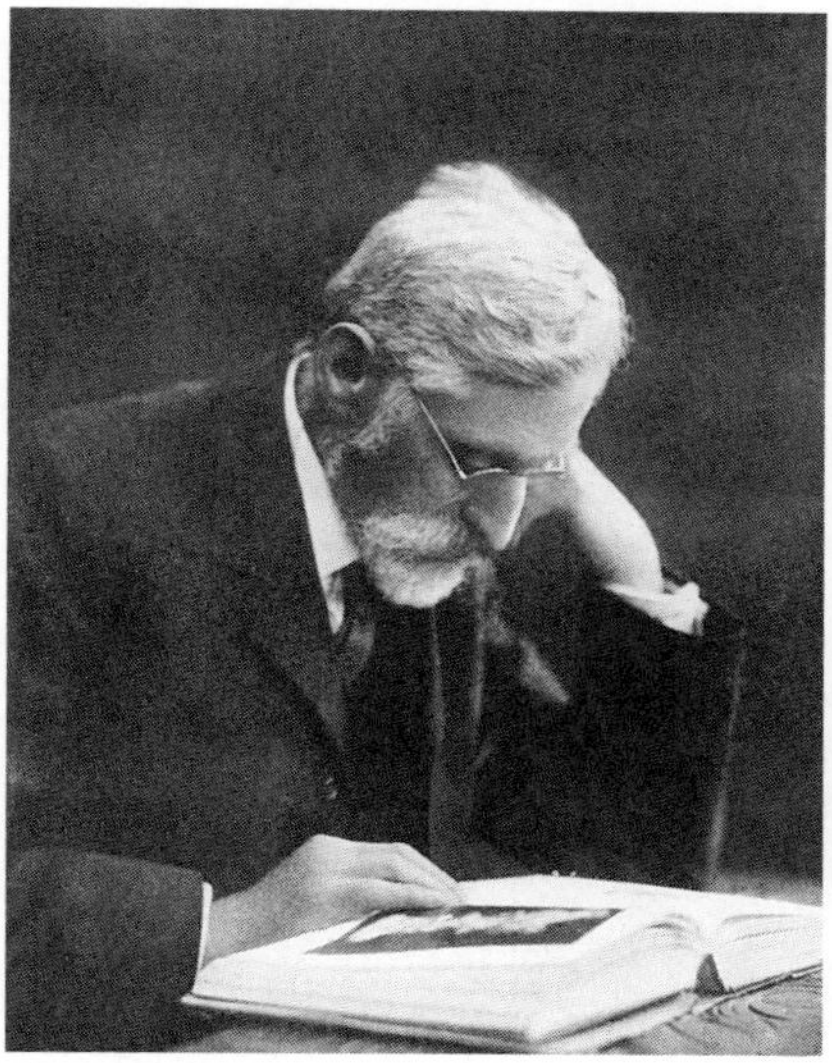
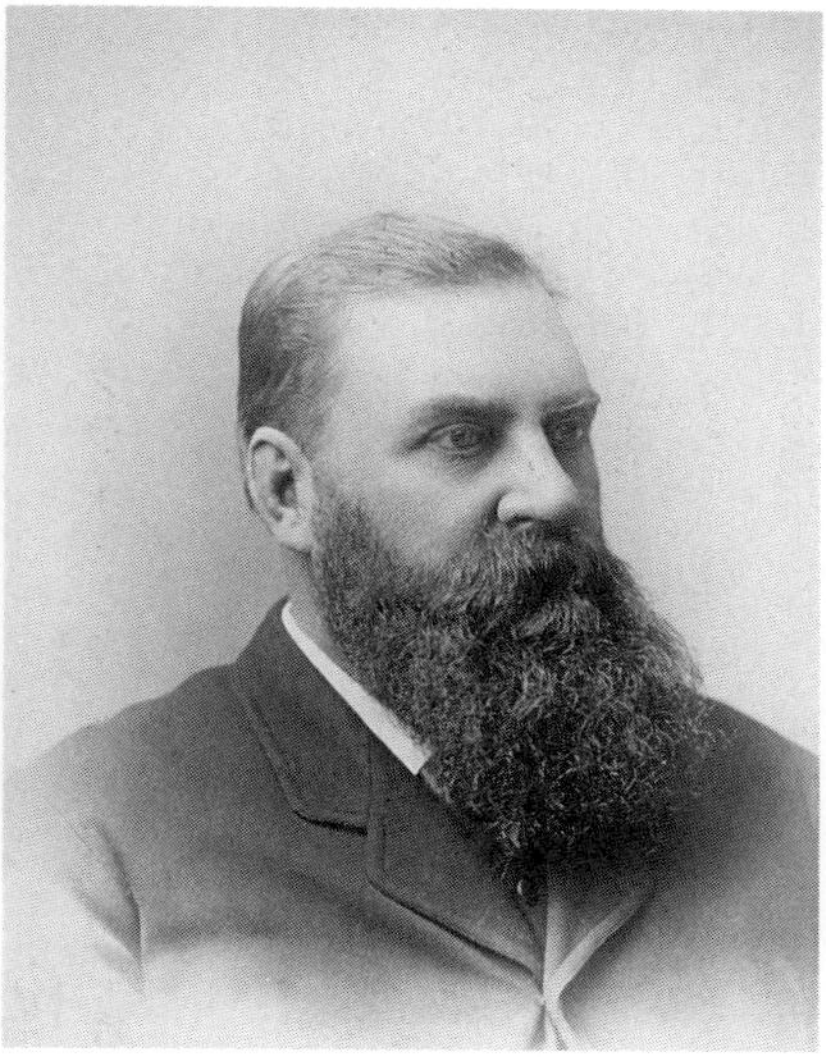

図30　エドワード・エマニュエル・クライン（左）とヘニアージ・ギビース（右）

それと同時に彼はセント・バーソロミュー病院の組織学の講師にもなった。[12] クラインは実際のところ、微生物学者というよりは顕微鏡学者であった。一八八〇年代以降微生物学は顕微鏡操作のみならず細菌の培養技術などを必要とし、組織学にウェイトがある顕微鏡学とは袂を分かつことになっていくが、そこは持ち前の勤勉さと研究への熱意でクラインはかなりの程度自力で新技術をマスターしていった。インドへ調査にと白羽の矢が立ったとき、彼は四〇歳の働き盛りで、細菌学の分野で四一歳のコッホに対抗しうる可能性がもっとも高そうな人物と見なされたのだと考えられる。[13] こうして彼は日頃一緒に仕事をしてきているウェストミンスター病院の生理学・組織学講師のヘニアージ・ギビースを助手に伴いインドへ趣くことになった。ギビースは特異な経歴の持ち主であった（図30）。彼は一四歳で船乗りになり中国へ行き、海賊や密輸団逮捕に協力した功績が認められて清朝の「上級官吏」の称号を授与された。その後帰国して医学を学び一八八一年にアバディーン大学で博士号を取得した。[14]

人選の布石となったのは一八八四年二月の王立内科外

科学会の調査委員会である。フェイラーが両名を推薦する半年前のこと、ロンドンの王立内科外科学会の会長ジョン・マーシャルはパストゥールに手紙を書いて、先のフランス調査団がエジプトから持ち帰ったコレラ病原菌と想定される顕微鏡標本の精査を願い出ていた。八四年二月一二日の会合で、会長はイジドール・ストラウスから彼に送付された一〇個のスライド標本を出席者に示し、同席したマクナマラ、フェイラー、ティモシー・リチャード・ルイス（陸軍医学校助教授）、ジョージ・ブキャナン（地方自治庁保健局主席医務官）らと議論をした結果、フランスの標本を調査する小委員会を発足させることになった。同学会の委員の中から、クライン、ギビース、ヴィクター・ホーズリー（UCL病院助教授）の三名が選ばれ、彼らは八四年二月二六日に「コレラの病原菌と断定しうる特別な菌を見出すことはできない」と報告した。[15] こうした事実に照らしても、フェイラーの人選がおおむね妥当な線であったことは認められよう。

二　クラインとギビースのコレラ調査

クラインとギビースは一八八四年九月にインドに到着し同年一二月にインドを去った。彼らはその間に主としてボンベイとカルカッタで研究に励んだ。彼らの職務遂行上の自由は確保され公的干渉はないというのが公式の立場であり、『英領インドの公衆衛生』の著者であるマーク・ハリソンの記述は、「二人の医師は職務に対しては月々四〇〇ルピーを受けとり、科学的器材の支出には五〇ルピーまでを、そしてボンベイまでのP＆O社（ペニンシュラ＆オリエンタル汽船会社）の無料乗車券を受け取った」に留まっている。[16] しかし彼ら両名に対しインド出発前に提示された条件によると、様子はかなり異なっている。インド省次官J・A・ゴッドリーからクラインに宛てた手紙によると、上記の報酬の外に、調査報告書提出時にクラインに八〇〇ポンド、ギビースに五〇〇ポンドの報奨金

を支払うことを含めて、インド大臣キンバリー伯はクラインの派遣について以下のような財政的手当てを承認していた。(17)

(a)　謝金八〇〇ポンド。このうち一五〇ポンドはインド出発前に支払われ、残金は報告書の提出時に清算される。

(b)　インド滞在中の特別手当は月額四〇〇ルピーとし、任地の州財務局で未払い分の月額請求書によって引き出せる。

(c)　ボンベイまでのP&O社汽船往復一等乗船券。ボンベイまでの切符は出発日に合わせて当インド省にて支給する。

(d)　インド滞在中の必要な旅行について、鉄道、汽船、駅伝などの一等料金は、随時インドで出される請求書によって支給される。

(e)　ギビース博士と相談のうえで決定された科学研究用の支出については、一〇〇ポンドを超えない範囲とする。証拠として請求書を提出すること。

ギビースの条件も、彼に対する謝金が総額五〇〇ポンドであることを別にすれば同じである。クラインはまた彼らに同行してきた助手のリンガードの報酬も受け取ることになっていた。

これら二つの記述を比較してみると、科学史家ハリソンが参照しているものはどうやら正しくないようである。彼は謝金には言及していないが、これはかなりの金額で今日の五万一二〇〇ポンド（日本円にして一〇〇〇万円にはなる）に相当する。一九世紀半ばでオクスフォードやケンブリッジの教授の年収がおよそ六〇〇ポンドといわれた時代である。クラインの八〇〇ポンドは年収を優に上回る金額で、今日の金額に換算して五万ポンドは下らない額である。(18) 次に科学研究諸経費についてはかなりの開きがある。しかし備品等の支出には、一〇〇ポンドが五〇ルピーよりも妥当であろう。同年一二月にインド最初の医学実験所が一万五〇〇〇ルピーで建設されたことを考えると、両名に支払われた月給はけっして悪いものではなかった。しかし研究コストについて上限五〇ルピーの支払いが十分な額であったとは考え難い。

インド大臣キンバリー伯は一八八四年八月七日付でインド総督リポン卿に手紙を送り、イギリス調査団に対する格別の配慮を要請した。[19] その際に、五月一九日付でフェイラーからゴッドリーに宛てた手紙（一部）、七月二六日付のゴッドリーからクライン宛の手紙、同ギビース宛の手紙、七月一九日付のフェイラーのメモのそれぞれの写しを同封し、経過の説明とした。

そのフェイラーのメモに拠れば、「二人のイギリス派遣委員は研究方法について完全に制約を免れているべき」であった。[20] ハリソンもまた、調査団はインド衛生局（Sanitary Department, Government of India）と連携して仕事を進めるが公的な干渉を免れていたと記している。しかし、真理追究のためにはいかなるテーマもいかなる出費もいとわないということでもなかったと思われる。多額の報奨金の意味するところは、自由な研究調査を謳いながら、政府の期待する調査結果を持ち帰れという暗黙の圧力であると読んで大きな間違いはないであろう。

実際フェイラーの残した覚え書きには、研究の最終的動向を軍医総監J・M・カニンガムの手に委ねるべきことが明らかにされている。そしてD・D・カニンガムとも協力して研究に参画し、一般的指示についてはJ・M・カニンガムが掌握すべきこととしていた。[21] キンバリーからインド総督に宛てた手紙では、二人の研究者に十分な配慮と支援とが要請されていたが、彼らの研究の実態はかなり奇妙な妨害づくめであった。

クラインとギビースは最初ボンベイに到着したのであるが、研究開始後まもなくクラインはシムラ（Simla）に呼び出されている。英領インドの首都はカルカッタに置かれていたが、夏季だけは最北西部の高原都市シムラに移されていた。召喚の理由は明らかでないが、クラインはボンベイからシムラ、シムラからカルカッタの長い鉄道の旅を強いられた。

他方残されたギビースは、クラインがインド政府との問題を解決するためにまる二週間一人で研究を継続しなければならなかったことを報告している。

一〇月八日にクライン博士は、仕事上の誤解についてインド政府と会見するためにシムラへ出かけ、私は仕事を片づけるため残った。……そしてクライン博士は二三日までシムラから戻らなかった。[22]

筆者が知る限りにおいて、政府側とクラインたちの間の誤解に言及したただ一つのこの文献は、一八八八年前後に渡米したギビースが、九二年頃に公表した報告である。

クラインの不在中に、ギビースは汽車でカルカッタへ移動した。一一日に出発し一四日カルカッタ着である。クラインが電報とか手紙に拠るのではなく、わざわざ単身シムラへ呼び出されたのは意味深長である。ギビースは彼らの研究の進め方をこう述べている。

死体が運び込まれたときに備えて我々のうち一人はいつでも仕事にかかれる態勢でいられるよう、調整を図った。それというのも死亡直後に検死解剖を行うことが重大な目的であったからである。我々は常にこれを行い、時には一五分以内に行った。[23]

インドにおける研究期間全体が一二週間ほどであったにもかかわらず、二人きりの研究チームのリーダーが行政上の理由から二週間もの間、研究の場から引き離されるのはどう考えても奇妙である。

コッホがインドを訪れたときの軍医総監カニンガムの手厚い応接を思い起こそう。コッホは研究の目的に応じて解剖室、細菌培養室、顕微鏡観察室など幾部屋かを使い分け、水やガスの便にも事欠かず、コッホには彼自身が最高の研究環境と賞賛するほどの施設が提供された。ところが自国の二研究者に対しては、一室が提供されただけであった。調査終了後にクラインは大変控え目に、微生物研究に必要な医学実験所の在り方を提言している。[24]彼としてはそれが精一杯の不満の表わし方であったのだろう。皮肉なことに、その直後にクラインの批判に一部応える形で実験所の建設が始まったのである。[25]

クラインの方は研究施設以外のことについては、沈黙を守りとおした。しかし、この職務から解放された後しばらくして、アメリカに移住したギビースの方は、この理不尽なインド省の処遇を書き残している。[26] 自由で干渉のない研究という建前に反し、彼らの実際の研究はまさに手足をもがれたままの努力に等しいものであった。

以上のことを総合して考えると次のようなシナリオが推測される。クラインとギビースには独自のコレラ研究ではなく、コッホの結論に対する明確な反証を持ち帰ることが期待されていた。しかし彼らの成果に期待するというより、反証のお膳立てはすでに整えられていたであろうと推測される。軍医総監カニンガムが寛大にコッホをもてなした時点では、長年インドでコレラ医療に携わってきた自信から、コッホごときよそ者に定説を覆せるはずがないという一種の驕りが彼にあったと思われる。[27] しかし形勢やや危うしとなってみると、自国の研究者といえども手放しというわけにはいかなかったのだろう。

三　報告書の提出とローマ国際衛生会議

とにかくクラインとギビースはインド調査で得た結論を帰国後四〇頁からなる最終報告としてまとめ、一八八五年三月にインド大臣に提出した。[28] 帰国後から三月までの間彼らはロンドンのいくつかの学会で専門家たちと議論する機会を得ていたが、それについては後で触れる。

その報告書はコレラの原因と目される従来の三つの立場――ミアスマ説、接触伝染説、ローカリスト説――を説明することから始め、次いでコッホの見解を挙げている。ミアスマ理論は今日ほとんど支持を失い、接触理論のもっとも有名な唱導者がコッホで、ローカリストの代表はペテンコーフェルであるとしている。コッホはコレラの原因をコンマ菌とみなし、彼はコンマ菌が小腸内で有毒な化学物質を生じると信じていたという。

報告書に拠れば、コレラについては直接的な接触伝染が実際のところ起こらないか、もしくはきわめてまれであることを主たる理由として、クラインはコッホの主張に否定的であった。[29] もしもコレラの原因が微生物であるのなら、もっと頻繁に接触伝染が起こってしかるべきだと考えられた。なぜなら微生物は人から人へと自由に移ることができるからと。今日では、微生物によって引き起こされる病気といえども、直接の接触すなわち人と人の接触によって必ずしも移るわけでないことは理解されている。たとえば黄熱病やマラリアは蚊を媒介として伝染するのであって、患者に接触したからといって移るわけでない。しかしこの時代にあっては、微生物によって引き起こされる病気は人と人の接触という狭義の接触伝染を起こす病気と一般に了解されていた。コッホといえども病原菌によって起こる伝染病を従来の接触伝染というカテゴリーから分離できていたわけではない。とにかくコレラ患者の臨床的な観察は、人から人への感染に否定的であった。たとえば患者に始終付き添っている人々は、同室で起居をともにしていてさえもコレラに罹ることはまれであった。[30]

クラインは、コッホがコレラ患者の小腸に多くのコンマ菌が認められることを明らかにした点について否定しない。彼の批判は、だからといってコンマ菌がコレラの原因と結論できる保証は全然ないということである。それは単なる付帯現象であるかもしれない。コッホの条件を満足することは、細菌が付帯現象でなく真に病気の原因であることを保証するために必要な条件であったはずである。[31] コッホがなすべきことは、純粋培養して得たコンマ菌を動物の体内に導入して、コレラを実際に起こしてみせることだというのが、クラインの主張である。しかしコッホの動物実験はことごとく失敗に終った。

コッホが行ったように、クラインとギビースもカルカッタ郊外の村の貯水タンクを調査して回り、コレラ患者の排泄物で汚染された水を飲んでいた村人の中にコレラに罹っていない人が少なからず存在していることを明らかにした。彼らはこの発見をコッホ自身による村の貯水タンクの研究（コッホの第七報告書）の反証と考え、報告書に付録として添付した。[32] クラインたちとしては病原菌が原因であるなら、汚染水を飲んだ人は全員発病するはずで、そうならないのは他の原因を否定できないと判断した。

クラインとギビースが報告書を提出した一八八五年三月以降、国外の状況はイギリスにとって厳しいものであった。その年の五月にはベルリンで第二回目のコレラ会議が開催され、ここでコッホは、インド省の医師らとの繋がりが深く反病原菌理論の立場をとるミュンヘンの衛生学者マックス・ペテンコーフェルを論破した。同年五月から六月にかけてはローマで国際衛生会議が開催された。この会議は七ないし八年ごとに開催されるのを常としていたが、[33]検疫強化を求めるフランスとドイツの強い要請から先の第五回のワシントン会議からわずか四年で招集されたものである。実のところ、イタリアは一八八四年七月のエジプト財政会議の席上、前年からエジプトの衛生問題を論ずる会議をローマで開催する心積もりがあったことを明らかにしているので、ローマ衛生会議はエジプトのコレラ大流行の直後、早くも八三年に構想されていたものである。[34]一八七四年のウィーン国際衛生会議以降、国際的な合意が無いことを幸いに、検疫全廃を主張するイギリスは自由航行を謳歌してきたわけであるが、八三年にエジプトでコレラが起こることで、一〇年近く続いた野放図な検疫体制に厳しい見直しが迫られることは必至の情勢であった。

これまでイギリスは他の列強と同じく二ないし三人の代表を衛生会議に派遣し、インドが独自の代表を出すことはなかった。しかし、ローマ会議に代表を送るにあたって外務大臣グランヴィルは粘り強い交渉の末、イギリスとは別にインドの代表権と投票権を勝ち得ることができた。[35]表向きインド代表といっても実質はイギリス代表と変わりなく、ここにきてイギリスだけが他国の二倍の投票権を獲得したのである。一八八三年のエジプト調査の代表を務めたハンターと地方自治庁の保健局医務官のリチャード・ソーン-ソーンがイギリス代表を務め、フェイラーとルイスが英領インドを代表した。会議に先立ってグランヴィル伯はイギリス代表の二名に親書を送り、「会議は純粋に科学上衛生上のことがら」であることに注意を喚起する一方、「コレラの伝播を肯定するいかなる知識にも反して、わがイギリス帝国は、これまで行われてきた検疫制度に一貫して反対の態度を表明してきた。……あらゆる

[検疫] 規制が無益であるということを単に理論的に証明することよりは、むしろ予防的規則の合理的でさらに現実に即したルール作りを促進していくことこそ、わがイギリス帝国の一般的利益に鑑みて重要である。」と付け加えることも忘れなかった。[36]

イギリスとインドの計四人の代表はコレラの病因論に関する議論を首尾よく回避し、コレラはインドからヨーロッパへ持ち込まれたものではないことを主張し、検疫を廃止し医学的査察のみとすることを提案した。しかしイギリス以外の参加国のほとんどは検疫を行うことを前提とし、その期間を五日にするか一〇日にするかを関心事としていて票決は一八対二（イギリスとインド）と棄権二で否決された。会議の開催間際にグランヴィルが粘って獲得した一票はまさしく一票の増加をもたらしたのみで、イギリスの国際的孤立に変わりはなかった。[37]

ローマ会議で中心的役割を果たしたフェイラーは、帰国後六月末にインド省に出向き、インド大臣に就任したばかりのランドルフ・チャーチルに国際衛生会議の報告をした。インド省に提出した報告書の最後は「ローマ会議の結果がどうであれ、衛生科学は将来に向けてここに重大な一歩を画し、検疫の全廃は実現にあと一息のところに来ていることはほぼ間違いありません」という言葉で結ばれていた。[38] ローマ会議の票決結果などから見て、フェイラーの報告を額面通り受け取ることはできないであろう。イギリスの出口の見えない手詰まりな状況が、検討委員会招集の背景にあるのであって、決して楽観的状況などではありえないからである。

同じくイギリス代表であったソーン-ソーンは八月にソールズベリー首相に報告書を提出すると共に、ロンドン疫学協会の会合で帰朝報告を行い、スエズ運河を検疫なしで通航するという重要問題について、イギリス帝国と英領インドはたった二国の少数派であったと述べた。しかし投票結果がわずか二票であったとしても検疫廃止は時代の流れだという自信も匂わせていた。[39] ソーン-ソーンにはフェイラーとやや異なる立場を見ることができる。彼はローマ会議でも、下水道整備などによるイギリスの衛生状態の改善を力説しており、ロンドンの衛生改革を担ってきた自負が窺える。

四　報告書検討委員会メモ

一八八五年六月インド大臣チャーチルは、クラインとギビースによるインドのコレラ調査報告書を検討する委員会を招集した（図31）。委員会はイギリスの一三人の医学関係名士から構成されていて、会長の任にあたったのは女王と皇太子の侍医であり王立内科医協会の会長でもあったウィリアム・ジェンナーであった。しかしこの委員会の要となる人物はおそらくジョゼフ・フェイラーである。彼は三五年間インドの衛生政策に関与しつづけてきた人物であった。そしてもう一人の重要人物は委員会の書記を務めたティモシー・リチャード・ルイス（第6章最後の南フランスの調査で言及）で、この他の一〇名は、ウィリアム・エイトキン、ジョン・バードン-サンダーソン、ノーマン・シェヴァーズ、F・ド・ショーモン、ウィリアム・ガル、ウィリアム・G・ハンター、ジョン・マクファーソン、ジェフェリー・A・マーストン、ウィリアム・R・E・スマート、それにジョン・サザーランドであった。[40]

委員会メンバーの多くはインドで衛生業務に従事した経験をもち、多くは検疫を無益と判断していた。委員会の議事録に拠れば、シェヴァーズはコレラの侵入を防ぐ手段として防疫線や検疫システムは「およそ無意味」と断じていたし、[41] マーストンは「乗員・乗客を下船させ全員を病気の疑いのある人々として検疫所に収容することは最悪である。検疫所こそ病気の温床となることは間違いなく、それこそスエズのような場所をコレラの発着所にしてしまうだけだ」と述べ、[42] スマートも検疫制度に反対であった。[43] フェイラーとド・ショーモンはコレラを予防するには検疫を廃止すべきことを主張した著作をなしていた。[44]

委員会は三回行われ、最終回は一八八五年八月四日に招集された。そしてその会合のあと、書記のルイスは委員の意見を取りまとめ、その意向を考慮して「覚え書き」を書き上げた。[45] ローマの国際衛生会議がイギリスにとって

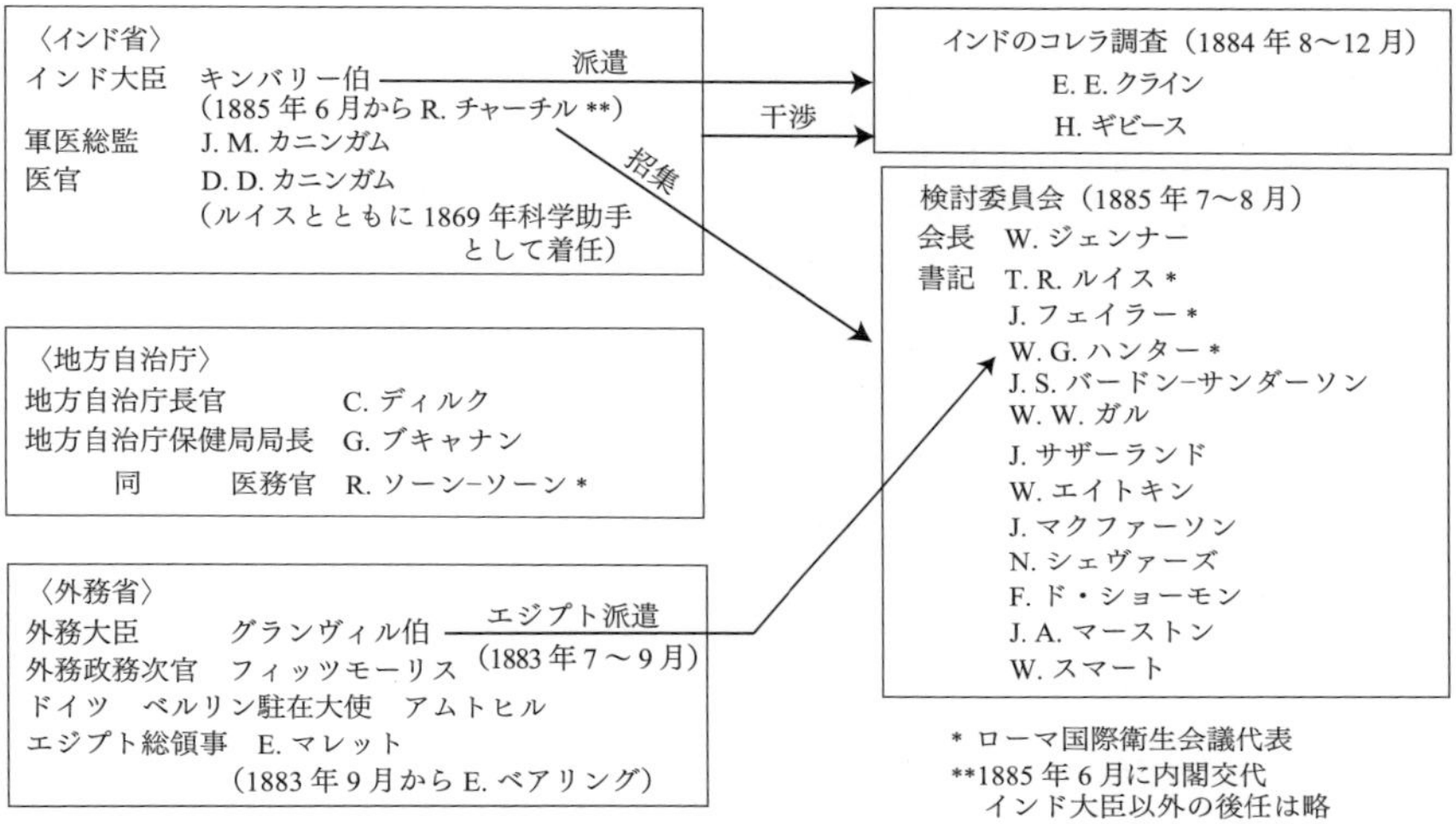

図31　英国コレラ政策関係者図（1883-85年）

きわめて厳しい結果に終ったことから、たぶん委員会はコッホの結論に対し明確な反論を表明するよう迫られることになったのであろう。ローマ会議のイギリスならびに英領インド代表四人のうち三人が委員会メンバーであった。委員会に臨む会長ジェンナーのかなり強硬な態度は容易に見て取ることができる。会議冒頭から、ジェンナーは「我々が当面するもっとも重要な仕事はクラインとギビースによって収集された諸事実が、病原菌理論に基づくコッホの証拠をどの程度支持するのか、あるいは反証するのか見極めることにあります」と語り、会議の検討内容を明確に方向づけた。このように、この委員会の目的はクラインとギビースの報告書を妥当なものとして評価できるかどうかではなく、むしろその報告書に照らしてコレラ菌を発見したというコッホの主張を評定しようというものであることに留意しなければならない。この点でクラインとギビースの報告が、彼らの手続きや結論をそのまま率直に説明したものではなく、むしろ彼ら自身の研究あるいは他人の研究をコッホの研究と逐一突き合わせ比較しているのは、たしかに委員会の意向の反映であろう。とにかく最初の会合でバードン-サンダーソンが発言したのは、クラインとギビースによって挙げられた証拠はコンマ菌がコレラの原因ではないという推定を裏書きしているように思われるということであった。[46]
実際、コッホがコレラという病気の究極的な病原体を見つけたと主張している一方で、イギリスにとっては、いかにしてコレラの流行を防止し封じ込められるかということがもっと差し迫った問題であった。第二回目の会合におけるウィリアム・ガルの発言は、微生物学と衛生学の微妙な立場の違いを明らかにし、両者がいくぶん相反するものであることを示している。

衛生施策を実践することによって、コレラ毒の源と伝播経路を断つことは十分可能になりつつあります。実際のところ衛生施策を万全にすれば、微生物病理学などたいして重要ではなくなってしまうかもしれません。……すなわち、科学がコレラの本質的原因を明らかにしなくても、コレラの侵入を防ぐことはできるのです。[47]

委員会メンバーの中で、政府や軍部との距離を保ち学術界の代表であり、しかも微生物学の専門家として見られていたバードン-サンダーソンは、先に述べたように「コンマ菌がコレラの原因ではないという推定」について述べてはいるが、その具体的な議論を展開しているわけではない。しかし、ちょうど会議の時期に公表された『現代評論（*Contemporary Review*）』誌上での彼の議論展開は興味深いものである。コレラの実体をｘとしたとき、それがコンマ菌であるかもしれないが、それだけではコレラは蔓延しない。コンマ菌を増殖させ蔓延させる環境ｙが同時に想定されねばならないのであり、コレラの原因はｘ＋ｙのような和ではなく、積ｘｙをなすものだと言う。いくら強力なｘが存在しようとも、環境が万全でゼロであれば、コレラという伝染病は存在しないとしており、ガルの主張とも符合するものである。[48]
委員会の「覚え書き」の最終校正済み原稿は、注釈を省いた形で『季刊顕微鏡科学』に「公の名のもとにコレラとコンマ菌に関するローベルト・コッホの理論を論駁する」という直截なタイトルをつけて公表された。これが第６章のはじめに紹介した論文である。一国の政府によって組織された公的委員会が、他国の一科学者を名指しで非難する論文を学術雑誌に掲載するということは、科学史上ほとんど他に例を見ないまことに異例なことである。いわんや第4章、第5章で見てきたように、また以下にも示すように、自国の医学研究者の間でも一定程度の評価を得ている理論に対し、政府がそれを踏み越えるというのは尋常ではない。

『季刊顕微鏡科学』に掲載された論文のタイトルが、クラインとギビースによって委員会に提出されたもとの報告書のタイトルと大きく異なっているのは、暗示的である。委員会の会議録に拠れば、「アジアコレラの病因論に関する研究」と題された報告書の検討を目的として、委員会は招集されたのであり、さらに、インド大臣が最初にクラインとギビースに課した仕事は、「……コレラの本質、起源、伝播など、コレラに関係する顕微鏡的生物、およびそれと病気との関係——因果的であろうとなかろうと——を確認すること」であった。この穏当な言葉づかいは中立的な科学研究を思わせるのであるが、委員会記録の方の同様の個所に我々が見出すのは、調査団の指名に関するもう一つの動機である。それはフェイラーからインド大臣に宛てた手紙に明示的に述べられている。手紙のなかでフェイラーは、コッホの発見がまだ「カッコ付きの事柄」であることに政府の関心を向けさせようとし、まだ証明もされていないコッホのコレラに関する言説は危険であるという彼自身の意見に注意を向けさせようとしていた。[49] こうして見てくると、クラインとギビースのもとの「研究」を公表するにあたってそれを「論駁」というように変更したのもさほど不思議なことではない。

フェイラーはたしかに何をおいてもまず、イギリスの政治的商業的利益のことを考えていた。[50] コレラがインドからエジプトに運ばれたことを否定するためには、イギリス政府はコッホの理論を科学的に論破するかあるいは少なくともそれが不適切であることを証明しなければならなかった。先のローマ国際衛生会議の場でもフェイラーは、コッホが自説の擁護を会議場で展開したりせぬよう、あらかじめイタリア代表との連携で根回しし、理論的問題は議論しないという一般的合意を取り付けることができていた。[51] 外相グランヴィルもインドの代表権を取り付けた。そうして背水の陣で臨んだ衛生会議が不調に終わって、もはやなり振り構っていられなかった。イギリスは、検疫規制を緩和して医学的査察だけで済ますよう努力したが、結局うまくはいかなかった。[52] そうなってみると、クラインとギビースがインドで収集したデータはにわかに重要性を帯び、公的な委員会による権威付けをしてそれを公表することが残された数少ないコッホ論破の手だてと考えられたのであろう。

五　「論駁」の国内評価

「公の名のもとにコレラとコンマ菌に関するローベルト・コッホの理論を論駁する」がコッホを真正面から論破することを意図して執筆されたものであるならば、なにゆえもっと一般的な医学雑誌に掲載されなかったのであろうか、という疑問について述べておきたい。イギリスにはたとえば『ランセット』『ネイチャー』『英国医学雑誌』のような、大きな発行部数とニュースの速報性を誇る適当と思われる専門雑誌がある。[53] そうした週刊の雑誌があるにもかかわらず、なぜ年にわずか四回しか発行されない『季刊顕微鏡科学』というきわめて専門性の高い雑誌に「論駁」は掲載されたのだろうか。その雑誌が選ばれた理由について、委員会からの説明を見出すことはできない。しかしその雑誌の編集長、エドウィン・レイ・ランカスターは、反コッホ勢力の中心的人物であったし、クラインは編集委員の一人であった。[54] ロンドンの医学界がクラインとギビースの調査結果をいかに評価していたかを丹念に見ていくことによって、こうした意外な雑誌の選択になにか手がかりが摑めるかもしれない。

インド大臣招集の委員会がクラインとギビースの報告書を検討するため最初の会合をもったのは一八八五年七月であったが、医学関係者たちが彼らの報告書の内容に接したのはその時が最初ではなかった。八五年一月から三月にかけてクラインは王立協会のみならず王立内科外科学会でもアジアコレラの原因について講演を行い、インドでギビースと成し遂げた研究成果を熱心にかつ効果的に公表した。[55] そして八五年三月二四日に行われた王立内科外科学会での研究発表は相当な論議を巻き起こし、あまりに白熱した議論へと展開したので同学会はそのための臨時会合を一週間後の三月末に開催したほどであった。しかもその際クラインとギビースの予備報告から予想される活発な議論に備えて開始時間を定刻より半時間早める措置も取られた。[56]

『ランセット』と『英国医学雑誌』の編集部は、クラインとギビースの報告書を価値はあるが決定的なものではないと見なしていたようである。一八八五年の『英国医学雑誌』の論説は、現状のアジアコレラの病因論が極度に多様な状況にあることを認めた上で、コッホの理論とクラインら反対者の意見の両方を論じ、コッホが主張するコンマ菌とアジアコレラとの関係が確立されるのであれば、臨床的には診断の確定が困難なコレラについて、早期診断が可能になると結論した。[57] 他方『ランセット』は、コッホ理論の真価について、クラインとギビースの報告書に基づく性急な判断は避けるべきであると警告した。

イギリス調査団の仕事の価値は、更なる研究へ道を拓いた貢献にあるように思われる。更なる研究を無視したりする愚を犯してはならない。結論が一致しないということはこれ以上のコレラ研究は無駄だと言う人たちもいるし、またイギリス調査団の成果は、にわかに持ち出されてきたコッホの結論に対する止めの一撃であると見なす人もいる。しかしこれはコレラという病気の研究に対してとるべきアプローチではないだろう。［もっと議論すべきことが重要なのだ。］……コッホの意見を聴いてみようともしないこと、あるいは問題の更なる探究の余地なしと断定してしまうことは非科学的であると同様不寛容でもある。[58]

クラインとギビースの帰国後、報告書の最初の検討委員会が七月に招集されるまでの間、クライン、ギビース、フェイラー、マクナマラ、とりわけワトソン・チェイニ、その他の人々はコッホの学説をめぐって賛否両論活発に議論を行った。『英国医学雑誌』は、一方でクラインの主張も掲載しているが、[59] チェイニの長い論文——コッホを支持しクラインを批判した論文——を四月末から五週連続で掲載し、しかも五回の連載のうち四回を巻頭論文とし、豊富な図版入りで掲載した。[60] チェイニはすでに第II部でしばしば登場しているが、キングズ・カレッジ病院の外科医助手で、リスターの下で修行を積んだ若手であり、コッホの『創傷感染の病因論研究』の英訳者としても知られた人物である。『英国医学雑誌』は報告書をめぐる議論の大半を掲載し、『ランセット』は議論の要旨とコメントを掲載した。『英国医学雑誌』編集部の論説で興味深いのは、コッホの発見を必ずしも検疫に結びつくものとは見ていない点である。検疫の要、不要は実験室の実験で決着することではなく、行政および経験知から割り出されるものであるとし、それゆえ医学的査察と査察結果の如何によっては感染が疑われる患者の隔離とが重要なのであって、コンマ菌の存在が診断の目安となし得るなら検疫無用を支持しうると捉えていることである。[61]『英国医学雑誌』も『ランセット』も、直ちにコッホのコンマ理論を論破する必要など語ってはいない。冷静な対応の必要を説いているだけである。

しかし、委員会メンバーがクラインとギビースの報告書を一八八五年七月、八月に検討したとき、彼らはその報告書を「論駁」に改変したりして、まさしく冷静さを欠いていたように思われる。二月半ばの『ランセット』の忠告は、委員会メンバーの耳には届かなかった。それどころか、まったく聞く耳を持たぬ彼らは、公表された「論駁」はもとより、委員会の議事録にもどこにも、ロンドンの主たる学会で行われたクラインとギビースの報告書に関する白熱した論議について一言たりとも触れていない。たとえば王立内科外科学会でのクラインの研究発表に出席していたフェイラーやハンターが、検討委員会の席上でこの点についてまったくの沈黙を押し通しているのは奇妙で不自然である。なぜなら彼らは学会等で展開された活発な議論に参加し、現にその場でチェイニやその他の人々がクラインとギビースの報告書に対して繰り広げた批判を聞いていたからである。「論駁」を読む限りでは、イギリスの医学界に多くの異論があることなど知る由もない。しかし『英国医学雑誌』『ランセット』などを一渡り見れば少なくとも、これらイギリスで権威を持ち影響力もある医学雑誌の編集者たちや寄稿者たちが、クラインとギビースの報告書に鑑みてもなおコッホのコレラ理論に好意的であることは明白である。

次にもう少し一般的な科学雑誌『ネイチャー』はどうであろう。同誌はクラインとギビースがまだインドで調査をしていた一八八四年一二月初めに、同年七月の『ベルリン臨床週報』に発表されたコッホの論文の紹介を掲載した(62)。これはベルリンで行われた第一回のコレラ会議において、コッホが先のエジプト・インド・南フランスの調査で得た結論の総括報告であった。「コレラ菌」と題し二頁分に簡潔にまとめられたコッホの主張に入る前に、『ネイチャー』編集子は『ベルリン臨床週報』に掲載されたコッホの論文を絶賛し、「彼の論文を読了した人々の心には一点の疑問も残りえない」とまで断言し、さらにコッホは献身的で偏見のない科学者であり、「観察の正確さと結論を引き出す際の慎重さ」で知られていると付言した。

一八八五年五月にベルリンで行われた第二回コレラ会議における発言からすると、コッホはクラインとギビースの報告書がイギリス国内で信用されていないらしいことを、かなりはっきり感じ取っていたようである。コッホは自身に向けられたクラインの批判を取り上げて、クラインがチェイニその他の人々によって痛いところを突かれて前言を撤回しなければならなかったりしたことを暴露している(63)。コッホの発言については雑誌の記事を通して間接的に知るのみである。しかしコッホ自身がこうした印象を語るということは、イギリスの医学界のかなりにおけるコッホのコレラ理論への傾斜を物語るものではないだろうか。イギリスにおける一八六五—六六年のコレラの流行以来、エドワード・フランクランドやヘンリー・レザビーら多くのイギリスの水質研究者たちも、コレラが飲料水を媒介に細菌によって引き起こされるかもしれないと考え始めていた(64)。

イギリスの主要雑誌は、検討委員会が開催される半年以上も前からクラインとギビースの報告書について論じ、それがコッホ理論にとって致命的な打撃を与えるものではないとの見通しをもっていた。とすればそれらの雑誌は、政府の検討委員会のお墨付きが付こうとも「論駁」を掲載したりはしないのではないだろうか。「論駁」がポピュラーな学術誌に掲載されなかった理由はそこにあったのだろう。

実は、コッホのコレラ菌に関する総括的論文を紹介した先の『ネイチャー』誌に激しく抗議した人物がいた。彼は、一八八四年一二月の『ネイチャー』編集部の論文の掲載の仕方がコッホの肩をもつもので著しく偏していると非難し、反論する長い手紙を『ネイチャー』のコラムに送りつけていた。それが『季刊顕微鏡科学』の編集長E・R・ランカスターであった[65]。彼はその一か月前すなわち一一月には、『タイムズ』紙に手紙を送り「コッホ博士の主張を盲目的に受け入れることから生じる公的危険性」について警告していた[66]。

六　医学は帝国の道具なり

コッホに対するクラインの反論がまったくの的外れだったということではない。それどころか、彼はコッホ側の不十分な点を指摘するに十分論理的であった。フランスのストラウスとルーは一八八四年の夏に南フランスのコレラ調査でコッホと鉢合わせをした後になっても、依然としてコッホの証明を不十分と考えていた[67]。先に述べたように、接触による感染（コンタギオン）の概念を当時は非常に狭く解釈しており、実際に接触するという含意が前面に出ることによって、直接的な接触に拠らない伝染病については理解が困難であった。接触理論（病原菌による伝染病理論）の勝利は、一八八〇年代半ばにあっても、既成の事実というわけではなかった[68]。カルカッタ郊外の村の飲料水タンクをめぐる二つの解釈はその好例であろう。同じようにそのタンクの水を利用しながら、コッホはコレラに感染した村人の数を、一方クラインはコレラに感染しなかった村人の数を強調した。またコッホ自身がコレラの病原菌について、彼の有名なコッホの条件を満足させられなかったことは、論争に火種を残すことになった。細菌学の幕開けを一八八〇年以降とする一般医学史の常識は、コッホの条件の定立には注目しても、それが定立して間もなく破られている事実について言及してきていない。

クラインとギビースの報告書がイギリスにおいて取り沙汰されていた頃、ドイツにおいては、この頃までにすっかりコッホ支持者となっていた有名な病理学者ルドルフ・ウィルヒョウが、ローカリストの中心人物として英領インドに多くの支持者をもつペテンコーフェルとの間で、コレラの原因をめぐって大論戦を展開していた。[69] この論争はまさしくドイツとイギリスとの間でも再演されていたと見ることもできる。「科学研究」を遂行することが社会的政治的勢力によって左右されることがあるということを、これほど顕著に見て取ることのできる事例も珍しいのではないか。真の不一致は論争の科学的目的と政治的目的の間に存在してきたように思われる。コッホの発見を国際的な検疫制度を正当化するものとしてドイツが喧伝するとき、イギリスは自国の海洋貿易を守るためにはコッホの発見を攻撃するしかないと思い込んでいた。イギリスは一つの科学理論に挑戦すべく一つの政治的決断を下したわけであるが、しかしこれは疑いもなく二つの理由で誤りであった。

第一にコッホの発見に基づく病原菌理論は、これまで見てきたように、イギリスの主だった人々によってすでに受容されつつあった。第二にコッホの発見すなわち病原菌理論を受け入れることと検疫制度は、必ずしも一体化したものではないからである。現にイギリスの地方自治庁保健局はコレラは船で運ばれてくるものとする見解を持っていたと思われる（エジプトから輸入されるボロと一緒にコレラが運ばれてくることを、彼らが危惧していたことは第6章で述べた）。それでも飲料水の質に十分注意し、船の乗客の健康チェックを入念に行うことによって、検疫制度に頼ることなくイギリスはコレラを克服してきた。[70] それはまことに皮肉なことながら、検討委員会の席上ガルが微生物学と衛生学の違いとして言及したことでもある。結果としてイギリスは一八六六年以降コレラを締め出すことに成功したヨーロッパただ一つの国であった。コッホ自身一八九二年ハンブルクでのコレラ流行について責任ある立場に立ったとき、病気の原因として未処理の飲料水、不潔な住宅、不十分な衛生施策などを挙げている。[71] そして一八九四年コッホは海事検疫制度をまったく皮相的なものとして糾弾した。[72]

このように見てくると、クラインとギビースの報告書に関する政府委員会の覚え書きを、コッホ理論に対する反論として公表したことは、不適切かつ軽率であったと言わねばならないだろう。「公の名のもとにコレラとコンマ菌に関するローベルト・コッホの理論を論駁する」は、たしかにオーソライズされたものであった。しかし論文のタイトルが論駁と公言しているほどには、多くの人を納得させはしなかったようである。それは閉鎖的な委員会の焦りの反映であり、科学上の論争のようでありながら似て非なるものであった。コッホ理論を倒そうとするイギリスがきわめて政治的であり、視野狭窄であったことは確かである。

これに対しコッホのコレラ菌の発見は、彼の純粋に科学的な真理探究の成果かといえば、それも全面肯定とはならないだろう。少し穿った見方をするならば、単にコッホの個人的努力に負う成果として済ますことはできない。コレラ菌を発見することがドイツの国策に適っていたからこそ、彼の調査はあれほど多額の資金を政府から引き出し、成果を持ち帰れば凱旋将軍のような歓待も受けたのであろう。これはイギリスのマクナマラと対比してみるといっそうはっきりする。コレラの病原菌調査のためにエジプト行きを懇請しながら、イギリスの検疫全廃政策にとって不利益になると考えられたために、エジプト派遣を拒否されたマクナマラは、コレラ菌発見者の栄誉を得ることはできなかった。彼はその実力からして、コッホと並んで第一発見者の栄誉に最も近いところにいたことは確かであろう。科学的真理は中立のように見えるが、何を研究し明らかにするかという選択は、政治や経済の枠組みの中で決まらざるをえない。研究に多額の資金が必要になればなおさらのことである。

また歴史的文脈の中で大きく修正されるべきことが明らかになったコッホの条件についても、少し敷衍しておこう。本書の中で論じたようにコレラは、コッホが「コッホの条件」を明らかにして間もなく遭遇することになった最初の変則事例であり、コレラ病原菌説に反対する側の論拠とされたものである。反コッホ側からすれば、「コッホの条件」が正しいものであるなら、そしてコレラが病原菌による感染であるなら、条件の充足を示せというものであろう。しかし、それにも増して実験医学（experimental medicine）の時代であり実験室医学（laboratory medicine）とも言い換えられる一九世紀末において、「コッホの条件」は医学を科学化する実験室医学と対をなすものであって、医学の大いなる前進として受け止められたものであった。しかし、その条件は二〇世紀に入ると批判が相次ぎ、さらにウィルスが発見されると、ほとんど命脈を保つことなく葬り去られていく運命になる。論理的にも不完全な条件が安易に評価されたのは、実験室医学への大きな期待と無関係ではあるまい。

一九世紀末以降、科学研究に多大な資金を必要とし、また戦争と科学研究が不可分になっていく時代、国家と科学研究はいっそう複雑で明示的ではない関係になっていくが、ここに提示したコレラとスエズ運河はその意味において、きわめて鮮やかな事例に思われる。それでは具体的にコッホの病原菌理論はどのようにドイツの国策に適っていたのであろう。すでに述べたようにイギリスはひとまずコレラを克服していた。ただし、それは長年にわたる膨大な資金の投入があって初めて可能になったことである。実際ローマの国際衛生会議でソーン-ソーンはロンドンの上下水道整備を初めとする衛生改革の先進性をアピールし、「一八七四年のウィーン国際衛生会議以降約一〇年間で、イングランドだけで衛生改善事業に二七〇〇万ポンドを投入して、大幅に死者を減じることに成功した。それはコレラの侵入阻止のみならず、あらゆる伝染病予防に効果があり、……他国のように検疫制度を当てにしていたら、こうした効果は及びもつかなかったであろう」と述べた[73]。今日の金額に換算して一七億ポンドを超える投資である。

しかし新興国ドイツには到底そうした経済的余裕はなかった。一八八四年遅まきながらドイツが明確に植民地政策に乗り出したとき、コッホはコレラ菌の発見という成果を携え帰国した。コッホの病原菌理論は、たとえ公衆衛生政策が不十分であっても、手っ取り早い伝染病対策確立への期待と、中央政府による安上がりの衛生支配の可能性を示唆するものであった。コレラの原因が普遍的な生物実体と定められたならば、それに的を絞った対策を講じ帝国全体に向けて推進することができるかもしれない。コッホの成功は、強力な中央集権体制の樹立をめざすドイツ帝国に、まさに打ってつけのものであった[74]。細菌学による衛生管理はたしかに合理的かつ効率的に思われる。ただしもっと大きな疫学的観点からすると、それは公衆衛生の矮小化でしかない[75]。

病原菌理論に続いて人々が期待していたのはワクチンの開発である。予防注射一本で病気の感染を回避できるとすれば、それこそ合理的、効率的である。そしてこれがアジアやアフリカという過酷な環境下で可能であれば、植民地支配にどれほどか有効であろう。「医学は帝国の道具である」というメタファーは、[76]ドイツの場合によく当てはまっているし、またイギリスにとっても反病原菌理論の樹立がスエズ運河を死守するための道具と考えられていた。そして列強が競ってアジア・アフリカに乗り出したとき、熱帯医学はまさしく植民地支配の道具としていっそうの活用が求められていったのである。

終章

第7章の最後に、ワクチンは熱帯・亜熱帯の植民地支配の有効な道具として期待がかかったと述べたが、イギリス国内にあっては、狂犬によって伝染する病気について、それが他のどんな動物でもなく、まさしく犬というもっとも人間に親しいと考えられた動物であっただけに、狂犬病のワクチン開発と接種について、大きな躓きがもたらされることになった。一九世紀末イギリスにおいて繰り広げられた動物愛護派と細菌学者の攻防をかいつまんで紹介し、その後で本書全体を振り返る議論を行うこととしたい。

一　団結して闘う医師たち――細菌学研究所を民間で

最後に狂犬病を話題にするのは、これこそヴィクトリア時代の「病原菌と国家」を集約的に示す事例と思われるからである。序章で述べたように、世紀末のこの時代は帝国医学の時代であり、熱帯に位置する植民地の病気の制圧が国の植民地政策、経済政策に大きく影響することから、そちらに目を奪われがちである。実際イギリスに関係して熱帯医学や植民地医学に関する歴史研究はかなり蓄積されている。(1) しかし、終章ではこれまで見落とされがちであったイギリス国内の病原菌にかかわる事例として狂犬病を取り上げる。[2]狂犬病は今日でもなお発症すれば治療の手立てのない悲惨な病気である。日本は世界でも数少ない狂犬病清浄国なので病気の実態があまり知られていないが、感染動物の唾液を媒介にする伝染病で、現在もアジアを中心に世界中で年間五から六万人の死亡が伝えられる。[3]日本語では取り立てて区別しないが、英語では動物には rabies 人には hydrophobia と使い分けているので、それにしたがって狂犬病と恐水病を使い分ける場合があり、以下でも訳し分けている箇所がある。まずはティンダルの一八九一年のメッセージから始めたい。

昨年の夏（一八九〇年）、アルプス登山のためにドーヴァー海峡を渡ろうとしていたときのことである。汽船の隅っこで一人のイギリス少年が悲しげに塞ぎ込んでいるのが目に留まり、「どこへ行くの？」と声をかけた。「パリだよ。狂った犬にひどく噛まれてしまって、これからパストゥール先生のところへ行くんだよ！」。こんな場面に遭遇して、やり場のない悔しさがこみ上げた。豊かなイギリスには十分な資金も実施をめざす優れた研究者もいるというのに、狂犬病のワクチン開発を禁じ、子供を隣国へ行かせているのは正気の沙汰ではない。生存のチャンスは一刻を争うワクチンの接種にかかっているというのに。（一八九一年商務庁長官との会見集会に寄せられたジョン・ティンダルのメッセージ）

パストゥールがフランス科学アカデミーで狂犬病ワクチン開発の成功を告げたのは一八八五年一〇月末のことであった。このニュースは瞬く間に世界に広まり、フランス国内はもとより海外からも患者が詰めかけ、外国政府はパストゥールのもとへワクチン製造・接種方法の修得のために医師を派遣した。

すでに見たように一八八一年のロンドン国際医学大会における彼の基調講演は、鶏コレラ病と炭疽病のワクチン開発のことであり、これによってニワトリ、そしてウシやヒツジといった家畜が病原菌から守られることになった。この快挙に続いて彼は、懸案の狂犬病の予防ワクチン開発に専念した。天然痘に対して牛痘という関係に立つものがない以上、鶏コレラ菌や炭疽菌を弱毒化させたような過程を、まだその存在がまったくの謎であった狂犬病の病毒（ウィルス）について彼は考案しなければならなかった。鶏コレラ菌や炭疽菌のような細菌と異なり、その病毒は光学顕微鏡で見ることができないばかりか、実験用の培地で培養することができないなど、空を摑むような未知の存在で、当時の最新の実験室医学によっても、そのワクチン開発は困難極まりない仕事であった。それゆえ一八八五年の狂犬病ワクチンの開発成功は、偉業中の偉業であった。[4]

先のティンダルの発言は、そうしたワクチン開発からすでに五年の歳月が流れようというのに、イギリスでは未だにワクチン接種ができず、狂犬に咬まれた人々は海を渡ってパリのパストゥール研究所をめざし駆け込まなければならないという、フランスに完全に依存した憤懣やるかたない状況を示している。それが、イギリスの「病原菌と国家」の一九世紀末の現実だったのである。以下に順を追って詳述する。

(1) パストゥールの狂犬病処置に学ぶ

一八八六年一月第三次グラッドストン内閣において地方自治庁長官に就任したジョゼフ・チェンバレンは、前年一〇月のワクチン開発のニュースに鑑み、遅まきながらジェイムズ・パジェットに、狂犬病に関するパストゥールの処置法を調査する委員会を発足させるよう命じた。[5] パジェットは自身を委員長に、T・ローダー・ブラントン、ジョージ・フレミング、ジョゼフ・リスター、リチャード・クエイン、ヘンリー・ロスコー、バードン-サンダーソンを委員に、そしてヴィクター・ホーズリーを書記とする委員会を立ち上げた。著名な化学者で南マンチェスター選出の庶民院議員でもあったロスコーと狂犬病の研究実績のある獣医のフレミングを除いて、[6] 各委員は本書に幾度も登場した人物で、この時代のイギリス医学界を代表する豪華メンバーである。書記のホーズリーは、神経生理学者で、このときブラウン動物健康研究所の所長であり、本件の実務担当者としてまさしく適任であった。[7]

四月一五日の最初の委員会で、委員長は直ちにパストゥール宛の手紙を用意し、それを携えバードン-サンダーソンが翌日パリに向かい、その後を追って、ブラントン、ロスコー、ホーズリーがパリに向かった。パストゥールはロシアにおけるオオカミによる狂犬病の蔓延対策に忙殺されていたが、パジェットからの依頼に惜しみない援助を与え、半信半疑だった委員もワクチンの有効性に確信をもって帰国し、追ってパリから届くパストゥールからの手紙や生物資料に助けられて、ホーズリーは綿密な検証実験を行った。そして翌八七年六月に、委員長以下七名の委員ならびにホーズリーの名で、パストゥールのワクチン法の効果を確証する報告書が提出された(8)。文章にしてしまえばそれだけのことであるが、報告書に付録として付けられたホーズリーの実験過程は、パストゥールの実験規模に比べればきわめて小規模なものであるが、狂犬病のウサギから脊髄を取り出したり、健康なイヌを狂犬に咬ませたりと、愛犬家が読めば気分を害するような残虐な場面に満ちていた(9)。

他方、貴族院内にも狂犬病特別委員会が作られ、一八八七年六月末から七月末にかけて合計七回、三一名の証言者を召喚して行われた。最初に呼び出されたのはホーズリーで、彼のほかに地方自治庁の先の委員会からフレミングやブラントンも召喚され多くの質問を受けたが、議論は概ね妥当なものであった。狂犬病流行時には犬に口輪を装着すること、枢密院の権限で野犬狩りを行うこと、狂犬病の兆候を観察し記載すること、飼い主を明示するバッジを犬に付けさせることなどを推奨項目としてあげ、最終的にパストゥールの手順を予防法として認定し、イギリスにおいてその実用に向けて施設が与えられるべきと結論し委員会報告は同年九月に出版された(10)。

こうした結論から、狂犬病ワクチンはすぐにもイギリスで実施されそうに思われるのであるが、現実にはすべてを犬に対する虐待と決めつける人々からの厳しい反対で、事態はほとんど進展をみないまま推移した。民間団体として一八八六年九月にボーフォート公爵を会長に「恐水病予防協会」が創立され、副会長にはハクスリー、ティンダル、ランカスター、ラボック、ロンドン市長などが名を連ねた(11)。ホーズリーはこちらでも一般委員会事務局長として実務的尽力をした。一般委員会は多くの研究者と共に愛犬家団体代表が参加した。狂犬病と恐水病の本質理解と予防知識の普及をめざし、政府に申し入れもした。しかし、一般大衆は愛犬に口輪をはめることを拒み、狂犬病研究を嘲笑っていた。イギリス陸軍退役軍人とした匿名で一八八六年に一シリングで発行された一二頁のパンフレット『パストゥール氏の狂犬病予防法』を見ると、それにはパストゥールの研究開発における動物実験の残虐ぶりがこれでもかとばかりに書き連ねてある。[12]おそらくこの種の様々な冊子が少なからず流布していたことであろう。

そうした中、王室が少し動いた。ヴィクトリア女王は頑なな動物愛護派であったが、[13]皇太子夫妻は違った。一八八九年の万国博覧会の見物でパリに滞在中であった皇太子妃と王女たちが、パストゥール研究所の見学を強く希望していることを知ったロスコーは、彼女たちの案内役をかって出た。[14]当日研究所に出向いてみると、急遽参加を決めた皇太子の姿もあった。そこで狂犬病部門の手術の様子も含め一部始終を見学し終えた皇太子一家は、パストゥールに深い敬意を示すようになった。[15]

(2) ロンドン市長、立ち上がる

一八八九年の時のロンドン市長ホワイトヘッドは、かねてより地域の狂犬病に何か手を打たねばならないと考えてはいたが、八七年六月に地方自治庁、九月に貴族院の報告書が出ても、予防のための施策は大きな進展を見せることもなく経過し、事態を大変に憂慮していた。そこで彼は八九年五月にパリのパストゥール研究所を表敬訪問したのであるが、わが同胞がいかに忘恩の徒であるかを思い知らされることになり、恥じ入るばかりであった。パストゥールが人類のため、また同研究所に助けを求めた二五〇名のイギリス人患者のために、善意でなした治療に対して、イギリスは十分な感謝をしていない。心打たれた市長は、少なくとも五千ポンドの寄付金を集めパストゥール研究所に感謝の意を示し、貧しい患者のパリへの渡航費と滞在費も確保することをめざして研究集会を企画し、七月一日市長公邸（Mansion House）のエジプトホールに各界の名士を招いて会合を開いた。[16]

会合の冒頭E・R・ランカスター教授（『季刊顕微鏡科学』の編集長）が、皇太子秘書官ノリーズ、ウェストミンスター公爵、王立協会会長をはじめ、ハクスリー、ティンダル、アクランドらから寄せられた手紙を読んだ。皇太子は、先のパストゥール研究所訪問の体験を踏まえて、積極的な貢献を申し出ていた。続いて挨拶に立った市長は、狂犬病ワクチン開発に対する強い反対のある国内で敢えてワクチン開発施設を設けるよりも、患者の中から渡航・滞在費用を必要とする三〇名ほどの貧しい人々のために、二五ポンドの三〇人分で年間七五〇ポンド程度の費用を用意するほうが合理的であるという判断を示した。[17] パジェットが、実務レベルで少し詳しい報告をした後、ロスコーがパストゥールから六月二七日付で寄せられたメッセージを読み上げた。[18] パストゥールの見通しとしては、島国であるイギリスは野犬の取り締まりや口輪の装着について厳格な規制を行えば恐水病の撲滅はさほど難しくないというものであった。リスターは、ホーズリーの確証実験に全幅の信頼を置くと共に、公平無私な態度を貫くパストゥールに惜しみない賞賛の言葉を送った。続いて市長は寄付の報告を行い、多くは五ポンド、一〇ポンドであるが、皇太子から一〇〇ポンド、ウェストミンスター公爵から二〇〇ポンドといった寄付の報告がされた。

市長の提案は、この段階で満場一致の賛同がえられ、ここで市長は、パリから来場していたパストゥールの子息を参加者に紹介し、イギリス側の深い感謝の気持ちをそっくりパリに持ち帰ってパストゥールに伝えて欲しいと希望を述べた。[19]

その後も幾人かの発言が続いたが、とくに注目したいのは、ケンブリッジ大学生理学教授マイケル・フォスターの発言である。彼は本書第4章第一節（2）で論じたように、生体解剖反対派から厳しく追及を受けた人物で、イギリスにおける生理学者の現状を「仮出獄許可証」（Ticket of Leave）という言葉に託して表現した。彼に言わせれば、動物実験を行うイギリスの病理学者や生理学者は、仮出獄許可証を持っているだけのことであって、基本的には常に法律を犯すギリギリのところで仕事をしているというのである。本会合全体の議論の流れは基本的にパリのパストゥール研究所への依存を前提にしていたが、彼は動物虐待防止法がゆえにイギリスにそうした研究所を設立できない現状に無念さを滲ませた。[20] フォスターの「仮出獄許可証」という表現は、動物愛護団体の飛び付くところとなり、彼らはさっそくロンドン市長の会合を全面的に批判する二〇頁の『仮出獄許可証頼みの科学』と題するパンフレットを作成して二ペンスで広く流布させた。[21]

会合は市長の意図する形で決議が承認され散会したが、四か月後となる市長の任期終了間際の一一月に報告会を開き、集まった三二〇〇ポンドのうち二千ポンドをパストゥール研究所に贈り、一二〇〇ポンドを貧しい渡航者の援助に回すことになった。しかし、これで幕切れとはならず、報告会半ばのお茶の時間にケンブリッジ大学病理学教授C・S・ロイから、イギリスにおいて狂犬病に対処する拠点の設立を諦めるべきでないという意見が出され、幾人かの賛同が得られ、市長の委員会に替わり、別の形の組織がめざされることになった。[22] 同年一〇月二四日にはジェイムズ・ホールでホーズリーが恐水病について講演を行い、一二月五日にはパストゥールの研究所で学んだM・A・ラッファーが王立技芸協会で狂犬病とその予防法措置について講演を行った。リスターが座長を務め、彼はラッファーの結論として、犬に口輪、野犬の駆除撲滅、輸入犬の六か月検疫を確認した上で、大陸の国々と異なりイギリスでは犬の口輪が徹底されれば短期間でその必要がなくなるだろうという見通しも加えた。しかし社会的な反響は芳しいものではなかった。[23]

（3）イギリスにも予防医学研究所を

市長ホワイトヘッドの退任後、一八八九年一一月の報告会におけるロイの提案を受けた組織的な動きとしては、リスターが主体となってイギリスにパストゥール研究所のような細菌学研究を行う機関の設立をめざすことになり、同年一二月五日に執行部（Executive Committee）が発足した。彼らは再び市庁舎で集会を行い、執行部の下に実行委員会（Acting Committee）が作られた。実行委員会は、同月一二日に最初の会合を開き、欠席のリスターに代わってその日はアーネスト・ハートが議長を務めた。それ以降、不定期ながらほぼいつも英国医学協会のオフィスで翌々年の七月一日まで会合は継続されていくことになる。[24]

時期は確定できないが、残された資料の文面から推測するに一八九〇年九月以降、おそらくは一一月に執行部はイギリス予防医学研究所の必要性を一般大衆に向けてアピールする草案（Draft of Appeal, 以下『草案』とする）を作成し、印刷に付した。[25] 一番の目的は資金集めであり、寄付の窓口、小切手の送り先としてH・ロスコー、E・ハート、そして犬の育種家E・ミレイの住所氏名が文面の最後に記されていた。[26]『草案』は王立協会や英国医学協会からの賛同も得て、さらにケンブリッジ大学評議会委員であるジョージ・パジェット（ジェイムズの兄、元中央医学評議会議長）の尽力で、一八九〇年三月にケンブリッジ大学から研究所のための用地提供が内定したことを明記し、最後に、九〇年八月に開催されたベルリン国際医学大会におけるコッホの記念講演の締め括りの言葉を引いている。「最小の存在でありながら、人類にとって最悪の致死性を発揮する敵に対する戦いで国々は力を競い合い、全人類の繁栄を求める闘いにおいて、国は収める成功で他国に負けまいとつねに努力するよう願う」というコッホの言葉に続けて、ここに提案する研究所は、イギリスにもこの競争で然るべき成果をもたらすことができるであろうと告げていた。国内問題であった狂犬病に端を発し、今や医学研究は病原菌一般への闘いへと広げられ、さらに国家間の競争という帝国医学的色合いが濃くなってきていることに注意せねばならない。

この『草案』を読んだプリーストリー夫人は新しい生物の分野に感動し、「微生物の世界」と題して『一九世紀』に寄稿した。[27] 彼女は酸素の発見で有名なジョゼフ・プリーストリーの甥でキングズ・カレッジ病院の産科医師ウィリアムと結婚した文筆家である。国家の全面的支援のもとに各国が細菌学研究に邁進している中にあって、自力で奮闘するイギリス同胞の将来の研究に期待しつつ、無限小の世界の解明に尽くした人々への感謝も述べた。

資金集めは容易ではなかったが、化学者で実業家のルードウィッヒ・モンドが二千ポンド、ウェストミンスター公爵、デヴォンシア公爵、ダービー伯爵、ロスチャイルド、それにラッファーの母親からそれぞれ一千ポンドの寄付を得た。[28] そうこうするうちに個人資産のうち二〇万ポンドを衛生科学と経済科学の推進に寄付していた篤志家から二万ポンドの申し出があったが、寄付の条件として研究所をケンブリッジではなくロンドンに設立することを強く求めたため、委員会は協議の上、場所の変更を決断した。[29]

この一八九〇年の年末に皇太子（愛称バーティ）は、姉（ヴィクトリア女王の長女）でドイツ皇帝フリードリヒ三世の妻となったヴィクトリア（愛称ヴィッキー）から予防医学に関する興味深い手紙を受け取った。[30] 一八八八年に皇帝を喉頭がんで亡くし未亡人となったヴィッキーは（第5章注8参照）、とりわけ予防医学に強い関心を抱いていた。「私に直接かかわることでもないのだけれど、長く私の心にかかっているある事に注意を向けてもらいたいと思っているの。もしも愛するお父様（アルバート公）がご存命であったら、きっとこの問題を取り上げておられたに違いないわ。イギリスの細菌学研究所の問題のことよ」と、こう切り出して、ヴィッキーはイギリスの生体解剖反対の法律のことも十分に承知した上で、「ロシアでさえもよ、パストゥールやコッホの線に沿った研究を遂行する研究所を創ろうとしているわ。プレイフェア卿、アクランド卿、ハクスリー教授、ティンダル教授たちのこの問題に関するご意見を、あなたは、ちゃんとわかっているの？」と、イギリスの事情になかなか詳しい。そしてさらにコッホを中心とするドイツ医学の先進性を披露し、弟バーティに頑張るよう焚き付けている。幼いころからしっかり者の姉に頭の上がらなかった皇太子であったが、先に見たように彼はすでに十分な関心を抱いてはいた。しかしながら幾つになっても姉からすると弟は頼りなく見えるのだろう。

さて、国立の研究所を要求しているわけではなく民間の努力によって設立しようという予防医学研究所の認可を求めているだけであるが、関係省庁である商務庁との交渉は容易ではなく、ついに一八九一年五月一三日商務庁は理由もなく認可を引っ込めてしまった。商務庁には動物愛護派から四千を超える認可拒否を求める署名が届いていた。[31] リスターは、『英国医学雑誌』の紙面を借りて、「イギリス予防医学研究所」と題する現状説明と、認可取り消しに抗議して、商務庁長官（President of the Board of Trade）マイケル・ヒックスービーチに宛てた抗議文を掲載してもらった。[32] リスター側の事務弁護士団の言い分は、研究所は利益団体ではないので、有限責任会社（limited liability company）として登記されることは望ましくなく、「limited」を外すよう求めるものであった。

リスターは抗議文の中で、フランス、ドイツ、イタリア、ルーマニア、オーストリア、トルコ、ブラジルなどの国々ではすでに「国家」によって細菌学研究所が設立されているが、[33] 我々はなんらイギリス政府に期待しているわけではなく、民間ベースの事業を「国家」が妨害しないことを期待しているだけであると述べている。また、動物実験を行うことを理由にそうした研究所の設立を許可するなという多くの請願が商務庁に寄せられているということも承知しているが、実験の内容については法律に従い内務省の管轄であり、それと抵触しない形で研究所の認可はできるはずであるとリスター側は主張した。こうした働きかけで、難色を示しつつも商務庁長官は六月五日に面会に応じるとの連絡をしてきた。

（4）商務庁長官への陳情からリスター研究所設立まで

ノーサンバーランド通りのホテル・ヴィクトリアには、一八九一年六月五日に二七〇名ものイギリスを代表する医学者や科学者、有名人が結集して、商務庁長官を驚かせることになった。[34] 翌日の『タイムズ』紙には主だった参加者の個人名が掲載されており、それを参照すると会長のリスターの他に陳情団として結集したのは、ウェストミンスター公爵、ラボック、ハンフリー、フェイラー、ハンター、ランカスター、ロッキャー、ストークス、プレイフェア、ロスコー、ラッファー、ホーズリー、バードン-サンダーソンら本書ですでにお馴染の人物であった。興味深いのは、ここに本書第III部に登場したフェイラーやハンター、ランカスターの名前も見出せることである。[35] 彼らは反病原菌説側の主要人物であった。しかし事ここに及んで、彼らもイギリスに細菌学の拠点となる予防医学研究所の実現をめざして結集したのである。

この集会冒頭で読み上げられたのがティンダルとハクスリーからのメッセージであり、前者のメッセージの一部こそが本節の導入で紹介したものである。[36] 出席者からも相次いで意見が出され、すでにこの時点で大きな資金の寄付が見込まれており、それらを受託し管理していくについて法人化されることが重要であることが力説された。

これに対し長官ヒックス-ビーチは、一八七六年の動物虐待防止法の遵守を前提として、財産を管財人に委託し、配当金の支払いをしない旨の但し書きの挿入等で、現行の会社法に抵触しない形での実現に努力する姿勢を示した。これを受けてラボックは長官に感謝の意を表する動議を提出し、商務庁との良好な関係を提案した。その上で、細菌に生体解剖反対を適用して細菌を殺さなければ、細菌が人間を殺すことを防ぐことができないと述べ、会場の笑いを取った。また広い意味でこの予防医学研究所がイギリスの農業のみならず、[37]工業や商業にも繁栄をもたらすものであることを述べ、陳情は決裂するのではなく歩み寄りに期待の持てる状況で閉じることになった。

陳情団には即答を避けたヒックスｰビーチであったが、再考の末とりあえず一八九一年七月二五日に合法的な形でイギリス予防医学研究所を発足させる措置が取られた。[38]こうして商務庁との交渉は切り抜けることができたが、内務省との交渉は難題であった。そこですでに小規模ながら実験施設と実験免許をもつ「国家医学研究機構」（the College of State Medicine）との合併（amalgamation）を行って切り抜けることになった。この機構は私的な非営利団体として一八八六年にスタートしており、大学院生に公衆保健の学位を授与する用意があった。一八八七年に法人化され、会長に皇太子を戴き、評議会議長にフェイラー、評議会メンバーとしてノーサンバーランド公爵、元陸軍医学部門事務局長トマス・クロフォード、軍医総監W・ハンター、軍医総監J・M・カニンガム、軍医総監W・R・コーニッシュら多くの軍関係者を含む組織ながら、クエインやロスコーの名前もあり、クラインが細菌学の講師として着任し少しずつ規模を拡大してきていた。[39]一八九二年に合併の話が持ち上がったが財政的な詰めに長い時間を要し、評議会の席上でリスターからコーニッシュに宛てた正式の合併申し入れの手紙が披露されたのは、九三年一月二四日のことであった。[40]評議会記録には見受けられないが、フェイラーの自伝によれば、同年七月に研究機構の特別総会が開かれ二つの組織の合併が承認された。[41]フェイラーを評議会議長とする比較的軍関係者の多い「国家医学研究機構」が、リスターからの申し出を飲んで、彼らの窮地を救うことになったのである。九三年一二月にイギリス予防医学研究所と国家医学研究機構はようやく正式に統合され、イギリスが医学研究で世界に伍していけるよう画策したパイオニアたちは、ここに実験室と実験の許可を得たのである。[42]ラッファーが所長となり、ブラウン研究所に転出したクラインに代わってアラン・マクファディンが細菌学講師となりブルームズベリーの仮設の建物で研究は始まった。[43]

しかし、研究所の設立をケンブリッジからロンドンに変更したものの、用地が定まらないため大きな寄付も望めない状態であった。それを救ったのがウェストミンスター公爵で、彼は一八九三年一二月に研究所の用地として最適なチェルシーの土地（図10左側）をわずか六千ポンドで提供した。[44] 時価にして一万ポンドは下らないとされる土地である。研究所は奇しくもジェンナーの種痘発見一〇〇年の記念すべき一八九七年五月にチェルシーの土地に開設の運びとなり、名称もこのときイギリス予防医学研究所からジェンナー予防医学研究所に変更された。

こうした時期にも狂犬病ワクチンへの反対は依然として続いており、生体解剖から動物を守るヴィクトリア・ストリート協会が生体解剖の完全廃止を求める国際的な連合との協力で作成した一二頁の『恐水病に対するパストゥール処置――医学的証拠』は、パストゥール処置の有効性を疑問視する証言を世界中から集めて掲載した二ペンスの冊子として相当広く出回った。[45]

予防医学研究所の運営を劇的に改善させることになったのが、醸造業で未曽有の成功を収めたエドワード・ギネスから一九〇〇年に贈られた二五万ポンドの寄付であった。[46] ギネスからの寄付は破格であったが、一九〇四年ころに発行されたと思われる研究所の概要を記した冊子には、六〇〇名近い寄付者と寄付金額が記載されている。デヴォンシア公爵、ウェストミンスター公爵、ロスチャイルド卿などがそれぞれ一千ポンド、リスターやロバーツが一〇〇〇ポンド、ハートが一五〇ポンド、ブロードベント、トンプソン、ロスコー、バードン-サンダーソンらが一三〇〇ポンド、ハクスリーやティンダルは五ポンドなどと記されている。今日の日本円に換算すると、およそ三百ポンドは三百万円、五ポンドは五万円に相当しており、ギネスからの二五万ポンドは二五億円相当である。[47] 一九〇三年からリスターが研究所長となり、研究所の名称もジェンナー研究所から、リスター研究所に再び変更された。狂犬病に関しては一九〇二年にほぼ制圧されるまで、結局のところパリのパストゥール研究所を頼ってはいたが、イ

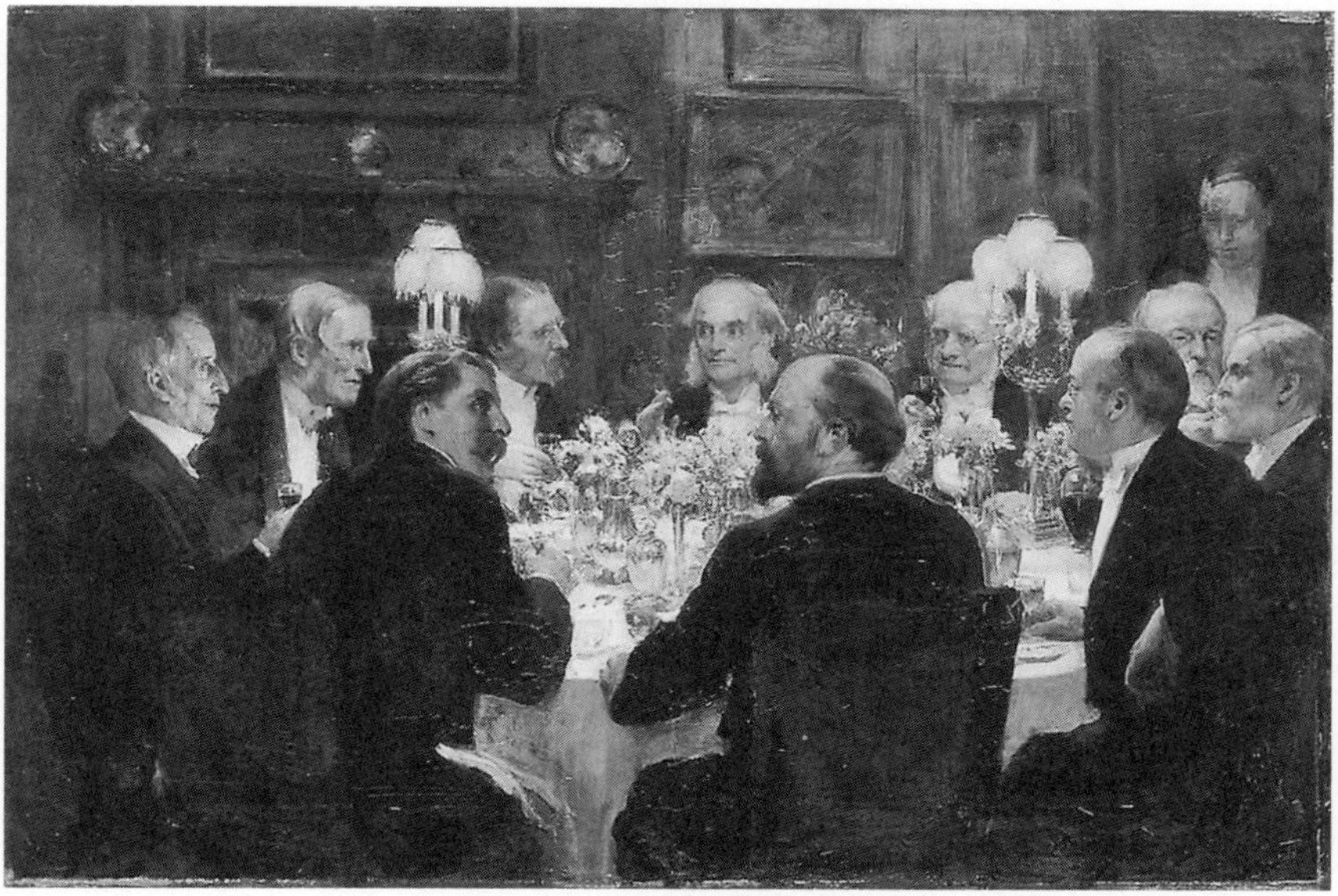

図 32　ハート氏のためのオクターヴ晩餐会

ギリスは大変な紆余曲折を経て、国家に頼らないで、民間ベースで病原菌との闘いを軌道に乗せたのであった。細菌学研究の拠点を打ち立てるために、イギリスの医師たちは病原菌と真に闘う前に、動物愛護を前面に出す社会と、そして国際競争で後れを取るわけにはいかないはずの国家とどれほどか闘わねばならなかったのである。そしてそのために、エジプトのコレラ問題では意見を異にしていた医師たちも団結して闘ったのである。

最後に一枚の絵をお示ししたい。絵は「アーネスト・ハート氏を主賓に迎えたオクターヴ晩餐会」で、会の主催者はヘンリー・トンプソンである。彼の自宅にハートと関係する八名の客を招き、夕刻八時から八コースの料理、八本のワインを楽しむ宴である。絵の版権をもつウェルカム図書館の記録では、作者は英国の肖像画家として有名なソロモンで、絵の制作は一八九七年頃となっている。しかし、ウェルカム図書館の文書室に残るヘンリー・ロスコーの手紙から、晩餐会の開催は一八九三年一一月半ばで、ちょうど予防医学研究所と国家医学研究機構の合併も成り、一段落した時期であることがわかる。[48] 絵の中央まっすぐこちらを見ているのがハートで、彼の右側から時計回りにT・S・ウェルズ、J・フェイラー（彼の背後にはトンプソン家の執事）、L・ブラントン、W・H・ブロードベント、G・A・クリチェット、V・ホーズリー、R・クエイン、J・パジェット、そしてホストのトンプソンである。ハートは『英国医学雑誌』の編集者であるのみならず、生体解剖反対運動を阻止するために尽力し、リスターをキングズ・カレッジに招くために根回しし、国際医学大会をロンドンに招致し、イギリス予防医学研究所の設立に向けて紙面を提供したり、動員を掛けたりと、それこそ八面六臂の大活躍であった。この時期に、そんな彼への感謝を込めて人々は集ったのであろう。[49] 本書に登場していないクリチェットはセント・メアリーズ病院でブロードベントの同僚の眼科医である。

当初招待を受けながら所用で出席できないH・ロスコーの不在もさることながら、筆者には、この席にリスターの姿がないのはいかにも残念でならない。この年彼は四月に旅行先のイタリアのラパロで最愛の妻アグネスを急性肺炎で失い、そこから一人で汽車を乗り継ぎ亡骸をロンドンまで運び、五月に葬儀を済ませていた。アグネスは妻というより、彼と共に病原菌と闘う同志であった。アグネス亡き後、まったくの放心状態の彼は多くの公務をキャンセルし、キングズ・カレッジも七月に退職した。しかし一一月には彼を気遣う友人たちの提案に従い、王立協会の外国部門事務局長の職務を、心を奮い立たせてようやく引き受けることにしたところであったのだ。[50] 一八九五年からリスターは王立協会の会長職を五年間務め、その後はリスター研究所の運営に邁進して、イギリスの細菌学研究を世界的レベルに高めていった。

二　本書を振り返って

本書の第Ⅰ部の主題は衛生学であり、第Ⅱ部では病原菌をキーワードとしている。そして第Ⅲ部ではエジプトで勃発したコレラ流行という事件に焦点を合わせ、第Ⅰ部と第Ⅱ部で論じた事柄を土台に、さらに政治的な問題に踏み込んで、国家と病原菌の問題を総合的に捉えるよう試みた。本書では少なくとも以下の三点について、新たな知見を付け加えることができたと考えている。

(1)　一九世紀のコレラの流行を単に衛生問題としてのみ論じるのではなく、人口急増期に生じる食糧問題と衛生問題が織りなす複合的な問題として、当時の先端科学である有機化学に基づいて掘り下げることができることを示した。テムズ河汚染の元凶である屎尿を、急増する人口を養う食糧の増産のための肥料として利用することで、経済面からも衛生面からも多大なメリットを期待する視点が浮上することになった。

(2)　衛生問題が一段落する一八六五年からロンドン国際医学大会が開催される八一年までを、イギリスにおけるミアスマ説からコンタギオン説（病原菌説）への移行期、パストゥール革命の時期ととらえて統一的な理解を示した。とりわけ七〇年以降には、病気をもたらす微生物が、呼吸している空気にも漂っていることがイギリスでは強烈に意識された。そしてこの一五年余の年月はダーウィンの進化論がイギリスに根を下ろしていく時期でもあり、病気や病原菌の理解にもその影響が濃厚に認められることを示した。

(3)　第Ⅲ部では、イギリスの衛生政策が国際的試練の場に立たされる興味深い事例を総合的に扱った。医学史分野からのみのアプローチでは資料的な不十分さから明確な理解が諦められていた一八八三年のエジプトのコレラ流行の問題を、外交問題・経済問題と深い結びつきをもつ事例として探究することにより、衛生問題の重層性を示すことができた。

こうした年代を追う探究によって、一九世紀イギリスにおける衛生学について統一的な見方をもたらすことが可能となったと考える。今日的視点も混じえながら、以下にもう少し個別に論じてみたい。

第Ⅰ部では一九世紀イギリス、とくにロンドンにおいて衛生環境が整えられていく過程を扱い、それと共に最新の有機化学の成果を踏まえて食糧増産に注ぎ込まれた懸命な努力について言及した。衛生問題と言うと、一般には飲料水や下水道の整備が扱われるが、これを食糧増産にまで関連付けたのである。病気に罹る／罹らないは単に身体の外側の清潔さの問題のみならず身体の内側の問題でもある。免疫の問題は世紀末となるが、空腹状態で健康を維持することは難しく、急増する人口を養う食糧増産は衛生問題の根底をなす問題であり、またそう捉えることは必要なことである。

折しも時代はリービヒが有機化学を農学に応用することを説き始めていた時代であり、ようやく学会組織が形成され始めた農学の関係者は、食糧増産をめざす科学すなわち農芸化学を熱心に求めていた。王立農学協会のシンボルマークには"Practice with Science"と標示されていた。彼らが求める研究者像にこの上なく合致したのがリービヒであり、彼の方もイギリス側の求めによく応え一九世紀半ばに七回もイギリスを訪れ、その影響は農学に留まらず発酵や腐敗の問題、さらには病気の捉え方にも及んだのである。

チャドウィックとファーの論争からも見てとれるように、ファーのまなざしは、今日の体質医学（constitutional medicine）に通じる事柄にも届いていると考えられる。食糧増産の努力の方は、農芸化学とりわけリービヒによって明らかにされた分析化学に負っている。作物栽培に必要とされる肥料の成分分析により、土地に補うべき元素名が明らかにされたことは画期的であった。漠然とした経験則から肥料を施すのではなく、作物が土地から奪い去った元素を補うという観点からすると、屎尿が有効な肥料として改めて注目されるようになった。その結果、邪魔者扱いだった屎尿が宝の山と捉えられ、その利用をめぐって人々が繰り広げる争奪戦は大変に興味深いものであった。

第Ⅰ部後半をなす第2章は、第Ⅲ部と共通する面をもっており、科学者が支持する政策は、誰がそれを遂行しようとしているのかによって状況は大きく異なってくることを示唆している。またすでに大きな名声を築きあげた科学者の発言がもつ重みということについても述べた。第2章で論じた屎尿に対する滑稽なまでの金銭的価値の称揚は、意外なことに今日においてはその真実味がいっそう増している。窒素肥料やカリ肥料に比べてリン酸塩は近年著しく不足しており、七〇億人を突破して、なお急増する世界の人口を養うための食糧増産を考えるとき、屎尿から低コストでリン分を取り出す技術の確立が急がれている。ヴィクトリア時代のロンドンは確かに人口急増時代であったが、今日は地球規模での人口急増時代であり、食糧問題はいっそう深刻である。肥料としてのリン酸塩不足もさることながら、人口増、人口の都市への集中によって深刻な水不足も懸念されており、下水の再生利用も真剣に考えられるべきである。近年ではさらに下水処理場は様々なエネルギー生産の場として注目され、循環社会のキーステーションと想定されている。

第Ⅱ部では伝染病の原因を劣悪な環境にのみ求めるのではなく、原因として病原菌が注目されるようになっていく過程を扱った。それは第Ⅱ部全体をパストゥール革命というパラダイムの中で捉えるべきことを示している。少し大げさに言えば、これまで人類が想像もしなかった形で、人々が呼吸する空気に腐敗や発酵を、さらには病気をもたらすかもしれない微生物が漂っていることが示された衝撃である。もちろんすでに微生物の存在は知られていた。しかしここまで「漂う」というイメージではなかった。培養液に、そして培地にそれらを捕捉して研究する過程で、きわめてイギリス的な特色として、リービヒおよびダーウィンからの影響を見た。イギリスの微生物学はフランスやドイツに比べて見るべきものがないかのように言われてきたが、実際には多くの研究者が存在し活発な議論も重ねられていたことを明らかにした。その中で多くの研究者は軸足を進化論に置き、進化論の枠組みの中で微生物を研究していた。一八七〇年代や八〇年代では、彼らの議論に十分な実りを読み取ることができないが、今日では病気と微生物、病気と人間、人間と微生物のいずれの関係も、進化論の枠組みなしに論じることはできないことが、明らかになっている。

イギリスの微生物学がフランスやドイツに後れをとった主たる原因として、従来よく挙げられたのはイギリスにおける熾烈な生体解剖反対運動の存在であった。イギリスの多くの優れた生理学者や病理学者が公の場で厳しい追及を受け、実験を行うにもフランスやドイツでは考えられない煩瑣な届け出や制約が加わることになった。この事態をイギリスにおける科学研究の危機ととらえて生理学者や病理学者は、ダーウィンをはじめとする幾人もの科学者を巻き込んで結束し、そうした不利な状況を克服しようとした。しかし、生体解剖反対運動の影響は、終章の狂犬病予防をめぐる議論で見たように、従来科学史で扱われた範囲を大きく超えて二〇世紀にまで達しており、他国が率先して「帝国の道具」の殿堂とも言える細菌学研究所の設立に力を入れていたときに、イギリス政府は事が動物虐待防止法に抵触するとなると、驚くばかりの弱腰を示した。国家医学を掲げ、国民の健康に努力してきたイギリス政府であったが、病原菌の脅威は、動物愛護という国民感情にいささかはぐらかされ、国家に代わる民間の力で病原菌の制圧にとりあえず対処したのであった。このような事態を見ると、イギリスという国家には、やはり自由放任主義が伏流水のように深部に存在しているように思われる。多様性を良しとするところがあると言うべきか。

第III部の表面だけをみれば、イギリスの衛生学がエジプトのコレラという世界的な舞台に立ったとき、いかに自国の政治的かつ経済的利害によって動いているかが目につくことだろう。しかし、微生物の種を完全に固定したものとしては見ていないイギリスの研究者は、病気とその原因微生物とを一対一に対応させることを信じ切っていないところがあったのだろう。確かに培養技術が確立されないことには、安易に主張はできないが、コッホの立場を通常科学とすれば、イギリスの微生物学は変則事例にコミットしていたのかもしれないのである。

イノヴェーションの観点から考えると、今日多様な科学技術の担い手を起用することの重要性が論じられているが、進化論にこだわり続けたイギリスの微生物学が、一世紀も経てみると、意外に斬新なものへと繋がっていたこともわかる。科学は多様な社会的・文化的文脈の中で取り組まれなければならない。一九世紀においてはコーンやコッホが絶対的であるように思われ、進化論に拘る姿勢はそれだけでも当該分野の研究におけるイギリスの後進性を物語るものとして考えられたであろう。あるいはパストゥールが絶対的権威とされ、進化論に拘り原初的生命の合成を願い続けたバスチャンは沈黙を余儀なくされることにもなった。しかし歴史はイギリスに予期せぬほどの先進性を見出すべきことを教えている。そして、それだからこそ科学政策は社会的・文化的文脈に足を掬われないように十分心すべきである。

最後に、序章で述べたフレックの「思想集団」について少し補足しておこう。この言葉はいささか座りが悪く、しかしながら「集団思想」では意味が外れてしまい、名詞で訳語を作るのが難しい概念である。学術の背景・環境としての思想集団であり、研究伝統と呼ぶものも含まれるであろう。パラダイムといえるほど明確でなく、パラダイム未満、パラダイム以前といったイメージである。

この点、第I部のみならず第II部においても色濃く残ったリービヒからの影響、すなわち発酵や腐敗を微生物の働きと捉えるのではなく、化学的過程とみなすことについてはどうであっただろう。ダーウィンについてはイギリスにおける進化論の空気がフランスやドイツとは違ったのだと述べたが、イギリスの研究者でもないリービヒの場合はどのように考えられるのだろうか。イギリスにはギーセンのリービヒ化学実験室で学んだ八〇名余の彼の弟子が存在し、彼自身も七回も来英し、大きなリービヒ学派を形成するまでになっており、彼の思想はイギリスにおいても「集団思想」として異例の形で存在しえたのだろうと捉えられる。その意味で彼は自分の研究伝統を、見事にイギリスに移植し得たと言えるのであろう。

第3章の導入部分で一九世紀後半における学術の国際交流の劇的な増大について述べた。航空機もなく交通機関がまだ十分に発達しているとは言えないのに、第II部、第III部を通して見てみると、機会をとらえて多くの研究者が距離を厭わず集っていることに感心させられるが、そうした交流も「思想集団」の形成に重要な役目を果してきた面があったに違いない。学問はたしかに固有の研究伝統なしに大きな実りをもたらすことは出来ないであろうが、絶えず未来へと開かれた形で伝統を築いていくためには、国際的な交流は不可欠である。「思想集団」が視野狭窄に陥ってはならないのである。

イギリスの場合を捉えて、視野狭窄について述べたが、それは晩年のコッホにも当てはまることかもしれない。時を隔てて見てみると、研究者の判断が視野狭窄であったと思い至ることは少なくない。科学が健全に成長していくためには、思想集団の根幹を成す健全な社会が重要であり、そのためには科学のみならず人文学や社会学など広い学問分野の発展がともに促されなければならないだろう。

あとがき

本書で論じたことがけっして過去に留まるものでないことを最後に述べておきたい。屎尿から有用成分を取り出したり再生水にしたりする現在の技術は、一九世紀では想像すらできなかったことであろう。その一方で、病気については常に新たな脅威が生じ、今なお無縁にはすまされない問題である。東京都心でのデング熱発生、また現代の交通事情からすればけっして遠くない西アフリカでのエボラ出血熱発生というニュースは、二〇一四年に私たちを恐怖に陥れた。さらに二〇一五年の韓国でのＭＥＲＳ（中東呼吸器症候群）の流行にも神経を尖らせないではいられなかった。地球温暖化の恐怖には、熱帯性の伝染病蔓延の恐怖がついてくる。

一九世紀の代表的パンデミックであるコレラは、今日なお猛威を振るうことがある。二〇一〇年一月に大地震に見舞われたハイチでは、町の衛生状態の悪化から多くのコレラ患者が出た。先進国では平時においてコレラは致命的ではなくなったが、広域的な災害時にはなお過去の病気でないことは、肝に銘じておくべきであろう。そしてもう一つ、近年の日本国内における口蹄疫や鳥インフルエンザの流行に重ね合わせることのできる場面も少なくないのが家畜の伝染病である。一九世紀の牛疫の流行は、イギリス最後のコレラ流行とほぼ同時期に猛威をふるったため、従来の医学史研究でほとんど言及されることがなく、いわば獣医学の分野の出来事として抜け落ちがちであった。しかし当時のロンドンの人々の伝染病に対する見方を追う上で重要事項と考え本書で扱った。

このように一九世紀の科学と社会とのかかわりは、きわめて今日的なテーマを含んでいるのだが、大学に入学してきたばかりの学生から、「科学というのは、最先端の研究こそ重要なのに、先生はなぜもう終わってしまったことの研究をしているのですか」と質問されることがある。しかし、今のこの時点では見えないことも、時間的隔たりをもつことによって思いがけない相貌に気づくことがある。単に過去に何があったのかだけではなく、私たちが過去に見出す研究者の行動から学ぶことは少なくないはずである。

本書は、二〇一二年に東京大学大学院総合文化研究科に博士論文として提出し学位を授与された『一九世紀イギリスの衛生学の展開と病原菌』を下敷きにし、序章後半と終章前半を新たに書き下ろし、全体に大幅な加筆修正を行ったものである。論文審査の主査である廣野喜幸先生には、後に本書第III部のもととなる論文「コレラとスエズ運河」に早い時期から注目していただき、いずれ博士論文をまとめるようにと励ましてもらっていたが、それから一〇年余の歳月が流れることになってしまった。副査は橋本毅彦先生、岡本拓司先生、石原孝二先生がお引き受けくださり、そして医学史の専門家として学外から慶應義塾大学の鈴木晃仁先生にも加わっていただき多くのご助言を頂戴することができた。一回りも二回りも年長でありながらようやく研究者のスタートともいうべき博論提出にチャレンジする私のために、お忙しいなか審査の労をとられ最後には祝宴まで開いてくださった先生方のお心遣いに、心から感謝を申し上げたい。

その論文「コレラとスエズ運河」の基は、二〇〇〇年に“Uneasy Bedfellows: Science and Politics in the Refutation of Koch's Bacterial Theory of Cholera”として *BHM* に発表したものであるが、すべてはここから始まった。「コッホの条件」に関する論文を書き終え、東大の医学図書館で古い雑誌を物色していた私は、著者名のない奇妙な論文に出会し、その謎解きの手がかりを求めてロンドンを駆けずり回り、ようやく二夏目を迎える頃、事の全貌がおおよそ明らかになって来た。他方で、ある重要な資料についてインド国立公文書館に何度も問い合わせの手紙を書いていたが埒が明かず、ニューデリーのクマール先生も調べに行って下さったが、資料は紛失し閲覧不能という返事に変わりはなかった。一九九九年八月、たとえ徒労に終わろうとも現地に行かぬまま諦めることはできず、自分を納得させるために調査に行くことにした。ニューデリーの公文書館に通じる検問所の通過は容易でないということで、インドの日本大使館の方が便宜を図ってくださったのであるが、なるほど検問所から公文書館へは銃をもった兵士が列をなし、お力添えがなければ通過は難しかったに違いない。そして公文書館で閲覧請求をして待つこと一時間ほど、数年間探し求めていた資料は、魔法の如く目の前に現れた。マイクロフィルム製作の約束日はニューデリーを去る前日で、その日に出かけると機器の不調のため後日郵送するから送料を置いていくよう指示された。しかし、コピー室に堆く積み上げられた未処理の膨大な資料の山を目の当たりにして、到底その言葉は信じられなかった。コピー室の片隅で昼前から夕方まで粘り、最後は半信半疑のまま会計に加算料金を支払いに行って戻ると、またもや魔法の如くマイクロフィルムが現れた。資料に間違いがないことを確認して退出した。自分の研究人生の運の大半を使い果たした気持ちだった。そうして仕上げた論文は、ほどなくチューリッヒ大学のサラシン教授の目に留まり、一面識もない教授からドイツ語翻訳の許可を求める手紙を突然に受け取ることになった。そしてやがて私には雲の上の人々であるテムキン、アッカークネヒト、ラトゥール、ゲイソン、メンデルゾーン、グラッドマンら世界一流の論客の論文と共に、*Bakteriologie und Moderne : Studien zur Biopolitik des Unsichtbaren 1870–1920*（細菌学と近代——見えざるものの生政治学研究　一八七〇—一九二〇）となってズーアカンプ社から出版された。これに関係して伊東俊太郎先生から戴いた嬉しいお葉書は、長く私の枕元にあって励ましてくれた。

このようにして成った第III部を、博士論文の規模にどのように発展させるかがまた問題であった。方法は三つ、この話自体を膨らます、これを起点に歴史を遡る、逆に歴史を下るかである。結局数年かかって、遡る決心をした。ヴィクトリア時代の始めから時間の流れに沿って歴史を描き加え、何らかの必然性をもって、コレラとスエズ運河の話に帰着させることを考えた。そうすると出発点に来るのがリービヒで、それに取り掛かるとギーセンに行き、ミュンヘンに行きという具合に深入りし、すぐさま年数が経ってしまった。それでも先へと研究を進めるなかで、研究一筋と思っていたダーウィンの社会派的な一面に出会い彼への尊敬がいっそう深まることになり、また修士論文で取り組んだネーゲリに再会した時には、旧友に出会った懐かしさを覚えた。

原稿が完成したらきっと出版しようと途中段階でずいぶん励ましてもらったお二人の編集者、阪本芳久氏と勝康裕氏には、巡り合わせに感謝しつつも申し訳ない気持ちで一杯だ。それぞれ出版社は異なるが、ともに研究熱心な名編集者として有名なお二人であった。しかし、原稿の完成にこんなにも長くかかってしまったので、阪本氏がご病気で出版社を去られ、その後に勝氏も出版社を去られることになって、拾って下さったのが名古屋大学出版会の橘宗吾氏だった。ちょうど博論をまとめにかかった頃、娘が病に倒れ、気もそぞろでとにかく終わりにしたかった。安易にもすぐに出版してもらえそうに期待していた私の様子を察知されてか、橘氏からの注文は厳しいものだった。まずは、不明瞭だった国家医学について明確化するよう注文された。

そうなるともう覚悟を決めて取組むより仕方なく、雲をつかむような国家医学の全体を把握するのに一年くらいかかってしまった。しかし、これに取組んだことでヴィクトリア時代の保健行政はずっと明快になり、この筋を通したことは本書の構成に大きな意味をもたらすことになったと後に悟った。攻めるべきところを的確に指摘された橘氏の慧眼に感服するばかりである。

さらなる注文は「河」だ。序章冒頭で、本書が「テムズ河」と「スエズ運河」という二つの「河」を題材にしていることを述べた。私も博論執筆時からテムズ川ではなくテムズ河でなければと思っていた。漠然と「運河」とのつながりをもたせたかったからである。しかし、ここも橘氏はもっと明確なつながりを求められた。

二〇一五年春に日本学術振興会から科学研究費補助金研究成果公開促進費（学術図書）の刊行助成が戴けることになり、大枠を用意してくださったところで橘氏に代わって、出版に向けた具体的な編集業務は神舘健司氏がご担当くださることになった。最初の読者として原稿を丁寧にお読みくださった上で本質を突く数々の鋭い疑問を提起してもらい、貴重な再考の機会を与えていただくことになった。また思い込みからあちらこちらで同じことを書いていたり矛盾していたりした原稿について、恐るべき記憶力と論理力でもって神舘氏は、本文と注、注と注の間での重複や齟齬を細かにご指摘くださり、正すことができたのはありがたいことだった。そうしたご助力を賜って、本書の形をいく段にも整えることができた。参考文献に至っては、長い年月の産物であるが故に、記載の不統一を正すのは容易なことではなく、辛抱強い作業をしていただけたことに心から感謝しお礼を申し上げる。橘氏や神舘氏のお導きがなければ、本書は到底形を成さなかったと思う。

本書の再校に忙しくしていたとき、阪本芳久氏の奥様から彼の訃報を伝える賀状欠礼の葉書が届き、自分の仕事の遅さ、怠慢が情けなかった。退職後は翻訳の仕事に取組まれ、みごとな成果をいつもご恵送下さって、折々電話で、メールでお話をし、本書の完成も楽しみにしていただいていた。ご冥福をお祈りするばかりである。

三七歳で三重大学着任という、研究者としては遅いスタートであったが、大学院でご指導を戴いた村上陽一郎先生からは、卒業後もさまざまな機会を捉えてご指導を賜り、勉強の機会を与えていただき感謝するばかりである。また大学院で同級だった野家啓一氏にもこの場を借りてお礼を申し上げたい。知的な刺激に満ちた研究会のメンバー先生の名著『ペスト大流行』のコレラ版をめざさなくてはと当初は妄想を抱いたが、憧れで終わってしまった。まに加えてもらってどれほどか学ばせていただいた。

ニューデリーでの顚末は既に書いたが、海外のアーカイヴにも大変にお世話になった。なかでもケンブリッジ大学のカニンガム先生、同大学図書館日本部門の部長の小山騰氏、そして同稀覯本室のヒルズ氏 クラーク氏 ウェルフォード氏、パストゥール研究所のガシュレン教授、ミュンヘン大学のホッペ先生、ベルリンのコッホ研究所文書室長のミュンヒ氏、森鷗外記念館副館長のボンデ氏にも感謝したい。最後のお二人は日本学術振興会の外国人招聘研究者として、二〇〇〇年と二〇〇九年にそれぞれ来日して共同研究をしてくださった。

また、在職中も今もお世話になっている三重大学総合図書館の皆さまにもお礼を申し上げたい。とりわけ蒔田啓子氏をはじめとする参考ポータルの方々には、文献の取り寄せや検索でいつも助けていただきありがたく思っている。そしてもっとも身近な三重大学の哲学思想学系の同僚の先生方にも、遠慮のない仲間うちで開催されるコロキウムから多くの刺激を戴き、学内公務で恐ろしく多忙であったときには、色々と助けてもらって感謝するばかりである。

序章で紹介したフレックの名前を知るきっかけとなったのは、翻訳をてがけたロンダ・シービンガーの*Nature's Body*（『女性を弄ぶ博物学』）が国際科学社会論学会のフレック賞の受賞作だったからであった。筆者はシービンガーらの著作の翻訳作業を通して、フェミニズムと科学・技術のつながりについても少しばかり仕事をしてきた。奈良女子大学の三成美保先生をはじめ、先生を代表とする「歴史学とジェンダー」の科研の先生方からも励ましやご教示を戴きお礼を申し上げたい。

これまでに述べた以外にも、お名前を逐一挙げることは紙面の都合上できないが、本当に多くの方に助けられて本書は初めてなし得た成果である。これまでに様々な形で筆者を助けてくださった皆様に感謝申し上げ、まだいくばくかの研究人生の運が残っているならば、スタートが遅かった分、もう少し仕事がしたいと願っている。

女に学問はいらないというのが当たり前の地方都市から、いささか渋り気味の父を説得して、東京に出してくれた母には感謝するばかりだ。一昨年他界した父には見せられないが、九〇歳を超えてなお元気一杯の母にこの本を見てもらえるのは何よりの喜びである。

最後に夫と子どもたちにも感謝の気持ちを記しておきたい。短期間とは言え、何度も海外調査に出て家を留守にしていて申し訳なく思う。いつも寛大に見守ってくれる夫、独立しそれぞれに異なる喜びを与えてくれる三人の子どもたちにありがとうと言いたい。

二〇一五年一二月

著　者

《著者紹介》

小川眞里子《おがわまりこ》

1978年　東京大学大学院人文科学研究科博士課程退学
　　　　三重大学教授などを経て
現　在　三重大学名誉教授，博士（学術）
著訳書　『甦るダーウィン――進化論という物語り』（岩波書店，2003年）
　　　　『フェミニズムと科学／技術』（岩波書店，2001年）
　　　　A.B.ブラックウェル『自然界における両性――雌雄の進化と男女の教育論』（飯島亜衣と共訳，法政大学出版局，2010年）
　　　　ロンダ・シービンガー『植物と帝国――抹殺された中絶薬とジェンダー』（弓削尚子と共訳，工作舎，2007年）
　　　　ロンダ・シービンガー『女性を弄ぶ博物学――リンネはなぜ乳房にこだわったのか？』（財部香枝と共訳，工作舎，1996年）他

病原菌と国家

2016年2月15日　初版第1刷発行

定価はカバーに
表示しています

著　者　小　川　眞里子

発行者　石　井　三　記

発行所　一般財団法人　名古屋大学出版会

〒464-0814　名古屋市千種区不老町1名古屋大学構内
電話(052)781-5027/FAX(052)781-0697

印刷・製本 ㈱クイックス　　ISBN978-4-8158-0826-6

乱丁・落丁はお取替えいたします。

索　引

人名・組織名を中心とした.

ア　行

アーノット（Neil Arnott, 1788–1874）　49
アクランド（Henry W. Acland, 1815–1900）　21, 26, 146, 161, 167, 277, 281
アダリー（Charles Bowyer Adderley, 1814–1905）　25
アッカークネヒト（Erwin Heinz Ackerknecht, 1906–88）　3, 139
アルネット（Franz Hector Arneth, 1818–1907）　114, 116
アルバート公（Albert, consort of Queen Victoria, 1819–61）　65, 86, 88, 281
アンダーソン（Thomas Anderson, 1819–74）　136
イエロリー（John Yelloly, 1774–1842）　44
『医事週報』　115, 133, 207
ヴァーノン-ハーコート（William Vernon-Harcourt, 1827–1904）　170, 234
ヴァイスマン（August Weismann, 1834–1914）　182
ヴィクトリア女王（Queen Victoria, 1819–1901）　2, 12, 30, 86, 96, 145, 198, 225, 277, 281
ウィルクス（Samuel Wilks, 1824–1911）　166, 202–3, 216
ウィルヒョウ（Rudorf Virchow, 1821–1902）　151, 197–9, 202, 204, 215, 245, 269
ウェイ（James Thomas Way, 1821–84）　98–9
ウェストミンスター公　→グローブナーを見よ
ウェリントン（Arthur Wellesly Wellington, 1769–1852）　12
ウェルズ（Thomas Spencer Wells, 1818–97）　115–6, 118–9, 136, 139, 141–2, 210, 286
ウォードハウス（John Wodehouse　キンバリー伯に同じ，1826–1902）　237–8, 253–4
ウォーレス（Alfred Russel Wallace, 1823–1913）　175
ウォルモルド（Thomas Wormald, 1802–73）　122
エアリー（George Biddell Airy, 1801–92）　186
エアリー（Hubert Airy, 1838–1903）　186–7, 190–1
英国医学協会　17–8, 24–6, 118, 136, 142, 151, 159, 163, 166–7, 169–70, 183, 188, 196, 210, 215, 279–80
『英国医学雑誌』　117, 142, 160, 163, 166, 181, 195–6, 264–6, 281, 286
エイトキン（William Aitken, 1825–92）　191, 260
エーレンベルク（Christian Gottfried Ehrenberg, 1795–1876）　140, 145, 177
疫学協会　69, 115, 133, 155, 185, 202, 237, 259
エリス（Thomas Ellis, ?）　84, 92–3, 95–6
エリチゼン（John Eric Erichsen, 1818–96）　165, 210
オウエン（Richard Owen, 1804–92）　197, 199, 216
王立委員会　4, 23, 25, 29, 47–8, 82–3, 98–9, 105, 121–2, 124, 126, 156–7, 165–7, 214
王立協会　31, 56, 145, 164, 166–7, 172, 178, 250, 264, 277, 280, 286
王立外科医協会　19, 146–7, 152, 195, 216
王立研究所　41, 43–4, 55, 65, 104, 153, 173
王立内科医協会　12, 19, 69, 139, 156, 195, 197, 216, 225, 235, 260
オースティン（Henry Austin, 1811–61）　74
オード（William Miller Ord, 1834–1902）　22
オグストン（Alexander Ogston, 1844–1929）　151, 203
オズボーン（William Osborn, 1736–1808）　110
オパーリン（Aleksandr Ivanovich Oparin, 1894–1980）　182

カ　行

カーペンター（Alfred John Carpenter, 1825–92）　212
ガイ（William Augustus Guy, 1810–85）　22
ガウワー（Granville George Leveson-Gower　グランヴィル伯に同じ，1815–91）　21, 104, 231, 235, 244–5, 258–9, 263

カニンガム（James MacNabb Cuningham, 1829–1905）　241, 244, 254–6, 283
カニンガム（David Douglas Cunningham, 1843–1914）　176, 254
化膿防止法　17, 105, 115, 119, 134–8, 140–8, 203, 208–11, 213
ガフキー（Georg T. A. Gaffky, 1850–1918）　240
ガムジー（Arthur Gamgee, 1841–1909）　162
ガムジー（John Gamgee, 1831–94）　120–2, 125
ガル（William Withey Gull, 1816–90）　163, 168, 195, 198, 260, 262, 269
カレン（William Cullen, 1710–90）　139
『季刊顕微鏡科学』　145–6, 224–5, 262–4, 268, 277
ギネス（Edward Cecil Guinness, first earl of Iveagh, 1847–1927）　284
キャヴェンディシュ（William Cavendish　第7代デヴォンシア公に同じ，1808–91）　29–30, 43, 280, 284
救貧法　28, 41, 47–9, 51–2
キュビット（William Cubitt, 1791–1861）　75
供覧実験　62, 144, 151, 155, 159–60, 191, 194, 205, 207, 216
ギルバート（Joseph Henry Gilbert, 1817–1901）　60
キンバリー伯　→ウォードハウスを見よ
クエイン（Richard Quain, 1816–98）　122–4, 166, 181, 275, 283, 286
グッドイーヴ（Edward Goodeve, 1816–80）　132–3
クライン（Edward Emanuel Klein, 1844–1925）　163, 165–6, 212, 225, 244, 249–58, 260–1, 263–9, 283–4
グラッドストン（William E. Gladstone, 1809–98）　19, 21, 24–5, 29–31, 42, 104, 234, 275
グランヴィル（Augustus Bozzi Granville, 1783–1872）　44, 83
グランヴィル伯　→ガウワーを見よ
クランボーン子爵　→セシルを見よ
グリーノウ（Edward Headlam Greenhow, 1814–88）　22–3, 130
グリーンフィールド（William Smith Greenfield, 1846–1919）　161, 166, 213
クルックス（William Crookes, 1832–1919）　124
グレアム（Thomas Graham, 1805–69）　66, 68, 99
グレイ（Charles Grey, 1804–70）　86
グレイ（George Grey, 1799–1882）　91
クレイトン（Charles Creighton, 1847–1927）　190
クレープス（Theodor Albrecht Edwin Klebs, 1834–1913）　202
クレシー（Edward Cresy, 1792–1858）　74
クレップ（Frederick Charles Krepp, ?）　99
グローブナー（Hugh L. Grosvenor　ウェストミンスター公に同じ，1825–99）　163, 277–8, 280, 282, 284
クロス（Richard Assheton Cross, 1823–1914）　166
結核　125, 157, 203, 223, 231, 242
公衆保健法　13–4, 21–2, 26, 34, 36, 41, 47, 49, 71, 73
ゴードン（Alexander Gordon, 1752–1799）　110–1, 113, 139
コーニッシュ（William Robert Cornish, 1828–97）　283
コーフィールド（William Henry Corfield, 1843–1903）　212
コーン（Ferdinand Julius Cohn, 1828–98）　62, 140, 155, 159, 177–80, 183, 187–8, 191, 291
国際衛生会議　105, 108–9, 126–7, 132–4, 195, 220, 226, 248, 256, 258–9, 260, 263, 271
国家医学　2, 5–6, 9, 11–3, 15–26, 28, 34, 36, 104–6, 194, 199, 211–4, 216, 290
ゴッドリー（John Arthur Godley, 1847–1932）　248, 252, 254
コッホ（Robert Koch, 1843–1910）　1, 6–8, 61–2, 101, 106, 109, 125, 134, 138, 144, 149, 151–3, 155, 157, 159–60, 192, 205, 207, 216–7, 220, 223–6, 231, 238–245, 247–51, 255–8, 261–71, 280–1, 291–2
コブ（Frances Power Cobbe, 1822–1904）　162–4, 168, 200
コリンズ（William Job Collins, 1859–1946）　155, 189, 190–1

サ　行

サイム（James Syme, 1799–1870）　135
サザーランド（John Sutherland, 1808–91）　260
サマヴィル（John Southey Somerville, 1765–1819）　44
サミュエルソン（Bernhard Samuelson, 1820–84）　29
産科学会　116, 139, 141
産褥熱　105, 107–17, 119–20, 135, 137, 139–42, 208–10, 216

シートン（Edward Cator Seaton, 1815-80）　22
シーニアー（Nassau William Senior, 1790?-1864）　47
シェヴァーズ（Norman Chevers, 1818-86）　212, 260
ジェンナー（William Jenner, 1815-98）　53, 69, 166, 184, 195, 197, 225, 235, 260-1
自然発生　9, 106, 129, 137, 153, 155, 157-8, 171-82, 185-7, 203
シモン（John Simon, 1816-1904）　2, 12, 15, 22-6, 28, 36, 71, 106, 116-8, 120, 130-2, 156-7, 164-6, 174, 177, 181, 199, 211-4
シモンズ（James Beart Simonds, 1810-1904）　120-2
シャーピー（William Sharpey, 1802-80）　29, 135, 158, 165
ジャクソン（John Hughlings Jackson, 1835-1911）　172
シャトルワース（James Phillips Kay-Shuttleworth, 1804-77）　29
シャルコー（Jean-Martin Charcot, 1825-93）　200-1
種痘　15, 17, 22-3, 69, 123-5, 151, 156, 188, 213, 284
首都下水道委員会　14, 41, 73-6, 82
首都土木局　14, 54-5, 75-6, 82-6, 89-94, 96
シュトリッカー（Salomon Stricker, 1834-98）　250
ショヴォー（Jean-Baptiste Auguste Chauveau, 1827-1917）　67, 125, 151, 157, 207
ジョーンズ（Henry Bence Jones, 1813-73）　66, 122
ジョンソン（Cuthbert William Johnson, 1799-1878）　74
進化論　9, 106, 171-7, 181, 183-192, 202, 204, 287, 289-91
シンプソン（James Young Simpson, 1811-70）　112-4, 116, 135, 139, 140, 142
スウェイツ（John Thwaites, 1815-70）　75-6, 82, 85, 93-4
枢密院　12, 15, 18-9, 21-5, 28, 36, 116, 120-1, 131, 156-7, 211, 276
スコダ（Joseph Skoda, 1805-81）　112, 114
スタンズフェルト（James Stansfeld, 1820-98）　28
スタンリー（Edward H. Stanley　第 15 代ダービー伯に同じ，1826-93）　228-9, 280
スチュアート（William Stuart, ?）　132
スティーヴンズ（Henry Stevens, 1823c-98）　22
スティーヴンソン（George Stephenson, 1781-1848）　70
スティーヴンソン（Robert Stephenson, 1803-59）　70, 74-5, 227-8
ストークス（George Gabriel Stokes, 1819-1903）　29, 282
ストラウス（Isidore Straus, 1845-96）　239, 243, 252, 268
スノー（John Snow, 1813-58）　54, 72, 98, 119, 129-32, 135, 182, 236
スプーナー（Charles Spooner, 1806-65）　122-3
スペンサー伯（第 3 代）（John Charles Spencer, Viscount Althorp and third Earl Spencer, 1782-1845）　44-5, 48, 122
スペンサー伯（第 5 代）（John Poyntz Spencer, fifth Earl Spencer, 1835-1910）　122-3
スミス（Edward Smith, 1818-74）　22-3
スミス（Robert Angus Smith, 1817-84）　66, 85, 124-6
スミス（Theobald Smith, 1859-1934）　192
スミス（Thomas Southwood Smith, 1788-1861）　14, 49
生体解剖　2, 4, 21, 30, 105, 153-4, 159, 161-70, 194, 198-9, 215-6, 278, 281, 283-4, 286, 290
セシル（Robert Arthur Talbot Gascoyne-Cecil　クランボーン子爵，第 3 代ソールズベリー侯に同じ，1830-1903）　122, 259
セリー（Robert Ceely, 1797-1880）　122, 125
ゼンメルワイス（Ignaz Philipp Semmelweis, 1818-65）　105, 110-6, 120, 135, 137, 139-42, 210
ソールズベリー侯　→セシルを見よ
ソーン-ソーン（Richard Thorne-Thorne, 1841-99）　22, 185-6, 190, 212, 258-9, 271

タ・ナ行

ダーウィン（Charles R. Darwin, 1809-82）　69, 155, 158, 161, 163-5, 167-8, 170, 172, 175, 178, 183-4, 190, 198, 212, 289-90
ダービー伯（第 15 代）　→スタンリーを見よ
ダイシー（Albert Venn Dicey, 1835-1922）　13
『タイムズ』　15, 24, 46, 55, 80-1, 90, 120, 122-4, 150, 153, 164, 168, 174, 200, 268, 282
ダリンジャー（William Henry Dallinger, 1842-1909）　183, 187-8
炭疽　62, 101, 118, 150-1, 155, 159, 161, 179,

183-4, 189, 192, 200, 204, 207, 213, 231, 274-5
チェイニ（William Watson Cheyne, 1841-1915）144, 151, 203-4, 207, 250, 265-7
地方自治庁　26, 28-9, 36, 166, 185, 211-2, 214, 234-5, 245, 252, 258, 269, 275-7
チャーチル（Randolph Churchill, 1849-95）237, 259-60
チャドウィック（Edwin Chadwick, 1800-90）5, 11-5, 23, 36-7, 39, 41, 47-52, 54-5, 57-8, 68, 71, 73-4, 82, 182, 189, 212, 288
ツディカム（John Louis William Thudichum, 1829-1901）22-3, 66, 125
デイヴィー（Humphry Davy, 1778-1829）41, 43-4
ディクソン（Edward Dalzel Dickson, ?）132
帝国医学　2, 31, 106, 216, 220, 223, 247, 273, 280
ディズレーリ（Benjamin Disraeli, 1804-81）25, 30, 166, 228
テイラー（Tom Taylor, 1817-80）25
ディルク（Charles Wentworth Dilke, 1843-1911）234-5, 245-6
ティンダル（John Tyndall, 1820-93）104-5, 143, 153, 158-9, 173-4, 178-80, 187, 274
デヴォンシア公　→キャヴェンディシュを見よ
テュイリエ（Louis Thullier, 1856-83）239-40
デュマ（Jean Baptiste Andre Dumas, 1800-84）180
デレーン（John Thadeus Delane, 1817-79）123
天然痘　34, 50, 67, 121, 123-4, 200, 246, 274
デンマン（Thomas Denman, 1733-1815）110, 139
ド・ショーモン（F. S. B. François de Chaumont, 1833-88）26, 212, 260
ド・ラ・ビーチ（Henry Thomas de la Beche, 1796-1855）73
動物虐待防止法　4-5, 152, 154, 161, 167, 179, 200, 213-4, 278, 282, 290
動物実験　30-1, 105, 152, 154, 162, 164, 167, 170, 179, 214, 237-8, 240, 257, 277-8, 282
トゥルーソ（Armand Trousseau, 1801-67）117-8
ドーブニー（Charles Giles Bridle Daubeny, 1795-1867）68-9, 99
特異性　8, 189-90
特別委員会　75, 82, 84, 87, 89-91, 132, 276
トムソン（Allen Thomson, 1809-84）187
ドライスデール（Charles Robert Drysdale, 1829-1907）128-30, 166
ドライスデール（John James Drysdale, 1817-92）155, 183, 187-8, 191
トレヴェリアン（Charles E. Trevelyan, 1807-86）19
トレスコウ（Hermann Treskow, 1853-91）240
ドンデルス（Frans Corneli Donders, 1818-89）196
トンプソン（Henry Thompson, 1820-1904）284-6
ナイチンゲール（Florence Nightingale, 1820-1910）116
『ネイチャー』　29, 158, 173-4, 264, 267-8
ネーゲリ（Carl von Nägeli, 1817-91）151, 184-5, 189, 191
ネピア（William Napier, ?）83-5, 91-6
農芸化学　38, 41-5, 61-2, 64, 74, 88, 91, 180, 288
ノースコート（Stafford Northcote, 1818-87）19
ノカール（Edmond Nocard, 1850-1903）239

ハ　行

ハーヴィー（William Harvey, 1578-1657）139, 174, 199
パークス（Edmund Alexander Parkes, 1819-76）22, 26, 122, 214
バーデット-クーツ（Angela Georgina Burdett-Coutts, 1814-1906）122, 163
ハート（Ernest Abraham Hart, 1815-98）163-4, 166, 195-6, 212, 279-80, 284-6
バードン-サンダーソン（John Scott Burdon-Sanderson, 1828-1905）22-3, 62, 105, 124-6, 141, 153-65, 167-8, 170, 174, 176-7, 182-8, 192, 202-3, 207, 213, 250, 260-2, 275, 282, 284
パーマストン（Henry John Temple, third Viscount Palmerston, 1784-1865）21, 91, 122, 227
ハクスリー（Thomas Henry Huxley, 1825-95）29, 104, 143, 158, 162, 164-5, 167-8, 173-4, 182, 187, 197, 200, 276-7, 281-2, 284
ハサル（Arthur Hill Hassall, 1817-94）35, 53-9, 61, 67
バザルジェット（Joseph William Bazalgette, 1819-91）54, 61, 74-7, 82, 91, 131
パジェット（George Edward Paget, 1809-92）280
パジェット（James Paget, 1814-99）142,

167–8, 184, 195, 198, 202, 215, 225, 275–6, 278, 286
バスチャン（Henry Charlton Bastian, 1837–1915）137, 141, 155, 158, 171–8, 180–2, 202–3, 291
パストゥール（Louis Pasteur, 1822–95）1–2, 6–8, 61, 64, 67, 104, 114, 117–9, 125–6, 134, 136, 138, 141, 146, 149, 151–3, 155, 171, 173–6, 179–80, 188–90, 194, 197, 200, 202–3, 207, 212–3, 216, 220, 231, 239–40, 243, 252, 274–9, 281, 291
バックランド（William Buckland, 1784–1856）46
バッド（William Budd, 1811–80）59
ハフキン（Waldemar M. Haffkine, 1860–1930）31
バベッジ（Charles Babbage, 1792–71）48
ハムリン（Christpher Hamlin）3, 49, 65, 68, 72
バルフォア（John Hutton Balfour, 1808–84）162
バロード（Herbert Rose Barraud, 1844/5–96）217
バンクス（Joseph Banks, 1743–1820）43
ハンター（Henry Julian Hunter, 1823–1908）22
ハンター（William G. Hunter, 1827–1902）225, 234–7, 239, 247–50, 258, 260, 266, 282–3
ハンフリー（George Murray Humphry, 1820–96）169, 210, 215, 282
ビール（Lionel Smith Beale, 1828–1906）67, 124, 126
ピール（Robert Peel, 1788–1850）42, 45–6
病理学会　141, 146, 150–1, 158, 175–7, 202
ビルロート（Christian Albert Theodor Billroth, 1826–94）140
ファー（William Farr, 1807–83）6, 23, 25–6, 35, 47, 49–52, 54, 62, 65, 66–9, 131–4, 166, 182, 288
ファラデー（Michael Faraday, 1791–1867）44, 54–5
フィッシャー（J. F. Bernhard Fischer, 1852–1915）240
フィッツモーリス（Edmond George Petty Fitzmaurice, 1846–1935）235, 245
フィリップス（John Phillips）74
フェイラー（Sir Joseph Fayrer, 1824–1907）166, 201, 225, 234–5, 237, 248–9, 252, 254, 258–60, 263, 265–6, 282–3, 286
フェリアー（David Ferrier, 1843–1928）157, 200
フォースター（Frank Forster, 1800–52）75–6
フォスター（Michael Foster, 1836–1907）157, 162–3, 165, 278
フォックス（William Tilbury Fox, 1836–79）116, 128–31
フォルクマン（Richard von Volkmann, 1830–89）200, 210
ブキャナン（George Buchanan, 1831–95）22, 211, 245–6, 252
フッカー（Joseph Dalton Hooker, 1817–1911）164, 178
ブッサンゴー（Jean Baptiste Boussingault, 1802–87）180
ブフナー（Hans Buchner, 1850–1902）151, 189, 204, 213
フラー（Henry William Fuller, 1820–73）129
ブラマー（Joseph Bramah, 1748–1815）53
フランク（Johann Peter Frank, 1745–1821）16–7
フランクランド（Edward Frankland, 1825–99）35, 55, 58–61, 76, 267
ブラントン（Thomas Lauder Brunton, 1844–1916）157, 163, 275–6, 286
ブリストウ（John Syer Bristowe, 1827–95）22, 116
ブルネル（Isambard Kingdom Brunel, 1806–59）70
ブルネル（Marc Isambard Brunel, 1769–1849）70
ブレイディ（Dr. John Brady, ?）82–4, 87–9
プレイフェア（Lyon Playfair, 1819–98）45–6, 54, 73, 86, 122, 164, 170, 281–2
フレミング（George Fleming, 1833–1901）275–6
ブロードベント（Sir William Henry Broadbent, 1835–1907）130, 284, 286
ブロディ（Sir Benjamin Collins Brodie, 1817–80）30, 98–9
フンボルト（F. W. H. Alexander von Humbold, 1769–1859）46
ヘイウッド（William Haywood, 1821–94）75
ヘイル（Warren Stormes Hale, 1791–1872）91–2
ペテンコーフェル（Max Joseph Pettenkofer, 1818–1901）130, 244, 256, 258, 269
ヘブラ（Ferdinand von Hebra, 1816–80）112
ベルトレ（Claude-Louis Berthollet, 1748–1822）63
ベルナール（Claude Bernard, 1813–78）6, 144,

156
ベンサム（Jeremy Bentham, 1748–1832） 13, 36, 39
ホイットリー（George Whitley, 1816–81） 22
ホウプ（William Hope, ?） 55, 83–5, 91–6
ホークスリー（Thomas Howksley, ?） 97
ホーズリー（Victor Alexander Haden Horsley, 1857–1916） 252, 275–6, 278, 282, 286
ホームズ（Oliver Wendell Homes, 1809–94） 110–1
ホール（Benjamin Hall, 1802–67） 14, 56
ホールデン（John Burdon Sanderson Haldane, 1892–1964） 182
ホッグ（Jabez Hogg, 1817–99） 166, 177
ホファート（H. Hoffert, ?） 100
ホフマン（August Wilhelm Hofmann, 1818–92） 54–5, 59, 76, 125
ホランド（Henry Holland, 1788–1873） 65
ホワイトヘッド（James Whitehead, 1834–1917） 277, 279

マ・ヤ行

マーストン（Jeffrey Allen Marston, 1831–1911） 260
マーチソン（Charles Murchison, 1830–79） 121, 124, 146, 150, 166, 177
マーフィー（Edward William Murphy, 1802–77） 113, 115
マクナマラ（Nottidge C. Macnamara, 1832–1918） 166, 201, 237–8, 250, 252, 265, 270
マクナルティ（Arthur Salusbury MacNalty, 1880–1969） 12, 15, 118–9
マクラーガン（Thomas John Maclagan, 1838–1903） 176
マクリーン（John Robinson M'Clean, ?） 122
マコーマック（William MacCormac, 1836–1901） 144, 166, 195, 197
マジャンディ（François Magendie, 1783–1855） 144
麻酔 115, 135–6, 162, 214
マッケンジー（Francis Alexander Mackenzie, 1798–1843） 44
マニング（James Alexander Manning, ?） 97
マルサス（Thomas Robert Malthus, 1766–1834） 38, 41, 52
マレット（Edward Baldwin Malet, fourth baronet, 1837–1908） 235–7
ミリカン（Kenneth William Millican, 1854–1915?） 188–91
ミル（John Stuart Mill, 1806–73） 63
ミルヌ-エドワール（Henri Milne-Edwards, 1800–85） 180
メイヒュー（Henry Mayhew, 1812–87） 40
メッチ（John J. Mechi, 1802–80） 63, 80–2
モーペス（Viscount Morpeth, 1802–64） 14, 73
モール（Henry Moule, 1801–80） 98, 101
モンタギュ（Robert Montagu, 1825–1902） 83, 87–93
有機化学 34, 37–40, 63, 71, 74, 287–8
ユゴー（Victor Marie Hugo, 1802–85） 86
ヨウ（Gerald Francis Yeo, 1845–1909） 168

ラ・ワ行

ラウス（Charles Henry Felix Routh, 1822–1909） 113–6, 141–2
ラッファー（Marc Armand Ruffer, 1859–1917） 279–80, 282–3
ラドクリフ（John Netten Radcliffe, 1830?–84） 22
ラプラス（Pierre Simon de Laplace, 1749–1827） 63
ラボック（John Lubbock, 1834–1913） 155, 178, 276, 282–3
ラムゼイ（Henry W. Rumsey, 1809–76） 12, 14–20, 24–6, 214
ランカスター（Edwin Lankester, 1814–74） 56–7, 61
ランカスター（Edwin Ray Lankester, 1847–1929） 264, 268, 276–7, 282
『ランセット』 57, 113, 121, 123–4, 142, 189, 264–6
ランバート（John Lambert, 1815–92） 26, 28
ランフォード伯（Benjamin Thompson, Count Rumford, 1753–1814） 43
リー（Robert James Lee, 1841–1924） 139–40, 145
リード（Clare Sewell Read, 1826–1905） 122
リード（Robert Threshie Reid, 1846–1923） 170
リービヒ（Justus Liebig, 1803–73） 35, 37, 38–40, 42–4, 46–7, 54, 57, 59–69, 72, 74, 80–1, 85–96, 98–9, 104, 125, 134, 149, 171, 222, 288–9, 291
リケット（Frederick W. Ricketts, ?） 142
リスター（Joseph Lister, 1827–1912） 17, 21, 28, 31–2, 100, 105, 109, 115, 119–20, 134–55, 160, 165, 167–8, 174, 176–7, 179, 183–4,

186-7, 191, 195-7, 200, 203-5, 207-11, 213, 250, 266, 275, 278-9, 281-4, 286
リスター（Joseph Jackson Lister, 1786-1869） 151
リスター（Thomas Henry Lister, 1800-42） 47-8, 50-1
リチャードソン（Benjamin Ward Richardson, 1828-96） 98, 182
リッチフィールド伯（Thomas George (Anson), 1825-92） 122
リポン侯（George Frederick Samuel Robinson, first Marquess of Ripon, 1827-1909） 254
リンネ（Carl Linné, 1707-78） 50
ルイス（Richard Albert Lewis, ?） 48, 52
ルイス（Timothy Richards Lewis, 1841-86） 176, 203, 243-4, 252, 258, 260
ルー（Emile Roux, 1853-1933） 239, 243, 268
レザビー（Henry Letheby, 1816-76） 76, 85, 267
レスリー（John Leslie, ?） 74
ロイ（Charles Smart Roy, 1854-97） 279
ロウ（Robert Lowe, 1811-92） 21, 24, 28, 122
ローズ（Sir John Bennet Lawes, first baronet, 1814-1900） 60, 85
ローゼンハイム（Otto Rosenheim, 1871-1955） 182
ローリンソン（Robert Rawlinson, 1810-98） 99
ロキタンスキー（Karl Rokitansky, 1804-78） 111, 114, 135
ロス（James Ross, 1837-92） 69
ロスコー（Henry Enfield Roscoe, 1833-1915） 166, 275-7, 280, 282-6
ロッキャー（Norman Lockyer, 1828-1905） 29, 282
ロバーツ（William Roberts, 1830-99） 155, 180, 183-9, 191, 204, 284
ロマーニズ（George John Romanes, 1848-94） 168
ワイマン（Jeffries Wyman, 1814-74） 158
ワグスタッフ（William Warwick Wagstaff, 1843-1910） 22
ワルター（John Walter, 1818-94） 73

図表一覧

I 部扉　ヴィクトリア・エンバンクメントのパレード風景（*The Embankment* by John O'Connor, oil on canvas, 1874. Museum of London 蔵. ©Museum of London）………… 33

II 部扉　リスターのキングズ・カレッジ就任記念講演のポスター（王立外科医協会リスター・アーカイヴ蔵．本誌掲載は，Richardson, "Inflammation, Suppuration, Putrefaction, Fermentation : Joseph Lister's Microbiology" より）………… 103

III 部扉　スエズ運河開通式（*Cérémonie d'inauguration du canal de Suez* by Riou Edouard, 1896. Compiègne, château 蔵（5-006041/C30. D2 ; RF1033）．©RMN-Grand Palais (domaine de Compiègne)/Daniel Arnaudet/distributed by AMF）．1869 年 11 月 17 日のスエズ運河開通式典の様子．運河の中間点にあたるイスマイリアに設けられた式典会場に多くの旗が風にはためく様子を，運河北端ポートサイードと南端スエズの両方から運河を航行して集結した船団とともに，ブルーを基調として描いている………… 219

図 1　イギリス保健機関変遷年表（筆者作成）………… 10

図 2　ヴィクトリア時代の保健政策（筆者作成）………… 11

図 3　ジョン・シモン（32 歳頃）（*Sir John Simon* by C. Baugniet, lithograph, 1848. V0005444 Credit : Wellcome Library, London）………… 21

図 4　財政比較　総公共支出—連合王国（B. R. ミッチェル『イギリス歴史統計』犬井正監訳；中村壽男訳，原書房，1995 年から筆者作成）．2 つのグラフで縦軸のスケールが異なることに注意．序章注 90 も参照………… 27

図 5　地方自治庁組織図（1872-76 年）（Bellamy, *Administering central-local relations, 1871-1919* および Macloed, *Treasury Control and Social Administration*, p. 59 を参照して筆者作成）………… 29

図 6　19 世紀のロンドンおよび主要都市の人口増（ミッチェル『イギリス歴史統計』から筆者作成）………… 38

図 7　『パンチ』に見るテムズ河の汚染（Halliday, *The Great Stink of London*, p. 24 より）………… 56

図 8　ハサルによる顕微鏡視野図（Hassall, *A Microscopic Examination of the Water*, 巻末の挿図より）………… 57

図 9　エンバンクメントの断面図（*The Illustrated London News*, June 22, 1867, p. 632 より）．詳しくは第 2 章注 24 参照………… 77

図 10　テムズ河の地図（Halliday, *Making the Metropolis* の挿図から筆者作成）………… 78-9

図 11　首都下水道の利用と住民税の減税を訴える冊子の表紙（anonymous, *The Utilisation of the Metropolitan Sewage and Reduction of Local Taxation* ...., London, 1862. Cambridge University Library 蔵．同図書館により作成）………… 85

図 12　モンタギュ卿（*Vanity Fair*, 1870 年 10 月掲載）………… 88

図 13　シティからリービヒに贈られた感謝状（ギーセンのリービヒ博物館蔵．感謝状のデジタルデータを提供してくださった館長の Klaus Judel 博士に感謝する）．本図は，博物館で筆者が撮影した額装された感謝状写真に，デジタルデータによる鮮明な感謝状本体部分を嵌め込み合成した…… 92
図 14　中東のコレラ流行とスエズ運河（筆者作成）…… 127
図 15　ジョゼフ・リスター（40 歳頃）（Godlee, *Lord Lister* より）．BMA のダブリン大会（1867 年）で化膿防止法を発表した頃…… 136
図 16　リスターの化膿防止法による手術（Cheyne, *Antiseptic Surgery*, p. 71 より．M0003436 Credit : Wellcome Library, London）…… 143
図 17　リスターの微生物ポスター（王立外科医協会図書室にて筆者撮影）…… 148
図 18　ジョン・バードン-サンダーソン（1880 年頃）（Sir John Scott Burdon-Sanderson. Photograph by Maull & Fox. V0026109 Credit : Wellcome Library, London）．撮影者が Maul & Fox であるので 1880 年頃の写真と推定…… 156
図 19　『ハンドブック』プレート編に掲載のカエルの筋電図（E. E. Klein, et al., *Handbook for the Physiological Laboratory*, Pl. CIII）…… 163
図 20　ライアン・プレイフェア（Reid, *Memoirs and Correspondence of Lyon Playfair* 扉より）…… 164
図 21　ヘンリー・C. バスチャン（38 歳頃）（*Popular Science Monthly*, vol. 8, November 1875 より）…… 172
図 22　ティンダルの 100 本試験管実験の図（Tyndall, "The Optical Deportment of the Atmosphere in Relation to the Phenomena of Putrefaction and Infection" 挿図より）…… 179
図 23　1881 年のロンドン国際医学大会（集合合成写真）（L0014306 Credit : Wellcome Library, London）…… 197
図 24　ロンドン国際医学大会メダル（裏）（MacCormac ed., *Transactions of the International Medical Congress*, Vol. 1, 扉より．Cambridge University Library の許可による）…… 198
図 25　蠟人形の展示（MacCormac ed., *Transactions of the International Medical Congress*, Vol. 1, p. 130 より．Cambridge University Library の許可による）…… 201
図 26　顕微鏡写真を撮影するためのコッホの装置（ベルリンの Robert Koch-Institut アーカイヴ蔵．当時の室長 Ragnhild Münch 氏のご好意による）…… 206
図 27　コッホによる微生物の顕微鏡写真（Robert Koch, "Verfahren zur Untersuchung, zum Konservienren und Photographieren der Bakterien," *Gesammelte Werke von Robert Koch*, Band I, 27–50, Tafel III）…… 206
図 28　ウィリアム・G. ハンターとジョゼフ・フェイラー（ハンターは *The Illustrated London News*, July 28, 1883, No. 2310, Vol. LXXXIII, page 1. フェイラーは The Royal College of Physicians 蔵）…… 234
図 29　ドイツ調査団（フンボルト大学コッホ博物館蔵．写真の複製に便宜を図ってくださった，ベルリンの森鷗外記念館副館長 Beate Wonde 氏に感謝する）…… 240
図 30　エドワード・エマニュエル・クラインとヘニアージ・ギビース（クラインは *Journal of Pathology*, Vol. XXVIII（1925）Plate XXXVI. ギビースは The Bentley Historical Library, University of Michigan 蔵．同図書館のご好意による）…… 231
図 31　英国コレラ政策関係者図（1883–85 年）（筆者作成）…… 261

図 32　ハート氏のためのオクターヴ晩餐会（*An Octave for Mr. Ernest Hart at Sir Henry Thompson's* by S. J. Solomon, c1897. M0007635 Credit : Wellcome Library, London）…… 285

表 1　国際衛生会議開催一覧（筆者作成）…… 227
表 2　スエズ運河の利用状況（Headrick, *The Tentacles of Progress* より筆者作成）…… 230
表 3　19 世紀イギリスのコレラの流行（筆者作成）．犠牲者はイギリス全体の数値の概数である …… 233

参考文献

略号

ODNB *Oxford Dictionary of National Biography*
BMJ *The British Medical Journal*
BHM *Bulletin of the History of Medicine*
DSB *Dictionary of Scientific Biography*
DMB *W. F. Bynum and Helen Bynum, eds., Dictionary of Medical Biography*
PRSL *Proceedings of the Royal Society of London*（vol. 25 以前は年がまたがり，カバーされる期間も異なるので注意を要する.）
JRASE *Journal of the Royal Agricultural Society of England*
QJMS *Quarterly Journal of Microscopical Science*
TESL *Transactions of the Epidemiological Society of London*
NDSB *New Dictionary of Scientific Biography*

人名一覧の作成にあたっては，*ODNB* および *DSB* のほかに，次のものも参照した.

John A. Garraty and Mark C. Carnes, *American National Biography*, New York, Tokyo : Oxford University Press, 1999–.

Jeremy M. Norman, *Morton's Medical Bibliography*, 5th edition, Aldershot : Scolar Press, 1991.

Noretta Koertge, *New Dictionary of Scientific Biography*, Charles Scribner's Sons, 2008.

W. F. Bynum and Helen Bynum, eds., *Dictionary of Medical Biography*, London : Greenwood Press, 2007.

Victor Plarr, *Plarr's Lives of the Fellows of the Royal Society of Surgeons of England*, revised by D'Arcy Power, with the assistance of W. G. Spencer and G. E. Gask, London : Simpkin Marshall, 1930. 新たな追加分はネットでも検索できる : Plarr's Lives of the Fellows Online.

J. A. Venn, *Alumni Cantabrigienses*, Cambridge University Press, 1951.

The complete peerage of England, Scotland, Ireland, Great Britain, and the United Kingdom, vol. 5 (L to M), London : George Bell and Sons, 1893.

人名の読みについては以下を参照した.

Daniel Jones, *English Pronouncing Dictionary*, 15th edition, Cambridge University Press, 1997.

I. Manuscript Room Collection

Liebig Collection, Bayerische Staatsbibliothek, München.

Liebig-Depositum Manuscript Room, Justus Liebig University, Giessen.

Robert Koch Dokumentation, Robert Koch Institut, Nordufer, Berlin.

Robert Koch Museum, Humboldt Universität zu Berlin, Berlin.

Archives and Manuscripts, Wellcome Library, London.

Burdon-Sanderson Collection, University College London, London.

College Archives & Corporate Records Unit, Imperial College, London.
Lister Collection, King's College, London.
Guildhall Library, City of London, London.
Archives, Royal College of Physicians, London.
Lister Collection, Royal College of Surgeons of England, London.
London Metropolitan Archives, Clerkenwell, London.
Charles Darwin Collection, Manuscript Room, Cambridge University Library, Cambridge.
National Archives, Kew, England, United Kingdom.
Hampshire Record Office, Hampshire, United Kingdom.
General Medical Council, Information Access Team (Manchester).
National Archives, New Delhi, India.
Gibbes Collection, Bentley Historical Library, Michigan University, USA.
京都大学法政資料センター.

II. 議会文書 British Parliamentary Papers

議会文書の表記については，Edward Di Roma and Joseph A. Rosenthal, comps., *A Numerical Finding List of British Command Papers Published 1833–1961/62* (New York : Arno Press, 1967) に依拠している．ローマ数字に続くアラビア数字は，合冊本の通し頁の最初を示している．

1. 枢密院医務官報告書 Report of the Medical Officer of the Privy Council

Report of the Medical Officer of the Privy Council, with Appendix, 1858, BPP 1859 [2512] XII.
Second Report of the Medical Officer of the Privy Council, with Appendix. 1859, BPP 1860 [2736] XXIX.
Third Report of the Medical Officer of the Privy Council, with Appendix. 1860, BPP 1861 HC161 XVI.
Fourth Report of the Medical Officer of the Privy Council, with Appendix. 1861, BPP 1862 HC179 XXII.
Fifth Report of the Medical Officer of the Privy Council, with Appendix. 1862, BPP 1863 HC161 XXV.
Sixth Report of the Medical Officer of the Privy Council, with Appendix. 1863, BPP 1864 [3416] XXVIII.
Seventh Report of the Medical Officer of the Privy Council, with Appendix. 1864, BPP 1865 [3484] XXVI 1.
Eighth Report of the Medical Officer of the Privy Council, with Appendix. 1865, BPP 1866 [3645] XXXIII 421.
Ninth Report of the Medical Officer of the Privy Council, with Appendix. 1866, BPP 1867 [3949] XXXVII.
Tenth Report of the Medical Officer of the Privy Council, with Appendix. 1867, BPP 1867–1868 [4004] XXXVI 413.
Eleventh Report of the Medical Officer of the Privy Council, with Appendix. 1868, BPP 1868–1869 [4127] XXXII 1.
Twelfth Report of the Medical Officer of the Privy Council, with Appendix. 1869, BPP 1870 [C. 208]

XXXVIII 591.

Thirteenth Report of the Medical Officer of the Privy Council, with Appendix. 1870, BPP 1871 [C. 349] XXXI 763.

Reports of the Medical Officer of the Privy Council and Local Government Board, New Series, No. 1, 1874 [C. 1021] XXXI 1.

2. 王立衛生委員会報告書　Report of the Royal Sanitary Commission

First Report of the Royal Commission, with the Minutes of Evidence up to 5th August 1869, BPP 1868–1869 [4218] XXXII.

Second Report of the Royal Sanitary Commission, vol. I. The Report, BPP 1871 [C. 281], XXXV.

Second Report of the Royal Sanitary Commission, vol. II. Arrangement of Sanitary Statutes, Analysis of Evidence, Précis of Oral Evidence, Paper on Watershed Boards, and Memorandum on Duties of Medical Officers of Public Health, BPP 1871 [C. 281-I] XXXV.

Second Report of the Royal Sanitary Commission, vol. III, Part 1 Minutes of Evidence from November 1869 to June 1870, BPP 1871 [C. 281-II] XXXV.

Second Report of the Royal Sanitary Commission, vol. III, Part 2 Tabular Abstract of Answers in Writing received to Circular Questions issued by the Commissioners, and Letters and Memoranda, BPP 1874 [C. 1109] XXXI.

3. 地方自治庁年報

Thirteen Annual Report of the Local Government Board 1883–84. BPP 1884 [C. 4166] XXXVII.

Fourteenth Annual Report of the Local Government Board 1884–85. BPP 1884/85 [C. 4516] XXXIII.

4. その他の議会文書

Report on the Site, &c. of the Royal Victoria Hospital, near Netley Abbey, BPP 1857–58 [2401] XIX 325.

Preliminary Report of the Commission Appointed to Inquire into the Best Mode of Distributing the Sewage of Towns, and Applying it to Beneficial and Profitable Uses, BPP 1857–58 [2372] XXXII ; BPP 1861 [2882] XXXIII ; BPP 1865 [3472] XXVII 303.

First Report of the Commission Appointed to Inquire into the Origin and Nature of the Cattle Plague, BPP 1866 [3591] XXII 1, pp. 1–226.

Second Report of the Commission Appointed to Inquire into the Origin and Nature of the Cattle Plague, BPP 1866 [3600] XXII 227, pp. 227–320.

Third Report of the Commission Appointed to Inquire into the Origin and Nature of the Cattle Plague, BPP 1866 [3656] XXII 321, pp. 321–701.

Despatch (sic) from Her Majesty's Ambassador at Constantinople, together with Documents Therein Alluded to, Regarding Conclusions Arrived at by the Cholera Conference at Constantinople, BPP 1867–68 [3999] LV 395, pp. 1–23.

Report of the Royal Commission on the Practice of Subjecting Live Animals to Experiments for Scientific Purposes, BPP 1876 [C. 1397] XLI 277.

Copy "of Heads of Agreement between the Representatives of Her Majesty's Government and the

President of the Suez Canal Company," BPP 1883 HC249 LXIV 805.

Correspondence respecting the Suez Canal, BPP 1883 [C. 3698] LXXXIV 341, pp. 1-46.

Circular addressed to Her Majesty's Representatives in European Countries on the Subject of the Recent Outbreak of Cholera in Egypt, BPP 1883 [C. 3729] LXXV 637.

Despatch (*sic*) *from Sir Edward Malet Inclosing a Report by Surgeon-General Hunter on the Cholera Epidemic in Egypt*, BPP 1883 [C. 3732] LXXV 641.

Correspondence respecting the Cholera Epidemic in Egypt : 1883, BPP 1883 [C. 3783] LXXV 647.

Further Reports by Surgeon-General Hunter on the Cholera Epidemic in Egypt, BPP 1883 [C. 3787] LXXV 751, pp. 35-52.

Further Correspondence respecting the Cholera Epidemic in Egypt : 1883, BPP 1883 [C. 3788] LXXV 831.

Further Reports respecting the Cholera Epidemic in Egypt and the Proceedings of the German Scientific Commission, BPP 1884 [C. 3996] LXXXIII 413.

Translations of Protocols of Conferences Held in London respecting the Finances of Egypt, BPP 1884 [C. 4130] LXXXIX 481.

Correspondence respecting the International Sanitary Conference at Rome, BPP 1885 [C. 4531] LXXXI 533.

Extract from a Despatch (*sic*) *from Earl Granville to Her Majesty's Representatives at Paris, Berlin, Vienna, Rome, and St. Petersburgh, Dated January 3, 1883, respecting the Suez Canal, &c*, BPP 1885 [C. 4305] XIV 983.

Hydrophobia : Report of a Committee appointed by the Local Government Board to Inquire into M. Pasteur's Treatment of Hydrophobia, BPP 1887 [C. 5087] LXVI 429.

Report from the Select Committee of the House of Lords on Rabies in Dogs ; Together with the Proceedings of the Committee, Minutes of Evidence, and Appendix, BPP 1887 HC322.

Reports on the Outbreak of Rabies among Deer in Richmond Park during the Years 1886-7, BPP 1888 [C. 5276] LXXXI 379.

III. その他の公文書

1. 外務省

Reports respecting Cholera in Egypt (July 9-August 14, 1883), Foreign Office Confidential Paper, FO881/4863, 1883, Public Record Office, London.

Further Reports respecting the Cholera Epidemic in Egypt, Foreign Office Confidential Paper, FO881/4904, 1883, Public Record Office, London.

Further Reports respecting the Cholera Epidemic in Egypt, Foreign Office Confidential Paper, FO881/4972, 1883-84, Public Record Office, London.

2. 戸籍庁の年報

First Annual Report of the Registrar-General of Births, Deaths, and Marriges, in England, London, 1839.

Second Annual Report of the Registrar-General of Births, Deaths, and Marriages in England, London, 1840.

Report of the Cholera Epidemic of 1866 in England. Supplement to the twenty-ninth Annual Report of the Gegistrar-General of Birth, Deatha, and Marridges in England, 1868.

IV. 欧文文献

1. 一次文献

anonymous

———. "Ninth Meeting of the British Association for the Advancement of Science." *The Athenaeum* (Journal of English and Foreign Literature, Science, and the Fine Arts) August 31, 1839 : 641.

———. "Statistical Nosology." In *Fourth Annual Report of the Registrar General of Births, Deaths and Marriages in England*. London, 1842.

———. "Statistical Nosology." In *Fifth Annual Report of the Registrar General of Births, Deaths, and Marriages, in England*. London, 1843.

———. *The Public Health a Public Question : First Report of the Metropolitan Sanitary Association*. London : The Metropolitan Sanitary Association, 1850.

———. "Professor Simpson on Puerperal and Surgical Fever." *London Journal of Medicine*, 3 (1851) : 77–81.

———. "The Position of the Drainage Question." *The Builder*, Vol. 16, July 3, 1858 : 450–451.

———. "Dr. Letheby's Report on Disinfection of Sewage, and Sewer-Ventilation." *The Builder*, Vol. 16, Sept. 25, 1858 : 648–649.

———. "The Fermentative Theory of Disease." *BMJ*, 2, 1862 : 39–40, 92–93.

———. *The Utilisation of the Metropolitan Sewage and Reduction of Local Taxation together with a Brief Review of the Evidence Taken by the Select Committee of the House of Commons on Sewage of Towns and Their Final Report*. London, 1862.

———. *The Agricultural Value of the Sewage of London Examined in Reference to the Principal Schemes Submitted to the Metropolitan Board of Works with Extracts from the Evidence of Chemists, Engineers, and Agriculturists*. London, 1865.

———. *The Agricultural Value of the Sewage of London*. London, 1865.

———. "Cholera Literature." *Medical Times and Gazette*, Oct 1866 : 375–377.

———. "On the Utilization of Sewage by Irrigation." *The Builder* 26 (1868) : 146–147, 168–169, 202–204, 222–224, 239–241, 290–292, 313–314, 347–348.

———. "Report on the Cholera Epidemic of 1866 in England." In *Supplement : Twenty-Nineth Annual Report of the Registrar-General of Birth, Deaths, and Marriages in England*, lxv. London, 1868.

———. "Robert Montagu." *Vanity Fair*, Oct 1870 : pl. 64.

———. "Report of the Committee appointed to consider the subject of Physiological Experimentation." *Report of the Forty-First Meeting of the British Association for the Advancement of Science ; Held at Edinburgh in August 1871*. London : John Murray, 1872.

———. "XIII. Discussion on The Germ Theory of Disease." *Transactions of the Pathological Society of London*, 26 (1875) : 255–345.

———. "Meeting of the International Medical Congress." *The Boston Medical Surgical Journal* 95 (1876), Sept. 14 : 323–338 ; Sept. 21 : 348–362.

———. "The Spontaneous Generation Question." *Nature*, 1877, Feb. 1, pp. 302–303 ; Feb. 8, pp.

313–314 ; March 1, pp. 380–381.

———. "Dr. Koch's Demonstration on the Germ Theory." *Medical Times and Gazette* II (1881) : 227–228.

———. "Indignation contre l'Angleterre." *Le Moniteur Universel*, July 1883 : 1–2.

———. "Description of the Microscopic Preparations Sent to the President by Dr. Straus." *Proc. Roy. Med. Chirurg. Soc. London* 1 (1885) : 203–208.

———. "Leader editorial." *The Lancet*, Jan 1885 : 300–301.

———. "The Official Refutation of Dr. Robert Koch's Theory of Cholera and Commas." *QJMS* 26 (1886) : 303–316.

———. (Retired Medical Officer of the British Army) *Monsieur Pasteur's Treatment for the Prevention of Hydrophobia*. Exeter and London, 1886.

———. [Whitehead, James] *Pasteur Institute. Mansion House Fund*. London : John Bale and Sons, 1889.

———. *Verhandlungen des X. Internationalen Medicinischen Congresses : Berlin, 4–9. August 1890*, Bd. 1–5 (Berlin : August Hirschwald, 1891–92).

Acland, Theodore Dyke, ed. *A Collection of the Published Writings of William Withey Gull*. London : New Sydenham Society, 1896.

Airy, Hubert. "On Infection Considered from a Darwinian Point of View." *TESL*, IV (sessions 1875–76 to 1880–81) (1882) : 247–261.

Aitken, William. "Darwin's Doctorine of Evolution in Explanation of the Coming into Being of Some Diseases." *Glasgow Medical Journal* 24 (1885) : 98–107, 161–172, 241–253, 354–368, 431–446.

———. "Darwin's Doctorine of Evolution in Explanation of the Coming into Being of Some Diseases." *Glasgow Medical Journal* 25 (1886) : 1–20, 89–113.

Albert, Prince Consort of Queen Victoria. *Letters of the Prince Consort 1831–1861*. (Selected and edited by Kurt Jagow and translated by E. T. S. Dugdale) London : John Murray, 1938.

Arneth, F. H. "Evidence of Puerperal Fever depending upon the Contagious Inoculation of Morbid Matter." *Monthly Journal of Medical Science*, Vol. 12 (Third Series Vol. 3), 1851 : 505–511.

Ashhurst, John, ed. *Transactions of the International Medical Congress, Philadelphia. 1876*. Philadelphia, 1877.

Bacon, George W. *The A to Z of Victorian London*. (*Reprint from the 1888 edition*) London : Harry Margary & Guildhall Library, 1987.

Bastian, Henry Charlton. "A Statement in Reply to the Two Objections of Professor Huxley Relative to Certain Experiments." In *Report of the Fortieth Meeting of the British Association for the Advancement of Science ; held at Liverpool in September 1870*, pp. 129–130.

———. *The Modes of Origin of Lowest Organisms*. London : Macmillan, 1871.

———. *The Beginnings of Life : Being Some Account of the Nature, Modes of Origin and Transformations of Lower Organisms*. 2 vols. London : Macmillan, 1872.

———. *Evolution and the Origin of Life*. London : Macmillan, 1874.

———. "The Commission of the French Academy and the Pasteur-Bastian Experiments." *Nature*, August 2, 1877 : 276–279.

———. *The Evolution of Life*. London : Methuen, 1907.

———. *The Origin of Life : Being an Account of Experiments with Certain Superheated Saline Solutions in Hermetically Sealed Vessels*. New York : Putnam's Sons, 1911.

* Bastian の主要な著作はすべて *Evolution and the Spontaneous Generation Debate* (Bristol : Thoemmes Press, 2001) として全 6 巻のコレクションの中で復刻されている．欧文二次文献 Strick を参照．

Beale, Lionel S. "Microscopical Researches on the Cattle Plague." Appendix A : Reports Prepared for and Presented to the Commissioners on Specified Heads of Inquiry, pp. 569–594. In *Third Report of the Commission Appointed to Inquire into the Origin and Nature of the Cattle Plague*, BPP 1866 [C. 3656] XXII 321, Appendix A (pp. 129–154) containing 5 plates.

———. *Disease Germs : Their Real Nature*. London : Churchill, 1870.

———. *Disease Germs, their Nature and Origin*. London : J. & A. Churchill, 1872.

Berdoe, Edward. *Browning's Message to His Time : His Religion, Philosophy, and Science*. London, 1890.

Black, J. Watt, ed. *Selected Obstetrical & Gynaecological Works of Sir James Y. Simpson*. Edinburgh : Adam & Charles Black, 1871.

Blyth, John, ed. *Letters on Modern Agriculture by Baron von Liebig*. London : Walton and Maberly, 1859.

Buckland, W. "On the Causes of the General Presence of Phosphates in the Strata of the Earth, and in all fertile soils ; with Observations on Pseudo-Coprolites, and on the possibility of converting the Contents of Sewers and Cesspools into Manure." *JRASE* 10 (1849) : 520–525.

Budd, William. *Malignant Cholera : Its Mode of Propagation and Its Prevention*. London : John Churchill, 1849.

Burdon-Sanderson, John. "On the Nature, Progress, and Symptoms of the Cattle plague, and the Modes of Its Propagation." Appendix A : Reports Prepared for and Presented to the Commissioners on Specified Heads of Inquiry, pp. 339–401. In *Third Report of the Commission Appointed to Inquire into the Origin and Nature of the Cattle Plague*, BPP 1866 [3656] XXII 321, Appendix A (pp. 1–54) containing 4 figures.

Burdon-Sanderson, J. "On the Communicability of Tubercle by Inoculation." (Appendix No. 6) *Tenth Report of the Medical Officer of the Privy Council, with Appendix. 1867*, BPP 1867–1868 [4004] XXXVI (pp. 11–151).

———. "Further Report on the Inoculability and Development of Tubercle." (Appendix 5) *Eleventh Report of the Medical Officer of the Privy Council, with Appendix. 1868*, BPP 1868–1869 [4127] XXXII (pp. 91–125).

———. "Introductory Report on the Intimate Pathology of Contagion." (Appendix No. 11) *Twelfth Report of the Medical Officer of the Privy Council, with Appendix. 1869*, BPP 1870 [C. 208] XXXVIII 591, pp. 855–882 (pp. 229–256).

———. "Further Report of Researches concerning the Intimate Pathology of Contagion." (Appendix 5) (The Origin and Distribution of Microzymes (Bacteria) in Water, and the Circumstances which determine their Existence in the Tissues and Liquid of the Living Body). *Thirteenth Report of the Medical Officer of the Privy Council, with Appendix. 1870*, BPP 1871 [C. 349] XXXI 769, pp. 810–831 (pp. 48–69).

———. "The Origin and Distribution of Microzymes (Bacteria) in Water, and the Circumstances

which determine their Existence in the Tissues and Liquid of the Living Body." *QJMS*, New Series 11 (1871) : 323–352.（これは前記の論文の再録）

———. "Dr. Bastian's Experiments on the Beginnings of Life." *Nature*, 7, 1873 : 180–181.

———. "Report on Recent Researches on the Pathology of the Infective Processes." (Appendix No. 1) *Reports of the Medical Officer of the Privy Council and Local Government Board*, New Series, No. III, BPP 1874 [C. 1068] XXXI 355, pp. 365–402 (pp. 11–48).

———. "Reports of an Experimental Study of Infective Inflammations." (Appendix No. 2) *Reports of the Medical Officer of the Privy Council and Local Government Board*, New Series, No. VI, BPP 1875 [C. 1371] XL 393, pp. 439–471 (pp. 47–79).

———. "Lectures on the Occurrence of Organic Forms in Connection with Contagious and Infective Diseases : Lecture I." *BMJ*, 1, 1875 : 69–71.

———. "Lectures on the Occurrence of Organic Forms in Connection with Contagious and Infective Diseases : Lecture II." *BMJ*, 1, 1875 : 199–200.

———. "Lectures on the Occurrence of Organic Forms in Connection with Contagious and Infective Diseases : Lecture III." *BMJ*, 1, 1875 : 403–405.

———. "Lectures on the Occurrence of Organic Forms in Connection with Contagious and Infective Diseases : Lecture III. (Continued.)" *BMJ*, 1, 1875 : 435–437.

———. "*Evolution and the Origin of Life* by H. Charlton Bastian." *The Academy* 8 (1875) : 15–16, 41–43.

———. "Lectures on the Infective Processes of Disease : Lecture I : Introduction : Infective Process in General." *BMJ*, 2, 1877 : 879–881.

———. "Lectures on the Infective Processes of Disease : Lecture II : Phenomena and Etiology of Septicemia." *BMJ*, 2, 1877 : 913–915.

———. "Lectures on the Infective Processes of Disease : Lecture II (continued) : Etiology of Septicemia." *BMJ*, 1, 1878 : 1–2.

———. "Lectures on the Infective Processes of Disease : Lecture III : Pathology of Septicemia." *BMJ*, 1, 1878 : 45–47.

———. "Lectures on the Infective Processes of Disease : Lecture III (continued) : Pathology of Septicemia." *BMJ*, 1, 1878 : 119–120.

———. "Lectures on the Infective Processes of Disease : Lecture IV : The Germ Theory, "Contagium Vivum, Specific Infections." *BMJ*, 1, 1878 : 179–183.

———. "Report on Experiments on Anthrax conducted at the Brown Institution, February 18 to June 30, 1878." *JRASE*, 2nd series 14 (1878) : 267–273.

———. "Memorandum on lines of Research concerning Infection and Disinfection." *Twelfth Annual Report of the Local Government Board 1882–83*, BPP 1883 [C. 3778-1] XXVIII 1, pp. 213–220.

———. *On the Study of Physiology : Its Relation to Other Studies, and Its Use as a Preparation for That of Medicine*. (Public Lecture). Oxford : Parker and Co., 1883.

———. "Cholera : Its Cause and Prevention." *Contemporary Review* 48 (1885) : 171–187.

Chadwick, Edwin. *Public health, sanitation and its reform*. With a new introduction by David Gladstone, ix-xxii. London : Routledge/Thoemmes Press, 1997.

———. *Report on the Sanitary Condition of the Labouring Population of Great Britain*. London,

1842.
———. *Report to Her Majesty's Principal Secretary of State for the Home Department, from the Poor Law Commissioners, on an Inquiry into the Sanitary Condition of the Labouring Population of Great Britain ; with Appendix*. London, 1842.［議会提出文書］
———. *The Papers of Sir Edwin Chadwick (1800–1890) : a handlist [of the collection in the library of University College, London]*. London : The Library, University College London, 1978.
＊Chadwick に関係する 5 冊の書物が以下のシリーズで復刻されている. *Pioneers in Social Welfare 3 : Edwin Chadwick : nineteenth-century social reform*. Routledge/Thoemmes Press, 1997.
Chevers, Norman. *A Commentary on the Diseases of India*. London, 1886.
Cheyne, W. Watson. *Antiseptic Surgery : Its Principles, Practice, History and Results*. London : Smith, Elder, 1882.
———. "Correspondence : The Cholera-Bacillus of Koch by Watson Cheyne." *BMJ*, 1, 1885 : 756–757.
———. "Reports to the Scientific Grants Committee of the British Medical Association Report on the Cholera-Bacillus." *BMJ*, 1, 1885 : 821–823, 877–879, 931–934, 975–977, 1027–1031.
———. *Lister and His Achievement*. London : Longman, 1925.
Child, Gilbert W. *The Present State of the Town Sewage Question*. Oxford and London, 1865.
Clarke, Ernest. "The Foundation of the Royal Agricultural Society." *JRASE*, 3rd Series 1 (1890) : 1–19.
———. "The Board of Agriculture, 1793–1822." *JRASE*, 3rd Series 9 (1898) : 1–41.
Cobbe, Frances P. *Life of Frances Power Cobbe*. London, 1904.
Cohn, Ferdinand. *Ueber Bacterien, die kleinesten lebenden Wesen*. Berlin, 1872.
———. "Untersuchungen über Bacterien. IV. Beiträge zur Biologie der Bacillen." *Beiträge zur Biologie der Pflanzen*, Zweiter Band, Zweiters Heft, 1876, S. 249–276.
Collins, William Job. "Specificity and Evolution in Disease." *The Lancet*, 1881 : 812.
———. *Specificity and Evolution in Disease*. London : H. K. Lewis, 1884.
Cunningham, D. D. "Memorandum by Surgeon-Major D. D. Cuningham[sic] on Dr. Klein's proposals." In *Proceedings of the Government of India in the Home Department, Sanitary*, New Delhi : Public Records in the National Archives of India, 1884, pp. 930–931.
———. "On the relation of Cholera to Schizomycete organisms." In B. Simpson, ed., *Scientific Memoirs by Medical Officers of the Army of India*, Calcutta, 1885, pp. 1–20.
Cuningham, J. M. *Cholera : What Can the State Do to Prevent it?* Calcutta, 1884.
Danchell, Frederick Hahn. *Concerning Sewage and Its Economical Disposal*. London, 1872.
Darwin, Francis, ed. *Life and Letters of Charles Darwin*. Vol. 3. London : John Murray, 1887.
———. ed. *The Life and Letters of Charles Darwin.* (*Reprint from the 1888 edition*) Vol. 2. Honolulu : University Press of the Pacific, 2001.
———. ed. *More Letters of Charles Darwin : A Record of His Work in a Series of Hitherto Unpublished Letters*, Vol. II, 1903.
Daubeny, Charles. "On the Influence of the Lower Vegetable Organisms in the Production of Epidemic Diseases." *The Edinburgh New Philosophical Journal, Exhibiting a View of the*

Progressive Discoveries and Improvements in the Science and the Arts 2, new series (1855) : 88–113.

Davy, Humphry. *Elements of Agricultural Chemistry, in a Course of Lectures Delivered before the Board of Agriculture*. A New Edition, with Instructions for the Analysis of Soils, and Copious Notes by John Shier. Glasgow & London, 1844.

de Chaumont, F. S. B. François. *Prevention of Cholera*. London, 1884.

———. *Lectures on State Medicine*. London, 1875.

Delavan, David Bryson. *The Social History of the Eighth International Medical Congress*. New York & London : Putnam's Son, 1885.

Drysdale, Charles Robert, ed. *On Cholera : Its Nature and Treatment. Being the Debate in the Harveian Medical Society of London*. London : Robert Hardwicke, 1866.

Drysdale, John James. *On the Germ Theories of Infectious Diseases*. London, 1878.

Duns, John. *Memoir of Sir James Y. Simpson*. Edinburgh : Edmonston and Douglas, 1873.

Ellis, Thomas. *The Metropolitan Sewage*. London, 1862.

———. *The Sewage of the Metropolis, and How to Utilise It*. London, 1863.

Ewart, J. Cossar. "On the Life History of Bacillus Anthracis." *QJMS* 18 (1878) : 161–170.

Farr, William. "Letter to the Registrar-General, from William Farr." In *First Annual Report of the Registrar-General of Births, Deaths, and Marriges, in England*. London : 1839.

———. "Report on the Cholera Epidemic of 1866." In *Report on the Cholera Epidemic of 1866 in England : Supplement to the 29th Annual Report of the Registrar General of Births, Deaths, and Marriages in England*, London : Her Majesty's Stationery Office, 1868, pp. ix–xc.

[Fayrer, Joseph]. "Edward Goodeve." *The Lancet*, Nov. 6, 1880 : 752.

Fayrer, Joseph. "Letter from Fayrer to Godley dated 19th May 1884." In *Proceedings of the Government of India in the Home Department*, New Delhi : Public Records in the National Archives of India, 1884, pp. 609–610.

———. "Memorandum by Sir J. Fayrer, M. D., F. R. S., dated 19th July 1884." In *Proceedings of the Government of India in the Home Department, Sanitary*, New Delhi : Public Records in the National Archives of India, 1884, pp. 612–613.

———. *The Natural History and Epidemiology of Cholera*. London, 1888.

———. *Recollections of My Life*. London : William Blackwood and Sons, 1900.

Fitzmaurice, Edmond. *The Life of the Second Earl Granville*. Vol. II. London, 1906.

Fleming, George. *Rabies and Hydrophobia : Their History, Nature, Causes, Symptoms, and Prevention*. London : Chapman and Hall, 1872.

Fox, William Tilbury. "Puerperal Fever." *Transactions of the Obstetrical Society of London*, vol. 3, 1862, pp. 368–405.

Fox, Tilbury. *Cholera Prospects : compiled from personal observation in the East. For the information and guidance of individuals and governments*. London : Robert Hardwicke, 1865.

Frank, Johann Peter. *A system of complete medical police : selections from Johann Peter Frank*. trans. by E. Vilim, Johns Hopkins University Press, 1976.

Frankland, E. *Water Analysis for Sanitary Purposes with Hints for the Interpretation of Results*. London : John Van Voorst, 1880.

Godley, J. A. "J. A. Godley to E. Klein." In *Proceedings of the Government of India in the Home*

Department, Sanitary, New Delhi : Public Records in the National Archives of India, 1884, pp. 610–611.

Goodeve, E. "On the International Sanitary Conference, and the Preservation of Europe from Cholera." *TESL*, III (sessions 1866 to 1876)(1876) : 15–31.

Gordon, Alexander. *A Treatise on the epidemic puerperal fever of Aberdeen*. London : ECCO printed edition.

Granville, A. B. *Report on the Thames Improvement Company*. 1835.

———. *Report of a Journey through Central Europe for Agricultural Inquiries*. 1836.

———. *The Great London Question of the Day ; or, Can Thames Sewage be Converted into Gold?*. London, 1865.

Greenfield, W. S. "Report on an Inquiry into the Nature, Causes, and Prevention of Splenic Fever, Quarter-Evil and Allied Diseases, made at the Brown Institution." *JRASE*, 2nd series 14 (1878) : 273–311.

Hassall, Arthur Hill. *A Microscopic Examination of the Water, Supplied to the Inhabitants of London and the Suburban Districts*. London, 1850.

Hawksley, Thomas. "The Power for Good or Evil of Refuse Organic Matter." In *The Sewage of Towns : Papers by Various Authors, Read at a Congress on the Sewage Question Held at Leamington Spa, Warwickshire*, edited by John Hitchman, London and Leamington, 1866, pp. 3–85.

Hayden, Thomas and Francis R. Cruise. *Report on the Cholera Epidemic of 1866, as Treated in the Mater Misericoriae Hospital, Dublin ; with General Remarks on the Disease*. Dublin : Fannin and Company, 1867.

Haywood, William. *Report to the Committee upon Health of the Hon. The Commissioners of Sewers of the City of London upon the Supply of Water to the City of London*. London : Brewster & West, 1850.

Hitchman, John. *The Sewage of Towns : Papers by Various Authors, Read at a Congress on the Sewage Question Held at Leamington Spa, Warwickshire*. London and Leamington, 1866.

Hoffert, H. *A Guide to the Sewage Question for 1876, Treated from a Sanitary, Economical & Agricultural Point of View*. Weymouth, 1875.

Hofmann, A. W. and E. Frankland. "Report on the Deodorization of Sewage." *The Builder*, Vol. 17, Sept 17, 1859 : 619–620.

Hogg, Jabez. *A Parasitic or Germ Theory of Disease : The Skin, the Eye, and Other Affections*. London : Bailliere, 1876.

Humphry, G. M. *Vivisection : What Good Has It Done?* London : Kolckmann, 1882.

Hunter, William G. "Remarks on the Epidemic of Cholera in Egypt." *TESL*, New series 3 (1883–4) : 43–64.

Huxley, Thomas Henry. "Biogenesis and Abiogenesis." In *Discourses, biological and geological*. New York : Greenwood Press, 1968.

———. "Professor Huxley on the Generation of Living Organisms." *Medical Times and Gazette*, Sept 1870 : 314–347.

———. "Address." In *Report of the Fortieth Meeting of the British Association for the Advancement of Science ; held at Liverpool in September 1870*, London : John Murray, 1871, pp.

lxxiii–lxxxix.

Jenkins, H. M., ed. *Memoir on the Agriculture of England and Wales, Prepared under the Direction of the Council of the Royal Agricultural Society of England for the International Agricultural Congress, Paris : 1878*. London : Murray, 1878.

Jenner, William. "Address Delivered at the Opening of the Session 66–67." *TESL*, III (sessions 1866 to 73) (1874) : 1–14.

Jones, Bence. *Life and Letters of Faraday*. Vol. 2. London, 1870.

Kimberley, Earl. "Letter by Lord Kimberley to Governor General of India, dated 7th August 1884." In *Proceedings of the Government of India in the Home Department, Sanitary*, New Delhi : Public Records in the National Archives of India, 1884, p. 609.

Kirkman, Charles F. *The Sewage Question Reviewed from 1845 to 1871 and Special Information on the Value of Sewage Manure*. London, 1871.

Klein, E. Emanuel. "Experimental Contribution to the Etiology of Infectious Disease with special reference to the Doctrine of Contagium Vivum." *QJMS* 18 (1878) : 170–177.

———. "Letter from Klein to the Surgeon General." In *Proceedings of the Government of India in the Home Department, Sanitary*, New Delhi : Public Records in the National Archives of India, 1884, pp. 927–928.

———. "English Cholera Commission. The Relation of Bacteria to Asiatic Cholera." *BMJ*, 1, 1885 : 289–290.

———. "Further Remarks on Comma-Bacilli." *BMJ*, 1, 1885 : 934–935.

———. "The Relation of Bacteria to Asiatic Cholera." *PRSL*, Feb 1885 : 154–157.

———. "Some Remarks on the Present State of Our Knowledge of the Comma-Bacilli of Koch." *BMJ*, 1, 1885 : 693–695.

———. *The Bacteria in Asiatic Cholera*. London : Macmillan and Co., 1889.

Klein, E. Emanuel, J. Burdon-Sanderson, M. Foster and T. Lauder Brunton, *Handbook for the Physiological Laboratory*. edited by J. Burdon-Sanderson, 2 vols. London : J. & A. Churchill, 1873.

Klein, E. Emanuel, and Heneage Gibbes. "An Inquiry by E. Klein, M. D., F. R. S., and Heneage Gibbes, M. D., into the Etiology of Asiatic Cholera." In *Cholera : Inquiry by Doctors Klein and Gibbes, and Transactions of a Committee Convened by the Secretary of State for India in Council*. 1885.

Koch, Robert. "Untersuchungen über Bacterien. V. Die Aetiologie der Milzbrand-Krankheit, begründet auf die Entwicklungsgeschichte des Bacillus Anthracis." *Beiträge zur Biologie der Pflanzen*, Zweiter Band, Zweiters Heft, 1876, S. 277–308.

———. *Investigations into the Etiology of Traumatic Infective Disease*. Trans. by W. Watson Cheyne, New Sydenham Society, 1880.

———. "Sechster Bericht der deutschen wissenschaftlichen Commission zur Erforschung der Cholera." *Deutsche Medicinische Wochenschrift*, March 1884.

———. "VII Bericht des Leiters der deutschen wissenschaftlichen Commission zur Erforschung der Cholera." *Deutsche Medicinische Wochenschrift*, April 1884.

———. "Further Research on Cholera." *BMJ*, 1, 1886 : 6–8.

———. "Further Research on Cholera (Concluded)." *BMJ*, 1, 1886 : 62–66.

———. *Essays of Robert Koch*. Trans. by K. Codell Carter, New York : Greenwood Press, 1987.

Krepp, Frederick Charles. *The Sewage Question : being a general review of all systems and methods hitherto employed in various countries for draining cities and utilizing sewage : treated with reference to public health, agriculture, and national economy generally*. London, 1867.

Lankester, Edwin, and Peter Redfern. *Reports made to the Directors of the London (Watford) Spring Water Company, on the Results of Microscopical Examinations of the Organic Matters and Solid Contents of Waters Supplied from the Thames and Other Sources*. London, 1852.

Lankester, Edwin Ray. *Science from an Easy Chair*. New York : Books for Libraries Press, First Published 1910 ; Reprint 1971.

Lee, Robert J. "The Goulstonian Lectures on Puerperal Fever." *BMJ*, 1875, Lecture I, Feb 27, 1(739) : 267–270 ; Lecture II, Mar 6, 1(740) : 304–306 ; Mar 13, 1(741) : 337–339 ; Lecture III, Mar 20, 1(742) : 371–373 ; Mar 27, 1(743) : 408–409 ; Apr 3, 1(744) : 440–442.

Leslie, John. *Observations addressed to the Court of Sewers*. London, 1841.

———. *A Short Address to the Representative Vestries*. London, 1845.

Liebig, Justus. *Organic Chemistry in Its Applications to Agriculture and Physiology*. Trans. by Lyon Playfair, London : Taylor and Walton, 1840.

———. *Familiar Letters on Chemistry*. London : Taylor, Walton, & Maberly, 1851.

———. "Etiology of Cholera." *Medical Times and Gazette*, new series 9 (1854) : 515.

———. *Letters on the Subject of the Utilization of the Metropolitan Sewage, Addressed to the Lord Mayor of London*. London, 1865.

———. "On the Connection and Equivalence of Forces." In Edward L. Youmans, *The Correlation and Conservation of Forces : A Series of Expositions*, New York : Appleton and Co., 1865, pp. 385–397.

Lister, Joseph. "On the Antiseptic Principle in the Practice of Surgery." *BMJ*, 2, 1867 : 246–248.

———. "An Address on the Antiseptic System of Treatment Surgery." *BMJ*, 2, 1868 : 53–56, 101–102, 461–463, 515–517.

———. "On the Germ Theory of Putrefaction and Other Fermentative Changes." *Nature*, July, 1873 : 212–214, 232–233.

———. "A Further Contribution to the Natural History of Bacteria and the Germ Theory of Fermentative Change." *QJMS*, n. s. vol. 13 (1873) : 380–408.

———. "A Contribution to the Germ Theory of Putrefaction and other Fermentative Changes, and to the Natural History of Torulae and Bacteria." *Transactions Royal Society of Edinburgh* 27 (1875) : 313–344.

———. "On the Nature of Fermentation." *QJMS*, n. s. vol. 18 (1878) : 177–194.

———. "On the lactic fermentation, and its bearings on pathology." *Transactions of the Pathological Society of London* 29 (1878) : 425–467.

———. "Remarks on Micro-organisms : Their Relation to Disease." *BMJ*, Sept. 16, 1880 : 363–365.

———. "On the Relation of Micro-organisms to Disease." *QJMS*, n. s. vol. 21 (1881) : 330–342.

———. "On the Relations of Minute Organisms to Unhealthy Processes Arising in Wounds, and to Inflammation in General." In William MacCormac, *Transactions of the International Medical Congress*. London : J. W. Kolckmann, vol. 1, 1881, pp. 311–323.

———. "The British Institute of Preventive Medicine." *BMJ*, May 16, 1891 : 1088.

———. *The Collected Papers of Joseph, Baron Lister*. 2 vols. Oxford : Clarendon Press, 1909.

MacCormac, William. *Antiseptic Surgery : An Address Delivered at St. Thomas's Hospital with the Subsequent Debate*. London : Smith, Elder, 1880.

———. ed. *Transactions of the International Medical Congress*. 4 vols. London : J. W. Kolckmann, 1881.

Maclagan, Thomas. *The Germ Theory Applied to the Explanation of the Phenomena of Disease*. London : Macmillan and Co, 1876.

Macnamara, Nottidge C. *A History of Asiatic Cholera*. London, 1876.

———. *Asiatic Cholera : History up to July 15 1892 Causes and Treatment*. London, 1892.

Malet, Edward. *Egypt, 1879-1883*. London, 1909.

Manning, James Alexander. *The Utilization of Sewage ; Being A Reply to Baron Liebig's Letter to Lord Robert Montagu*. London, 1864.

Martin, A. Patchett. *Life and Letters of the Right Honourable Robert Lowe, Viscount Sherbrooke*. London : Longmans, Green and Co., 1893.

Mason, James. *The Year-Book of Facts in Science and the Arts for 1877*. London : Warwick House, 1877.

Matthew, H. C. G. *Gladstone Diaries*, Vol. 7 (1869-1871), 1982.

Mechi, J. J. *How to Farm Profitably ; or, the Sayings & Doings of Mr. Alderman Mechi*. London : Routledge, 1864.

Metropolitan Sanitary Association. *The Public Health a Public Question. First Report of the Metropolitan Sanitary Association on the Chief Evils Affecting the Sanitary Condition of the Metropolis, with Suggestions for their Removal and Containing the Proceedings of the Public Meeting and Deputations to the Premier, the General Board of Health, and the Chancellor of the Exchequer*. London, 1850.

Millican, Kenneth W. *The Evolution of Morbid Germs : A Contribution to Transcendental Pathology*. London : H. K. Lewis, 1883.

Murchison, Charles. "On the Anatomical Lesions of the Cattle Plague Now Prevalent in London." *The Lancet*, 2, 1865 : 243-245 ; *BMJ*, 2, 1865 : 210-211.

———. "On the Points of Resemblance between Cattle Plague and Sheep Pox." *The Lancet*, 2, 1865 : 724-726.

Murphy, Edward William. *Chloroform : Its Properties and Safety in Childbirth.* London : Walton and Maberly, 1855.

———. "Puerperal Fever." *The Dublin Quarterly Journal of Medical Science* 24 (1857) : 1-30.

Nägeli, Carl von. *Die niederen Pilze und ihre Beziehungen zu den Infections-krankheiten und der Gesundheitspflege*. München, 1877.

———. *Mechanisch-physiologische Theorie der Abstammungslehre*. Oldenbough, 1884.

Napier, William, and William Hope. *London Sewage : A Letter to John Thwaites*. London, 1864.

———. *The Sewage of the Metropolis : A Letter to John Thwaites, ESQ Being A Comparative Analysis of Baron Liebig's Three Letters*. London, 1865.

———. *The Sewage of the Metropolis : A Letter to John Thwaites, ESQ. In Reply to the Report of the Coal, Corn, and Finance Committee, to the Corporation of the City of London*. London, 1865.

———. *The Sewage of the Metropolis : A Letter to John Thwaites, ESQ. In Reply to the Second Manifesto of the* "Coal, Corn, and Finance Committee." London, 1865.

Owen, Richard. "An Address, Unveiling the Statue of Harvey, and Its Presentation to the Town of Folkestone." *BMJ*, 2, 1881 : 286–289.

———. "Vivisection : Its Pains and Its Uses, Part II." *Nineteenth Century* 10 (1881) : 931–935.

———. *Experimental Physiology : Its Benefits to Mankind with an Address on Unveiling the Statue of William Harvey at Folkestone, 6th August 1881*. London, 1882.

Paget, James. "Vivisection : Its Pains and Its Uses, PartI." *Nineteenth Century* 10 (1881) : 920–930.

Parkes, E. A. *A Manual of Practical Hygiene : Prepared Especially for Use in the Medical Service of the Army*, edited by Francois de Chaumont, 5th edition (London, 1878), pp. xxii–xxiii.

Parkes, Samuel. *Letter to the Farmers and Graziers of Great Britain*. London, 1819.

Pasteur, Vallery-Radot. *Correspondance de Pasteur 1840–1895*. Paris : Flammarion, 1940–1951, vol. 4.

Pettenkofer, Max von. *Cholera : How to Prevent and Resist It*. Translated by Thomas W. Hime, London, 1875.

Playfair, Lyon. "Science and Technology as Sources of National Power." In George Basalla, William Coleman and Robert H. Kargon, eds., *Victorian Science : A Self-Portrait from the Presidential Addresses of the British Association for the Advancement of Science*, New York : Doubleday, 1970, pp. 60–83.

Priestley, Eliza. "The Realm of the Microbe." *The Nineteenth Century*, Vol. XXIX, January-June (1891) : 811–831.

Prothero, Rowland E. *The Pioneers and Progress of English Farming*. London, 1888.

Pyke-Lees, Walter. *Centenary of the General Medical Council 1858–1958 : the History and Present Work of the Council*. London, 1958, pp. 2–3.

Quain, Richard, ed. *A Dictionary of Medicine including General Pathology, General Therapeutics, Hygine, and the Disease Peculiar to Women and Children*. London : Longmans, Green, and Co., 1882.

———. *A Dictionary of Medicine*. 2 vols, London : Longmans, Green, and Co., 1883.

———. "The Cattle Plague." *The Saturday Review of Politics, Literature, Science, and Art*, vol. 20, 1865, December 30, 813–814 ; vol. 21,1866, January 13, 46–47 ; January 20, 78–80 ; February 3, 138–139 ; February 10, 164–165 ; February 17, 201–201 ; March 3, 263–264 ; April, 410–411.

Reed, Howard. "The Cattle-Plague." *JRASE*, 2nd series. 2 (1866) : 230–286.

Reid, Herbert J. *Science on "Ticket of Leave" : being a few remarks on statements made at a meeting held at the Mansion House, July 1st, 1889, for the promotion of a fund in aid of the Pasteur Institute*. London : London Anti-vivisection Society, 1889 (3rd edition).

Reid, Wemyss. *Memoirs and Correspondence of Lyon Playfair*. New York and London : Harper & Brothers Publishers, 1899.

Richardson, Benjamin Ward. "The Poison of the Spreading Disease." In *The Sewage of Towns : Papers by Various Authors, Read at a Congress on the Sewage Question Held at Leamington Spa, Warwickshire*, edited by John Hitchman, London and Leamimgton, 1866, pp. 86–112.

———. "The Germ-Theory of Disease." *BMJ*, Oct. 29, 1870 : 467.

Rigby, Wason. *The Sewage Question : A Letter to the Chairman of the Metropolitan Board of Works*. London, 1865.

Roberts, William. “Note on the Influence of Liquor Potassae and an Elevated Temperature on the Origin and Growth of Microphytes.” *PRSL*, 25 (1876-1877) : 454-456.

———. *On Spontaneous Generation and the Doctorine of Contagium Vivum*. Manchester : Cornish, 1877.

———. “The Doctorine of Contagium Vivum and Its Applications on Medicine.” *BMJ*, 2, 1877 : 168-173 ; 221-222.

[Lady] Romanes. *Life and Letters of George John Romanes*. London : Longmans, Green, and Co., 1896.

Roscoe, Henry. *The Life and Experiences of Sir Henry Enfield Roscoe*. London : Macmillan, 1906,

Ross, James. *The Graft Theory of Disease Being an Application of Mr. Darwin's Hypothesis of Pangenesis to the Explanation of the Phenomena of the Zymotic Diseases*. London : J. & A. Churchill, 1872.

Routh, C. H. F. “On the Causes of the Endemic Puerperal Fever of Vienna.” *Medico-chirurgical transactions* (Medical and Chirurgical Society of London) 14 (1849) : 27-40.

Ruffer, Armand. “Rabies and Its Preventive Treatment.” *Journal of the Society of Arts*, December 6, 1889.

———. “The New Science : Preventive Medicine.” *The Nineteenth Century*, Vol. xxx, 1891 : 975-993.

———. “British Institute of Preventive Medicine.” *The Times*, Friday, Jul 31, 1891, pg. 12.

Rumsey, Henry Wyldbore. *Essays on State Medicine*. London : John Churchill, 1856.

———. *On State Medicine in Great Britain and Ireland*. London : William Ridgway, 1867.

———. *Some of the Educational Aspects of State Medicine*. London : William Ridgway, 1868.

———. “On Health.” In Andrew Edgar, ed., *Transactions of the National Association for the Promotion of Social Science* (Birmingham Meeting, 1868), London : Longmans, Green, Reader, and Dyer, 1869.

Semmelweis, Ignaz. *The Etiology, Concept, and Prophylaxis of Childbed Fever*. Trans. by K. Codell Carter, Madison : University of Wisconsin Press, 1983.

Sharpey, W. “The Address in Phisiology.” *BMJ*, 2, 1862 : 168-171.

Sharpey-Schafer, Edward. *History of the Physiological Society during its First Fifty Years 1876-1926*. Cambridge University Press, 1927.

Simon, John. *Filth-Diseases and Their Prevention*. Boston : James Campbell, 1876.

Simon, John. “An Essay on Contagion : Its Nature and Mode of Action.” *BMJ*, Dec. 13, 1879 : 923-925 ; Dec. 20, 1879 : 973-975.

Simon, John. “Address on Public Medicine.” *The Lancet*, Aug 1881 : 321-324.

———. *English Sanitary Institutions : Reviewed in Their Course of Development, and in Some of Their Political and Social Relations*. London : Cassell & Company, 1890.

———. “Lord Sherbrooke : A Study.” In Arthur Patchett Martin, *Life and Letters of the Right Honourable Robert Lowe, Viscount Sherbrooke*. London : Longmans, Green and Co., 1893, Vol. 2, pp. 501-514.

Simpson, Alexander R., ed. *Clinical Lectures on the Diseases of Women*. Edinburgh : Adam &

Charles Black, 1872.

Simpson, J. Y. “Some Notes on the Analogy between Puerperal Fever and Surgical Fever.” *Monthly Journal of Medical Science* XI (1850) : 414-429.

———. “On the Analogy between Puerperal Fever and Surgical Fever.” In W. O. Priestley and Horatio R. Storer, *The Obstetric Memoirs and Contributions of James Y. Simpson*, Philadelphia : Lippincott, 1856, vol. 2, pp. 17-33.

Simpson, James Young. “On the Communicability and propagations of puerperal fever.” In J. Watt Black, ed., *Selected Obstetrical & Gynaecological Works of Sir James Y. Simpson*, Edinburgh : A. & C. Black, 1871.

Simpson, Walter G., ed. *Anaesthesia, Hospitalism Hermaphroditism and a proposal to Stamp out Small-pox and Other Contagious Diseases by Sir J. Y. Simpson*. Edinburgh : Adam & Charles Black, 1871.

Smart, William. “On the So-Called Epidemics of Seamen, More Particularly with Reference to Fevers.” *TESL*, n. s. 2 (1882) : 68-89.

———. “On Scurvy, in Its Bearings on Explorations by Sea.” *TESL*, n. s. 3 (1883) : 14-42.

———. “On Asiatic Cholera in Our Fleets and Ships.” *TESL*, n. s. 5 (1885) : 65-103.

Smith, R. Angus. “On Disinfection and Disinfectants.” Appendix A : Reports Prepared for and Presented to the Commissioners on Specified Heads of Inquiry. *Third Report of the Commission Appointed to Inquire into the Origin and Nature of the Cattle Plague*, BPP 1866 [3656] XXII 321, Appendix A, pp. 605-636 (pp. 155-186).

Snow, John. *On the Mode of Communication of Cholera*. London : John Churchill, 1849.

———. *On the Mode of Communication of Cholera*. 2nd edition. London : John Churchill, 1855.

———. *Snow on Cholera : being a reprint of two papers*. together With a biographical memoir by B. W. Richardson and an introduction by Wade Hampton Frost, New York : Hafner, 1965. (1936年に New York : Commonwealth Fund から出版)

Storrs, Robert. “Observations on Puerperal Fever ; containing a series of evidence respecting its origin, causes, and mode of propagation.” *Provincial Medical Journal*, Dec. 2, 1843 : 163-169.

Thorne-Thorne, R. “Remarks on the Origin of Infection.” *TESL*, IV (sessions 1875-76 to 1880-81) (1882) : 234-246.

———. “On the Results of the International Sanitary Conference in Rome, 1885.” *TESL*, New series 5 (1885-6) : 135-149.

———. *The Progress of Preventive Medicine during the Victorian Era*. London, 1888.

Thwaites, John. *A Sketch of the History and Prospects of the Metropolitan Drainage Question*. Southwark, 1855.

Tyndall, John. “On Dust and Disease.” *Notices of the Proceedings at the meeting of the members of the Royal Institution of Great Britain*, vol. 6, 1870, pp. 1-14.

———. *Fragments of Science for Unscientific People : A Series of Detached Essays, Lectures, and Reviews*. London : Longman, 1871.

———. *Fragments of Science. A Series of Detached Essays, Lectures, and Reviews*. London : Longmans, 4th edition, 1872.

———. *Fragments of Science*. London : Longmans, 5th edition, 1876.

———. “Fermentation and its Bearing on the Phenomenon of Disease.” *Fortnightly Review*, 20

(119), 1876 : 547-572.
———. *Fermentation and its Bearing on the Phenomenon of Disease : A Discourse delivered in the City Hall, Glasgow, October 19th 1876 ; under the Auspices of the Glasgow Science Lectures Association*. London and Glasgow : William Collins, 1877.
———. *Fragments of Science*. London : Longmans, 6th edition, 2 vols. 1879.
———. "Note on the Deportment of Alkalized Urine." *PRSL* 25 (1876-1877) : 457-458.
———. "Preliminary Note on the Development of Organisms in Organic Infusions." *PRSL* 25 (1876-1877) : 503-506.
———. "On Heat as a Germicide When Discontinuously Applied." *PRSL* 25 (1876-1877) : 569-570.
———. "Note on Dr. Burdon Sanderson's latest Views of Ferments and Germs." *PRSL* 26 (1877) : 353-357.
———. *Essays on the Floating-Matter of the Air in Relation to Putrefaction and Infection*. London : Longmans, Green, and Co., 1881.
———. *Essays on the Floating-Matter of the Air*. Elibron Classics, Adamant Media Corperation, 2005.
Victoria Street Society. *Pasteur's Treatment for Hydrophobia. Medical Evidence*, 1896?
Virchow, Rudolf. "Value of Pathological Experiment." *The Lancet*, 1881 : 210-216.
Wason, Rigby. *The Sewage Question : A Letter to the Chairman of the Metropolitan Board of Works*. London, 1865.
Watson, James A. Scott. *The History of the Royal Agricultural Society of England 1839-1939*. London : Royal Agricultural Society, 1939.
Wells, T. Spencer. "Some Causes of Excessive Mortality after Surgical Operation," *BMJ*, 2, 1864 : 384-388.
Wilks, Samuel. "Vivisection : Its Pains and Its Uses Part III." *Nineteenth Century*, 1881 : 936-948.

2. 二次文献

anonymous
———. (F.W.A.), "Edward Emanuel Klein, 1844-1925." Obituary Notices of Fellows deceased. *PRSL*, SB vol. 98 (693)(1925) : xxv-xxix.
———. (D.P.), "David Douglas Cunningham, 1843-1914." Obituary Notices of Fellows deceased. *PRSL*, 89B (1915-17) : xv-xx.
———. (F. W. M[ott]), "Henry Charleton Bastian (1837-1915)." Obituary Notices of Fellows deceased. *PRSL*, 89B (1915-17) : xxi-xxiv.
———. "Sir William Roberts. 1830-1899." *PRSL*, LXXV (obituaries of deceased fellows) (1905) : 68-71.
Ackerknecht, Erwin H. "Anticontagionism between 1821 and 1867." *BHM* 22 (1948) : 562-593.
Adam, Alison Evelyn. *Spontaneous Generation in the 1870s : Victorian Scientific Naturalism and Its Relationship to Medicine*. PhD thesis, the Council for National Academic Awards, 1988.
Allen, Arthur. *The Fantastic Laboratory of Dr. Weigl : How Two Brave Scienctists Battled Typhus and Sabotaged the Nazis*. New York : W. W. Norton, 2014.
Amsterdamska, Olga. "Medical and Biological Constraints : Early Research on Variation in Bacter-

iology." *Social Studies of Science* 17 (1987) : 657–687.

Arcieri, G. P. *Enrico Bottini and Joseph Lister in the Method of Antisepsis : Pioneers of Antiseptic Era*. New York : Alcmaeon Editions, 1967.

Armstrong, Henry E. "First Frankland Memorial Oration of the Lancastrian Frankland Society." *Journal of the Society of Chemical Industry* (Chemistry and Industry) 53 (1934) : 459–466.

Arnold, David. *Colonizing the Body : State Medicine and Epidemic Disease in Nineteenth-Century India*. Berkeley, 1993.

———. ed. *Warm Climates and Western Medicine*. Amsterdam-Atlanta : GA, 1996.

Arnott, Stephen. *Now Wash Your Hands!*. London : Prion Books, 2001.

Ashhurst, John, ed. *Transactions of the International Medical Congress of Philadelphia, 1876*. Philadelphia, 1877.

Atlay, J. B. *Sir Henry Wentworth Acland, Bart., K. C. B., F. R. S., Regius Professor of Medicine in the University of Oxford : A Memoir*. London : Smith, Elder, 1903.

Baldry, John. "The Ottoman Quarantine Station on Kamaran Island 1882–1914." *Studies in the History of Medicine* 2 (1978) : 3–138.

Baldwin, Peter. *Contagion and the State in Europe 1830–1930*. Cambridge : Cambridge University Press, 1999.

Bankston, John. *Joseph Lister and the Story of Antisepsis*. Delaware : Mitchell Lane, 2005.

Barnes, David S. *The Great Stink of Paris and the Nineteenth-Century Struggle against Filth and Germs*. Baltimore : The Johns Hopkins University Press, 2006.

Bartrip, P. W. J. *Mirror of Medicine : A History of the British Medical Journal*. London : British Medical Journal ; Oxford : Clarendon Press, 1990.

Bassalla, George, William Coleman, and Robert H. Kargon, eds. *Victorian Science : A Self-Portrait from the Presidential Addresses of the British Association for the Advancement of Science*. New York : Anchor Books, 1970.

Bellamy, Christine. *Administering Central-Local Relations, 1871–1919 : The Local Government Board in Its Fiscal and Cultural Context*. Manchester University Press, 1988.

Berman, Morris. "The Early Years of the Royal Institution 1799–1810 : A Re-evaluation." *Science Studies* 2 (1972) : 205–240, esp. 213–214.

———. *Social Change and Scientific Organization : The Royal Institution, 1799–1844*. Ithaca : Cornell University Press, 1978.

Bishop, Fred. "The Sinking of the Princess Alice." *The Greenwich Industrial History Society* 6(1) (2003).（インターネット上でのみ公開している文書につき頁なし）

Boddice, Rob. "Vivisecting Major : A Victorian Gentleman Scientist Defends Animal Experimentation, 1876–1885." *Isis* 102 (2011) : 215–237.

Bonner, Thomas N. *Becoming a Physician : Medical Education in Britain, France, Germany, and the United States, 1750–1945*. Oxford : Oxford University Press, 1995.

Brake, Laurel and Marysa Demoor, eds. *Dictionary of Nineteenth-Century Journalism in Great Britain and Ireland*. Gent : Academia Press and London : The British Library, 2009.

Brand, Jeanne L. *Doctors and the State : The British Medical Profession and Government Action in Public Health, 1870–1912*. Baltimore : Johns Hopkins University Press, 1965.

———. "John Simon and the Local Government Board Bureaucrats, 1871–1876." *BHM* 37 (1963) :

184–194.

Brebner, J. B. "Laissez-Faire and State Intervention in Nineteenth-Century Britain." *Journal of Economic History* 8 (1948) : 59–73.

Briggs, Asa. *The Power of Steam : Illustrated History of the World's Steam Age*. Sheldrake Press, 1991 (new edition).

———. *The Age of Improvement 1783–1867*. 2nd ed. Essex : Pearson Education, 2000.

Broad, John. "Cattle Plague in Eighteenth-Century England." *Agricultural History Review* 31 (1983) : 104–115.

Brock, Thomas D. *Robert Koch : A Life in Medicine and Bacteriology*. Madison, Wis. : Science Tech Publishers, 1988. (邦訳：ブロック 1991)

———. *Robert Koch : A Life in Medicine and Bacteriology, with a new foreword*. Washington : ASM Press, 1999.

Brock, William H. *Justus von Liebig : The Chemical Gatekeeper*. Cambridge : Cambridge University Press, 1997.

Brockbank, William. *The Honorary Medical Staff of the Manchester Royal Infirmary, 1830–1948*. Manchester Univ. Press, 1965.

Brockington, C. Fraser. *Public Health in the Nineteenth Century*. Edinburgh and London : E. & S. Livingstone, 1965.

———. "Public Health at the Privy Council, 1858–71." *The Medical Officer*, March 26–May 22, 1959 ; 173–177, 185–190, 197–200, 211–215, 243–246, 259–260, 278–280, 287–290.

Bromhead, Peter. *The Great White Elephant of Maplin Sand*. London : Elek, 1973.

Brown, P. E. "Another Look at John Snow." *Anesthesia and Analgesia* 43 (1964) : 646–654.

Browne, Janet. *Charles Darwin : The Power of Place*. New York : Alfred A. Knopf, 2002.

Brundage, Anthony. *England's "Prussian Minister" : Edwin Chadwick and the Politics of Government Growth, 1832–1854*. University Park : Pennsylvania Univ. Press, 1988.

Bulloch, William. "Emanuel Klein." *J. Pathol.* 28 (1925) : 688–689.

———. *The History of Bacteriology*. Oxford : Oxford University Press, 1938 (1st Edition), reprint 1960. (邦訳：ブロック 2005)

Burdon-Sanderson, Ghetal Herschell, Lady. *Sir John Burdon-Sanderson. A Memoir* (completed and edited by his nephew and niece). Oxford : Clarendon Press, 1911.

Burkhardt, Frederick and Sydney Smith, eds., *The Calendar of the Correspondence of Charles Darwin, 1821–1882*. New York & London : Garland Publishing, 1985.

Butler, Stella V. F. "Centers and Peripheries : The Development of British Physiology, 1870–1914." *Journal of the History of Biology* 21 (1988) : 473–500.

Bynum, William F. "Darwin and the Doctors : Evolution, Diathesis, and Germs in 19th-Century Britain." *Gesnerus* 40 (1983) : 43–53.

———. *Science and the Practice of Medicine in the Nineteenth Century*. Cambridge : Cambridge Univ. Press, 1994.

———. "The Evolution of Germs and the Evolution of Disease : Some British Debates, 1870–1900." *Hist. Phil. Life Sci.* 24 (2002) : 53–68.

Bynum, W. F., and Helen Bynum. *Dictionary of Medical Biography*. Vol. 3, 799–803.

Cameron, Donald, and Ian G. Jones. "John Snow, the Broad Street Pump and Modern Epidemiology."

International Journal of Epidemiology 12 (1983) : 393-396.

Carroll, Patrick E. “Medical Police and the History of Public Health.” *Medical History* 46 (2002) : 461-494.

Carter, Codell K. “Semmelweis and His Predecessors.” *Medical History* 25 (1981) : 57-72.

———. “Ignaz Semmelweis, Carl Mayrhofer, and the Rise of Germ Theory.” *Medical History* 29 (1985) : 33-53.

——— and Barbara R. Carter, *Childbed Fever : A Scientific Biography of Ignaz Semmelweis*. London : Greenwood Press, 1994.

Cartwright, F. F. “Antiseptic Surgery.” In F. N. L. Poynter, ed., *Medicine and Science in the 1860s*, London : Wellcome Institute of the History of Medicine, 1968, pp. 77-103.

Chakrabarti, Pratik. *Bacteriology in British India*. Rochester : University Rochester Press, 2012.

———. *Medicine and Empire 1600-1960*. Basingstoke : Palgrave Macmillan, 2014.

Chambers, J. D., and G. E. Mingay. *The Agricultural Revolution, 1750-1880*. London : Batsford, 1966.

Chick, H., M. Hume and M. Macfarlane. *War on Disease : A History of the Lister Institute*. London : Andre Deutsch, 1971.

Clark, Clare. *The Great Stink*. New York & London : Harvest, 2006.

Clifton, Gloria C. *Professionalism, Patronage and Public Service in Victorian London : The Staff of the Metropolitan Board of Works 1856-1889*. London : The Athlone Press, 1992.

Cohen, Robert and Thomas Schnelle, eds. *Cognition and Fact : Materials and Ludwik Fleck*. Boston Studies in the Philosophy of Science, vol. 87, Dordrecht : Reidel, 1986.

Cohn, Pauline. “Reise nach England 1876.” In Ferdinand Cohn, *Ferdinand Cohn : Blätter der Erinnerung*. Zusammengestellt von seiner Gattin (Pauline Cohn), Breslau, 1901, pp. 192-204.

Coleman, William. “Koch’s Comma Bacillus : The First Year.” *BHM* 61 (1987) : 315-342.

Collard, Patrick. *The Development of Microbiology*. Cambridge : Cambridge Univ. Press, 1976.

Collier, Leslie. *The Lister Institute of Preventive Medicine : A Concise History*. The Lister Institute of Preventive Medicine, 2000.

Collins, E. J. T., ed. *The Agrarian History of England and Wales*. Vols. VII 1850-1914. Cambridge : Cambridge Univ. Press, 2000.

Comtois, Paul. “John Tyndall and the floating matter of the air.” *Aerobiologia* 17 (2001) : 193-202.

Cook, Edward. *Delane of the Times*. London : Constable & co., 1915.

Cooter, Roger. “Anticontagionism and History’s Medical Record.” In Peter Wright and Andrew Treacher, ed., *The Problem of Medical Knowledge*, Edinburgh, 1982, pp. 87-108.

Cope, Zachary. *The Versatile Victorian : Being the Life of Sir Henry Thompson, 1820-1904*. London : Harvey & Blythe, 1951.

Creighton, Charles. *A History of Epidemics in Britain*. 2 vols. London : Frank Cass (1st edition 1894), 1965.

Crellin, J. K. “Airborne Particles and the Germ Theory : 1860-1880.” *Annals of Science* 22 (1966) : 49-60.

———. “The Problem of Heat Resistance of Micro-organisms in the British Spontaneous Generation Controversies of 1860-1880.” *Medical History* 10 (1966) : 50-59.

———. “The Dawn of the Germ Theory : Particles, Infection and Biology.” In F. N. L. Poynter, ed.,

Medicine and Science in the 1860s, London : Wellcome Institute of the History of Medicine, 1968.

[The] Crossness Engines Trust, Crossness Sewage Treatment Works. *The Crossness Engines*. Kent, circa 2004.

Crowther, M. Anne and Marguerite W. Dupree. *Medical Lives in the Age of Surgical Revolution*. Cambridge : Cambridge University Press, 2007.

Cullen, M. J. "The Making of the Civil Registration Act of 1836." *Journal of Ecclesiastical History* 25 (1974) : 39–59.

———. *The Statistical Movement in Early Victorian Britain : The Foundations of Empirical Social Research*. New York : Barnes & Noble, 1975.

Cunningham, Andrew, and Bridie Andrews, eds. *Western Medicine as Contested Knowledge*. Manchester & New York, 1997.

Cunningham, Andrew, and Perry Williams, eds. *The Laboratory Revolution in Medicine*. Cambridge : Cambridge University Press, 1992.

Curtin, Philip D. *Death by Migration : Europe's Encounter with the Tropical World in the Nineteenth Century*. Cambridge : Cambridge University Press, 1989.

———. *Disease and Empire : The Health of European Troops in the Conquest of Africa*. Cambridge : Cambridge University Press, 1998.

Daunton, Martin. "Taxation and Representation in the Victorian City." In Robert Colls and Richard Rodger, ed., *Cities of Ideas : Civil Society and Urban Governance in Britain, 1800–2000 : Essays in Honour of David Reeder*, Hants : Ashgate, 2004, p. 33.

de Kruif, Paul. *Microbe Hunters*. 1st edition. New York : 1926.

Desmond, Adrian. *Huxley : From Devil's Disciple to Evolution's High Priest*. Penguin Books, 1998.

Digby, Anne. *Making a Medical Living Doctors and Patients in the English Market for Medicine, 1720–1911*. Cambridge : Cambridge University Press, 1994.

Dobell, Clifford. "T. R. Lewis." *Parasitol* 14 (1922) : 413–416.

Doetsch, Raymond N., ed. *Microbiology : historical contributions from 1776 to 1908 by Spallanzani, Schwann, Pasteur, Cohn, Tyndall, Koch, Lister, Schloesing, Burrill, Ehrlich, Winogradsky, Warington, Beijerinck, Smith, Orla-Jensen*. New Brunswick : Rutgers University Press, 1960.

———. "Studies on Biogenesis by William Roberts." *Medical History* 7 (1963) : 232–240.

———. "Introduction." In John Tyndall, *Essays on the Floating-Matter of the Air, in relation to Putrefaction and Infection, with a new introduction*, Johnson Reprint, 1966 (The Sources of science No. 16).

Drews, Gerhart. "Ferdinand Cohn : a Promoter of Modern Microbiology." *Nova Acta Leopoldina*, NF 80, Nr. 312 (1999) : 13–43.

Dyke, George Vaughan. *John Lawes of Rothamsted : Pioneer of Science, Farming and Industry*. Harpenden : Hoos Press, 1993.

Dunnill, M. S. *William Budd : Bristol Most Famous Physician : pioneer of preventive medicine and epidemiology*. Bristol : Radcliffe, 2006.

Elston, Mary Ann. "Women and Anti-vivisection in Victorian England, 1870–1900." In Nicolaas A. Rupke, ed., *Vivisection in historical perspective*, New York : Croom Helm, 1987, pp. 259–294.

Elwick, James, Bernard Lightman and Michael S. Reidy, eds., *The Correspondence of John Tyndall*.

London : Pickering & Chatto, 2014.

Evans, Alfred S. *Causation and Disease : A Chronological Journey*. New York : Plenum Medical Book Company, 1993.

Evans, Richard J. *Death in Hamburg : Society and Politics in the Cholera Years 1830–1910*. London : Penguin Books, 1987.

Eve, A. S. and C. H. Creasey. *Life and Work of John Tyndall*. London : Macmillan, 1945.

Eveleigh, David J. *Bogs, Baths and Basins : The Story of Domestic Sanitation*. Stroud : Sutton Publishing, 2002.

Eyler, John M. “The Conversion of Angus Smith : The Changing Role of Chemistry and Biology in Sanitary Science, 1850-1880.” *BHM* 54 (1980) : 216–234.

———. *Victorian Social Medicine : The Ideas and Methods of William Farr*. Baltimore : Johns Hopkins University Press, 1979.

———. “The changing assessments of John Snow’s and William Farr’s cholera studies.” In Alfredo Morabia, ed., *A History of Epidemiologic Methods and Concepts*, Basel : Birkhäuser Verlag, 2004, pp. 129–139.

Farley, John. *The Spontaneous Generation Controversy from Descartes to Oparin*. Baltimore : Johns Hopkins University Press, 1977.

Farnie, D. A. *East and West of Suez : The Suez Canal in History 1854–1956*. Oxford : Clarendon Press, 1969.

Fee, Elizabeth. “Public Health, Past and Present : A Shared Social Vision.” In George Rosen, *A History of Public Health*, Baltimore and London : Johns Hopkins University Press, 1993 expanded edition, pp. ix–lxvii.

Finch, Ernest. “The Centenary of the General Council of Medical Education and Registration of the United Kingdom 1858–1958 in Relation to Medical Education.” *Ann. R. Coll. Surg. Engl.*, Nov. 1958, 23(5) : 321–331.

Finer, S. E. *The Life and Times of Sir Edwin Chadwick*. London : Methuen, 1952.

Finlay, Mark R. “The Rehabilitation of an Agricultural Chemist : Justus von Liebig and the Seventh Edition.” *Ambix* 38 (1991) : 155–167.

Fisher, John R. “The Economic Effects of Cattle Disease in Britain and Its Containment, 1850–1900.” *Agricultural History* 54 (1980) : 278–294.

———. “British Physicians, Medical Science, and the Cattle Plague, 1865–66.” *BHM* 67 (1993) : 651–669.

Fisher, Richard B. *Joseph Lister 1827–1912*. London : Macdonald and Jane’s, 1977.

Fleck, Ludwik. *Genesis and Development of a Scientific Fact*. Edited by Thaddeus J. Trenn and Robert K. Merton, translated by Fred Bradley and Thaddeus J. Trenn, foreword by Thomas S. Kuhn. Chicago : University of Chicago Press, 1979, paperback edition 1981.

Foster, W. D. *A History of Medical Bacteriology and Immunology*. London : William Heinemann, 1970.

Fox, Nicholas J. “Scientific Theory Choice and Social Structure : The Case of Joseph Lister’s Antisepsis, Humoral Theory and Asepsis.” *History of Science* 26 (1988) : 367–397.

Francis, John. “John Gamgee’s Work on Cattle Plague.” *British Veterinary Journal* 119 (1963) : 315–324.

Frazer, W. M. *A History of English Public Health 1834–1939*. London : Bailliere Tindall and Cox, 1950.

Freeman, Howard E. Sol Levine, and Leo G. Reeder. *Handbook of Medical Sociology*. Englewood Cliffs : Prentice-Hall, 1972.

French, Richard D. *Antivivisection and Medical Science in Victorian Society*. Princeton University Press, 1975.

———. "Some Problems and Sources in the Foundations of Modern Physiology in Great Britain." *History of Science* 10 (1971) : 28–55.

Fruton, Joseph S. "The Liebig Research Group : A Reappraisal." *Proceedings of the American Philosophical Society* 132 (1988) : 1–66.

Fussell, G. E. "Sewage Irrigation Farms in the Nineteenth Century." *Agriculture* 64 (1957–58) : 138–141.

Gaw, Jerry L. *A Time to Heal : The Diffusion of Listerism in Victorian Britain*. (*Transactions of the American Philosophical Society*, vol. 89) Philadelphia, 1999.

Geison, Gerald L. *Michael Foster and the Cambridge School of Physiology : The Scientific Enterprise in Late Victorian Society*. Princeton : Princeton University Press, 1978.

———. "Social and Institutional Factors in the Stagnancy of English Physiology, 1840–1870." *BHM* 46 (1972) : 30–58.

Geyer, Martin H. and Johannes Paulmann, eds. *The Mechanics of Internationalism : Culture, Society, and Politics from the 1840s to the First World War*. Oxford : Oxford University Press, 2001.

Gilbert, Pamela K. *Cholera and Nation : Doctoring the Social Body in Victorian England*. Albany : State University of New York Press, 2008.

Glass, David Victor. *Numbering the People : The Eighteenth-century Population Controversy and the Development of Census and Vital Statistics in Britain*. Hants : Saxon House, 1973.

Goddard, Nicholas. "19th-Century Recycling : The Victorians and the Agricultural Utilisation of Sewage." *History Today* 31 (1981) : 32–36.

———. *Harvests of Change : The Royal Agricultural Society of England 1838–1988*. London : Quiller Press, 1988.

———. "Agricultural Literature and Societies." In G. E. Mingay, ed., *The Agrarian History of England and Wales*, Vols. VI (1750–1850), Cambridge University Press, 1989, pp. 361–383.

———. ""A mine of wealth"? The Victorians and the agricultural value of sewage." *Journal of Historical Geography* 22 (1996) : 274–290.

Godlee, Rickman John. *Lord Lister*. 3rd edition, revised. Oxford : Clarendon Press, 1924.

Goldman, Lawrence. "Statistics and the Science of Society in Early Victorian Britain ; An Intellectual Context for the General Register Office." *Social History of Medicine* 4 (1991) : 415–434.

———. *Science, Reform, and Politics in Victorian Britain : The Social Science Association 1857–1886*. Cambridge : Cambridge Univ. Press, 2002.

Goodall, E. W. *William Budd : The Bristol Physician and Epidemiologist*. Bristol : Arrowsmith, 1936.

Goodman, Neville M. *International Health Organizations and Their Work*. Edinburgh and London : Churchill Livingstone, 1952, 1971.

Gordon, Peter, ed. *The Red Earl : The Papers of the Fifth Earl Spencer 1835–1910*. Northampton :

Northamptonshire Record Society, 1981.

Gortvay, György and Imre Zoltán. *Semmelweis : His Life and Work*. Budapest : Akadémiai Kiadó, 1968.

Goubert, Jean-Pierre. *The Conquest of Water : The Advent of Health in the Industrial Age*. Translated by Andrew Wilson. Cambridge : Polity Press, 1986.

Gradmann, Christoph. *Laboratory Disease : Robert Koch's Medical Bacteriology*. Translated by Elborg Forster. Baltimore : John's Hopkins University Press, 2009.

Granshaw, Lindsay. "'Upon This Principle I Have Based a Practice' : The Development and Reception of Antisepsis in Britain, 1867–90." In John V. Pickstone, ed., *Medical Innovations in Historical Perspective*, London : Macmillan, 1992, pp. 17–46.

Gray, Ernest A. *By Candlelight : The Life of Dr. Arthur Hill Hassall, 1817–94*. London : Robert Hale, 1983.

Greenwood, Major. *Some British Pioneers of Social Medicine*. Oxford : Oxford University Press, 1948.

Gregory, Winifred, ed. *International Congresses and Conferences, 1840–1937 : A Union List of Their Publications Available in Libraries of the United States and Canada*. New York : The H. W. Wilson Company, 1938.

Guerrini, Anita. *Experimenting with Humans and Animals : from Galen to Animal Rights*. Baltimore : Johns Hopkins Univ. Press, 2003.

Hall, Sherwin A. "The Cattle Plague of 1865." *Medical History* 6 (1962) : 45–58.

———. "The Great Cattle Plague of 1865." *British Veterinary Journal* 122 (1966) : 259–264.

Hall, Vance. *A History of the Yorkshire Agricultural Society 1837–1987*. London : B. T. Batsford, 1987.

Halliday, Stephen. *The Great Stink of London : Sir Joseph Bazalgette and the Cleansing of the Victorian Metropolis*. Stroud : Sutton Publishing, 2001.

———. *Making the Metropolis : Creators of Victoria's London*. Derby : Breeden Books, 2003.

Hamilton, James. *Faraday : The Life*. London : Harper Collins Publisher, 2002.

Hamlin, Christopher. "Sewage : Waste or Resource?" *Environment* 22 (1980) : 16–20, 38–42.

———. "Providence and Putrefaction : Victorian Sanitarians and the Natural Theology of Health and Disease." *Victorian Studies* 28 (1985) : 381–411.

———. "Politics and germ theories in Victorian Britain : the Metropolitan Water Commissions of 1867–9 and 1892–3." In Roy MacLeod, ed., *Government and Expertise*, Cambridge : Cambridge University Press, 1988, pp. 110–127.

———. "State Medicine in Britain." In Dorothy Porter, ed., *The History of Public Health and the Modern State*. Amsterdam : Rodopi, 1994.

———. *A Science of Impurity : Water Analysis in Nineteenth Century Britain*. Berkeley and Los Angeles : University of California Press, 1990.

———. "Public Health Then and Now : Could You Starve to Death in England in 1839? The Chadwick-Farr Controversy and the Loss of the "Social" in Public Health." *American Journal of Public Health* 85 (1995) : 856–866.

———. *Public Health and Social Justice in the Age of Chadwick : Britain, 1800–1854*. Cambridge : Cambridge University Press, 1998.

———. "Revolution in public health : 1848, and 1998?," *BMJ* 317 (1998) : 587–591.

———. *Cholera : The Biography*. Oxford : Oxford University Press, 2009.

Hamlin, Christopher, and Kathleen Gallagher-Kamper. "Malthus and the Doctors : Poilitical Economy, Medicine, and the State in England, Ireland, and Scotland, 1800–1840." In Brian Dolan, *Malthus, Medicine, & Morality : 'Malthusianism' after 1798*, Amsterdam and Atlanta : Rodopi, 2000, pp. 115–140.

Hardy, Anne. "Cholera, Quarantine and the English Preventive System." *Med. Hist.* 37 (1993) : 250–269.

Harrison, Mark. *Public Health in British India : Anglo-Indian Preventive Medicine 1859–1914*. Cambridge : Cambridge University Press, 1994.

———. "A Question of Locality : The Identity of Cholera in British India, 1860–1890." In David Arnold, ed., *Warm Climates and Western Medicine*, Amsterdam-Atlanta : GA, 1996, p. 147.

———. *Contagion : How Commerce Has Spread Disease*. New Haven : Yale University Press, 2012.

Harrison, Robert T. *Gladstone's Imperialism in Egypt : Techniques of Domination*. Westport : Greenwood Press, 1995.

Hart-Davis, Adam. *What the Victorians Did for Us*. London : Headline Book Publishing, 2001.

Headrick, Daniel R. *The Tools of Empire : Technology and European Imperialism in the Nineteenth Century*. Oxford : Oxford University Press, 1981.（邦訳：ヘッドリク 1989）

———. *The Tentacles of Progress : Technology Transfer in the Age of Imperialism, 1850–1940*. New York & Oxford : Oxford University Press, 1988.（邦訳：ヘッドリク 2005）

Hempel, Sandra. *The Medical Detective*. London : Granta Books, 2006.

Hennock, E. P. "Vaccination Policy Against Smallpox, 1835–1914 : A Comparison of England with Prussia and Imperial Germany." *Social History of Medicine* 11 (1998) : 49–71.

Heseltine, Michael. *The Early History of the General Council (1858–1886)*. London, 1949.

Heymann, Bruno. *Robert Koch*. I Teil 1843–1882. Leipzig : Akademische Verlags-gesellschaft, 1932.

Higgs, Edward. *Life, Death and Statistics : Civil registration, censuses and the work of the General Register Office, 1836–1952*. Hatfield : Local Population Studies, 2004.

Hodgkinson, Ruth G. *The Origins of the National Health Service : The Medical Services of the New Poor Law, 1834–1871*. London : Wellcome Historical Medical Library, 1967.

Homes, Oliver Wendell. "The Contagiousness of Puerperal Fever." In Charles W. Elliot, ed., *Scientific Papers : Physiology, Medicine, Surgery, and Geology*. New York : Collier & Son Co., 1938.

Howard-Jones, Norman. "Cholera anomalies : The Unhistory of Medicine as Exemplified by Cholera." *Perspectives in Biology and Medicine* 15 (1972) : 422–433.

———. *The Scientific Background of the International Sanitary Conferences 1851–1938*. Geneva : World Health Organization, 1975.

Howarth, O. J. R. *The British Association for the Advancement of Science : A Retrospect, 1831–1931*. 2nd edtion. London, 1931.

Huber, Valeska. "The Unification of the Globe by Disease? The International Sanitary Conferences on Cholera, 1861–1894." *The Historical Journal* 49 (2006) : 453–476.

Huxley, Leonard. *Life and Letters of Thomas Henry Huxley*. 2 vols. London : Macmillan and Co., 1900.

Isaacs, Jeremy D. "D. D. Cunningham and the Aetiology of Cholera in British India, 1869-1897." *Med. Hist.* 42 (1998) : 279-305.

Kargon, Robert H. *Science in Victorian Manchester*. Baltimore : Johns Hopkins University Press, 1977.

Karslake, Frank. *Rabies and Hydrophobia : Their Cause and their Prevention*. London : W. & G. Foyle, 1919.

Kearns, Gerry. *The Cholera Test in Nineteenth Century Britain, Liverpool papers in Human Geography Working Paper No. 20*. Liverpool : 1986.

King, Lester. "Dr. Koch's Postulates." *J. Hist. Med.* 7 (1952) : 350-361.

Knaplund, Paul, ed. *Annual Report of the American Historical Association for the Year 1942*. (Letters from the Berlin Embassy). Vol. 2. Washington, D. C : U. S. Government Printing Office, 1944.

Knight, David. "Agriculture and Chemistry in Britain around 1800." *Annals of Science* 33 (1976) : 187-196.

———. ed. *The Development of Chemistry 1789-1914*. Vol. VI. London : Routledge : Thoemmes Press, 1998.

Koyama, Noboru. "Ernest Abraham Hart (1835-1898)." In Hugh Cortazzi, comp. and ed., *Britain & Japan : Biographical Portratits*, vol. VIII, Leiden : Global Oriental, 2013, pp. 257-265.

Krohn, Wolfgang, and Wolf Schäfer. "The Origins and Structure of Agricultural Chemistry." In Gerard Lemaine et al., ed., *Perspectives on the Emergence of Scientific Disciplines*, Chicago : Aldine, 1976.

——— and ——. "Agricultural Chemistry : The Origin and Structure of a Finalized Science." In Wolf Schäfer, ed., Peter Burgess, trans., *Finalization in Science : The Social Orientation of Scientific Progress*, Dordrecht : D. Reidel (Boston studies in the philosophy of science, v. 77), 1983.

Kumar, Deepak. *Science and the Raj 1857-1905*. Delhi, 1997.

———. *Science and the Raj 1857-1905*. 2nd edition. Oxford : Oxford University Press, 2006.

Lagerkvist, Ulf. *Pioneers of Microbiology and the Nobel Prize*. Singapore : World Scientific, 2003.

Lambert, Royston J. "Central and Local Relations in Mid-Victorian England : The Local Government Act Office, 1858-71." *Victorian Studies* 6 (1962) : 121-150.

———. *Sir John Simon 1816-1904 and English Social Administration*. London : Macgibbon & Kee, 1963.

———. "A Victorian National Health Service : State Vaccination 1855-71." *The Historic Journal* 5 (1) (1962) : 1-18.

Landes, Ralph R. and Steven Hall. "A Letter from Louis Pasteur to Marc Armand Ruffer." *Journal of the History of Medicine* 39 (1984) : 356-362.

Lawrence, Christopher. *Medicine in the Making of Modern Britain 1700-1920*. London and New York : Routledge, 1994.

Lawrence, Christopher, and Richard Dixey. "Practising on Principle : Joseph Lister and the Germ Theories of Disease." In Christopher Lawrence, ed., *Medical Theory, Surgical Practice : Studies*

in the History of Surgery*, London : Routledge, 1992, pp. 153–215.

Lechevalier, Hubert A., and Morris Solotorovsky. *Three Centuries of Microbiology*. New York : McGraw-Hill, 1965.

Leigh, G. J. *The World's Greatest Fix : A History of Nitrogen and Agriculture*. Oxford University Press, 2004.

Le Roy Ladurie, Emmanuel. *The Mind and Method of the Historian*. Trans. by Siân and Ben Reynolds. Sussex : Harvester Press, 1981.

Lester, Joe, and Peter J. Bowler. *E. Ray Lankester and the Making of Modern British Biology*. Oxford : British Society for the History of Science, 1995.

Lewes, Fred. "William Farr and Cholera." *Population Trends* 31 (1983) : 8–12.

Lewis, R. A. *Edwin Chadwick and the Public Health Movement 1832–1854*. London : Longmans, Green, 1952.

Lightman, Bernard, ed. *The Dictionary of Nineteenth-Century British Scientists*. Bristol : Thoemmes Press, 2004.

———. "Huxley and the Devonshire Commission." In Gowan Dawson and Bernard Lightman, eds, *Victorian Scientific Naturalism : Community, Identity, Continuity*. Chicago : University of Chicago Press, 2014, pp. 101–130.

Loudon, Irvine. *Death in Childbirth : An International Study of Maternal Care and Maternal Mortality 1800–1950*. Oxford : Clarendon Press, 1992.

Luckin, Bill. "Evaluating the Sanitary Revolution : Typhus and Typhoid in London, 1851–1900." In Robert Woods and John Woodward, ed., *Urban Disease and Mortality in Nineteenth-Century England*, London : Batsford Academic and Education, 1984, pp. 102–119.

———. *Pollution and Control : A social history of the Thames in the nineteenth century*. Bristol and Boston : Adam Hilger, 1986.

Luckin, W. "The Final Catastrophe : Cholera in London, 1866." *Medical History* 21 (1977) : 32–42.

MacLeod, R. M. "Law, Medicine and Public Opinion : The Resistance to Compulsory Health Legislation 1870–1907." *Public Law* 6 (1967) : 107–128, 189–211.

———. *Government and Expertise*. Cambridge : Cambridge University Press, 1988.

———. *Public Science and Public Policy in Victorian England*. Aldershot : Variorum, 1996.

———. "The Anatomy of State Medicine : Concept and Application." In F. N. L. Poynter, ed., *Medicine and Science in the 1860s*, London : Wellcome Institute of the History of Medicine, 1968, pp. 199–227.

———. "The Frustration of State Medicine 1880–1899." *Medical History* 11 (1967) : 15–40.

———. *Treasury Control and Social Administration : A Study of Establishment Growth at the Local Government Board 1871–1905*. London : G. Bell & Sons, 1968.

MacNalty, Arthur Salusbury. *Sir William Job Collins : Surgeon and Statesman*. London : Chadwick Trustees, 1949.

———. *A Biography of Sir Benjamin Ward Richardson*. London : Harvey and Blythe, 1950.

———. *The History of State Medicine in England being the Fitzpatrick Lectures of the Royal College of Physicians of London for the Years 1946 and 1947*. The Royal Institute of Public Health and Hygiene, 1948.

———. "Sir John Burdon Sanderson." *Proceedings of the Royal Society of Medicine* 47 (1954), pp. 754–758.

Mathew, W. M. "Peru and the British Guano Market, 1840–1870." *Economic History Review* 23 (1970) : 112–128.

Mathews, Wendy. *My Ward*. London : Walpole House, 2011.

Mayhew, Henry. *London Labour and the London Poor : The classical study of the culture of poverty and the criminal classes in the 19th-century, with a new introduction by John D. Rosenberg*. New York : Dover, 1968.

Mayhew, Henry, and Others. *The London Underworld in the Victorian Period : Authentic First-Person Accounts by Beggars, Thieves and Prostitutes*. New York : Dover, 2005.

Mazumdar, Pauline M. H. *Species and Specificity*. Cambridge : Cambridge University Press, 1995.

McCrae, Maurice. *Simpson : The Turbulent Life of a Medical Pioneer*. Edinburgh : Birlinn, 2011.

McDonald, J. C. "The History of Quarantine in Britain during the 19th Century." *BHM* 25 (1951) : 22–44.

McInnes, E. M. *St Thomas' Hospital*. (London : G. Allen & Unwin, 1963) 2nd enlarged edition by John M. T. Ford, London : Special Trustees for St Thomas' Hospital, 1990.

Meadows, A. J. *Science and Controversy : A Biography of Sir Norman Lockyer*. London : Macmillan, 1972.

Mendelsohn, John Andrew. *Cultures of Bacteriology : Formation and Transformation of a Science in France and Germany, 1870–1914*. Ph. D. Thesis, Princeton University, 1996.

Minchinton, W. E. "Agricultural Returns and the Government during the Napoleonic Wars." *The Agricultural History Review* 1 (1953) : 29–43.

Ministry of Agriculture, Fisheries and Food. *Animal Health : A Centenary 1865–1965, A Century of Endeavour to Control Diseases of Animals*. London : Her Majesty's Stationery Office, 1965.

Mochmann, Hanspeter, and Werner Kohler. "The Clarification of the Etiology of Asiatic Cholera by the German Cholera Commission under the Direction of Robert Koch to the year 1883–1884." *Indian J. Pub. Health* 27 (1983) : 6–20.

Monypenny, William F. and George E. Buckle. *The Life of Benjamin Disraeli, Earl of Beaconsfield*. vol. 2. 1860–1881, London : Murray, 1929.

Mooney, Graham. ""A Tissue of the most Flagrant Anomalies" : Smallpox Vaccination and the Centralization of Sanitary Administration in Nineteenth-Century London." *Medical History* 41 (1997) : 261–290.

Morman, Edward T. "George Rosen, Public Health, and History." In George Rosen, *A History of Public Health*, Baltimore and London : Johns Hopkins University Press, 1993 expanded edition, pp. lxix–lxxxviii.

Morrell, Jack B. "The Chemist Breeders : The Research Schools of Liebig and Thomas Thomson." *Ambix* 19 (1972) : 1–46.

Morrell, Jack B. and Arnold Thackray, eds. *Gentlemen of Science : Early Correspondence of the British Association for the Advancement of Science*. London : Offices of the Royal Historical Society, UCL, 1984.

Münch, Ragnhild. *Robert Koch und sein Nachlaß in Berlin*. Berlin : Walter de Gruyter, 2003.

Munday, Pat. *Strum und Drang : Justus von Liebig and the Chemistry of Agriculture*. PhD Thesis,

Cornell University, 1990.

———. "Liebig's Metamorphosis : From Organic Chemistry to the Chemistry of Agriculture." *Ambix* 38 (1991) : 135–154.

Nesbit, John Collis. "On Peruvian Guano : Its History, Composition, Fertilising Qualities, and Mode of Application to the Soil." In *On Agricultural Chemistry and the Nature and Properties of Peruvian Guano*, by John Collis Nesbit. 1856.

Netzer, Hans-Joachim. *Albert von Sachsen-Coburg und Gotha*. München : Verlag C. H. Beck, 1988.

Newman, Charles. "The Meaning of Lord Lister's Work." *British Journal of Surgery* 54(1967) : 425–427.

Nicholls, David. *The Lost Prime Ministry : A Life of Sir Charles Dilke*. London : Hambledon Press, 1995.

Novak, Steven J. "Professionalism and Bureaucracy : English Doctors and the Victorian Public Health Administration." *Journal of Social History* 6 (1872–73) : 440–462.

Nuland, Sherwin B. *The Doctors' Plague*. New York : W. W. Norton & Co., 2004.

Obenchain, Theodore G. *The Victorian Vivisection Debate : Frances Power Cobbe, Experimental Science and the* "Claims of Brutes." Jefferson : McFarland & Co., 2012.

O'Connor, W. J. *Founders of British Physiology : A Biographical Dictionary, 1820–1885*. Manchester, 1988.

Ogawa, Mariko. "Uneasy Bedfellows : Science and Politics in the Refutation of Koch's Bacterial Theory of Cholera." *BHM* 74 (2000) : 671–707.

———. *Robert Koch's 74 days in Japan* (*Kleine Reihe*). Heft 27. Mori-Ogai-Gedenkstätte der Humboldt-Universität zu Berlin, 2003.

———. "Die Cholera und der Suez-Kanal. Die britische Debatte über Robert Kochs Theorie des Cholerabazillus." In Sarasin, P. et al., eds., *Bakteriologie und Moderne*, Frankfurt am Main : Suhrkamp, 2007, ss. 285–326. (German)

———. "Liebig and the Royal Agricultural Society Meeting at Bristol, 1842." *Ambix* 55(2)(2008) : 136–152.

Orwin, C. S., and E. H. Whetham. *History of British Agriculture 1846–1914*. Newton Abbot : David and Charles, 1971.

Owen, David. *The Government of Victorian London 1855–1889 : The Metropolitan Board of Works, the Vestries, and the City Corporation*. Cambridge : Harvard University Press, 1982.

Ozer, Mark N. "The British vivisection controversy." *BHM* 40 (1966) : 158–167.

Paget, Stephen, ed. *Memoirs and Letters of Sir James Paget*. New Edition. London : Longmans, Green, and Co, 1902.

———. *Sir Victor Horsley : A Study of His Life and Work*. London : Constable, 1919.

Parks, Peggy J. *Joseph Lister : Father of Antisepsis*. Detroit : Thomson Gale, 2005.

Parsons, Gail Pat. "The British Medical Profession and Contagion Theory : Puerperal Fever as a Case Study, 1830–1860." *Medical History* 22 (1978) : 138–150.

Pattison, Iain. *The British Veterinary Profession 1791–1948*. London : J. A. Allen, 1983.

Pelling, Margaret. *Cholera, Fever and English Medicine 1825–1865*. Oxford : Oxford University Press, 1978.

Peterson, M. Jeanne. *The Medical Profession in Mid-Victorian London*. Berkeley : University of

California Press, 1978.

Pickstone, John. “Science in Nineteenth-Century England : Plural Configurations and Singular Politics.” In Martin Daunton, ed., *The Organization of Knowledge in Victorian Britain*, Oxford : Oxford Univ. Press, 2005.

Plarr, Victor. *Plarr’s Lives of the Fellows of the Royal College of Surgeons of England*. revised by D’Arcy Power. London : Simpkin Marshall, 1930.

Porter, Dale H. *The Thames Embankment*. Akron : The University of Akron Press, 1998.

Porter, Dorothy and Roy Porter. “The Politics of Prevention : Anti-Vaccinationism and Public Health in Nineteenth-Century England.” *Medical History* 32 (1988) : 231–252.

Porter, Ian A. *Alexander Gordon, M. D. of Aberdeen 1752–1799*. Aberdeen : Oliver and Body, 1958.

Poynter, F. N. L. “The Century of the General Medical Council.” *BMJ* 22 (1958) : 1246–1248.

Richards, Stewart. “Drawing the Life-Blood of Physiology : Vivisection and the Physiologists’ Dilemma, 1870–1900.” *Annals of Science* 43 (1986) : 27–56.

———. “Vicarious Suffering, Necessary Pain : Physiological Method in Late Nineteenth-century Britain.” In Nicolaas A. Rupke, ed., *Vivisection in Historical Perspective*, New York : Croom Helm, 1987.

———. “Anaesthetics, ethics and aesthetics : Vivisection in the late nineteenth-century British laboratory.” In Andrew Cunningham and Perry Williams, ed., *The Laboratory Revolution in Medicine*, Cambridge : Cambridge University Press, 1992, pp. 142–169.

Richardson, Ruth. *Vintage Papers from the Lancet*. Elsevier, 2006.

———. “Inflammation, Suppuration, Putrefaction, Fermentation : Joseph Lister’s Microbiology.” *Notes & Records of the Royal Society* 67 (2013) : 211–229.

Ritchie, J. R. and G. S. Williamson. “Sir Marc Armand Ruffer.” *Journal of Pathology and Bacteriology* 22 (1918–19) : 401–402.

Rivers, Thomas M. “Viruses and Koch’s Postulates.” *J. Bacteriol.* 33 (1937) : 1–12.

Roberts, Shirley. *Sir James Paget : The Rise of Clinical Surgery*. London & New York : Royal Society of Medicine Services Limited, 1989.

Rogers, Leonard. “A Tragedy : How Surgeon-Major N. C. Macnamara Was Deprived of Priority in the Discovery of the Causative Organism of Cholera.” *Trans. R. Soc. Trop. Med. Hyg.* 43 (1950) : 398–399.

Rolt, L. T. C. *George and Robert Stephenson : The Railway Revolution*. Penguin Books, 1960.

Romano, Terrie M. “The Cattle Plague of 1865 and the Reception of The Germ Theory in Mid-Victorian Britain.” *JHM* 52 (1997) : 51–80.

———. *Making Medicine Scientific : John Burdon Sanderson and the Culture of Victorian Science*. Baltimore : Johns Hopkins University Press, 2002.

Rose, Hilary. “Gendered reflexions on the laboratory in medicine.” In Andrew Cunningham and Perry Williams, ed., *The Laboratory Revolution in Medicine*, Cambridge : Cambridge University Press, 1992, pp. 324–342.

Rosen, George. “Jacob Henle and William Farr.” *BHM* 9 (1941) : 585–589.

———. *A History of Public Health*. Baltimore and London : Johns Hopkins University Press, 1958, 1993 expanded edition.

———. “The Fate of the Concept of Medical Police 1780–1890.” *Centaurus* 5 (1957) : 97–113.

Rupke, Nicolaas A., ed. *Vivisection in Historical Perspective*. New York : Croom Helm, 1987.

———. "Pro-vivisection in England in the Early 1880s : Argumenta and Mortives." In Rupke, ed., *Vivisection*, pp. 188–208.

———. *Richard Owen : Victorian Naturalist*. New Haven : Yale University Press, 1994.

Russell, Colin A. *Edward Frankland : Chemistry, Controversy and Conspiracy in Victorian England*. Cambridge : Cambridge University Press, 1996.

Russell, E. John. *A History of Agricultural Science in Great Britain, 1620–1954*. London : Allen and Unwin, 1966.

Sakula, Alex. "Baroness Burdett-Coutts' Garden Party : The International Medical Congress, London, 1881." *Medical History* 26 (1982) : 183–190.

Sandison, A. T. "Sir Marc Armand Ruffer (1859–1917) Pioneer of Palaeopathology." *Medical History* 11 (1967) : 150–156.

Sandys, Celia. *From Winston with Love and Kisses : The Young Churchill*. London : Sinclair-Stevenson, 1994.

Santer, Melvin. "Joseph Lister : first use of a bacterium as a 'model organisum' to illustrate the cause of infectious disease of human." *Notes & Records of the Royal Society* 64 (2010) : 59–65.

Selwyn, S. "Sir James Simpson and Hospital Cross-Infection." *Medical History* 9 (1965) : 241–248.

Sheail, John. "Town Wastes, Agricultural Sustainability and Victorian Sewage." *Urban History* 23 (1996) : 189–210.

Shepherd, John A. *Spencer Wells : The Life and Work of a Victorian Surgeon*. Edinburgh : Livingstone, 1965.

———. *Simpson and Syme of Edinburgh*. Edinburgh : Livingstone, 1969.

Sheppard, Francis. *London 1808–1870 : The Infernal Wen*. London : Secker & Warburg, 1971.

Shorter, Alfred H. *Studies on the Hisoty of Papermaking in Britain*. Aldershot : Variorum, 1993.

Simpson, Myrtle. *Simpson the Obstetrician*. London : Gollancz, 1972.

Smiles, Samuel. *The Life of George Stephenson and of His Son Robert Stephenson*. New York 1868, "Introduction".

Smith, Theobald. "Koch's Views on the Stability of Species among Bacteria." *Annals of Medical History* 4 new series (1932) : 524–530.

Snowden, Frank M. *Naples in the Time of Cholera 1884–1911*. Cambridge : Cambridge University Press, 1995.

Sourkes, Theodore L. "John Simon, Robert Lowe, and the Origin of State-Supported Biomedical Research in Nineteenth-Century England." *Journal of the History of Medicine and Allied Sciences* 48 (1993) : 436–453.

Spinage, C. A. *Cattle Plague : A History*. New York, Boston, Dordrecht, London, Moscow : Kluwer Academic/Plenum Publishers, 2003.

Stevenson, Lloyd G. "Science Down the Drain : On the Hostility of Creation Sanitarians to Animal Experimentation, Bacteriology and Immunology." *BHM* 29 (1955) : 1–26.

Strick, James E. *Sparks of Life : Darwinism and the Victorian Debates over Spontaneous Generation*. Harvard University Press, 2000.

———. "Introduction." In James Strick, ed., *Early Articles, Reviews and Short Works*, Bristol : Thoemmes Press, 2001, pp. xi–xxiv.

———. ed. And intro., *Evolution and the Spontaneous Generation Debate*. 6 vols. Bristol : Thoemmes Press, 2001.

Swain, Valentine A. J. “A Biography of Lady Agnes Lister.” *The Transactions of the Hunterian Society* 49 (1990-1991) : 7-11.

Szreter, Simon. “The GRO and the Public Health Movement in Britain, 1837-1914.” *Social History of Medicine* 4 (1991) : 435-463.

Taylor, Arthur J. *Laissez-Faire and State Intervention in Nineteenth-century Britain*. London and Basingstoke : Macmillan Press, 1972, reprinted 1974, 1977, 1978.

Thomas, Gavin. “Microbes in the Air : John Tyndall and the Spontaneous Generation Debate.” *Microbiology Today*, Nov. 2005 : 164-167.

Thompson, F. M. L. “The Second Agricultural Revolution, 1815-1880.” *Economic History Review* 2 (1968) : 62-77.

———. “Agricultural Chemical and Fertiliser Industry.” In E. J. T. Collins, ed., *The Agrarian History of England and Wales*, Vols. VII 1850-1914, Cambridge Univ. Press, 2000, pp. 1019-1044.

Thompson, Ruth D’Arcy. *The Remarkable Gamgees : A Story of Achievement*. Edinburgh : Ramsay Head Press, 1974.

Thorpe, Edward. *A Dictionary of Applied Chemistry*. Vol. 7. London : Longman, Green and Co, 1927.

Thorwald, Jürgen. *Das Jahrhundert der Chirurgen. Nach den Papieren meines Groβvaters, des Chirurgen H. St. Hartmann*. München, 1995.

Thurston, Gavin. *The Great Thames Disaster*. London : Allen & Unwin, 1965.

Tigertt, W. D. “Anthrax. William Smith Greenfield, M. D., F. R. C. P., Professor Superintendent, the Brown Animal Sanatory Institution (1878-81) : Concerning the priority due to him for the production of the first vaccine against anthrax.” *Journal of Hygiene* 85(3)(1980) : 415-420.

Tilley, Helen. *Africa as a Living Laboratory : Empire, Development, and the Problem of Scientific Knowledge*, 1870-1950. Chicago : Univ. of Chicago Press, 2011.

Trench, Richard and Ellis Hillman. *London under London : A subterranean guide*. London : John Murray, new edition, 1993.

Truax, Rhoda. *Joseph Lister : Father of Modern Surgery*. New York : Bobbs-Merrill, 1944.

Tucker, Jennifer. “Photography as Witness, Detective, and Impostor : Visual Representation in Victorian Science.” In Bernard Lightman, ed., *Victorian Science in Context*, Chicago : The University of Chicago Press, 1997, pp. 378-408.

Turner, James. *Reckoning with the Beast : Animals, Pain, and Humanity in the Victorian Mind*. Baltimore and London : The Johns Hopkins Univ. Press, 1980. (邦訳：ターナー 1994).

Vandenbroucke, J. P. “Changing images of John Snow in the history of epidemiology.” In Alfredo Morabia, ed., *A History of Epidemiologic Methods and Concepts*, Basel : Birkhäuser Verlag, 2004, pp. 141-148.

Vandenbroucke, Jan P., H. M. Eelkman Rooda, and H. Beukers. “Who Made John Snow a Hero?” *American Journal of Epidemiology* 133 (1991) : 967-973.

Vandervliet, Glenn. *Microbiology and the Spontaneous Generation Debate during the 1870’s*. Lawrence : 1971.

Vernon, Keith. “Pus, Sewage, Beer and Milk : Microbiology in Britain, 1870-1940.” *History of*

Science 28 (1990) : 289–325.

Vinten-Johansen, Peter, Howard Brady, Nigel Paneth, Stephen Rachman, and Michael Rip. *Cholera, Chloroform, and the Science of Medicine*. Oxford Univ. Press, 2003.

Wainwright, Milton. "Extreme Pleomorphism and the Bacterial Life Cycle : A Forgotten Controversy." *Perspectives in Biology and Medicine* 40 (1997) : 407–414.

Walker, Kenneth. *Joseph Lister*. London : Hutchinson, 1956.

Wall, Rosemary. *Bacteria in Britain, 1889–1939*. London : Pickering & Chatto, 2013.

Waller, John. *The Discovery of the Germ : Twenty-Five Years That Transformed the Way We Think About Disease*. New York : Columbia University Press, 2002.

Wangensteen, Owen H. "Nineteenth Century Wound Management of the Parturient Uterus and Compound Fracture : The Semmelweis-Lister Priority." *Bulletin of the New York Academy of Medicine* 46 (1970) : 565–596.

Wangensteen, Owen H. and Sarah D. Wangensteen. "Lister, His Books, and Evolvement of His Antiseptic Wound Practices." *BHM* 48 (1974) : 100–128.

Ward, Edward R. *Henry Moule of Fordington 1801–1880, Radical Parson & Inventor*. [private edition] 1983.

Warren, Michael D. *A Chronology of State Medicine, Public Health, Welfare and Related Services in Britain 1066–1999*. London : Royal College of Physicians of the United Kingdom, 2000.

Watson, James A. Scott, and May Elliot Hobbs. *Great Farmers*. London : Farber and Farber Limited, 1951.

Watts, Sheldon. *Epidemics and History*. New Haven & London, 1997, paperback 1999.

Weed, Lyle A. "John Tyndall and His Contribution to the Theory of Spontaneous Generation." *Annals of Medical History* 4 (1942) : 55–62.

Weindling, Paul. "Scientific elites and laboratory organization in fin de siècle Paris and Berline : The Pasteur Institute and Robert Koch's Institute for Infectious Diseases compared." In Andrew Cunningham and Perry Williams, ed., *The Laboratory Revolution in Medicine*, Cambridge : Cambridge University Press, 1992, pp. 170–188.

Weintraub, Stanley. *Uncrowned King : The Life of Prince Albert*. New York : Free Press, 1997.

Westacott, Evalyn. *A Century of Vivisection and Anti-vivisection ; A Study of Their Effect upon Science, Medicine and Human Life during the Past Hundred Years*. Ashingdon : C. W. Daniel, 1949.

Wilkinson, Lise. *Animal & Disease : An Introduction to the History of Comparative Medicine*. Cambridge : Cambridge Univ. Press, 1992.

Williams, L. Pearce. *Album of Science*. Vol. The Nineteenth Century. New York : Charles Scribner's Sons, 1978.

Williamson, Lori. *Power and Protest : Frances Power Cobbe and Victorian Society*. London : Rivers Oram Press, 2005.

Wilson, Arnold T. *The Suez Canal : Its Past, Present, and Future*. Oxford University Press, 1939.

Wilson, Graham. "The Brown Animal Sanatory Institution." *Journal of Hygiene* 82 (1979) : 155–176 ; 337–352 ; 501–521.

———. "The Brown Animal Sanatory Institution." *Journal of Hygiene* 83 (1979) : 171–197.

Winslow, Charles-Edward Amory. *The Conquest of Epidemic Disease : A Chapter in the History of*

Ideas. Princeton : Princeton Univ. Press, 1943.

Winter, James. *Robert Lowe*. Toronto : University Toronto Press, 1976, Chapter 9.

Wiseman, E. J. "John Tyndall : His contributions to the defeat of the theory of the spontaneous generation of life." *The School Science Review* 46 (159)(1965) : 362-367.

Wohl, Anthony S. *Endangered Lives : Public Health in Victorian Britain*. Cambridge : Massachusetts : Harvard University Press, 1983.

Woodhead, German Sims. *Bacteria and Their Products*. London and Newcastle-on-tyne : Walter Scott Publishing Co., 1891.

Worboys, Michael. "The Emergence of Tropical Medicine : A Study in the Establishment of a Scientific Specialty." In G. Lemaine et al., ed., *Perspectives on the Emergence of Scientific Disciplines*. The Hague : Mouton, 1976, pp. 76-98.

Worboys, Michael. "Germ Theories of Disease and British Veterinary Medicine, 1860-1890." *Medical History* 31 (1991) : 308-327.

———. "From Miasmas to Germs : Malaria 1850-1879." *Parassitologia* 36 (1994) : 61-68.

———. *Spreading Germs : Disease Theories and Medical Practice in Britain, 1865-1900*. Cambridge : Cambridge University Press, 2000.

Wrench, G. T. *Lord Lister : His Life and Work*. London : T. Fisher Unwin, 1913.

Wright, Maurice. *Treasury Control of the Civil Service 1854-1874*. Oxford : Clarendon Press, 1969.

———. "Treasury Control 1854-1914." In Gillian Sutherland, ed., *Studies in the Growth of Nineteenth-century Government*. London : Routledge, 2012, c1972, pp. 195-226.

Young, G. M. and W. D. Handcock, eds. *English Historical Documents 1833-1874*. London : Eyre & Spottiswoode, 1956.

[Young, Henry.] *A Record of the Scientific Work of John Tyndall*. Printed for private circulation at the Chiswick Press, London, 1935.

Youngson, A. J. *The Scientific Revolution in Victorian Medicine*. New York : Holmes & Meier, 1979.

Zuck, David. "Simpson as a Teacher : A Student's Notebook." *British Journal Anaesthesia* 48 (1976) : 1103-1111.

V. 邦文文献

アイク，E.『ビスマルク伝』訳 / 新妻篤．第 7 巻．ぺりかん社，1999.

赤木須留喜「1848 年の公衆衛生法の成立」『東京都立大学法学会雑誌』3，第 1：415-463，[1963].

———「1848 年の公衆衛生法の成立（続）」『東京都立大学法学会雑誌』4，第 1：67-111，[1963].

———「イギリスにおける近代的公務員制度の研究」『東京都立大学法学会雑誌』18（1・2)：193-287，[1978].

足立忠夫『英国公務員制度の研究』弘文堂書房，1968（新装版).

アッカークネヒト，E. H.『ウィルヒョウの生涯——19 世紀の巨人：医師・政治家・人類学者』訳 / 舘野之男，村上陽一郎，河本英夫，溝口元．サイエンス社，1984.

飯田洋介『ビスマルクと大英帝国』勁草書房，2010.

石原あえか『科学する詩人　ゲーテ』慶應義塾大学出版会，2010.

———『ドクトルたちの奮闘記――ゲーテが導く日独医学交流』慶應義塾大学出版会，2012.
石弘之「病気の東西交流」第 7 巻，著 / 『『人口・疫病・災害』講座文明と環境』，編 / 速水融，町田洋，154-165 頁．朝倉書店，1995.
———『感染症の世界史――人類と病気の果てしない戦い』洋泉社，2014.
井村裕夫『人はなぜ病気になるのか』岩波書店，2000.
イーワルド，W. P.『病原体進化論――人間はコントロールできるか』訳 / 池本孝哉，高井憲治．新曜社，2002.
ウェイトマン，G.『図説テムズ河物語』訳 / 植松靖夫．東洋書林，1996.
江上生子『「生命の起原」とロシア・ソ連』れんが書房新社，1999.
オーヴァートン，M.「1540-1850 年のイングランドに農業革命？」編 / ディグビー A，ファインスティーン C.『社会史と経済史』訳 / 松村高夫，長谷川淳一，高井哲彦，上田美枝子，2-18 頁．北海道大学出版会，2007.
大沢真理「「自由主義」的社会福祉の理念に関する基礎研究――十九世紀初葉イギリスにおける救貧法改革の場合」著 / 『十九世紀の諸改革』，編 / 岡田与好，13-85 頁．木鐸社，1979.
大森弘喜「フランスにおける肺癆流行と公衆衛生　その(2)」『経済研究』（成城大学経済学部）187 : 75-117，2010.
岡田章宏『近代イギリス地方自治制度の形成』桜井書店，2005.
岡田与好「自由放任主義と社会改革――「十九世紀行政改革」論争に寄せて」『社會科學研究』27(4)：1-37，1976.
岡野昌弘「Paracolobactrum coliforme に於ける Neisser-Massini 現象への知見補遺」『長崎医学会雑誌』27(4)：411-415，1952.
岡本隆司『中国「反日」の源流』講談社選書メチエ，2011.
小川眞里子『Carl Wilhelm von Nägeli の植物雑種および微生物研究について』修士論文，東京大学，1974.
———「ネーゲリと遺伝学」『科学史研究』14：154-163，1975.
———「進化思想から遺伝学へ」著 / 『生命思想の系譜』，編 / 村上陽一郎，143-167 頁．朝倉書店，1980.
———「ローベルト・コッホの来日をめぐって」『生物学史研究』45：7-17，1985.
———「19 世紀の遺伝学（1）――ネーゲリを中心に」著 / 『遺伝学の歩みと現代生物学』，編 / 中村禎里，20-40 頁．培風館，1986.
———「病気のアイデンティティ」『論集』［三重大学人文学部哲学思想学系　教育学部哲学倫理学教室　以下三重大学人文・教育とする］8：66-88，1997.
———「伝染病のアイデンティティ」著 / 『同一性の探究』，編 / 伊東祐之，96-111 頁．三重学術出版会，1998.
———「ローマ国際衛生会議顚末」『論集』［三重大学人文・教育］9：49-65，1999.
———「コレラとスエズ運河」『思想』岩波書店　五月号：66-93，2001.
———『甦るダーウィン』岩波書店，2003.
———『コレラと衛生問題――伝染病をめぐる政治学』平成 14-15 年度科研費補助金基盤研究(C)(2)研究成果報告書，2004.
———「19 世紀半ばロンドンの屎尿リサイクル」『論集』［三重大学人文・教育］11：61-

77, 2004.
———「土地資源の有限性とリサイクル」『論集』［三重大学人文・教育］12：37-56, 2006.
———「有限性の克服——19 世紀における循環型社会への 1 つの試み」著 /『有限と無限』, 編 / 遠山敦, 13-25 頁. 三重学術出版会, 2006.
———「創られた絵画——リービッヒとイングランド王立農学協会」『化学史研究』34(3)：137-152, 2007.
———『微生物は進化論の枠組みの中でいかに捉えられたか』平成 16-18 年度科研費補助金基盤研究(C)(一般)研究成果報告書, 2007.
———「Carl von Nägeli の微生物学研究について」平成 16-18 年度科学研究費補助金　研究成果報告書『微生物は進化論の枠組みの中でいかに捉えられたか』課題番号 16500630, 7-22 頁.
———「コッホはただしかったのか？——進化論と微生物学」『論集』［三重大学人文・教育］13：40-55, 2008.
———「科学史から見た産む性」『学術の動向』4 月号：10-15, 2008.
———「イギリスにおけるリービッヒ『農学と生理学に応用した有機化学』の受容」『化学史研究』35(4)：189-209, 2008.
———「リービッヒとイギリスの農業政策——屎尿の利用と衛生施策」『化学史研究』36(4)：181-202, 2009.
———「ロンドン国際医学大会の意義について」『人文論叢』［三重大学人文学部文化学科研究紀要］27：97-108, 2010.
———「イギリス 19 世紀半ば病原菌理論への助走」『論集』［三重大学人文・教育］14：26-47, 2010.
———「生体解剖実験反対運動に抗する生理学研究者」『生物学史研究』86：1-25, 2012.
———「産褥熱の病因論」『論集』［三重大学人文・教育］15：27-48, 2012.
———『19 世紀イギリスの衛生学の展開と病原菌』博士論文, 東京大学, 2012.
———「リスターの微生物研究」『論集』［三重大学人文・教育］16：39-55, 2014.
隠岐さや香『科学アカデミーと「有用な科学」——フォントネルの夢からコンドルセのユートピアへ』名古屋大学出版会, 2011.
科学者人名事典編集委員会編『科学者人名事典』丸善, 1997.
柿本昭人『健康と病のエピステーメー——十九世紀コレラ流行と近代社会システム』ミネルヴァ書房, 1991.
学術法政研究會編『警察医学大系』学術法政研究會, 1930（非売品).
加藤茂孝「人類と感染症との闘い　第 4 回　狂犬病」『モダンメディア』61(3)：63-71, 2015.
神川信彦『グラッドストン』吉田書店, 2011.
ギーソン, G. L.『パストゥール——実験ノートと未公開の研究』訳 / 長野敬, 太田英彦. 青土社, 2000.
北垣徹「ダーウィンを消した女」著 /『変異するダーウィニズム』, 編 / 阪上孝. 京都大学学術出版会, 2003.
木谷勤『帝国主義と世界の一体化』山川出版社, 1997.
君塚直隆「グラッドストンとスエズ運河」『史苑』［立教大学史学会］52, 1：46-67, [1991].

———『ヴィクトリア女王』中公新書，2007.
工藤雄一「公害法（一八六三年アルカリ工場規制法）の成立」『社会経済史学』40：576-606，1975.
クック，E.『ナイティンゲール——その生涯と思想　III』訳 / 中村妙子，友枝久美子．時空出版，1994.
クラウト，H.『ロンドン歴史地図』訳 / 中村英勝（監訳），青木道彦，石井摩耶子，小川洋子，生井沢幸子，山本由美子．東京書籍，1997.
黒崎周一「ヴィクトリア朝中期における医師の専門化と衛生医務官」『駿台史学』137：25-48，2009.
———「19 世紀イギリスの医師制度改革における医師の社会的権威と国家介入」『社会経済史学』75(5)：517-539，2010.
ゲスト，H.『微生物の世界』訳 / 高桑進．培風館，1991.
コープ，Z.『ナイティンゲールと医師たち』訳 / 小池明子，田村真．日本看護協会出版会，1979.
後藤稠「ヨハン ペーター フランク——生い立ち（1745）からゲッチンゲン大学赴任（1784）まで」『生命保険文化研究所　所報』41：63-84，1977.
小林章夫『ロンドン・シティ物語』東洋経済新報社，2000.
小山騰『ロンドン日本人村を作った男——謎の興行師タナカー・ブヒクロサン　1839-94』藤原書店，2015.
近藤和彦『イギリス史 10 講』岩波新書，2013.
斎藤健次郎『物語　下水道の歴史』水道産業新聞社，1998.
坂井秀夫「ディズレーリの帝国主義とその史的背景」『国際法外交雑誌』58：465-519，1959.
———『近代イギリス政治外交史 I』創文社，1974.
坂本優一郎「一八世紀ロンドン・シティとイギリス政府公債」『西洋史学』200：252-275，2000.
佐藤恵子『ヘッケルと進化の夢』工作舎，2015.
佐藤純一「医学と医療の 20 世紀」『20 世紀の生命科学と生命観　報告書』.（平成 7-9 年度総合研究大学院大学共同研究「生命科学と生命観——20 世紀における発展と変遷」）59-68，2000.
ザッカーマン，ラリー『じゃがいもが世界を救った——ポテトの文化史』訳 / 関口篤．青土社，2003.
澤田庸三「ビクトリア時代初期の都市問題——E. チャドウィックと首都下水道委員会」『都市問題研究』29，第 11：92-107，［1977］.
———「一八三四年の救貧法改革と一八四八年の公衆衛生改革——エドウィン・チャドウィックを通して」『法と政治』30(3,4)：401-462，1979.
———「公衆衛生改革（一八五四——一八七五年）の特質」『法と政治』31：177-228，［1980］.
———「サー・エドウィン・チャドウィックと「統治機構再編構想」——伝統的権威秩序に抗して」『法と政治』44：27-74，［1993］.
———「19 世紀中・後期のイギリスの公衆衛生改革における J・サイモンの業績に関する序論的考察」『法と政治』46：655-697，［1995］.

―――「一九世紀イギリスの中央・地方関係の成立に関する一視点について」『法と政治』40：637-672，1989.
重森臣広「エドウィン・チャドウィックと困窮および衛生問題――政策分析における知識戦略の転換を中心に」『政策科学』14，第3：43-58，［2007］.
島尾永康『ファラデー』岩波書店，2000.
シゲリスト，H. E.『文明と病気』上，訳/松藤元，岩波書店，1973.
シーマン，C. B. L.『ヴィクトリア時代のロンドン』訳/社本時子，三ツ星堅三．創元社，1987.
ジョンソン，S.『感染地図――歴史を変えた未知の病原体』訳/矢野真千子．河出書房新社，2007.
シンガー，C. & E. A. アンダーウッド『医学の歴史』訳/酒井シズ・深瀬泰旦　第2巻「メディカルサイエンスの時代①」朝倉書店，1986.
スモール，ヒュー『ナイチンゲール　神話と真実』訳/田中京子，みすず書房，2003.
ダイヤモンド，J.『銃・病原菌・鉄』訳/倉骨彰．上下巻．草思社，2000.
高橋英一『肥料の来た道　帰る道』研成社，1991.
武居良明「イギリス産業革命期における公衆衛生問題」『社会経済学史』40(4)：311-334，［1974］.
―――「公衆衛生問題を通じてみた十九世紀イギリスの行政改革」『社会経済史学』42(3)：235-255，［1976］.
―――『イギリスの地域と社会』御茶ノ水書房，1984.
武市泰彦「19世紀中期ロンドンにおける都市政策の転換」『西洋史学報』［広島大学西洋史学研究会］19：59-77，［1992］.
ターナー，ジェイムズ『動物への配慮――ヴィクトリア時代精神における動物・痛み・人間性』訳/斎藤九一，法政大学出版局，1994.
田中祐理子『科学と表象――「病原菌」の歴史』名古屋大学出版会，2013.
ダルモン，P.『人と細菌――17-20世紀』訳/寺田光徳，田川光照．藤原書店，2005.
チポラ，C.『ペストと都市国家』訳/日野秀逸．平凡社，1988.
チャドウィック，E.『大英帝国における労働人口集団の衛生状態に関する報告書』訳/橋本正己．日本公衆衛生協会，1990.
辻隆夫「イギリス行政哲学の起源（三）」『早稲田社会科学研究』31：53-73，1985.
デズモンド，エイドリアン&ジェイムズ・ムーア『ダーウィンII』訳/渡辺政隆．工作舎，1999.
ド・クライフ，P.『微生物の狩人』訳/秋元寿恵夫．岩波文庫，1980.
戸田山和久『「科学的思考」のレッスン』NHK出版新書，2011.
友松憲彦「ナイチンゲールの伝染病論と社会改革――チャドウィック公衆衛生改革との関係をめぐって」『駒沢大学　経済学論集』39，第1：1-34，［2007］.
トールヴァルト，J.『近代医学のあけぼの――外科医の世紀』訳/小川道雄．へるす出版，2007.
トレヴェリアン，G. M.『イギリス社会史　2』訳/松浦高嶺・今井宏，みすず書房，2000.
長島伸一『大英帝国――最盛期イギリスの社会史』講談社現代新書，1989.
長与専斎著，山崎佐校訂・解説『松香私志』編/日本医史学會，1958.
中西啓『新版　ニッポン医家列伝――日本近代医学のあけぼの』P & C，1992.

長野敬『生命の起源論争』講談社，1994.
———監訳『パストゥール』朝日出版社，1981.
並松信久「18 世紀末のイギリス農学と Board of Agriculture」『京都産業大学国土利用開発研究所紀要』16：26–47，［1995］.
ニコルソン，H.『外交』．1968 年初版，1983 年第 14 刷．訳 / 斉藤真，深谷満雄．東京大学出版会，1968，1983.
新妻昭夫『進化論の時代――ウォーレス = ダーウィン往復書簡』みすず書房，2010.
西田茂樹「わが国近代の死亡率低下に対して医療技術が果たした役割について」『日本公衆衛生雑誌』33，9：529–533，10：605–616，1986.
ネシー，M. R.，C. G. ウィリアムズ『病気はなぜ，あるのか――進化医学による新しい理解』訳 / 長谷川眞理子，長谷川寿一，青木千里．新曜社，2001.
パストゥール「いわゆる乳酸発酵についての報告」訳 / 横張誠，長野敬監訳『パストゥール』朝日出版社，科学の名著 10，65–76 頁，1981.
バーティキング，H.『英国上下水道物語』訳 / 齋藤博康．日本水道新聞社，1995.
パドニー，J.『スエズ――レセップスの運河』訳 / 弓削喜治．フジ出版社，1987.
ハリス，H.『物質から生命へ――自然発生説論争』訳 / 長野敬，太田英彦．青土社，2003.
ハワード-ジョーンズ，N.『予防医学のあけぼの――国際衛生会議（1851–1938）の科学的背景』訳 / 室橋豊穂．日本公衆衛生協会，1984.
橋本一『薬はなぜ効かなくなるか――病原菌は進化する』中公新書，2000.
服部正治「穀物法論争と『飢餓の 40 年代』」著 /『帝国社会の諸相』，編 / 松村昌家，長島伸一，川本静子，村岡健次，59–81 頁．研究社出版，1996.
ハンセン，ウィリー＆ジャン・フレネ『細菌と人類』訳 / 渡辺格，中央公論新社，2004.
ビショップ，W. J.『外科の歴史』訳 / 川満富裕．時空出版，2005.
平沢政広「資源・素材再生の条件――し尿リサイクル文化史試論」『金属』72：180–193，280–286，377–383，485–490，607–613，715–721，［2002］.
フォースター，E. M.『アレクサンドリア』訳 / 中野康司，ちくま学芸文庫，2010.
藤田愼一「技術革新と環境汚染」著 /『環境危機と現代文明』，編 / 石弘之，沼田眞，40–56 頁．朝倉書店，1996.
ブラックウェル，A.『自然界における両性』訳 / 小川眞里子，飯島亜衣．法政大学出版局，2010.
ブランデイジ，A.『エドウィン・チャドウィック――福祉国家の開拓者』訳 / 廣重準四郎，藤井透．ナカニシヤ出版，2002.
フリーマン，H. E.『医療社会学』第 2 版，監訳 / 日野原重明，橋本正己，杉政孝．医歯薬出版，1975.
ブロック，T. D.『ローベルト・コッホ――医学の原野を切り拓いた忍耐と信念の人』訳 / 長木大三，添川正夫．シュプリンガー・フェアラーク東京，1991.
ブロック，W.『細菌学の歴史』訳 / 天児和暢．医学書院，2005.
福澤義晴『科学の発見はいかになされたか』郁朋社，2005.
福永智全「19 世紀ロンドンの自治とロンドン市」『西洋史学報』［広島大学西洋史学研究会］13：20–41，［1987］.
古川潤『NHK　地球白書』家の光協会，2001.
ヘッドリク，R. D.『帝国の手先――ヨーロッパ膨張と技術』訳 / 原田勝正，多田博一，老川

慶喜．日本経済新聞社，1989.
———『進歩の触手——帝国主義時代の技術移転』訳 / 原田勝正，多田博一，老川慶喜，濱文章．日本経済新聞社，2005.
ペトロスキー，ヘンリー『橋はなぜ落ちたのか——設計の失敗学』訳 / 中島秀人．朝日選書，2001.
ベルセ，イヴ＝マリ『鍋とランセット——民間信仰と予防医学』監訳 / 松平誠，小井高志．新評論，1988.
ヘンペル，S.『医学探偵ジョン・スノウ——コレラとブロード・ストリートの井戸の謎』訳 / 杉森裕樹，大神英一，山口勝正．日本評論社，2009.
マキューン，T.「感染症が低下した原因」著 /『病気の起源』，訳 / 酒井シズ，田中靖夫．76-85 頁．朝倉書店，1992.
マシュー，コリン編『オックスフォード　ブリテン諸島の歴史 9』，日本語版監修 / 鶴島博和，監訳 / 君塚直隆．慶應義塾大学出版会，2009.
松村昌家編『『パンチ』素描集——19 世紀のロンドン』岩波文庫，1994.
松村赳・富田虎男編集『英米史辞典』研究社，2000 年.
マルサス，T. R.『人口論』訳 / 永井義雄．中公文庫，2009.
ミッチェル，ブライアン編著『ヨーロッパ歴史統計 1750-1993』訳 / 中村宏，中村牧子，東洋書林，2001.
ミュンヒ，R.「講演：ローベルト・コッホ　初期の微生物学をめぐる国際協力」『生物学史研究』67［2001］：47-65.
見市雅俊「衛生経済のロマンス——チャドウィックと衛生改革の新しい解釈」著 /『1848——国家装置と民衆』，編 / 阪上孝．ミネルヴァ書房，1985.
———，高木勇夫，柿本昭人，南直人，川越修『青い恐怖　白い街——コレラ流行と近代ヨーロッパ』平凡社，1990.
———『コレラの世界史』晶文社，1994.
光永雅明「ヴィクトリア時代中期における反君主制の衰退——チャールズ・ディルクとフレデリック・ハリスンの議論を中心に」『神戸市外国語大学　研究年報』43：27-65,［2006］.
南和嘉男『医師ゼンメルワイスの悲劇——今日の医療改革への提言』講談社，1988.
村岡健次「病気の社会史」著 /『路地裏の大英帝国』，編 / 角山栄，川北稔，89-114 頁．平凡社，1982.
———『ヴィクトリア時代の政治と社会』ミネルヴァ書房，1980.
———「都市と水の社会史」『経済評論』，10 月号［1983］：40-51.
メイフュー，H.『ヴィクトリア時代　ロンドン路地裏の生活誌』編 / キャニング，J., 訳 / 植松靖夫．上下巻．原書房，1992.
メチニコフ，E.『近代医学の建設者』4．訳 / 宮村定男．岩波文庫，1973.
矢倉英隆「パリから見えるこの世界」第 9 回『医学のあゆみ』243(2)：203-206，2012.
山内一也『史上最大の伝染病　牛疫——根絶までの 4000 年』岩波書店，2009.
山岡望『化学史談 VIII　リービッヒ＝ウェーラー往復書簡』2．内田老鶴圃新社，1969.
ユゴー，ヴィクトル『レ・ミゼラブル 三』訳 / 辻昶，ヴィクトル・ユゴー文学館　第 4 巻．潮出版社，2000.
横山三四郎『ロスチャイルド家』講談社現代新書，1995.

横山輝雄「自然発生説の歴史」著 / 『生命思想の系譜（知の革命史 4)』，編 / 村上陽一郎．朝倉書店，1980.
吉川昌之介『細菌の逆襲――ヒトと細菌の生存競争』中公新書，1995.
リトヴォ，ハリエット『階級としての動物――ヴィクトリア時代の英国人と動物たち』訳 / 三好みゆき．国文社，2001.
リービッヒ「諸力の関係と当量」マイヤー，リービヒ，ファラデー『エネルギー理論の成立』訳編 / 埼川範行，創元科学叢書，119-134，1951.
リービヒ，J.『化学通信（一)』訳 / 柏木肇．岩波文庫，1952.
―――『農学と生理学に応用した有機化学』訳 / 横田徳郎．私家版，1996.
―――『化学の農業および生理学への応用』訳 / 吉田武彦．北海道大学出版会，2007.
ローゼン，ジョージ『公衆衛生の歴史』訳 / 小栗史朗．第一出版株式会社，1974.
ロビンズ，ルイーズ・E.『パスツール――無限に小さい生命の秘境へ』訳 / 西田美緒子．大月書店，2010.
ロルト，L. T. C.『ヴィクトリア・エンジニアリング――土木と機械の時代』訳 / 高島平吾．鹿島出版会，1989.
脇村孝平「植民地統治と公衆衛生」『思想』，879：34-35，［1997］.

注

序　章

（1） John Pickstone, “Science in Nineteenth-Century England : Plural Configurations and Singular Politics,” in Martin Daunton, ed., *The Organization of Knowledge in Victorian Britain* (Oxford : Oxford Univ. Press, 2005), p. 29. 2014 年の彼の突然の訃報は医学史関係者を驚き悲しませた.

（2） ハムリンのチャドウィック時代に関する著作と水に関する著作については関係個所で紹介する．メンデルゾーンの博士論文 *Cultures of Bacteriology* は 1870 年から第一次世界大戦までのフランスとドイツを中心に扱っている．微生物学の歴史が主として実験的手法の歴史として扱われて来ていることに対し，微生物学の知的歴史に主眼を置く．彼の博論の力点は 1885 年以降にあり，81 年のロンドン国際医学大会にフランスやドイツから重要人物が多数参加していても彼の関心に入らないし，本書第 III 部で扱うエジプトやインドでの独仏のコレラ調査も，彼の関心からは遠いようである.

（3） W. F. Bynum, *Science and the Practice of Medicine in the Nineteenth Century* (Cambridge : Cambridge Univ. Press, 1994), p. 179. バイナムのこの著作は，表紙にリスター開発の石炭酸噴霧を行いながら進行する手術の様子をとらえた絵が掲げられ，従来の著作に比べるとイギリスの状況に紙幅が割かれており，パストゥールとコッホの存在はかなり相対化されている．この著作は研究書というより，優れたテキストである．アメリカの扱いは軽い．また類似療法，自然療法，整骨療法，水治療など代替医療に関する記載はほとんどなく，正統派の近代医学史書である．イギリスに関係する部分で二次資料で済ませられているテーマがいくつかあるのは残念である.

（4） M. Worboys, *Spreading Germs : Disease Theories and Medical Practice in Britain, 1865–1900* (Cambridge : Cambridge Univ. Press, 2000)．ウォーボーイズは病原菌に主眼を置いて，人の感染症だけでなく動物の感染症も扱っており獣医学に 1 章を割いている.

（5） Charles-Edward Amory Winslow, *The Conquest of Epidemic Disease : A Chapter in the History of Ideas* (Princeton : Princeton Univ. Press, 1943), pp. 334–335.

（6） Ludwik Fleck, *Genesis and Development of a Scientific Fact*, ed. by Thaddeus J. Trenn and Robert K. Merton, trans. by Fred Bradley and Thaddeus J. Trenn, foreword by Thomas S. Kuhn (Chicago : Univ. of Chicago Press, 1979, paperback edition 1981)．邦訳が存在せず，訳語には苦労したが，『医学のあゆみ』の連載で矢倉英隆「パリから見えるこの世界」の第 9 回でフレックのことを扱っており，筆者も参照したので，ここに紹介する．「Denkstil（thought style）：ある集団で共有される考え方，Denkkolleltiv：考えを交換し，知的交流をする人間の集団．科学知は 1 人の個人から生まれるものではなく，Denkstil を同じくする Denkkollektiv によって作られる.」『医学のあゆみ』243(2) : 203–206, 2012. thought collective は集団的思考といった訳ではなく，コミュニティーを強調する簡潔な訳語とするのに，思想集団とした．筆者がフレックの本の存在に気づくことができたのは，コッホの伝記の定番となっていた 1988 年のトマス・ブロックの著作の新装版（1999）に付けられたジェイムズ・ストリックによる序文からであ

る（注 16 参照）．しかし，ストリックはフレックの思想内容に関わることなく，単にコッホ批判の論者として言及したのみである．なお，フレックの伝記的記述については，*Genesis and Development* の巻末を参照のこと．

（7）列伝体で書かれて広く読まれている『微生物の狩人』（原著 Paul de Kruif, *Microbe Hunters*, 1926）は，時代を経たことで今日では誤記とされることも含まれている．岩波文庫以外にも翻訳が出版されている．著作の目次が人名や病名で立てられると，イギリスの扱いはどうしても軽くなる．人名ではパストゥールとコッホに集中して通例イギリス人は登場せず，病名でイギリスに関係するのは，ナガナ病（ツェツェバエが媒介）を追跡したブルースやマラリアでのロスとマンソンなどであるが，彼らが活躍するのは 1890 年代以降のイギリス国外である．1865–80 年代のイギリスの研究者は登場しない．その他に H. A. Lechevalier and M. Solotorovsky, *Three Centuries of Microbiology*, New York : McGraw-Hill, 1965. 第 1 章は 16 世紀イタリアのフラカストロから 19 世紀のパストゥールまでの 3 世紀を概観している．列伝体ではないが，パストゥールとコッホについてはそれぞれ人物名で章立てし，第 2 章でパストゥール，第 3 章でコッホを扱い，イギリスの微生物学はほとんど扱われない．列伝体の形式とは違って病名による章立ての著作としては German Sims Woodhead, *Bacteria and Their Products*, London and Newcastle-on-tyne : Walter Scott Publishing, 1891 である．19 世紀の研究書であるが，軸足は病原菌で主な章立てはコレラ，腸チフス，結核，ハンセン病，鼻疽，炭疽，破傷風，ジフテリア，狂犬病などで，コレラについては 2 章を当てコッホのエジプトやインドへの調査にも触れているが，特段目新しい知見はない．両方の折衷型としては，Winslow, *Ibid.* 微生物学のほか衛生学的観点も加味し，フランスとドイツ以外にもよく目配りされている．第 12 章「衛生学の偉大な幕開け The Great Sanitary Awakening」を設けてチャドウィックやシモンの活躍を論じ，イギリスの状況についてかなり詳しく論じている．興味深いのは第 13 章「疫学の 3 人の先駆者 Three Pioneer Epidemiologists」で，コンタギオン理論によってミアスマ説が克服されていく過程でパストゥール以前の功績者として，デンマークの生理学者・病理学者ピーター・パナム，イギリスのジョン・スノーおよびウィリアム・バッドを詳しく取り上げていることである．さらにこれに続いてパストゥールを取り上げ，第 15 章を「ペテンコーフェル――最後の抵抗」としているのは，一般的な微生物学史には見られない構成で，反病原菌説の言い分にも耳を傾けつつ病原菌説への移行を丁寧に辿ろうとする姿勢を窺うことができる．ペテンコーフェルとイギリスの医学者との関係は類書に比べよく描かれている．

（8）Arthur Allen, *The Fantastic Laboratory of Dr. Weigl : How Two Brave Scienctists Battled Typhus and Sabotaged the Nazis* (New York : W. W. Norton, 2014), pp. 58–59. 著者アレンがフレックを代弁している．これ自体きわめて興味深い著作である．発疹チフスの研究で知られるルドルフ・ヴァイグルのもとで，フレックはシラミによって媒介される発疹チフスのワクチン開発に携わる．副題にある 2 人の科学者というのはヴァイグルとフレックで，2 人は映画『シンドラーのリスト』のシンドラーさながらの活動もしたようだ．フレックはアウシュヴィッツを生き延び，研究者として生き，晩年はイスラエルに移住した．著者のアレンはかなりフレックの著作に精通していて，英雄史観批判を次のようにもフレックの考えとして紹介している．「(科学的進歩はスーパーマンのおかげではなく，思想集団のなせる業だ．これがそうであるに違いないのは，

科学者は見るように訓練された事柄だけを見るからだ.）一個人の内にあって，実際に思考するのは，個人ではなく，彼の社会コミュニティーである．その人の精神はこの常に存在する社会環境の影響の下にある」.（丸カッコ内は，アレンの言葉で言い換えられている可能性あり）こうした言葉を読むと，本書第3章で論じる産褥熱の理解の困難さもわかる.

（9）　わが国ではほとんど論じられることのない著作であるが，その本をケンブリッジ大学の図書館で初めて手にしたときには，貸出を示す夥しい日付の記録と，表紙と本体とを繋ぐ寒冷紗がぐさぐさに見える程に傷んだ様子から，それほどまでに読まれている科学哲学の書物として大いに興味をそそられた．筆者が手にしたのは英訳で，“What is a fact” に始まるプロローグが印象的である．ドイツ語原著は早くも1835年に出版されたにも拘らず，フレックの著作は44年もの長い間等閑視され，再評価と共に英訳が出版されたのは1979年のことであった．フレックのこの英訳本は，サディウス・トレンとロバート・マートンが編集を担当し，トマス・クーンが序文を寄せている．クーンはフレックの本と無縁であったとは言わないが，当時まだドイツ語版しか存在せず，物理学を専門とする彼には馴染みのない生物学の多くの記述には歯が立たなかったという．ドイツ語圏ではフレックのコロキウムなども開催されて，再評価が高まっている．なお，フレックの『科学的事実の生成と発展』以外の著作については，ロバート・コーエンとトマス・シュネルの編纂になる『認識と事実』の第II部に収められている．Robert Cohen & Thomas Schnelle, eds., *Cognition and Fact : Materials and Ludwik Fleck*, Boston Studies in the Philosophy of Science, vol. 87, Dordrecht : Reidel, 1986. 編者によるまえがきは訳語の問題も含め，フレック理解に有益である．巻末にはフレックの詳細な文献目録が付されているが，その膨大な量に圧倒される.

（10）　リヴィウは，ポーランド国境に近いウクライナの町である．フレックは1896年にリヴィウ（当時はポーランド）に生まれ，リヴィウ大学で学位を得て，1920年から23年まで，発疹チフスの研究で知られるヴァイグルの助手を務めた．機会を得てウィーンで研究することもあったが，1928年から35年の間は，リヴィウの社会疾病基金の細菌学実験室のトップとして血清学や免疫学の研究を行い，35年に反ユダヤ政策によって公職を追放され，私的実験室で仕事を続けたが，39年リヴィウがソ連の占領下に置かれると，市立微生物実験所の所長になり，医学校での講義なども行った．1941年リヴィウがドイツの占領となると，ユダヤ人強制居住区に始まった厳しい発疹チフスの流行に対処するように命じられた．彼のこの間の成果は第二次大戦後まで世に出ることはなかった．その後アウシュヴィッツに送られたが，辛うじて生き延び，戦後ポーランドのルブリンに創立されたマリー・キュリー・スクウォドフスカ大学の細菌学准教授に迎えられた．研究で数々の受賞もし，1955年ポーランド科学アカデミーの会員にも選ばれ，パリのパストゥール研究所やアメリカのテキサス大学に招かれたりもした．しかし1957年フレックは長年の夢であったイスラエルへの移住を果たし，61年に亡くなりイスラエルのネス・ジヨナに埋葬されている．フレックが生まれ，長年研究を行ったリヴィウという都市名は，2002年の航空ショーの大惨事で記憶しておられる方もあろう．『科学的事実の生成と発展』の原著は1934年には完成していたが，ユダヤ人にドイツでの出版は認められず，翌年スイスで出版され，当時ポーランド，ドイツ，フランス，イタリア，スイスで広く議論されたという.

（11）　フレックは3つの衝撃を挙げ，1は全ての感染症は微生物によって引き起こされる

が，健康な人にもそれがあるという，いわゆる保菌者という認識ははるかに後になって明らかにされた衝撃．2 がコッホのこと．3 として濾過性病原菌によって，感染の古典的理論に衝撃がもたらされたこととしている．Fleck, *Genesis and Development*, p. 30.

（12）Fleck, *Genesis and Development*, p. 93. ナイセル＝マッシーニ現象について参照できる文献としては，岡野昌弘「Paracolobactrum coliforme に於ける Neisser-Massini 現象への知見補遺」『長崎医学会雑誌』27(4)：411–415, 1952 を挙げておく．

（13）Fleck, *Genesis and Development*, p. 94.

（14）Fleck, *Genesis and Development*, p. 47.

（15）コレラの原因に関しては，ミュンヘンのペテンコーフェル，ベルリンのコッホという対立軸が話題にされることが多い．英国からミュンヘンに留学する人脈と，1880 年以降ベルリンに留学する人脈は異なり，前者はインドで衛生業務に当たる陸軍関係者に多く，後者はコッホの指導を求めて留学した．日本からの留学生はミュンヘン大学に学んだのちにベルリン大学に学んだ緒方正規，森鷗外，一貫してベルリンのコッホの下で学んだ北里柴三郎らが知られる．微生物種の変異性に関しては，ミュンヘンのネーゲリとブフナーに対し，ベルリンのコッホと彼が私淑するコーンのグループが対照的な理論形成をすることになる．

（16）課題に取組む過程で，科学史を専門にする研究者として些細なことであるが拘ったことは，同じ書名のまま版が更新されてきた著作の扱いである．一般には無頓着に初版の年が引き継がれているが，この時代の出版物の内容は版ごとに大きく変化している場合があり注意を要する．たしかにダーウィンの『種の起源』は 1859 年の出版で通ってしまうが，実は最終の第六版は 72 年の出版で頁数にして 100 頁ほど増加している．本書でとくに問題にしたのはリービヒの著作『農学と生理学に応用した有機化学』や『やさしい化学通信』など，およびティンダルの著作「塵埃と病気について」や『科学の断章』である．また名著とされる著作の復刻版や再版の場合に新しく「イントロダクション」が付け加えられることがあり，それが著作の評価の重要なレヴューを成す場合もあるので，そうしたことにも読者の注意を向けたいと考えた．ティンダルの『空気中の浮遊物に関する論考』やトーマス・ブロックによるコッホの伝記『ローベルト・コッホ』の新版などである．特に後者はアメリカで限定的な出版なのでよく知られていないが，ブロックがあまり気づいていないコッホの限界について，ジェイムズ・ストリック（*Sparks of Life* の著者）が新たに付けた序文で丁寧に論じている．

（17）日本では public health は一般に公衆衛生と訳されるが，health の意味するところは，清潔に重点がある衛生より広いと考えられるし，幾人かの研究者も衛生と保健を区別して使用しておられることに倣い，公衆保健という言葉も使用する．ただし衛生の原義が「生を衛る」ということからすれば，衛生と保健に大きな区別はないことになろう．第 1 章注 3 も参照．

（18）国家医学誕生の歴史的経緯については，Roy M. MacLeod, “The Anatomy of State Medicine : Concept and Application,” in F. N. L. Poynter, ed., *Medicine and Science in the 1860s* (London : Wellcome Institute of the History of Medicine, 1968), pp. 199–227 ; Patrick E. Carroll, “Medical Police and the History of Public Health,” *Medical History* 46 : 461–494, 2002. 医学警察はドイツのヨハン・ペーター・フランク（1745–1821）の生涯を賭け

た大著『完全なる医学警察制度』（全 6 巻）に由来するものである．フランクの大著については英語の圧縮版がある．Johann Peter Frank, *A system of complete medical police : selections from Johann Peter Frank*, trans. by E. Vilim（Johns Hopkins University Press, 1976）．フランクについては，後藤 稠《しげる》「ヨハン ペーター フランク――生い立ち（1745）からゲッチンゲン大学赴任（1784）まで」『生命保険文化研究所　所報』41 : 63-84, 1977. 後藤は同じドイツ語の熟語を警察医学にしたり医学警察にしたりしている．医学史家ジョージ・ローゼン担当の第 2 章「社会医学の進展」を翻訳した日野原重明は，もっぱら「医療警察」という訳語を当てている．H. E. フリーマン『医療社会学』日野原重明・橋本正己・杉政孝監訳，第 2 版，医歯薬出版，1975 年．原著は Howard E. Freeman, Sol Levine, and Leo G. Reeder, *Handbook of Medical Sociology*（Englewood Cliffs : Prentice-Hall, 1972）．ジョージ・ローゼン『公衆衛生の歴史』（小栗史朗訳，第一出版株式会社，1974 年）では「医事警察」という訳語を当てている．なお法医学の解説書として，学術法政研究會編『警察医学大系』学術法政研究會，1930 年（非売品）があることから，警察医学は警察で用いる医学の意味になる．医学警察について詳しくは後述．

(19)　MacLeod, "The Anatomy of State Medicine," p. 201. 今日の感覚からすると国家が国民の健康に関心をもつことは当然と考えられるが，岡本隆司『中国「反日」の源流』（講談社選書メチエ，2011 年）では，「生きるも死ぬも人民の勝手にまかせていた」という孫文の評言を紹介して，中国の清朝は人民の安寧に関心が薄かったという理解が示されている（35 頁）．

(20)　歴史研究の基本的な文献として知られる *English Historical Documents* でチャドウィック研究の偏りを見てみよう．これは 6 世紀あたりから第一次世界大戦までのイギリスの重要書簡や演説，王立委員会報告，特別委員会報告など様々な文書を収集した全 12 巻（13 冊）から成るもので，概要を知るにはきわめて便利である．この第 12 巻(1)は，1833 年から 74 年までを扱ったもので，その Part X が public health となっている．各パートの最初にはしっかりした序論が付されている．public health に関する 11 頁にわたる序論はほとんどが 1833 年から 54 年までを描くこと，すなわちチャドウィックの活躍を描くことに費やされ，54 年（チャドウィックの公職追放）から 74 年の 20 年間は付け足しでしかなく，わずか 1 頁に過ぎない．したがって枢密院におけるシモンの活躍はほとんど語られず，ラムゼイも登場しないのである．G. M. Young and W. D. Handcock, eds., *English Historical Documents 1833-1874*（London : Eyre & Spottiswoode, 1956), pp. 751-761. チャドウィックに関する邦語の代表的な研究は澤田庸三氏の一連の論文である．澤田庸三「ビクトリア時代初期の都市問題――E. チャドウィックと首都下水道委員会」『都市問題研究』29 : 92-107, 1977 ; Idem「一八三四年の救貧法改革と一八四八年の公衆衛生改革――エドウィン・チャドウィックを通して」『法と政治』30 (3, 4) : 401-462, 1979 ; Idem「サー・エドウィン・チャドウィックと「統治機構再編構想」――伝統的権威秩序に抗して」『法と政治』44 : 27-74, 1993. ほかに武居良明，重森臣広らの研究を挙げることができる．詳しくは本書第 1 章参照．

(21)　澤田庸三「公衆衛生改革（1854-1875 年）の特質」『法と政治』31 : 177-228, 1980 ; Idem「19 世紀中・後期のイギリスの公衆衛生改革における J・サイモンの業績に関する序論的考察」『法と政治』46 : 655-697, 1995. 1871 年にシモンが地方自治庁に移る

について，長官スタンズフェルトは，シモンの年俸を 1500 ポンドから 2000 ポンドに引き上げ，彼をイングランドでもっとも高給で雇用された公務員にしたという．Steven J. Novak, “Professionalism and Bureaucracy,” *Journal of Social History*, 1872–73, vol. 6 : 440–462, esp. 453. わが国ではサイモンとして知られているが，ケンブリッジの医学史の権威カニンガム博士によれば，フランス系の彼はシモンと発音されるべきだという．

(22) 管見の及ぶ限りにおいては黒崎周一氏（2009 & 2010 年後述）が論文でわずかにラムゼイ Henry Wyldbore Rumsey（1809–76）を論じているが，彼の国家医学の端緒となった『国家医学論集』（1856）（黒崎氏の訳は『国家医療論集』）が中心で，国家医学の最盛期を印すラムゼイのダブリン講演の時期には及んでいない．H. W. Rumsey, *Essays on State Medicine*（London : John Churchill, 1856）. 本書は，*The Early Sociology of Health and Illness* 全 6 巻の第 2 巻として復刻され，Routledge から 2001 年に出版されている．state medicine については，実はわが国でもその訳語を冠したと思われる雑誌，『国家医学雑誌』（明治 20 年の創刊時は『国政医学会雑誌』また改称後もしばらくは『国家医学会雑誌』）が明治 23 年に公刊されており，大正 12 年の第 444 号をもって『社会医学雑誌』と改称するまで続いた．

(23) 19 世紀の救貧法が近代的な福祉国家形成の核となったとの見通しの下に，1834 年の新救貧法の成立から 71 年の地方自治庁発足までを膨大な一次資料の精査によって執筆された 700 頁を超える大著『国民保健サーヴィスの起源』の主役はチャドウィックである．しかし，巻頭の写真こそチャドウィックに譲りながらも，ファーやシモンよりもはるかによく論じられているのがラムゼイである．Ruth G. Hodgkinson, *The Origins of the National Health Service : The Medical Services of the New Poor Law, 1834–1871*, London : The Wellcome Historical Medical Library, 1967.

(24) Arthur Salusbury MacNalty, *The History of State Medicine in England being the Fitzpatrick Lectures of the Royal College of Physicians of London for the Years 1946 and 1947*, London : the Royal Institute of Public Health and Hygiene, 1948.

(25) John Simon, *English Sanitary Institutions : Reviewed in Their Course of Development, and in Some of Their Political and Social Relations*, London : Cassell & Company, 1890 ; Royston Lambert, *Sir John Simon 1816–1904 and English Social Administration*, London : Macgibbon & Kee, 1963.

(26) 他には，Anthony S. Wohl, *Endangered Lives : Public Health in Victorian Britain*（Cambridge, Mass. : Harvard Univ. Press, 1983）の第 6 章は端的に「国家医学」とされる．Jeanne L. Brand, *Doctors and the State*（Baltimore : Johns Hopkins Press, 1965）の第 9 章は「国家医学の新様式」である．ブランドは，ラムゼイの著作を挙げてはいるが，立ち入って論じているわけではなく，国家医学の歴史的文脈などにも一切触れていない．ブランドの場合，著作のタイトルが『医師と国家』なので，国家の医学という程度の扱いである．イギリス衛生学史の優れた研究者ハムリンの論文「イギリスにおける国家医学」に見られる国家医学は，ラムゼイと関係することなく使用された用語である．ハムリンは国家医学を通史的に扱い，19 世紀の歴史的文脈をもった用語として考えているわけではない．その論文は『公衆衛生の歴史と近代国家』所収のものであることから，ハムリンの国家医学は公衆衛生に過度に偏っており，したがってこの論文におけるチャドウィックの扱いは厚く肯定的，他方シモンの扱いは薄く批判的で

ある．飲料水や下水道の問題は衛生問題であるに違いないが国家医学の中心課題とは言えないであろう．Christopher Hamlin, "State Medicine in Britain," in Dorothy Porter, ed., *The History of Public Health and the Modern State*（Amsterdam : Rodopi, 1994）．衛生学の分野でウィリアム・バッドやジョン・スノーの先見的な仕事は高く評価されるものであるが，行政に食い込まない限り国家医学としての影響力はやや乏しいと言わざるを得ない．

(27)　岡田与好「自由放任主義と社会改革――「十九世紀行政改革」論争に寄せて」『社會科學研究』27(4) : 1–37, 1976；武居良明「公衆衛生問題を通じてみた十九世紀イギリスの行政改革」『社会経済史学』42(3) : 235–255, 1976；澤田庸三「一九世紀イギリスの中央・地方関係の成立に関する一視点について」『法と政治』40 : 637–672, 1989.

(28)　村岡健次『ヴィクトリア時代の政治と社会』（ミネルヴァ書房，1980年）の第二章「医師法（1858年）に見る自由放任と国家干渉」の第四節第三項「薬剤医法の成立」を見よ．「この法律は，それが一つの立法であったかぎりではたしかに国家の干渉政策ではあったが，その究極の実質は，従来からの正規医，不正規医の自由な競合関係を温存する自由放任政策にほかならなかった……」．薬剤師というより，この時代においては薬剤医というのがふさわしく，村岡氏に倣って，内科医，外科医，薬剤医という区分とする．

(29)　自由放任か国家干渉かという枠組みで19世紀を論じる際の出発点になるのは，A. V. ダイシー『19世紀イギリスにおける法律と世論との関係』（*Lectures on the Relation between Laws & Public Opinion in England*）で示された①1800～1830年を立法休止時代，②1825～1870年を自由放任主義時代（individualism），③1865～1900年を国家干渉の時代（collectivism），の3つに分ける時代区分である．ごく簡略化して言えば，20世紀初めに示されたこのモデルに対し，世紀半ばにJ. B. ブレブナーらは，この第②期について，自由放任と国家干渉とが併存するという見方を示し，それが大勢を占めるようになっていき，その10年後マクドノーがその時期を「行政革命」の時代として研究を深めたのである．詳しくは，岡田与好「自由放任主義と社会改革」，および村岡健次「医師法（1858年）に見る自由放任と国家干渉」．イギリスの自由放任を政治経済的神話と述べたブレブナーは，アメリカの歴史家である故か，「19世紀イギリスの自由放任主義と国家の干渉」の中で自由放任主義に関係して社会ダーウィニズムに言及しているが，アメリカの状況がそのままイギリスには当てはまらないであろう．広い射程から論じる彼の姿勢は，その論文最後の付録に見ることができる．彼は論文を閉じたあと，「付録：19世紀イギリスにおける国家干渉」として3頁にわたってさまざまな規制法を並べ立てている．その一節に「衛生思想」サウスウッド・スミスとチャドウィックの名前を挙げ，中央保健庁と地方自治庁の創設を挙げている．しかしシモンの名や国家医学には触れられていない．J. B. Brebner, "Laissez-Faire and State Intervention in Nineteenth-Century Britain," *Journal of Economic History* 8 : 59–73, 1948. 自由放任か国家干渉かを論じる際に，公衆保健の項目を起こして論じているものとして Arthur J. Taylor, *Laissez-Faire and State Intervention in Nineteenth-century Britain*（London and Basingstoke : Macmillan Press, 1972, reprinted 1974, 1977, 1978）．テイラーが掲げた6項目は，経済項目として自由貿易と鉄道，経済と社会の境界項目として工場改革と救貧改革，社会項目として公衆保健と教育である．自由競争の立場から公衆保健を攻撃したのは，『エコノミスト』誌とハーバート・スペンサーとしている．

(30) チャドウィックの伝記としては1952年出版のファイナーのものとルイスのものが有名であるが（後出，第1章参照），邦文でも多くの研究を挙げることができる．とくにファイナーとルイスの伝記に基づいて1848年の公衆保健法成立までをチャドウィックの活躍を中心に描き出した論文は，赤木須留喜「1848年の公衆衛生法の成立」『都立大学法学会雑誌』3(1-2)：415-463, 1963. およびその続編「1848年の公衆衛生法の成立（続）」『東京都立大学法学会雑誌』4(1)：67-111, 1963. 赤木氏によれば，1848年の公衆衛生法は自由放任の個人主義から集産主義（公共の福祉を考慮した中央集権的統制）へと機能転換する接点であり，福祉国家イギリスの体制の起点なのである．赤木氏の論文は英語をそのままカタカナ表記にした単語が多く，訳語は筆者の考えで付けているものがあることをお断りしておく．

(31) 1848年を最初としてPublic Health Actは，ヴィクトリア時代に5回（1848, 58, 72, 74, 75）制定されている．1875年に公衆保健法はかなり整備されて，次の制定は半世紀後のことになる．

(32) 1848年の中央保健庁との関わりに言及しているものとして，先に挙げた澤田庸三氏の2編の論文が有益である（『法と政治』第30巻，第31巻）．とくに後者は種痘制度の法的側面を良くとらえている）．Boardの原義としては一枚の板を取り囲んで協議する委員会のことであるが，委員会と言うよりもう少し組織立っている．General Board of Health, Metropolitan Board of Works, Local Government of Boardの3つは深く関係しており，いずれもBoardという語を含むのは，訳語を当てるのに悩ましい限りである．筆者はそれぞれを中央保健庁，首都土木局，地方自治庁とした．中央保健庁については，永島剛氏がその用語を使用しておられる．地方自治庁は内閣に席をもつ長官（president）をトップとして，事務次官（permanent secretary）と政務次官（parliamentary secretary）を配置し数多くの局（department）を掌握することから，3つの中で一番組織立っているが，1919年に保健省（Ministry of Health）が誕生することから，省とはしないで地方自治庁とした．地方自治庁ではなく地方行政庁の訳語も使われている．

(33) 公衆保健法は1848年8月に成立したが，5か年間の時限法であり，首都ロンドンを適用外としていた．1998年*BMJ*では公衆保健法制定150年を記念して8月に特集号が組まれた．注目すべき論文は，Christopher Hamlin, “Revolution in public health : 1848, and 1998?,” *BMJ* 317 : 587-591, 1998. また澤田庸三「一八三四年の救貧法改革と一八四八年の公衆衛生改革」の後半は公衆保健法の条文の概観まで記載され，詳しい情報を得ることができる．「中央政府による世界初の保健・衛生行政」と言うと，いかにもイギリスだけが突出しているように聞こえるかもしれないが，次項で見るように，国家医学そのものの思想的源泉はドイツやフランスにあり，社会医学はそれら両国においても進展途上にあった．

(34) モーペス卿は1848年に爵位を継いでカーライル伯爵．アシュリー卿は1851年に爵位をついでシャフツベリー伯爵となる．マクナルティはアシュリー卿が国家医学になした貢献を高く評価している．女性や子供の過酷な労働に歯止めをかけ，グラッドストンが本格的に初等教育の義務化を図る1870年までに公教育への道筋をつけたのも彼であると．MacNalty, op. cit., pp. 19-20. *ODNB*によれば，彼は1849年のコレラ流行時には精力的に働き，シティの満杯状態の墓地を閉鎖し，首都への水供給の改善に全力を挙げた．中央保健庁の事務局長（secretary）を務めたのはトム・テイラーで，彼

は後に地方自治法事務局長になる.

(35)　澤田庸三「公衆衛生改革」183 頁.

(36)　Rumsey, *Essays*, preface ix. これには，1848 年の公衆保健法および 50 年の首都埋葬法の下での任命であることが注記されている．訳では 3 人とだけ記したが，two Lords and a Barrister の表記が原文では加えられている.

(37)　『イギリス社会医学の先駆者』を著したロンドン大学のグリーンウッドは，スミスのことを高く評価しており，「スミスはチャドウィックの喜ばしい天使であったと言えよう．もしチャドウィックがスミスのもつ愛すべき親切さを有していたら，中央保健庁は時期尚早な終わり方をすることはなかったであろう」と述べている（p. 46）．ついでに述べると，このグリーンウッドのシモンに対する評価は厳しく，貧しい人に情け容赦のないシモンのやり方について，倫理的にはシモンは，ファーやスミスやチャドウィックの下だと述べている（p. 93）．Major Greenwood, *Some British Pioneers of Social Medicine*（Oxford : Oxford Univ. Press, 1948）．著者は人口統計の専門家ゆえに，社会医学ということでチャドウィックに 1 章，ファーに 2 章，シモンに 1 章を割いている．社会医学ということでヨハン・ペーター・フランクに言及はあるものの，ラムゼイに言及はない.

(38)　MacNalty, op. cit., p. 31.

(39)　イギリスの 19 世紀種痘の歴史について，まず参照すべきはシモンの伝記の著者による R. J. Lambert, "A Victorian National Health Service : State Vaccination 1855–71," *The Historic Journal* 5(1) : 1–18, 1962. さらには Graham Mooney, ""A Tissue of the most Flagrant Anomalies" : Smallpox Vaccination and the Centralization of Sanitary Administration in Nineteenth-Century London," *Medical History* 41 : 261–290, 1997.

(40)　General Board of Health, *Papers relating to the History and Practice of Vaccination*（London, 1857）. BPP XXXV.

(41)　アンケートの質問は 4 つあり，天然痘予防に対する種痘の有効性に疑念を持つかどうかとか，真のジェンナー小水疱からの痘苗で種痘を受けた人が他の感染症にかかると思うか思わないか，その理由，特別な理由がない限り幼少期に種痘を受けることに賛成か，などである．シモンは回答者を名前のアルファベット順に並べ，回答者の言葉でそのまま提示する一覧表を作成して pp. 32–117 に付録 J として掲載した．一覧表に先立つ 31 頁は収録についてのコメントとなっている.

(42)　Rumsey, *Essays*. これは全部で 6 編の論考から成っている．医師法の成立に 2 年先んじて公表された論集は，イギリスの保健行政の混乱を憂慮して行われた 1853 年の内務大臣との面談を契機としてその立て直しを構想したものである．まさにクリミア戦争中のことであり，彼は国家医学の戦争部門への言及は避けている．国家医学に関する詳細な論集であるが，彼の国家医学という概念が広く認識され大々的な支持を得るようになるのは 1867 年の英国医学協会ダブリン年会における彼の講演からである. Idem, *On State Medicine in Great Britain and Ireland*（London : William Ridgway, 1867）.

(43)　Rumsey, "Essay I" Introductory, in *Essays*, p. 3. 概要を示した第 I 論考は，ラムゼイの意気込みの感じられる著作で，プラトンの『国家』からの一節をギリシア語原文で巻頭言としている．『国家』の希英対訳やプラトン全集の日本語訳などで該当箇所を参照すると，およそ次のような内容である．:「[医術の神] アスクレピオスは，ずいぶん国家のことに配慮する人物だったことになりますね」と彼は言った．「まさしくそう

した人物だった」と，ぼくは言った．……「国家にはすぐれた医者が存在していなければならないのではありませんか？　そして，健康な人も病気の人も，どちらもできる限り数多く扱ったことのある医者こそ，すぐれた医者と言えるでしょう」プラトン『国家』第3巻．ラムゼイは国家にはすぐれた医者が必要で，国家医学によってその養成が図られるべきことを明示したかったのであろう．なお文中の「彼」はグラウコン，真ん中で返事をしている「ぼく」はソクラテスである．

(44)　後藤稠「ヨハン　ペーター　フランク」72頁の注7参照.

(45)　John Ayrton Paris (1785–1856), John Samuel de Grenier Fonblanque (1787–1865). 両名とも *ODNB* にエントリーあり．内科医パリスと法律家フォンブランクの共著『法医学』(1823) は，5年ごとに選定されるイギリスの王立技芸協会と王立内科医協会共同の第1回「スウィニー賞」を受賞した (1849年)．パリスは1844年に王立内科医協会の会長に就任後56年に没するまでその職にあった．彼は非常に多くの著作をなし『医薬の歴史における薬理学』は1812年の初版で43年に第9版を数え，この本だけで5千ポンドの収入を得たと言われる．フォンブランクは法学雑誌 *The Jurist* の創刊者の一人でもあった．

(46)　H. E. シゲリスト『文明と病気』上，松藤元訳，岩波書店，1973年，135–137頁．この岩波新書では through education and persuasion を「啓蒙と説得によって」としているが，教育を前面に出して原文に従い訳文全体を変更した．

(47)　Rumsey, *Essays*, pp. 5–6.

(48)　8月7日に行われた講演でラムゼイは通常の講演枠を大幅に超える時間が提供され，かなり詳細に国家医学を論じることができ，それは *BMJ* に掲載された．しかしラムゼイはさらに不足を補い同年11月に単行本として出版した．Rumsey, *On State Medicine*.

(49)　Rumsey, *Some of the Educational Aspects of State Medicine* (London : William Ridgway, 1868).

(50)　George Rosen, “The Fate of the Concept of Medical Police 1780–1890,” *Centaurus* 5 : 97–113, 1957 で，ローゼンはイギリスへの医学警察の移植について論じている．彼によれば18世紀末のエディンバラ大学教授アンドルー・ダンカンによる医学警察に関する講義が最初のようである．その後19世紀30年代にグラスゴー大学のロバート・カーワンによっても医学警察が論じられるが，それ以降のイングランドでの医学警察の展開には触れていない．

(51)　医師法制定に至る過程については，村岡健次『ヴィクトリア時代の政治と社会』第二章，および以下を参照されたい．黒崎周一「ヴィクトリア朝中期における医師の専門化と衛生医務官」『駿台史学』137 : 25–48, 2009 ; Idem「19世紀イギリスの医師制度改革における医師の社会的権威と国家介入」『社会経済史学』75(5) : 517–539, 2010. 1856年以降の医師制度改正法案の複雑な変遷については，黒崎氏が表にまとめている (532頁)．イギリスの医学史家バイナムは，医師法の制定についてシモンを黒幕の筆頭 (a principal behind-the-scenes architect) に挙げているが，その根拠は示されていない．Bynum, *Science and the Practice of Medicine*, p. 179.

(52)　1841年の国勢調査で，イングランドの医療従事者1万5千人の3分の1は資格不十分とされた．Walter Pyke-Lees, *Centenary of the General Medical Council 1858–1958 : the History and Present Work of the Council* (London, 1958), p. 2.

(53)　最初に挙げるべき文献は，赤木須留喜「イギリスにおける近代的公務員制度の研究」『東京都立大学法学会雑誌』18(1・2)：193–287, 1978である．本論文は，第3章大蔵省統制，第4章イギリス公務員の政治的中立性，となっているが，それらが出版されている様子はなく，未完のままであるのはきわめて残念である．このほかの文献は以下の通り．辻隆夫「イギリス行政哲学の起源（三）」『早稲田社会科学研究』31：53–73, 1985．ノースコート＝トレヴェリアン報告書（N＝T報告書）の正式名は『終身公務員の組織に関する報告書』である．*Report on the Organisation of the Permanent Civil Service together with a Letter from the Rev. B. Jowett*, London, 1854, 23pp. この報告書の作成についてはチャールズ・トレヴェリアンの経歴が大きく寄与している．彼は東インド会社に12年間奉職し，そこで東インド会社の公務員制度改革に長年尽力してきたT. B. マコーレイに出会い，大いなる感化を受けて彼に協力した．帰国後ほどなく大蔵省事務次官に抜擢されて，彼は大蔵省の組織や人事の実態報告書を1849年にまとめ，昇進は年功序列ではなく実務実績と資格によるべきことなどを提言していた．N＝T報告書に記載されたB. ジョウェットはオクスフォードの大学改革に尽力したベリオール・カレッジのチューターで，ノースコートはそのベリオールの出身者であった．国の終身公務員人事の改革には，先行する雛形として東インド会社の公務員制度改革とオクス・ブリッジの学制改革があり，N＝T報告書作成に費やされた年月も含めれば，画期的な人事改革の提言は一朝一夕にして成ったものでないことは明らかである．

(54)　行政改革を要求する与論の高まりは，クリミア戦争の衝撃と切り離すことができないことを，赤木氏は強調している．赤木（前掲注53）276頁．なお，このような公務員制度への積極的な国家干渉については抵抗も大きく，全省庁的規模での公務員の任用に関する公開競争試験制度が確立されるのは，1870年6月のことで，やはり立法によるのではなく枢密院令という方法での決定によることになる．辻（前掲論文）71頁．さらに75年にはライアン・プレイフェアを長とする委員会，88年にはマシュー・リドレーを長とする委員会が設置され公務員制度のさらなる検討が行われた．プレイフェア委員会とリドレー委員会については，足立忠夫『英国公務員制度の研究』（弘文堂書房，1968年新装版），121–131頁に詳しい．N＝T報告については，同書75–117頁．

(55)　村岡健次『ヴィクトリア時代の政治と社会』注12.

(56)　職業的権利の保障というのは，たとえばイングランドでの医師資格は，スコットランドでもアイルランドでも通用するということ．医師資格審査機構という機能からすると黒崎氏のように中央医師審議会という訳語もありうるが，その任務はもう少し広いので中央医学評議会とした．ちなみにコリン・マシュー編，鶴島博和日本語版監修，君塚直隆監訳『オックスフォード　ブリテン諸島の歴史』9（慶應義塾大学出版会，2009年）の第1章では訳語を「全国医学評議会」としている．中央医学評議会の歴史についてはいくつかの文献がある．Pyke-Lees, op. cit. は評議会の登録官による簡潔な記載．これによると1858–60年の議長はベンジャミン・ブロディ（同姓同名の息子は化学者），1860–63年はJ. H. グリーン，1864–69年はジョージ・バローズ，1869–74年はジョージ・パジェット（ジェイムズ・パジェットの兄），1874–87年はヘンリー・アクランドが務めた．Michael Heseltine, *The Early History of the General Council (1858–1886)*(London, 1949) は雑誌 *The Medical Press* 掲載の論文のリプリントだがか

なり詳しい．Ernest Finch, “The Centenary of the General Council of Medical Education and Registration of the United Kingdom 1858–1958 in Relation to Medical Education,” *Ann. R. Coll. Surg. Engl.* 23(5)：321–331, 1958.

(57) 中央医学評議会発足 100 年を記念する *BMJ* に寄稿した医学史家ポインターは，偽医者を処罰するのではなく有資格者の登録を促す方法に当時の知恵を見出している．F. N. L. Poynter, “The Century of the General Medical Council,” *BMJ*, Nov. 22, 1958：1246–1248.

(58) Pyke-Lees, op. cit., p. 3. 登録者数は 1880 年には 2 万 3 千人に上る．

(59) 委員会は 8 名で構成され，アクランドの他に，R. クリスチソン，G. パジェット，A. スミス，A. トムソン，H. W. ラムゼイ，E. A. パークス，W. ストークスであった．General Medical Council（Manchester）にこの件に関連して，議事録の閲覧を申し出たところ，基本的に非公開であり，開示可能かどうかを検討した上で，必要な情報を提供するという回答であった．それに従って，*The General Medical Council Minutes of 1868* の pp. 197–198, 215, 300 の 4 頁分の資料が送られてきた．6 月 27 日と 30 日および 7 月 6 日の議事録の該当箇所である．先に挙げたメンバーで国家医学教育について検討が開始されたのである．

(60) General Medical Council, *State Medicine：Resolutions of the General Medical Council, adopted July 9 and July 12, 1869：together with the second report and appendix of the Committee on State Medicine, appointed June 27, 1868. July 13, 1869*（London：General Medical Council, 1869）. 履修科目として一般的な生物医学的科目に加え，とくに予防医学，法医学，人口統計，衛生統計，生命表，毒物学，疾患分布学などの履修を 2 年間ほど行うものとする回答多数.

(61) 澤田庸三，1980 年，197 頁．1858 年の公衆衛生法は当初 1 年間の時限立法であったが，存続が決まって 1859 年に議会を通過している．ランバートは 1858–59 年として論じることもある．1859 年に言及しない文献も多い．Michael Warren, *A Chronology of State Medicine, Public Health, Welfare and Related Services in Britain 1066–1999*（London：Royal College of Physicians of the United Kingdom, 2000）の 1859 年にはその記載がない．中央保健庁の業務継承は，同年 1858 年に成立した地方自治法によって開設された地方自治法事務局（Local Government Act Office）にも関係しており，71 年に地方自治庁が創設されたとき，枢密院医学部門と救貧局と地方自治法事務局の業務が引き継がれた．Royston Lambert, “Central and Local Relations in Mid-Victorian England：The Local Government Act Office, 1858–71,” *Victorian Studies* 6(2)：121–150, 1962. 後述するトム・テイラーの肖像が掲載されている．

(62) シモンが中央保健庁から枢密院で再任されるについては，一筋縄ではいかぬところがあったが，アルバート公が介入して実現したとマクナルティは明かしている．MacNalty, op. cit., p. 22. マーティンによるロウの伝記には，シモンによるロウの伝記が第 2 巻の巻末付録として付けられている．シモンによる最初の部分の記述によれば，1859 年の出会いから彼の死に至る 33 年間の親交から，とくに上司としてのロウの性格や職務を描き出そうとしたものである．John Simon, “Lord Sherbrooke：A Study,” in Arthur Patchett Martin, *Life and Letters of the Right Honourable Robert Lowe, Viscount Sherbrooke*（London：Longmans, Green and Co., 1893）, Vol. 2, pp. 501–514. また本文の中にも，中央保健庁時代のロウを描くのに，シモンがロウの死後に回想したエッセー

が挿入されている．John Simon, “Mr. Lowe at the Board of Health,” *Ibid*, pp. 185–195. それまで公務員の仕事として十分な評価が与えられず不安定な地位にあった医師による医療行政を確固としたものにし，1858 年，59 年の医師法の下，十分な業務展開を可能としたのがロウであった．

（63） Lambert, *Sir John Simon*, p. 284.

（64） William Augustus Guy（1810–85), Edward Headlam Greenhow（1814–88), Edward Cator Seaton（1815–80), George Whitley（1816–81), Edward Smith（1818–74), Edmund Alexander Parkes（1819–76), Henry Julian Hunter（1823–1908), Henry Stevens（1823c–98), John Syer Bristowe（1827–95), John Burdon-Sanderson（1828–1905), Johann Ludwig Wilhelm Thudichum（1829–1901), John Netten Radcliffe（1830?–84), George Buchanan（1831–95), William Miller Ord（1834–1902), Richard Thorne-Thorne（1841–99), William Warwick Wagstaff（1843–1910).

（65） C. Fraser Brockington, “Public Health at the Privy Council, 1858–71,” *The Medical Officer*, 1959, March26–May22 ; 173–177, 185–190, 197–200, 211–215, 243–246, 259–260, 278–280, 287–290. これらの論文の最初の 3 つは，すべての小見出しを削除し，注部分を充実させてブロッキントンの次の本の第 4 章と成っている．4 つ目以降の論文の伝記的記載は付録としてまとめられている．Idem, *Public Health in the Nineteenth Century*（Edinburgh : Livingstone, 1965). 枢密院に焦点を定めて公衆衛生を論じたユニークな著作である．通常公衆衛生で枢密院が話題になるのは 1858 年以降であるが，ブロッキントンは 19 世紀初めに採られた黄熱病対策なども明らかにしている．また多くの一次資料を appendix として章ごとに付けているのも有益である．シモンのチームから 8 人が王立協会会員になり 4 人がロンドン疫学協会の会長を務めた．シモンが 71 年に地方自治庁に移る際に，この中からシートン，ブキャナン，ラドクリフ，ソーン-ソーンも移り，ラドクリフを除いた 3 人はいずれも主席医務官になった．ここに挙げた人物は枢密院医学部門の専業ではないので，若干異なる人名が挙がる場合もある．マクナルティは 13 名を挙げているが，Gavin Milroy（1805–86 内科医・疫学者，検疫廃止論者）以外の 12 名はブロッキントンのリストに重なる．

（66） Brockington, *Public Health*, p. 195.

（67） 年次報告は会期ごとの議会文書として存在するが所在がまちまちなので以下に記載する．*Report of the Medical Officer of the Privy Council, with Appendix, 1858*, BPP 1859［2512］XII ; *Second Report ..., 1859*, BPP 1860［2736］XXIX ; *Third Report ..., 1860*, BPP 1861 HC161 XVI ; *Fourth Report ..., 1861*, BPP 1862 HC179 XXII ; *Fifth Report ..., 1862*, BPP 1863 HC161 XXV ; *Sixth Report ..., 1863*, BPP 1864［3416］XXVIII ; *Seventh Report ..., 1864*, BPP 1865［3484］XXVI ; *Eighth Report, ..., 1865*, BPP 1866［3645］XXXIII ; *Ninth Report ..., 1866*, BPP 1867［3949］XXXVII ; *Tenth Report ..., 1867*, BPP 1867–1868［4004］XXXVI ; *Eleventh Report ..., 1868*, BPP 1868–1869［4127］XXXII ; *Twelfth Report ..., 1869*, BPP 1870［C. 208］XXXVIII ; *Thirteenth Report ..., 1870*, BPP 1871［C. 349］XXXI ; *Reports of the Medical Officer of the Privy Council and Local Government Board*, New Series, No. 1, 1874［C. 1021］XXXI. 最初の報告書には序数がついていない．第 3，第 4，第 5 報告書は House of Commons の文書である．最後の 14 冊目となる報告書は地方自治庁報告との合冊で 1874 年の出版である．

（68） Lambert, *Sir John Simon*, pp. 356–363. *ODNB* によれば，シートンは 1850 年代初めに天

然痘と種痘の委員会の報告書を書き上げ，これが種痘の強制化に繋がり 53 年の種痘法に生かされた．彼の *Handbook of Vaccination*（1868）は長年の研究の到達点を示すものである．シモンと共に枢密院を経て，地方自治庁に移り彼の退職後その地位を引き継ぎ，1869 年にはロンドン疫学協会会長を務めた．ブキャナンもシモンと共に地方自治庁に移り，1879–92 年には保健局のトップになり，ロンドン疫学協会会長（81–82 年）も務めた．バードン–サンダーソンは 1870 年には UCL の実験生理学・組織学の教授に就任し，実験病理学者としても評価され，72 年には同大学のブラウン動物健康研究所の所長も兼務した．彼については第 4 章でさらに論じる．イギリスとプロシアの種痘接種状況の比較を論じた論文で，ヘンノックは 1860 年から 70 年の天然痘による死亡率の比較から，死亡の原因は単純でないとしながらもシモンの尽力による種痘の質と量がプロシアに勝るものであったことに注目すべきとしている．E. P. Hennock, "Vaccination Policy Against Smallpox, 1835–1914 : A Comparison of England with Prussia and Imperial Germany," *Social History of Medicine* 11 : 49–71, 1998.

（69）　シートンとスティーヴンズは種痘制度の確立のために雇用されたもので，マクナルティによれば，医学部門の最初の常勤査察官は 1869 年に誕生し，ブキャナンとラドクリフ，翌 70 年にソーン–ソーンが挙げられている．MacNalty, op. cit., p. 32.

（70）　話は種痘の普及だけで終わることではなく，1860 年代後半からは，各地に強制種痘反対運動が起こり，74 年にはチェルトナムに全国強制種痘反対同盟（NACVL）が作られ，80 年にはウィリアム・テッブ（*ODNB*）が強制種痘廃止ロンドン協会を立ち上げた．R. M. MacLeod, "Law, Medicine and Public Opinion : The Resistance to Compulsory Health Legislation 1870–1907," *Public Law* 6 : 107–128 and 189–211, 1967 ; Dorothy Porter and Roy Porter, "The Politics of Prevention : Anti-Vaccinationism and Public Health in Nineteenth-Century England," *Medical History* 32 : 231–252, 1988. フランスが中心ではあるが，下記も参照．イヴ＝マリ・ベルセ『鍋とランセット——民間信仰と予防医学』松平誠・小井高志監訳，新評論，1988 年．

（71）　E. A. Parkes, *A Manual of Practical Hygiene : Prepared Especially for Use in the Medical Service of the Army*, edited by Francois de Chaumont, 5th edition (London, 1878), pp. xxii-xxiii. 初版は 1864 年である．パークスが 1876 年に亡くなったのでネトリーの同僚ド・ショーモンが増補・改訂したもの．ここに挙げた例は，初版の序論でも同様に論じられている．パークスは軍医として 3 年間ほどインドやビルマで医療活動経験があり 2 度目のコレラ流行時には，ユニヴァーシティ・カレッジ病院勤務の傍らコレラの権威として中央保健庁に協力．クリミア戦争を契機に陸軍に戻り，ネトリー陸軍医学校で絶大な人気を誇る名物教授になった．

（72）　工藤雄一「公害法（一八六三年アルカリ工場規制法）の成立」『社会経済史学』40 : 576–606, 1975. 本書第 3 章注 82 も参照．

（73）　一般には木綿飢饉（綿不足　コットン・ファミン）（1862–65 年）として知られる．アメリカ南北戦争勃発のためにイギリスへの原綿の供給が止まることによってランカシア綿工業の不況が引き起こされ（松村赳・富田虎男編集『英米史辞典』研究社，2000 年），チフスの流行がこれに追い打ちをかけて深刻な事態となった．*Fifth Report of the Medical Officer of the Privy Council*, chap. III.

（74）　MacNalty, op. cit., p. 33. ザッカーマンは，スミスのことを「栄養に基づく公衆衛生学の先駆者」として紹介し，スミスの栄養調査について述べている．じゃがいもがパン

に次ぐ第2の主食で，貸付地でじゃがいもが栽培できれば豚の飼育を可能にし，庶民の栄養改善に絶大な力を発揮するというスミスの認識を紹介している．ザッカーマン『じゃがいもが世界を救った』関口篤訳，青土社，2003年，142–146頁．

(75) Maurice Wright, "Treasury Control 1854–1914," in Gillian Sutherland, ed., *Studies in the Growth of Nineteenth-century Government* (London : Routledge, 2012, c1972), pp. 195–226, esp. pp. 208–209.

(76) 前出ライトは，シモンの成功のカギとして2つを挙げているが，おおむね同様な意見を他の文献でも見ることができる．

(77) Robert Lowe, *ODNB*.

(78) Robert Lowe, *ODNB*. この他にもシモンは院外研究の補助金（auxiliary scientific investigations）まで獲得し，ツディカムやバードン-サンダーソンらはその恩恵に与かったという．Theodore L. Sourkes, "John Simon, Robert Lowe, and the Origin of State-Supported Biomedical Research in Nineteenth-Century England," *Journal of the History of Medicine and Allied Sciences* 48 : 436–453, 1993. Sourkesは，シモンを，国家レベルで医学研究の采配を振るったイギリス最初の人物と評価している．

(79) James Winter, *Robert Lowe* (Toronto : Univ. Toronto Press, 1976), Chapter 9, esp. p. 156.

(80) Maurice Wright, *Treasury Control of the Civil Service 1854–1874* (Oxford : Clarendon Press, 1969), p. xxix. 枢密院は19世紀の間，新しく育てるべき「行政植物」を，鉢植えにして保護するような小屋の役割を果たしていたと著者は説明している．

(81) MacLeod, "The Anatomy of State Medicine," pp. 226–227.

(82) 社会科学協会（正式名称はNational Association for the Promotion of Social Science）は1857年に創立．学会誌*Transactions of the National Association for the Promotion of Social Science*は，11月に行われる年会の記録を掲載して翌年に出版される．構成は5分野：法学と法の修正，教育，罰則と改革，公衆保健，社会経済．同協会の創立者ヘンリー・ブルームは19世紀前半を代表するイングランド法曹界の重要人物．奴隷制反対を貫き，司法長官を務め，1830年11月には大法官に就任．ウィリアム・ファーとジョン・シモンは社会科学協会創立時からのメンバーである．1857年7月ブルームの自宅で行われた創立の会合には43名が集い，そのうち15名が女性であった．同年10月にバーミンガムで行われた最初の年次大会には5千人から6千人の聴衆が集まった．社会科学協会の活動については次の研究書に詳しい．とくに第6章"Victorian socio-medical liberalism : the Social Science Association and state medicine"を参照．Lawrence Goldman, *Science, Reform, and Politics in Victorian Britain : The Social Science Association 1857–1886* (Cambridge : Cambridge Univ. Press, 2002). ラムゼイは彼の『国家医学論集』出版の翌年である社会科学協会の設立に積極的に参加し，57年には「衛生規制の不備について」と題して長い講演を行い（未出版）その後に協会の学会誌に7回寄稿している．社会科学協会およびその学会誌は国家医学が社会的な承認を得ていくのに重要な媒体として機能した．

(83) Henry W. Rumsey, "On Health," in Andrew Edgar, ed., *Transactions of the National Association for the Promotion of Social Science* (Birmingham Meeting, 1868) (London : Longmans, Green, Reader, and Dyer, 1869).

(84) 委員長はC. B. アダリーで委員にはロバート・モンタギュ，ジェイムズ・パジェット，ヘンリー・アクランドらが名を連ね，地方自治庁の発足後に事務次官に就任する

ことになるジョン・ランバートも委員であった．オクスフォード大学出身のアダリーは，1841 年に住居の近いピールの勧めで議員になり，それ以降 8 回の選挙を乗り越え 78 年引退するまで議席を保持した．教育の重要性を信念として，『処罰は教育にあらず』『仮出獄許可証について』などの著作あり．王立委員会委員長の後も 1872 年と 75 年の公衆保健法の成立に尽力．保守派に属し，1874 年ディズレーリ内閣の商務庁長官になった．伝記的記述は *ODNB* による．

(85)　*First Report of the Royal Commission, with the Minutes of Evidence up to 5th August 1869*, BPP 1868–1869［4218］XXXII ; *Second Report of the Royal Sanitary Commission, vol. I. The Report*, BPP 1871［C. 281］XXXV ; *Second Report of the Royal Sanitary Commission, vol. II. Arrangement of Sanitary Statutes, Analysis of Evidence, Précis of Oral Evidence, Paper on Watershed Boards, and Memorandum on Duties of Medical Officers of Public Health*, BPP 1871［C. 281–I］XXXV ; *Second Report of the Royal Sanitary Commission, vol. III, Part 1 Minutes of Evidence from November 1869 to June 1870*, BPP 1871［C. 281–II］XXXV ; *Second Report of the Royal Sanitary Commission, vol. III, Part 2 Tabular Abstract of Answers in Writing received to Circular Questions issued by the Commissioners, and Letters and Memoranda*, BPP 1874［C. 1109］XXXI. *First Report* の表紙の底の部分には 1870 と印刷されているがそれは誤りのようである．王立衛生委員会報告は第 2 報告書が I から II 巻まであり，さらに第 III 巻は Part 1 と Part 2 に分かれていて，全部で 5 冊ある．第 III 巻 Part 2 は全行政区に課した膨大なアンケート調査結果をまとめたもので，集約結果だけでも 100 頁に及ぶ．

(86)　ロバート・モンタギュ以外の王立委員会委員全員の署名がある．モンタギュは一部同意できないとして理由書を提出している．

(87)　“State Medicine,” *BMJ*, June 5, 1869 : 526. スチュワートは *ODNB* にエントリーあり．

(88)　F. S. B. François de Chaumont, *Lectures on State Medicine*（London, 1875）は，ド・ショーモンが薬剤医協会で行った 6 回の講義をまとめたもので，衛生学の歴史から始まり，空気，水，土，食品と飲料，病気の予防を丁寧に解説したものである．

(89)　MacLeod, “The Anatomy of State Medicine,” pp. 226–227.

(90)　1836 年前後の総支出計の膨らみは，西インドの奴隷所有者に支払われた補償金によるものであるようだ．ブライアン・ミッチェル編著『ヨーロッパ歴史統計 1750–1993』中村宏・中村牧子訳，東洋書林，2001 年の 816 頁に掲載されている「中央政府の歳出総額」で見ると，1835 年と 36 年について注記があり，前述の補償金を除くとしており，ほぼ例年並みの額であることが確認できる．

(91)　初等教育の義務化は，グラッドストンの命を受け，教育担当大臣 W. E. フォースターが 1870 年に行った．キングズ・カレッジの近くに立てられた彼の銅像には，彼の 4 つの信念を示す女性像，Education 教育，Brotherhood 兄弟愛，Aspiration 大志，Courage 勇気が台座を取り囲んでいる．

(92)　神川信彦『グラッドストン』吉田書店，2011 年，252 頁．

(93)　マシュー『ブリテン諸島の歴史』では，地方行政庁という訳語が当てられている．地方自治庁については，以下のベラミーの著作，とくに第 4 章が比較的詳しい．本書では地方自治庁の組織図はマックロードの簡略化されたものを利用しているが，ベラミーの著作ではかなり詳しい．Christine Bellamy, *Administering Central-Local Relations, 1871–1919 : The Local Government Board in Its Fiscal and Cultural Context*, Manchester

Univ. Press, 1988.

(94) スタンズフェルトは，ハリファックス選出の社会派下院議員．*ODNB* にエントリーあり．グラッドストンが首相になったとき内閣の一員に迎えられ地方自治庁長官に就任．女性の権利運動で主導的な男性活動家でもあった彼は，CD 法の反対運動で傑出した役割を果たしたため，1880 年の第 2 期グラッドストン内閣から外された．夫と共に闘った妻のキャロラインは有名な急進主義者ウイリアム・ヘンリー・アシュハートの娘である．CD 法は性病の拡大を規制する法律で，1864 年 Contagious Diseases Act（27&28, Vict., c. 85）通称 CD 法と称される．字面だけ見ると伝染病法だが，婉曲表現を用いているのである．この法律は，駐屯都市およびその周囲 10 マイルで公娼（common prostitute）の強制的な医学検査を行うことによって性病を制圧しようというものであった．これも国家医学の重要な一環であったには違いないが，性病拡大に果たす男性側の責任を無視しており，ジョセフィン・バトラーらから廃止運動が起こり，これをスタンズフェルトは全面的に支援したのである．性病の蔓延防止は社会的に重要であったが，1886 年に女性の人権に配慮してこの法律は廃止された．

(95) シモンが手がけた第 5 報告書までは，*Reports of the Medical Officer of the Privy Council and Local Government Board* となっている．第 6 年報からは *Annual Report of the Local Government Board* となり，第 6，第 7 をシートンが，第 8 以降をブキャナンが提出．シモンは，枢密院からの継続と考え，地方自治庁移管後を new series として扱っていた．76 年 3 月末に第 5 報告書を提出して，同年 5 月 25 日シモンは辞職した．21 年間におよぶ目覚ましい活躍に対し 1333 ポンドの年金が支給されることになった．Lambert, *Sir John Simon*, pp. 570–575.

(96) 長官スタンズフェルトとシモンの折り合いについては，シモンの伝記の著者 R・ランバートが，スタンズフェルトをチャドウィックとナイチンゲールの手先の様に描いたため，彼は医師の敵のように思われてきたが，シモンをイギリス 1 番の高給公務員にしたのは他ならぬスタンズフェルトであったし，80 年代に再任となった時にはライアン・プレイフェアと協力して，医療区画の再編を行い常勤医務官登用実現に向けて尽力した．Novak, “Professionalism and Bureaucracy,” p. 453. Novak の見方は，次の MacLeod とは少し異なる面がある．

(97) シモンとランバートの確執を論じたのは以下参照．Jeanne Brand, “John Simon and the Local Government Board Bureaucrats, 1871–1876,” *BHM* 37 : 184–194, 1963. 大蔵省と地方自治庁の関係を詳細に論じたのは Roy M. MacLeod, “The Frustration of State Medicine 1880–1899,” *Medical History* 11 : 15–40, 1967 ; Idem, *Treasury Control and Social Administration : A Study of Establishment Growth at the Local Government Board 1871–1905*（London : G. Bell & Sons, 1968）. 地方自治庁の組織図はこの著作掲載の図を参照して作成した．さらに同時代の一般的な科学振興と大蔵省との関係について論じたものは Idem, *Public Science and Public Policy in Victorian England*（Aldershot : Variorum, 1996）とくに第 7 章 “Science and the Treasury : Principles, Personalities and Policies, 1870–85” を参照のこと．余談ながらランバートは教会音楽に造詣が深く多数の著作あり．

(98) 書記を務めたロッキャーは，委員の中でも特異な存在である．彼の伝記を著したメドウズは，第 4 章を「デヴォンシア委員会」としている．A. J. Meadows, *Science and Controversy : A Biography of Sir Norman Lockyer*（London : Macmillan, 1972）. これによれば 1867 年のパリ万博におけるイギリスの不振が，大陸諸国に対するイギリスの劣

勢を露呈させることになり，デヴォンシア委員会の開催は早くに求められていた．ロッキャーの天文学研究仲間であるアレクサンダー・ストレンジも，教育と研究の両面で国家の支援が不可欠であるとしていて，「物理学の進展に必要な国家干渉」と題してイギリス科学振興協会の1868年の年会で講演を行っている．

(99) メンバー全員 *ODNB* にエントリーあり．ランズダウンはオクスフォード大学出身の政治家，ラボックは銀行家，政治家，科学ライター，とくに考古学と社会性昆虫の研究で有名でダーウィンの友人，バンクホリデーの考案者として知られる．ケイ-シャトルワースは公務員であり教育家．サミュエルソンは製鉄業者，シャーピーはスコットランド出身の解剖学者・生理学者で，ユニヴァーシティ・カレッジで教育に従事．ハクスリーは王立鉱山学校の自然史の教授で，1883-85年王立協会会長．ストークスはケンブリッジ大学のルーカス教授職にある数学者で，1885-90年王立協会会長．スミスはキングズ・カレッジの化学教授．

(100) Bernard Lightman, "Huxley and the Devonshire Commission," in Gowan Dawson and Bernard Lightman, eds., *Victorian Scientific Naturalism : Community, Identity, Continuity*（Chicago : Univ. of Chicago Press, 2014), pp. 101-130.

(101) 本書第3章と第4章で，リスターは自宅で実験をしていたことや，バードン-サンダーソンは私設実験室で研究していたことがわかるであろう．

(102) Lightman, *op. cit.*, pp. 110 and 117-118.

(103) デヴォンシア公爵は1874年にケンブリッジ大学に物理学実験室を寄贈し，キャヴェンディシュ教授職を創設して，ジェイムズ・クラーク・マクスウェルを初代教授に指名した．当時の建物は旧市庁舎の近くにあり，Cavendish Laboratory 1874-1974 の銘板が付けられている．これに隣接して Whipple Museum のあるケンブリッジ大学の科学史科学哲学教室の建物がある．現在のキャヴェンディシュ研究所は，手狭になった旧市街を離れ，1974年に市の西部の広大な敷地に移転した．

(104) 1885年のイギリス科学振興協会の会長演説をライアン・プレイフェアは，「国力の源泉としての科学と技術」と題して行い，「イギリス以外の全ての大国に文部大臣がいるというのに，わが国は初等教育の管轄をするだけの大臣である．……ギリシア，ポルトガル，エジプト，日本でも，独立した文部大臣がいる．」と述べ，科学教育全般の遅れを歎き，とくに中等教育の混乱を遺憾としている．1885年のアバディーンにおける彼のこの会長演説は，59年にアルバート公が「科学と国家」と題して講演を行った同じ場所で行われており，51年の万国博覧会で示された科学技術大国イギリスの優位とは隔世の感ありと言わざるを得ない．L. Playfair, "Science and Technology as Sources of National Power," in George Basalla, William Coleman and Robert H. Kargon, eds., *Victorian Science : A Self-Portrait from the Presidential Addresses of the British Association for the Advancement of Science*（New York : Doubleday, 1970), pp. 60-83.

(105) 神川信彦，前掲書，274頁．

(106) 神川信彦，前掲書，282-283頁．

(107) 先の神川のグラッドストン観を補足するものとして，次の君塚論文は，視点は異なるが関連するきわめて緻密な優れた研究である．君塚直隆「グラッドストンとスエズ運河」『史苑』52 (1) : 46-67, 1991．同じようにグラッドストンのエジプト政策の帝国主義的傾向を論じたものとして，Robert T. Harrison, *Gladstone's Imperialism in Egypt : Techniques of Domination*, Westport : Greenwood Press, 1995.

(108)　衛生学史の期待の若手チャクラバーティの『英領インドにおける細菌学』や『医学と帝国　1600-1960』の中では使われ始めている．Pratik Chakrabarti, *Bacteriology in British India*（Rochester : Univ. Rochester Press, 2012), pp. 34, 60 ; Idem, *Medicine and Empire 1600-1960*（Basingstoke : Palgrave Macmillan, 2014).

(109)　Michael Worboys, "The Emergence of Tropical Medicine : A Study in the Establishment of a Scientific Specialty," in G. Lemaine et al., ed., *Perspectives on the Emergence of Scientific Disciplines*（The Hague : Mouton, 1976), pp. 76-98, esp. 83-84.

(110)　以下はそれを端的に標題とした書物である．Helen Tilley, *Africa as a Living Laboratory : Empire, Development, and the Problem of Scientific Knowledge*, 1870-1950（Chicago : Univ. of Chicago Press, 2011). 1895-1903年に植民地大臣となったチェンバレンの活躍も描かれる．彼はイギリスの植民地を「偉大な未開発の財産」に擬えた．1895年にロンドンで開催された国際地理学大会の一番の関心事は，白人が熱帯の気候に順応できるかどうかであったという．

(111)　Chakrabarti, *Bacteriology in British India*（前掲注108), introduction参照．インドにおける熱帯医学，植民地医学，実験室医学，帝国医学をもっともよく論じた最新の文献である．ハフキンは*ODNB*にエントリーあり．ハフキンがユダヤ系ロシア人であったこととも関係して，ワクチン接種への反対も根強いものがあり，インドで十分な信頼を獲得するのに彼はかなりの苦労を強いられた．

(112)　王立協会の報告としてW. M. Hoffkine, "Discussion on Preventive Inoculation," *BMJ*, July 1, 1899 : 11-17.

第1章　変容するロンドンの暮らし

(1)　チャドウィック関係の資料の中心部分は，1995-97年に，社会改革派の神学者トマス・チャルマーズ（Thomas Chalmers 1780-1847)，社会改革派の哲学者バーナード・ボーザンケト（Bernard Bosanquet 1848-1923）らの論文や著作と共に，「社会福祉の先駆者たち」*Pioneers in Social Welfare* コレクションとして復刻され，一次資料の閲覧はかなり容易になった．*Pioneers in Social Welfare*（London : Routledge/Thoemmes Press, 1995-97）コレクションは全一六巻で構成されており，チャドウィック関係は五冊で，そのうち一冊はファイナーによる伝記である．Chadwick, *Beyond Public Health : Education and Administration*, 1997 ; Idem, *Beyond Public Health : Poor Law and Police*, 1997 ; Idem, *Public Health, Sanitation and its Reform*, 1997 ; Idem, *Report on the Sanitary Condition of the Labouring Population of Great Britain*, 1997 ; S. E. Finer, *The Life and Times of Sir Edwin Chadwick*, 1997. このコレクションの編者デヴィド・グラッドストンの「エドウィン・チャドウィックと公衆衛生――問題と解決」によれば，チャドウィックの関心は環境と病気の関係確立にあり，彼は急速な都市化がもたらす不潔を解決するには排水と換気こそ重要と見て，医学よりも衛生工学に信を置いていたという．ここで取り上げた「まえがき」は，Chadwick, *Public Health, Sanitation and its Reform* の巻頭に付されたものである．David Gladstone, "Introduction," pp. ix-xxii. チャドウィックは病気について人間の側への関心が希薄であった．『衛生状態に関する報告書』の作成に多くの医師の協力を仰ぎながら，彼のそうした無関心は彼自身が医学的経歴を持たなかったということと無関係ではないだろう．科学的医学的視点からチャドウィックの著作を読んでも，ほとんど得るところがないと，科学史家ハムリンは酷

評する．Christopher Hamlin, *Public Health and Social Justice in the Age of Chadwick : Britain, 1800–1854* (Cambridge : Cambridge Univ. Press, 1998), Chap. 3, V.

（2） 一般には *Report on the Sanitary Condition of the Labouring Population of Great Britain* で通っているが，議会への報告書の正式名は以下の通りである．*Report to Her Majesty's Principal Secretary of State for the Home Department, from the Poor Law Commissioners, on an Inquiry into the Sanitary Condition of the Labouring Population of Great Britain ; with Appendix* (London, 1842). 三人の医師とチャドウィックの関係に言及しているのは，チャドウィックの本文に詳しい編者注をつけて1965年に復刊したM. W. Flinnである．彼は序論として長い解説を付けている（36–39頁，頁は翻訳による）．筆者の手元にあるのは1843年版の復刻版であり，1965年のフリンが扱った原著は見ていない．邦訳は『大英帝国における労働人口集団の衛生状態に関する報告書』橋本正己訳，日本公衆衛生協会，1990年．チャドウィックのこの著作については復刻版もあってよく知られていても，その他の一次資料はまとまって見ることが困難であった．わが国では，日本福祉大学が救貧法関係の資料を比較的まとまった形で所蔵してきたが，一般に閲覧は容易ではない．日本福祉大学付属図書館『日本福祉大学付属図書館所蔵　イギリス貧困・救貧法関係文献目録』1999年3月．単行本でない論文については以下の目録が有益．Edwin Chadwick, *The Papers of Sir Edwin Chadwick (1800–1890) : a handlist [of the collection in the library of University College, London]*/compiled by Janet Percival. London : The Library, University College London, 1978.

（3） Public Health Actの訳は通常「公衆衛生」法であろう．しかし，本法律が制定された文脈は救貧法および新救貧法の延長にあり，一部の人々に使われている「公衆保健」法という呼び方を採用したい．一方，衛生に特化されてpublic healthが使われたときには公衆衛生という訳語も用いる．岡田章宏は，Public Health Actを公衆保健法とする意図について以下のように述べている．「「公衆衛生」が，近代国家の権力的性格を背後におく警察行政の一環として展開した歴史を想起するならば，……イギリスにおいてそうした動きは必ずしも妥当しない．しかも，容易に断言はできないが，19世紀の地方統治にかかわる一連の動向を，20世紀における「福祉国家」の基盤形成に向けた出発点と位置づけようとすれば，「公衆衛生」という用語のもつニュアンスは適さないと考えている」（岡田章宏『近代イギリス地方自治制度の形成』桜井書店，2005年，200頁）．邦語の文献で，まさに1848年に注目した文献は，見市雅俊「衛生経済のロマンス――チャドウィックと衛生改革の新しい解釈」阪上孝編『1848――国家装置と民衆』ミネルヴァ書房，1985年であるが，すでに四半世紀以上を経ていて，この間の研究の進展に照らし合わせると，いくつかの事実誤認があることは否めない．たとえばリービヒの著作の扱いに問題があり，これと関連して見市氏が科学史の最新論文として取り上げた文献は，研究姿勢の根本にかかわる疑義から今日否定されているものである（注10参照）．また首都下水道委員会の後を受けた首都土木局についてほとんど記載が見られないことなどが指摘できる（首都土木局に関するDavid Owenの重要著作は1982年刊）．しかし，当時として大変野心的な力作であるには違いない．同氏の10年後の『コレラの世界史』（後述）は，「行政革命」論争に偏った研究からの脱却をめざしたもので，高く評価しなければならない．

（4） 1848年に関係して見市雅俊「衛生経済のロマンス」を挙げたが，その他は，序章注も参照．中央保健庁が1854年に一部改組されることになり，アシュリー卿に代わっ

てチャドウィックの宿敵ベンジャミン・ホールが局長に就任し，チャドウィックの公僕としての人生はここで終わる．

（5）ここに示した時代区分はフレイザーによっている．新救貧法の成立した年から第二次世界大戦の始まりまでを，制度の変化に合わせた時代区分に配慮しており明快で，衛生政策の大きな流れを摑むには有益である．W. M. Frazer, *A History of English Public Health 1834–1939*（London : Bailliere Tindall and Cox, 1950）. Part I（chap. 3）Public Health under Privy Council, 1858–71. Part II の 71 年から世紀末までで地方自治庁を扱っている．

（6）ヴィクトリア時代を代表する小説家ディケンズ生誕 200 年を記念して発売された BBC 制作の原作ドラマは，当時の人々の暮らしを知る助けとなるものである．たとえば救貧院は，「オリバー・ツイスト」からイメージを膨らますことができよう．

（7）本書第 4 章の導入部分に記したように，germ theory of disease という言葉に該当する用語が初めて『タイムズ』紙の紙面に登場したのは 1870 年 1 月のことである．リスターの化膿防止法の開発などはこれ以前から始まっており，研究者間の議論も当然もっと早い時期から一部始まっているが，病原菌説がいわば市民権を得た時期として，1870 年は 1 つの指標となりうると考える．

（8）Francis Sheppard, *London 1808–1870 : The Infernal Wen*（London : Secker & Warburg, 1971）. William Cobbett（1763–1835）は急進派ジャーナリストとして活躍，1832 年に下院議員となったが政治家としてよりも，文筆家として名を成した．なお人口増の原因についてジェンダー歴史学の視点から付言するなら，乳母制度廃止にともなう乳児死亡率の低下も挙げなくてはならないだろう．

（9）マルサスは，過剰人口と食糧の関係について述べはしても，健康や病気の問題については第 7 章で 18 世紀の諸外国のこととして語っている．T・R・マルサス『人口論』永井義雄訳，中公文庫，2009 年．ハムリンは「マルサスにとって，戦争も飢饉も含めて病気は，過剰人口の調節弁であり，晩婚が予防的な過剰阻止であるのと区別して，積極的な阻止」と捉えているとしている．マルサスは病気の原因に関心はなかった．Christopher Hamlin, *Public Health and Social Justice*, pp. 25–27. またハムリンのその後の論文も参照．Christopher Hamlin and Kathleen Gallagher-Kamper, “Malthus and the Doctors : Poilitical Economy, Medicine, and the State in England, Ireland, and Scotland, 1800–1840,” in Brian Dolan, *Malthus, Medicine, & Morality : ‘Malthusianism’ after 1798*（Amsterdam and Atlanta : Rodopi, 2000）, pp. 115–140. 当時の人々の気持ちをあからさまに表現すれば，チャドウィックの時代の医師の多くは彼も含め，貧乏人は余りに多くて，彼らの高い死亡率を損失とは考えていないし，医学生は解剖用の死体提供者として貧乏人に関心をもつのであって，医学の面から過剰人口に大きな関心が寄せられることはないようである．

（10）Justus Liebig, *Organic Chemistry in Its Applications to Agriculture and Physiology*（London : Taylor and Walton, 1840）. 原著 *Die organische Chemie in ihrer Anwendung auf Agricultur und Physiologie* 初版本からの英訳，使用した初版には，Edited from the Manuscript of the Author と記されている．翻訳はリービヒの愛弟子ライアン・プレイフェアによって行われ，1840 年のイギリス科学振興協会グラスゴー大会にて販売された．なお，独語原著からの邦訳としては，横田徳郎訳『農学と生理学に応用した有機化学』（私家版，ご恵贈下さった横田氏に感謝する）．リービヒの『農芸化学』のイギリスにお

ける受容については，拙稿「イギリスにおけるリービッヒ『農学と生理学に応用した有機化学』の受容」『化学史研究』35(4)：189–209，2008年12月．リービヒの『農芸化学』に関係する主な先行研究としては Wolfgang Krohn and Wolf Schäfer, "The Origins and Structure of Agricultural Chemistry," in Gerard Lemaine et al., eds., *Perspectives on the Emergence of Scientific Disciplines*（Chicago：Aldine, 1976）；Idem, "Agricultural Chemistry：The Origin and Structure of a Finalized Science," in Wolf Schäfer, ed., *Finalization in Science：The Social Orientation of Scientific Progress*（trans. by Pete Burgess, Dordrecht：D. Reidel, 1983)(Boston Studies in the Philosophy of Science, Vol. 77)：クローンとシェーファーは『農芸化学』初版出版当時の1840年代のことを論じるのに，大幅改訂が行われた第7版（1862年）をもって行うという科学史研究上の誤りを犯している．これらの論文を批判するものとして Pat Munday, *Strum und Drang：Justus von Liebig and the Chemistry of Agriculture*（PhD thesis, Cornell University, 1990）；Idem, "Liebig's Metamorphosis：From Organic Chemistry to the Chemistry of Agriculture," *Ambix* 38(3)（November 1991）：135–154, 1991；Mark R. Finlay, "The Rehabilitation of an Agricultural Chemist：Justus von Liebig and the Seventh Edition," Ibid.：155–167を参照．しかし，上記の一点のみでクローンらの論文を捨ててしまっては，彼らが提示する重要な点を見落とす結果になる．彼らは農業の状態に目を向けたのであり，1840年代はイギリスの集約農業時代のまさに幕開けの時期であり，人口増に呼応した農産物の増産に大きな関心が寄せられていた時期である．「食糧不足によって生じる社会的な闘争状態を，マルサスが人口の抑制によって回避しようとしたのに対し，リービヒは農地の地力を回復維持し農作物の増産を図ることによって，人口増に積極的に対処しようとしたと見ることができる」という彼らの主張はいささか大雑把であるが，一つの視点を提供したものである．また科学の公共性が問われる今日，科学における「終了処理」という問題把握は再評価されてもよいものである（屎尿の終了処理はともかく，原発の終了処理は大問題だ）．ただし，たしかに18世紀末から19世紀にかけて人口急増期であったには違いないが，それだけでリービヒの受容を捉えるのは雑駁である．高橋英一『肥料の来た道　帰る道』（研成社，1991年）第6章では，「マルサスが予期しなかった2つの出来事」として，アメリカ合衆国への移民と肥料鉱物資源の発見が指摘されている．なお大幅改訂が行われた『農芸化学』第7版を引き継いだ第9版（1876年）の翻訳は以下を参照．J・v・リービヒ『リービヒ『化学の農業および生理学への応用』』吉田武彦訳（北海道大学出版会，2007年）．

(11)　注1で紹介した文献に加え，ここでチャドウィックに関する先行研究をさらに補足したい．チャドウィックの伝記的研究としては，1952年に出版された以下の2冊が有名で，ともに1832–54年を中心に30年間ほどの彼の公僕としての人生を明らかにしたものである．S. E. Finer, *The Life and Times of Sir Edwin Chadwick*（London：Methuen, 1952), 555pp.；R. A. Lewis, *Edwin Chadwick and the Public Health Movement 1832–1854*（London：Longmans, Green, 1952), 411pp. いささか批判の目を欠いたこれらを乗り越えるものとして歴史家ブランデイジは，ルイスとファイナーを批判的に扱い，とくに「行政改革の理論と実践の関係に新たな光を当てよう」とした．Anthony Brundage, *England's "Prussian Minister"：Edwin Chadwick and the Politics of Government Growth, 1832–1854*（University Park：The Pennsylvania Univ. Press, 1988)．邦訳はアンソニー・ブランデイジ『エドウィン・チャドウィック』廣重準四郎・藤井透訳，ナカニシヤ出

版，2002年．歴史家 Asa Briggs はチャドウィックの90年間の人生はほぼ3部に分けて論じるべきとした．地位を築くまでの30年と，公僕として活躍した30年，そして在野で精力的に講演や執筆に励んだ残りの人生30年間である．1854年に中央保健庁が改組され公僕としての人生を終えたのちも，彼は精力的な執筆活動，講演活動を90歳という人生のほぼ終わりまで継続した．イギリスの19世紀前半の衛生学の研究は，チャドウィックを中心とする研究となれば，これは法制度的なところにウェイトがかかる．現在のチャドウィック研究は第II期に集中しその多くは1832–54年を扱う．重森臣広「エドウィン・チャドウィックと困窮および衛生問題——政策分析における知識戦略の転換を中心に」『政策科学』（立命館大学）14(3)：43–58，2007年3月；澤田庸三「ビクトリア時代初期の都市問題——E・チャドウィックと首都下水道委員会」『都市問題研究』29(11)：92–107, 1977；Idem「サー・エドウィン・チャドウィックと「統治機構再編構想」——伝統的権威秩序に抗して」『法と政治』44(1)：27–74，1993年3月；友松憲彦「ナイチンゲールの伝染病論と社会改革——チャドウィック公衆衛生改革との関係をめぐって」『駒沢大学　経済学論集』39(1)：1–34，2007年6月．科学史的観点から最重要文献は，Hamlin, *Public Health and Social Justice* である．

(12)　Anthony S. Wohl, *Endangered Lives : Public Health in Victorian Britain* (Cambridge, Mass. : Harvard Univ. Press, 1983)．人々の実際の暮らしに焦点を定めて公衆衛生を論じたもので，衛生制度にウェイトのあるフレイザーの著作と好対照を成す．第1章は概況，第2章で凄まじい乳児死亡率，第3章人口の3分の1を占める当時の貧困層の様子，貧困と病気との関係など．第4章は，家畜や馬車などの排泄物が溢れる道路の様子．第5章でコレラ，発疹チフスや腸チフス，ジフテリア，天然痘など主たる流行病はこの章で扱われている．第6章は，地方の都市で活躍した衛生官 Medical Officer of Health 略して MOH，第7，8，9章は国家医学，大気汚染，河川汚染と続く．10章，11章は，工業化に由来する病気の害毒，稠密な人口密度の中で尽力する衛生関係者を扱う．Henry Mayhew, *London Labour and the London Poor : The classical study of the culture of poverty and the criminal classes in the 19th-century, with a new introduction by John D. Rosenberg* (New York : Dover, 1968)；Henry Mayhew and Others, *The London Underworld in the Victorian Period : Authentic First-Person Accounts by Beggars, Thieves and Prostitutes* (New York : Dover, 2005)．ヘンリー・メイヒュー著 / ジョン・キャニング編『ロンドン路地裏の生活誌』上下（植松靖夫訳，原書房，1992年）．

(13)　見市氏は，1840–50年代の資料に基づき「イギリスはヨーロッパの中で唯一，水洗便所—下水道—河川へのタレ流しという体系を採用したために，河川の汚染と肥料の喪失という二重の不利益をこうむっているとの認識が一般的にあった」とし，パリやベルリン等々では排泄物の管理が比較的よく行われていたと述べている．見市雅俊「衛生経済のロマンス」，77–118頁．1862年のヴィクトル・ユゴーのメッセージは若干異なるが，パリの大臭気事件がロンドンのそれより20年以上も遅いところを見ると，イギリス，少なくとも大都市ロンドンにおける水洗トイレの普及がいかに早いものであったかは了解できる．イギリスのトイレ事情については，David J. Eveleigh, *Bogs, Baths and Basins : The Story of Domestic Sanitation* (Stroud : Sutton Publishing, 2002)．この本によると，初期の水洗トイレは water closet ではなく考案者の仕掛けによって valve closet あるいは pan closet と呼ばれていた．著者イヴレイはメイヒューの言葉を

引いて「ヘンリー・メイヒューは1861年に当時を回顧して，ブラマー製のバルブ・トイレが1820年代後半には広く普及していたと認めていた」(p. 31).

(14)　第2章注25と注35参照．テムズ河南側は，1865年に河岸のクロスネスにポンプ場（4台の蒸気エンジン）が完成し，地下の貯留施設を経て投棄された（Southern outfall works Crossness）．北側はリー川渓谷のアッビー・ミルズのポンプ場（8台の蒸気エンジン）に下水が一旦集められ，それからテムズ河岸のベクトンに集積されてから投棄された（Northern outfall works Beckton）．アッビー・ミルズのポンプ棟は華麗な外観を誇っている．

(15)　死亡率の低下を抗生物質開発のおかげと思い込んでいた筆者が重要な示唆を受けたのは，1997年の総合研究大学院大学共同研究「生命科学と生命観」の総括シンポジウムの場であった．佐藤純一「医学と医療の20世紀」『20世紀の生命科学と生命観報告書』（総合研究大学院大学，2000年）参照．世界的な疫学的調査では，トーマス・マキューン『病気の起源』酒井シズ・田中靖夫訳，朝倉書店，1992年「感染症が低下した原因」（76–85頁）．ただし，マキューンは1935年以前に死亡率が激減した理由について，最も信頼にたる説明は栄養状態の改善だとしながらも，栄養の改善を示す直接的な証拠はないと述べている．日本における先駆的な研究は，西田茂樹「わが国近代の死亡率低下に対して医療技術が果たした役割について」『日本公衆衛生雑誌』33(9)：529–533，1986；同(10)：605–616，1986.

(16)　時代区分については以下の資料を参照した．Rowland E. Prothero, *The Pioneers and Progress of English Farming*（London, 1888）; J. D. Chambers and G. E. Mingay, *The Agricultural Revolution 1750–1880*（London : Batsford, 1966）; E. John Russell, *A History of Agricultural Science in Great Britain, 1620–1914*（London : George Allen & Unwin, 1966）; F. M. L. Thompson, "The Second Agricultural Revolution, 1815–1880," *Economic History Review*, vol. 2, 1968 : 62–77 ; E. J. T. Collins, ed., *The Agrarian History of England and Wales*, vol. VII 1850–1914（Cambridge : Cambridge Univ. Press, 2000）．イギリスの長い歴史の中で農業革命をどのように定義するかに関する新しい研究は，M・オーヴァートン「1540–1850年のイングランドに農業革命？」A・ディグビー＆C・ファインスティーン編『社会史と経済史』（松村高夫・長谷川淳一・高井哲彦・上田美枝子訳，北海道大学出版会，2007年），2–18頁．土地生産性向上の技術革新という観点から1750年以降の百年を革命期と捉え，さらに顕著な時期を1831年以降とする点で，大筋の合意は得られるようである．

(17)　Christopher Lawrence, *Medicine in the Making of Modern Britain 1700–1920*（London and New York : Routledge, 1994), p. 32. Historical Connectionsシリーズの1冊．100頁ほどの小冊子ながら当時の人々の宗教的態度も含めた社会的関係にもよく配慮された内容となっている．時代を大摑みするのに便利．

(18)　救貧法の改革はトーリー党政権下で1817–19年に，ウィッグ党主導によって1832–34年に進められ，労働者のより一層の「勤勉・節倹・独立」を目的として進められた．大沢真理「『自由主義』的社会福祉の理念に関する基礎研究――十九世紀初葉イギリスにおける救貧法改革の場合」岡田与好編『十九世紀の諸改革』（木鐸社，1979年）13–85頁．新救貧法の大きな特徴は，院外救済（在宅救済）を廃止しワークハウスのみとしたことであった．新救貧法に関する研究の決定版はRuth G. Hodgkinson, *The Origins of the National Health Service : The Medical Services of the New Poor Law, 1834–*

1871 (London : Wellcome Historical Medical Library, 1967).

(19)　1848年のPublic Health Actは救貧法の継承的意味合いをもち，単に衛生の問題に留まらない．

(20)　1815年のナポレオン戦争終結により，イギリス国内には40万人におよぶ除隊兵士があふれ，失業率は上がり，救貧法は維持が難しくなっていく．戦争終結による深刻な農業不況は1830年には「スウィング暴動」として顕在化し，十分の一税の穀物保存納屋の打ち壊しや，労働削減のシンボルとなった脱穀機の破壊が起こった．スウィング暴動の最中に成立したグレイ内閣（紅茶のアールグレイはこの第2代グレイ伯爵に由来）は，救貧税増額に対する借地農の不満を受けて立つべく1832年に王立救貧法調査委員会を立ち上げ，チャドウィックが救貧法調査委員会補佐委員として任命されたのである．この間の政治的経緯については以下を参照．澤田「サー・エドウィン・チャドウィック」；服部正治「穀物法論争と『飢餓の40年代』」松村昌家・長島伸一・川本静子・村岡健次編『帝国社会の諸相』（研究社出版，1996年）59–81頁．

(21)　W. E. Minchinton, "Agricultural Returns and the Government during the Napoleonic Wars," *The Agricultural History Review*, vol. 1, 1953 : 29–43. 実質的にイギリスの穀物自給は18世紀の後半に終わりを告げたとされる．

(22)　1837年に始まるリービヒのイギリス訪問ならびに彼の『農芸化学』については別に詳しく論じた．拙稿「創られた絵画」『化学史研究』34(3) : 137–152, 2007 ; Mariko Ogawa, "Liebig and the Royal Agricultural Society Meeting at Bristol, 1842," *Ambix* 55(2) : 136–152, 2008 ; 拙稿「イギリスにおけるリービッヒ『農学と生理学に応用した有機化学』の受容」．

(23)　"The Late Baron Liebig," *The Illustrated London News*, May 3, 1873, p. 418. この前のp. 417にはリービヒの肖像が掲載されている．なおこの追悼記事は5月3日付であるが，リービヒは同年4月18日没である．

(24)　デイヴィーの農学関係の仕事に関する科学史的評価としては，ナイトの文献が基本的なものである．David Knight, "Agriculture and Chemistry in Britain around 1800," *Annals of Science* 33(2) : 187–196, 1976. ナイトはデイヴィーが鉱物肥料の重要性を十分認識しえていない点をあげ，この点がリービヒと彼との決定的違いとしている．

(25)　農業改良委員会は，Boardという名称から推測されるような政府の機関ではなく，王立協会のように議会から資金援助を受ける農業振興団体である．およそ30年におよぶ農業改良委員会の歴史のうち，ジョン・シンクレアが2期12年間会長を務め，アーサー・ヤングが最後の2年を除く全期間の書記を務めた．その歴史については以下を参照．Ernest Clarke, "The Board of Agriculture, 1793–1822," *Journal of the Royal Agricultural Society of England* (hereafter *JRASE*), 3rd Series, 9 : 1–41, 1898.

(26)　並松信久「18世紀末のイギリス農学とBoard of Agriculture」『京都産業大学国土利用開発研究所紀要』16 : 26–47, 1995.

(27)　Humphry Davy, *Elements of Agricultural Chemistry, in a Course of Lectures Delivered before the Board of Agriculture*. A New Edition, with Instructions for the Analysis of Soils, and Copious Notes by John Shier (Glasgow & London, 1844). 本書は1844年の出版のため，リービヒの分析結果やグアノに関する相当量の記述が注の形でShierによって付加されている．1840年代の新たな状況を踏まえて，デイヴィーの再評価がなされたものと解釈できる．ジョージ・エリオットは『ミドルマーチ』の中で，デイヴィーの国民

的人気は，何よりも彼が『農芸化学入門』の著者であることに拠るものだと示唆している．Morris Berman, *Social Change and Scientific Organization : The Royal Institution, 1799–1844*（Ithaca : Cornell Univ. Press, 1978）, p. 48.

（28）Morris Berman, "The Early Years of the Royal Institution 1799–1810 : A Re-evaluation," *Science Studies* 2 : 205–240, 1972. この論文の内容は1978年の著作（注27）の第2章として，さらに詳しくまた多くの挿絵と共に描き出されている．以下では基本的に1972年の論文によるが，必要に応じてBerman, *Social Change* も参照する．

（29）第5代デヴォンシア公爵（1748–1811）は，首相を務めた第4代の長男である．彼の長男が第6代のデヴォンシア公爵を継ぐが，彼は生涯独身であった．序章に登場するデヴォンシア委員会の主宰者である第7代デヴォンシア公爵は，第4代の曽孫である．

（30）王立農学協会とリービヒとの関係については，小川「創られた絵画」を参照．

（31）Berman, "The Early Years," p. 231. 1816年にデイヴィーが開発した安全灯なども，やはり役員や出資者の実用面での要請に応えたものといえる．プレイフェアはリービヒと訪れたクロス氏が電気を使って農場の土壌改良を行っている様子を記している．Wemyss Reid, *Memoirs and Correspondence of Lyon Playfair*（New York and London : Harper & Brothers Publishers, 1899）, pp. 70–71（この旅行は1844年のものとして描かれているが，旅行の記述がコプロライト見物から始まっており，1842年の旅行と混同されている可能性を否定できない）.

（32）Berman, "The Early Years," pp. 213–214. 高橋『肥料の来た道』57–59頁．

（33）スコットランドの農業改革者として知られるフランシス・A・マッケンジー（一般にはSir Francisと記載されることが多い）は，1837年7月下旬イギリス科学振興協会（BAAS）の役員で地質学者のロデリック・I・マーチソンに，農学を同協会の独立の部門とするよう依頼した．受理した手紙の余白に書き込まれたマーチソンの走り書きには，「8月8日返信．科学の一分野として農学を立てることに反対はないが，すでに部門が林立しており独立では無理で，統計学との抱き合わせ（statis［*sic*］& agricultural section）で推薦した」とある．"210 Sir Francis Alexander Mackenzie to Murchison," in Jack Morrell and Arnold Thackray, eds., *Gentlemen of Science : Early Correspondence of the British Association for the Advancement of Science*（London : Offices of the Royal Historical Society, University College London, 1984）, pp. 243–244. この頃統計学が非常に注目されていた状況については後の注54を参照されたい．なおマッケンジーについては *ODNB*, vol. 35, 2004. エディンバラ大学で学位を得た内科医の弟John Mackenzie（1803–86）がエントリーされていて，その中で数行Sir Francis（1798–1843）にも触れられている．ところが1839年になってもマッケンジーの要請は明確な進展に至らず，同様に農学部門の新設を主張していた内科医オーガスタス・ボジー・グランヴィルの提案も却下される運命にあった．"245 Murchison to Harcourt, 23 January 1839," in Morrell and Thackray, eds., *Gentlemen of Science*, pp. 299–300. この手紙の最後に付けられた編者注による．グランヴィルは，屎尿を農地に還元するべきことについても一家言もっており，屎尿灌漑が広く行われていたイタリアの愛国者で，ユニークな活躍で知られる人物である．拙稿「土地資源の有限性とリサイクル」『論集』（三重大学人文学部哲学思想学系・教育学部哲学倫理学教室，以下三重大学人文・教育とする）12 : 37–56, 2006.

(34) anonymous, "Ninth Meeting of the British Association of Science," *The Athenaeum*, August 31, 1839 : 641. そこには Yelloly としか記されていないが "179 John Yelloly to Harcourt," in Morrell and Thackray, eds., *Gentlemen of Science*, pp. 215–216 および *ODNB* の記述から，John Yelloly と同定できる．

(35) "210 Sir Francis Alexander Mackenzie to Murchison," in Morrell and Thackray, eds., *Gentlemen of Science*, p. 248. 編者による注として情報が加えられている．なお，農学が BAAS の独立のセッションとして立つのは 1912 年のことである．O. J. R. Howarth, *The British Association for the Advancement of Science : A Retrospect, 1831–1931*, 2nd ed. (London : the Association at its Office in Burlington House, Piccadilly, 1931), p. 85.

(36) イングランド王立農学協会の歴史については以下を参照．J. A. Scott Watson, *The History of the Royal Agricultural Society of England 1839–1939* (London : Royal Agricultural Society, 1939) ; Nicholas Goddard, *Harvests of Change : The Royal Agricultural Society of England 1838–1988* (London : Quiller Press, 1988). とくに創立の経緯については，Ernest Clarke, "The Foundation of the Royal Agricultural Society," *JRASE*, 3rd. Series, 1 : 1–19, 1890.

(37) Clarke, "The Foundation of the Royal Agricultural Society," p. 5.

(38) Vance Hall, *A History of the Yorkshire Agricultural Society 1837–1987* (London : B. T. Batsford, 1987). 協会誌の原名は *Transactions of the Yorkshire Agricultural Society*. ホールはヨークシア農学協会の科学的姿勢を強調している (p. 66). イギリスの農業の歴史が描かれる際に，同協会が見落とされがちであったことを嘆いて，その例として C. S. Orwin and E. H. Whetham, *History of British Agriculture 1846–1914* (Newton Abbot : David and Charles, 1971) 初版 1964 年の記述からの遺漏を挙げている (p. 60). 注目されることの多いイングランド王立農学協会の創刊号においてハイランド協会の先駆性が強調されたことが影響しているものと思われる．各農学協会は早くから化学顧問をおいて農業の科学化推進を図った．ヨークシア農学協会はスペンス，イングランド王立農学協会は L・プレイフェアであった．

(39) Nicholas Goddard, "Agricultural Literature and Societies," in G. E. Mingay, *The Agrarian History of England and Wales*, vol. VI (1750–1850) (Cambridge : Cambridge Univ. Press, 1989), pp. 361–383. 言及した分布図 (p. 376) は，Samuel Parkes, *Letter to the Farmers and Graziers of Great Britain* (London, 1819), pp. 87–88 に掲載された表を元にゴダートが補足し作成したものである．

(40) イギリスの農業の科学化のシンボルはリービヒであり，彼はたとえその場にいなくともその姿は絵画の記録にとどめられていたというエピソードを紹介している．小川「創られた絵画」; Ogawa, "Liebig and the Royal Agricultural Society," 等.

(41) Thompson, "The Second Agricultural Revolution."

(42) Ibid., p. 67.

(43) *The Times*, 23 Dec., 1859. グアノおよびイギリス国産の肥料としてリービヒが首相ピールに進言したコプロライトについては，拙稿「土地資源の有限性とリサイクル」43–44. グアノの研究者としてよく知られるのはネズビットである．彼の 1851 年の論文 J. C. Nesbit, "On Peruvian Guano : Its History, Composition, Fertilising Qualities, and Mode of Application to the Soil" は大変評判になり，翌年には冊子に，さらに 1853 年にはドイツ語訳が出版された．1856 年からは彼の *On Agricultural Chemistry and the*

Nature and Properties of Peruvian Guano に再録されて版を重ねた．彼はリービヒの『農芸化学』を，農業における化学的研究の意義を知らしめたものとして評価している．21世紀の現在，リン酸肥料の原料となるリン鉱石の世界的な枯渇が深刻である．日本はリン鉱石の全量を輸入に頼り，一番の輸入元は中国である．しかし中国の埋蔵量はかなり減じており，早晩この輸入ルートは諦めざるを得なくなるだろう．2014年4月28日の朝日新聞も「輸入頼み，安定的確保が課題」と大きく報じている．食糧増産のための肥料の需要は増大の一途で，わが国でも岐阜市や大阪市は下水汚泥の焼却灰からリン酸肥料の製造をめざしている．

(44) G. J. Leigh, *The World's Greatest Fix : A History of Nitrogen and Agriculture* (Oxford Univ. Press, 2004), pp. 110–117.

(45) W. M. Mathew, "Peru and the British Guano Market, 1840–1870," *Economic History Review*, vol. 23, 1970 : 112–128 ; F. M. L. Thompson, "Agricultural Chemical and Fertiliser Industry," in E. J. T. Collins, ed., *The Agrarian History of England and Wales*, vol. VII 1850–1914 (Cambridge : Cambridge Univ. Press, 2000), pp. 1019–1044. グアノの成分分析としては，王立農学協会顧問のトマス・ウェイのデータ，リン酸石灰24%，アンモニア17%，カリウム4%がよく引用される．

(46) William Buckland, "On the Causes of the General Presence of Phosphates in the Strata of the Earth, and in all fertile soils ; with Observations on Pseudo-Coprolites, and on the possibility of converting the Contents of Sewers and Cesspools into Manure," *JRASE* 10 : 520–525, 1849.

(47) リービヒからピールに宛てた手紙の内容については，拙稿「19世紀半ばロンドンの屎尿リサイクル」『論集』（三重大学人文・教育）11 : 63, 2004を参照．皮肉なことに人造肥料の製造でコプロライトのリン酸塩市場を握ったのは，リービヒのイギリスでのライバル，ジョン・ローズであった．リービヒは1850年代を通して，ローズと彼の協力者ギルバートを相手に植物の窒素利用に関する論戦を大々的に繰り広げることになる．人造肥料といっても，当時のことであるから原材料に天然物を利用しており，今日の化学合成肥料とはまったく異なるものである．1840年代の肥料用天然物の一つはコプロライトであり，もう一つは南米ペルーから輸入されるグアノであった．グアノもコプロライトも有限であり，やがては取り尽くされてしまうものであることこそ，リービヒが屎尿の利用を勧めた第一の根拠であった．さらに成分分析結果を屎尿と比較したとき，グアノとコプロライトに肥料の三要素の一つであるカリウム分が少ないことも，彼が屎尿を推奨する根拠の一つとなっていた．

(48) トレヴェリアン『イギリス社会史2』松浦高嶺・今井宏訳，みすず書房，1983年，454頁．「70年代最大の特筆すべき出来事は，イングランドの農業の突然の衰退であった」とある．トレヴェリアンはイングランドの農業はアメリカ農業に比べはるかに科学的で資本主義化されていたが，肥沃な処女地で生産される小麦には太刀打ちできなかったという．1875年に始まった農業不況で，続く10年間でイングランドの小麦作付面積は約百万エーカー減少したともいう．70年代から90年代にかけての農業不況は多くの歴史の本で言及されるが，C. マシュー編『オックスフォード　ブリテン諸島の歴史　9』鶴島博和監修，君塚直隆監訳，慶應義塾大学出版会，2009年では，そうした深刻な農業不況にもかかわらず，政府は自由貿易の原則を崩さなかった点に言及されている．定評のあるイギリス農業史では，Russell, *A History of Agricultu-*

ral Science, Chapter VI, The Years of Deppression 1875–1900, pp. 176–197. 神川信彦は農業に関連する科学技術的原因を詳しく3つ挙げている．(1) アメリカ国内での鉄道の発達　(2) 汽船のコンパウンド・エンジンの発明（石炭搭載量を半減させ積荷の増大を可能にした）(3) アメリカにおける農業機械の大改良．神川信彦『グラッドストン』吉田書店，2011年，296–297頁．

(49)　イギリス史でたびたび登場する調査委員会は，大きく分けて特別委員会と王立委員会がある．王立委員会は政策に見合った人物で構成することが不可能ではなく，政治的な動機で王立委員会を設置することもできた．本王立委員会の性格については，ブランデイジ『エドウィン・チャドウィック』24–26頁参照．シーニアーは政治経済学者で，救貧法委員会委員．新救貧法成立の立役者である．

(50)　救貧法改革については注18を参照．またブランデイジ『エドウィン・チャドウィック』第二章，第三章参照．工場法はチャドウィックが13歳以下の子供については教育に3時間を見込んで工場労働は8時間としたことなどが注目される．

(51)　T. H. リスターが1836年8月に「イングランドおよびウェールズにおける出生，結婚，死去に関する戸籍庁」の初代長官に任命されたのは，義理の兄弟であるジョン・ラッセル卿内務大臣の後ろ盾によるものだとされている．*ODNB* を初めヘンリー・リスターの紹介には随所で言及される．ファーに関する重要文献は John M. Eyler, *Victorian Social Medicine : The ideas and Methods of William Farr*（Baltimore and London : Johns Hopkins Univ. Press, 1979）. *ODNB* にもエントリーされている．

(52)　Lewis, *Edwin Chadwick*, p. 33.

(53)　Finer, *Life and Times*, p. 154. ブランデイジ『エドウィン・チャドウィック』99頁．

(54)　Edward Higgs, *Life, Death and Statistics : Civil registration, censuses and the work of the General Register Office, 1836–1952*（Hatfield : Local Population Studies, 2004）, esp. pp. 29–34. 戸籍庁（GRO）について論じたものとしては次の2つの論文を参照．Lawrence Goldman, “Statistics and the Science of Society in Early Victorian Britain ; An Intellectual Context for the General Register Office,” *Social History of Medicine* 4 : 415–434, 1991 ; Simon Szreter, “The GRO and the Public Health Movement in Britain, 1837–1914,” Ibid., 435–463, 1991. 19世紀30年代にイギリスで統計学に対する熱が高まったことについては，以下を参照．M. J. Cullen, “The Making of the Civil Registration Act of 1836,” *Journal of Ecclesiastical History* 25 : 39–59, 1974. Idem, *The Statistical Movement in Early Victorian Britain : The Foundations of Empirical Social Research*（New York : Barnes & Noble, 1975）. リスターが1842年に亡くなったあとは，内務大臣ジェイムズ・グラハム卿の甥ジョージ・グラハムが長官になり，縁故人事が繰り返された．リスターの後任として，ナソー・シーニアーはチャドウィックを推薦したが実現しなかった．Eyler, *Victorian Social Medicine*, pp. 42–46.

(55)　チャドウィック『衛生状態に関する報告書』M. W. フリンによる序論，31頁．ファーの仕事ぶりは徐々に評価され，*ODNB* によれば1842年に彼の肩書は統計部門部長となり，給与も1870年代には長官並みになった．しかし1879年グラハム退任に際し，またもや長官のポストが素通りし，ファーは1880年に抗議を込めて辞職したという．

(56)　Hamlin, *Public Health*, pp. 156–157.

(57)　Pamela K. Gilbert, *Cholera and Nation : Doctoring the Social Body in Victorian England*

(Albany : State Univ. of New York Press, 2008), pp. 71–72.

(58) ハムリンは1995年の個別の論文で，チャドウィックとファーの論争を取り上げている．彼は公衆衛生の果たすべき使命として二つを挙げ，感染症を制圧するための生物医学的なより専門的な研究へ向かう方向と，健康や福利を阻害する社会経済的要因に取り組むより広い使命へと向かう方向を指摘している．簡略して言えば，前者は病原菌の研究，後者は食生活や衛生を包摂する人間の側の健康であろう．ハムリンは，さらに後者を体質医学へと結び付けて論じ，ファーの思想の根底に体質医学的思考があることを指摘している．Christopher Hamlin, "Public Health Then and Now : Could You Starve to Death in England in 1839? The Chadwick-Farr Controversy and the Loss of the "Social" in Public Health," *American Journal of Public Health* 85 : 856–866, 1995.

(59) Appendix (P). Letter to the Registrar-General, from William Farr, *First Annual Report of the Registrar-General of Births, Deaths, and Marriges, in England* (London, 1839). おそらく通常はこれだけの記載で良いと思われるが，筆者が実際に複写を入手したのは *Reports from Commissioners : Sixteen Volumes, Session 5 February–27 August 1839*, Vol. XVI. pp. 63–81.

(60) 疾病分類学（nosology）は，今日では死語と化しているが，18世紀には動物や植物の分類と同じ発想で，病気も分類された．フランソワ・ボアシエ・ド・ソヴァージュは病気を10綱，295属，2400種に分類した．リンネも植物学者であると同時に医師であり，病気を分類したが，これらの分類は病気のメカニズムに関心を向けることはなく近代医学に寄与することはなかった．拙稿「病気のアイデンティティ」『論集』（三重大学人文・教育）第8号（1997）第2節および注6参照．*Fourth Annual Report of the Registrar General of Births, Deaths and Marriages in England* (London, 1842) によれば，Statistical Nosology として20頁にわたって145の疾病項目に分類している．Epidemic, Endemic, and Contagious Diseases について有機的起源をもつ特異な毒の結果により，身体外からのこともあれば身体内に発生することもあると記し，その後に括弧書きにしてシデナムやスプレンゲルの名前と共にリービヒの名前を記している．ただし，1842年の報告には Zymotic という表現は見られない．1843年の報告書 *Fifth Annual Report of the Registrar General of Births, Deaths, and Marriages, in England* (London, 1843), p. 194の分類表には先の3つの総称として Zymotic Disease が登場している．リチャード・クエインの有名な『医学事典』（1883）では zymotic 導入は1842年にファーによるとしている．Victor Horsley, "Zymotic : Zyme," Part 2, pp. 1805–1806. 伝染病，風土病，接触感染病（epidemic, endemic, contagious diseases）の毒素（poison）を指すとしている．

(61) Eyler, *Victorian Social Medicine*, p. 25. エイラーもファーの著述が貧困者，困窮者に対する真の同情に発するものであることを述べている．

(62) Letter to the Registrar-General, *First Annual Report of the Registrar-General*, p. 75.

(63) David Victor Glass, *Numbering the People : The Eighteenth-century Population Controversy and the Development of Census and Vital Statistics in Britain* (Hants : Saxon House, 1973), p. 146以降に Appendix がついていて，"Appendix 1 : Two letters from Chadwick Collection and a correspondence between Chadwick and Farr," pp. 146–167. グラスによる編集となっているのでわかりにくいが，構成としては第1にチャドウィックからレイコック（Thomas Laycock 1812–76 内科医）に宛てた手紙，第2にファーからの手紙で，救貧

法委員会が戸籍庁の統計に介入することについて不快感を示している．第3にファーの初期の死亡分析とチャドウィックの死亡統計の利用の両方がチャドウィック＝レイコック書簡で問題視されている．ここでは最終的にファーが救貧法委員に回答したものを扱う．1840年3月17日付の手紙は pp. 160-165.

(64) D. V. Glass, Appendix 1, *Numbering the People*, p. 163.

(65) Ibid., p. 163.

(66) Ibid., p. 165.

(67) Lewis, *Edwin Chadwick*, p. 32. 注18にも述べたように，新救貧法になってからは，在宅援助すなわち今日想像するような生活保護はなく，着の身着のままワークハウスに入る以外なく，あらゆる自由との引き換えの保護であった．

(68) 石弘之「病気の東西交流」速水融・町田洋編『人口・疫病・災害』講座文明と環境第七巻，朝倉書店，1995年，154-165頁．テムズ河の汚染については，村岡健次「都市と水の社会史」『経済評論』1983年10月号：40-51；ガヴィン・ウェイトマン『図説テムズ河物語』植松靖夫訳，東洋書林，1996年.

(69) 松村昌家編『『パンチ』素描集——19世紀のロンドン』（岩波文庫，1994年），第五章テムズ川汚染—飲み水の危機，参照.

(70) ロンドンの下水道に関するものとしては，ヒュー・バーティキング『英国上下水道物語』齋藤博康訳（日本水道新聞社，1995年）が詳しい．ローマ，パリ，ロンドン，ベルリン，ミナト・ヨコハマの下水道を記載した斎藤健次郎『物語　下水道の歴史』（水道産業新聞社，1998年）は，丹念な現地調査を踏まえた労作である．平沢政広「資源・素材再生の条件——し尿リサイクル文化史試論」『金属』72，2002：180-193，280-286，377-383，485-490，607-613，715-721．屎尿リサイクルの歴史を描いた数少ない文献の一つである．ただし叙述内容は英・仏・中国・日本と広く概略的である．ヴィクトリア時代の衛生学一般については，イギリス公衆衛生学の代表的著作であるエドウィン・チャドウィック1842年の著作を参照．C. B. L. シーマン『ヴィクトリア時代のロンドン』社本時子・三ツ星堅三訳（創元社，1987年）．概要を扱った欧文文献では Stephen Halliday, *The Great Stink of London : Sir Joseph Bazalgette and the Cleansing of the Victorian Metropolis*（Stroud : Sutton Publishing, 2001）．テムズ河の汚染について全体的な見通しを得るのに有益で，図版も豊富である．これを情報ソースとして書かれたミステリー小説 Clare Clark, *The Great Stink*（New York & London : Harvest, 2006）は，クリミア戦争から帰還したエンジニアを主人公に，バザルジェットの指揮の下に進められるヴィクトリア時代の下水道網を舞台としている．

(71) Stephen Arnott, *Now Wash Your Hands!*（London : Prion Books, 2001），p. 18. Martin Daunton, "Taxation and Representation in the Victorian City," p. 33, in Robert Colls & Richard Rodger, ed., *Cities of Ideas : Civil Society and Urban Governance in Britain, 1800-2000 : Essays in Honour of David Reeder*（Hants : Ashgate, 2004）. David J. Eveleigh, *Bogs, Baths and Basins*, pp. 26-31.

(72) 大臭気事件については，第2章第三節でもう少し詳しく論じる．

(73) 年譜の作成は以下を参照．Colin A. Russell, *Edward Frankland : Chemistry, Controversy and Conspiracy in Victorian England*（Cambridge : Cambridge Univ. Press, 1996），p. 366 および Stephen Halliday, *The Great Stink of London*, pp. xii-xiii, Chronology. コレラによる死者数は，イングランド，ウェールズ，スコットランドの合計を示している．ウォ

レンによれば，1848 年にインフルエンザの流行でロンドンだけでも 5 万人もの死者とされている．かなり大きな数値であるが，他の文献からそれに関する情報が得られないので省略した．Michael Warren, *A Chronology of State Medicine, Public Health, Welfare and Related Services in Britain 1066–1999*（London : Royal College of Physicians of the United Kingdom, 2000）. イギリスの衛生・福祉政策に関する詳しい年表であり，便利である．イギリスでは 4 回のコレラ流行を記載するが，当然のこと地域差があり，また流行に幅（開始期，ピーク期，終息期）があり，単年で示すと違いが生じる．ここでは序章の図 2 や本文に合わせて記した．カッコで示したコレラの死者数は，戸籍庁の年報の補遺として出版された *Report on the Cholera Epidemic of 1866 in England* の Appendix p. 3, table 3 に示されたイングランドとウェールズの合計死亡数である．

(74)　両者の区別を明確にしたウィリアム・ジェンナーは，1881 年に王立内科医協会会長に就任し，第 III 部で扱うエジプトのコレラ政策に大きな影響をもつことになる人物である．腸チフスと発疹チフスに関する歴史的扱いについては，Bill Luckin, “Evaluating the Sanitary Revolution : Typhus and Typhoid in London, 1851–1900,” in Robert Woods & John Woodward, ed., *Urban Disease and Mortality in Nineteenth-Century England*（London : Batsford Academic and Education, 1984）, pp. 102–119. ラッセルの著作ではイングランドとウェールズの腸チフス / 発疹チフスの死亡数としているが，水供給と深く関係するのは腸チフスとパラチフスであり，発疹チフスは関係しない．しかし 1869 年まで腸チフスと発疹チフスが統計上区別されなかったことを踏まえて，年譜には単にチフスとのみ記載した．

(75)　見市雅俊『コレラの世界史』（晶文社，1994 年）「第五章　生水，酒，紅茶」を参照．

(76)　ファラデーの『タイムズ』掲載記事は，非常に有名で Bence Jones, *Life and Letters of Faraday*（London, 1870）, vol. 2, pp. 363–364 ; Halliday, *Great Stink of London*, pp. ix–xi に再録．なお島尾永康『ファラデー』（岩波書店，2000 年），79 頁でファラデーの視察を 1856 年としているのは訂正されるべきであろう．James Hamilton, *Faraday : The Life*（London : Harper Collins Publisher, 2002）, pp. 382–384 では新聞に投稿というファラデーの思い切った行動について，友人であったジョン・マーチンの報われなかった努力に寄せるファラデーの思いがあったと見ている．松村『『パンチ』素描集』，134–135 頁．「テムズ川神に名刺を渡すファラディー」．

(77)　松村『『パンチ』素描集』132–133 頁．「ロンドンの水滴の驚異」．

(78)　Arthur Hill Hassall, *A Microscopic Examination of the Water, Supplied to the Inhabitants of London and the Suburban Districts ; Illustrated by Coloured Plates, Exhibiting the Living Animal and Vegetable Productions in Thames and Other Waters, As Supplied by the Several Companies ; with an Examination, Microscopic and General, of Their Sources of Supply, As well As of the Henley-on-Thames and Waterford Plans, etc.*（London, 1850）. ハサルの伝記的記載については *ODNB* の他に，Ernest A. Gray, *By Candlelight : The Life of Dr. Arthur Hill Hassall, 1817–94*（London : Robert Hale, 1983）. ハサルはロンドン市内の水道水の告発のみならず，当時横行していた食品の不当な混ぜ物（food adulteration）についても調査し，『ランセット』に連載を行うなど，社会派の医師として活躍した．『英国医学雑誌』の歴史を描いたバートリップは彼の『ランセット』の暴露記事を 19 世紀の医学出版の中でもっとも優れたものと評価している．3 年間にわたってハサルは 2400 もの食品の分析結果を公表した．P. W. J. Bartrip, *Mirror of Medicine : A History of the*

British Medical Journal（Oxford : Oxford Univ. Press, 1990）, p. 160. ハサルの仕事を積極的に紹介してきた『ランセット』1866 年 11 月に喜ばしいこととして次のニュースを報じている．ダービー卿の進言を受けて女王はハサルの食品混入物を告発した功績に対し年金を下賜する決定を行った．折しも闘病中の彼には何よりのことであった．*The Lancet*, Nov. 3, 1866 : 499.

（79） Christopher Hamlin, *A Science of Impurity : Water Analysis in Nineteenth Century Britain*（Berkeley and Los Angeles : Univ. California Press, 1990）, pp. 100–104. とくにチャドウィックの三改革については 100 頁を参照．Finer, *Life and Times*, pp. 390 & 394. チャドウィックはかなり野心的なレポートと称していた．1850 年 5 月 28 日に出版．これは第 3 次首都下水道委員会への宣戦布告とファイナーは書いている．なお次も参照．Gray, *By Candlelight*, Chap. 7 : The Thymic Corpuscles of Hassall.

（80） Hassall, *Microscopic Examination*, 巻末カラー Plate I–VI. プレートの説明と二つの図がそれぞれ見開きで収められていて，図は 12 枚ある．したがって挙げられている水会社はチェルシー社，ウェスト・ミドルセックス社，サザーク社，ランベス社，ニュー・リヴァー社，グランド・ジャンクション社などほぼ網羅された形になっている．ハサルの論文に示された挿絵については，拙稿『コレラと衛生問題——伝染病をめぐる政治学』平成 14–15 年度科研費補助金基盤研究(C) (2)研究成果報告書，2004 年，44 頁＋資料に，巻末資料として掲載した（ただし白黒）．

（81） Hassall *ODNB* 参照．ホールが中央保健庁に着任し，シモンが主席医務官として登用されると，ハサルはパンに加えられる食品混入物の調査を特別査察官として依頼される．そうした成果が 1860 年の食品混入物規制法（Adultation of Food Act）（23&24 Vict., c. 84）として実を結ぶことになる．Royston Lambert, *Sir John Simon 1816–1904 and English Social Administration*（London : Macgibbon & Kee, 1963）, p. 243.

（82） Edwin Lankester and Peter Redfern, *Reports made to the Directors of the London*（*Watford*）*Spring Water Company, on the Results of Microscopical Examinations of the Organic Matters and Solid Contents of Waters Supplied from the Thames and Other Sources*（London, 1852）. ランカスターは生真面目な公衆衛生改革者であり，ジョン・スノーの業績を評価して世に出すことに一役買ったのも彼であった．息子と共に *ODNB* にエントリーあり．第 III 部で登場する Sir Edwin Ray Lankester（1847–1929）は彼の息子である．

（83） Hamlin, *Science of Impurity*, p. 111.

（84） Margaret Pelling, *Cholera, Fever and English Medicine 1825–1865*（Oxford : Oxford Univ. Press, 1978）, p. 221. イギリス医学におけるリービヒの影響を扱った最初の研究書である．リービヒの『農芸化学』後半からの影響，すなわち発酵や腐敗さらには病気理論まで化学過程で説明する彼の枠組みがかなり強固であるとし，イギリスにおける微生物の働きへの注目の遅れを扱う．ペリングの研究はハムリンの著作で引き継がれている．

（85） Hamlin, *Science of Impurity*, p. 114. また p. 127 で，ハムリンは，微生物が汚水浄化の手段となりうるとハサルが捉えていた面も報告している．

（86） Ibid., p. 127.

（87） Ibid., pp. 107–109. 硬水が悪いという重大な医学的根拠はなかったが，18 世紀の医師は膀胱結石などの病気の原因になると考えていた．

（88） フランクランドは苦労して学業を積み上げた人物で，ライアン・プレイフェアの下で

学びのちに助手となり，またジョン・ティンダルからも多くを学んだ．彼はリービヒのいるギーセンではなく，マールブルグで短期間学ぶ機会をもった．フランクランドの伝記的記述については *ODNB* の他に，詳しい伝記は Russell, *Edward Frankland* である．E. Frankland, *Water Analysis for Sanitary Purposes with Hints for the Interpretation of Results*（London : John Van Voorst, 1880), 139pp. 本文は 100 頁足らずである．内容は 2 部構成となっていて，ガス装置を使わない水分析と使う水分析に分けられている．前者は溶液の分析であり，後者は水を蒸発させた後の残渣を燃焼させて行う分析である．

(89)　Russell, *Edward Frankland*, p. 372.

(90)　ブリストルの医師ウィリアム・バッドのコレラ菌に関する記述については注釈が必要であろう．これはバッドの次の短い著作の発表を指している．William Budd, *Malignant Cholera : Its Mode of Propagation and Its Prevention*（London : John Churchill, 1849)．ラッセルのバッドに対する評価は全くの否定ではないが，2004 年に新しい著者によって刷新された記事を掲載した *ODNB* の Budd の項目も，2006 年の Dunnill による Budd の伝記も時代的制約を明確とし，否定的評価である．生物をコレラの原因と推定してはいるが，彼が描いた顕微鏡の視野図（p. 7, Fig. 1.）には，コッホが主張するような「コンマ菌」の同定がされているわけではない．ただし，その程度の漠然とした推定であっても 1870 年頃まではバッドの慧眼を高く評価することもあり，もっとも高い賞賛を与えていたのはティンダルである．

(91)　Russell, *Edward Frankland*, pp. 381 & 388.

(92)　Ibid., p. 384 の表 13.4 を参照のこと．

(93)　Ibid., pp. 385–386.

(94)　イギリスにおける本格的なリービヒ批判（植物の窒素源について）は，ローズとギルバートによるロザムステッド農場での栽培実験から始まっており，両者はイギリスにおける科学的な農業推進の重要人物である．屎尿の混入については試薬による判定，化学的な分析で判断が下せそうであるが，コレラ菌の混入についてはサンプルを培養する以外よくわからない．筆者が *Bulletin of the History of Medicine* に本書第 III 部にあたる論文を投稿した際，「エジプトの総督の下にある化学分析機関に検査を委ねるくらいなら，イギリスのフランクランドに依頼するほうがはるかに良かったはずだ」ということを書いたところ，レフェリーからコレラ菌がそのように長い期間生存できるのかと問われた．しかしコレラ菌は 1 週間や 2 週間は生きているようである．培養によってコレラ菌を確認する生物学的方法は想像がつくが，化学的な分析についてはわからない．Russell, *Edward Frankland*, chapter 13 を参照．ローズについては，G. V. Dyke, *John Lawes of Rothamstead*（Harpenden, 1993）参照．

(95)　Ibid., p. 394.

(96)　Ibid., p. 397. この時代の水の濾過装置については，L. Pearce Williams, *Album of Science*（New York : Charles Scribner's Sons, 1978), The Nineteenth Century, pp. 370–371. これにはメイニョンの濾過装置が紹介されているが，19 世紀後半にはメイニョンと並んでマクナマラのフィルターも有名であった．Philip D. Curtin, *Death by Migration : Europe's Encounter with the Tropical World in the Nineteenth Century*（Cambridge : Cambridge Univ. Press, 1989), pp. 116–124. Edward Thorpe, *A Dictionary of Applied Chemistry*（London : Longman, Green and Co., 1927), Vol. 7 の water の項目の中の飲料水の浄化

(pp. 386-391）によれば，砂粒間の隙間がバクテリアの大きさに比べて大きいので，砂のフィルターではバクテリアを除去するにほとんど効果がないと以前は想定された．しかし，水中のバクテリアは砂フィルターでほぼ除去できることを最初に示したのは1883年にコッホで，続いて1885年にE・フランクランドの息子P・F・フランクランドであるという．

(97) ドイツの化学者リービヒは，シティの市長宛に書簡『首都の下水の利用について』を送り，下水の栄養分をリサイクルして農業目的に使うことを提案し，ロンドンの下水処理問題に関係していくことになる．島尾永康『ファラデー』79頁．William H. Brock, *Justus von Liebig : The Chemical Gatekeeper*（Cambridge : Cambridge Univ. Press, 1997), Chapter 9, Liebig and London : The Chemistry of Sewage. 詳しくは第2章で扱う．

(98) イギリスにおける微生物学の立ち遅れは顕著であったというのが通説である．これは拙稿「コレラとスエズ運河」『思想』2001年5月号：66-93でも触れたが，本書第II部を参照．1865年に王立化学カレッジでフランクランドの講義を受講したというアームストロング（Henry E. Armstrong）が1934年にフランクランド記念講演を行っているが，彼はその中で飲料水の化学的検査法がバクテリア検査で補足されるようになったのはようやく1884年になってからのことであると述べ，その年サウスケンジントンで行われた「万国衛生博覧会」でコッホの開発になる固体培地による培養でバクテリアの可視化が，ワトソン・チェイニによって供覧されたとしている．この供覧実験を偶然にも見たフランクランドの息子パーシー・フランクランドはそれにヒントを得て，水供給法に応用したと言う．ちなみに彼は，コッホの下へ微生物学を学びに行く．生物学的検査法となると培養技術が問題であったことがわかる．こうした供覧実験は1881年にコッホがロンドン国際医学大会に出席した時にキングズ・カレッジで行ったのがイギリスでの最初である．第5章を参照．Henry E. Armstrong, "First Frankland Memorial Oration of the Lancastrian Frankland Society," *Journal of the Society of Chemical Industry*（*Chemistry and Industry*）53 : 459-466, 1934. 1884年の万国衛生博覧会のことが出たついでに記しておきたいのは，アーネスト・ハートのことである．彼は本書第4章や第5章そして終章にも登場するが，小山騰氏のご教示によれば，ハートはイギリス有数の日本美術品のコレクターとなる人物だという．小山騰『ロンドン日本人村を作った男』藤原書店，2015年の第3章「万国衛生博覧会とハート」を参照のこと．ゲラ刷を見せて下さったご厚情に感謝します．またこの方面のハートの伝記的記載については以下を参照．Noboru Koyama, "Ernest Abraham Hart（1835-1898)," in *Britain & Japan : Biographical Portratits*, vol. VIII, complied and edited by Hugh Cortazzi（Leiden : Global Oriental, 2013), pp. 257-265.

(99) コーンの伝記的記載としては以下を参照．Gerhart Drews, "Ferdinand Cohn : a Promoter of Modern Microbiology," *Nova Acta Leopoldina*, NF 80, Nr. 312（1999）: 13-43.

(100) 小川「病気のアイデンティティ」66-88頁．germ theory の邦訳は，一般には細菌理論，病原菌理論，また辞書には媒菌説，胚種説などさまざまである．W. J. ビショップ『外科の歴史』川満富裕訳，時空出版，2005年では，菌芽理論が用いられている．

(101) Liebig, *Organic Chemistry*, pp. 343-344.

(102) Pelling, *Cholera*, pp. 133-134. ペリングの19年後に出版されたブロックによるリービヒの伝記でも，同じようにミルの賞賛に言及しているが，「ヒューウェルは，ミルがリービヒの妥当性を信じ切っていることについて驚いた」との1文を加えている．

Brock, *Justus von Liebig*, p. 299

(103)　Pelling, *Cholera*, とくに第4章「病的な毒と過程：ユストゥス・リービヒ」.

(104)　Justus von Liebig, *Familiar Letters on Chemistry* (London : Taylor, Walton, & Maberly, 1851), 536pp. ; 復刻版 David Knight, ed., *The Development of Chemistry 1789–1914* (London : Routledge/Thoemmes Press, 1998), vol. VI.

(105)　Liebig, *Organic Chemistry*, p. 352. 横田訳も参照した.

(106)　*Ibid*., pp. 363–364.

(107)　Knight, *Development of Chemistry*, vol. VI, p. 230.

(108)　*Second Annual Report of the Registrar-General of Births, Deaths, and Marriages in England* (London, 1840), p. 95.

(109)　ホランド医師というのは Henry Holland のことで，彼は1865年に王立研究所の所長に就任し，ファラデーやティンダルの活躍を支えた．ヘンレは，フリードリヒ・グスタフ・ヤコブ・ヘンレのことで，ゲッチンゲン大学解剖学・生理学の教授を務め，コッホはヘンレの教え子である．

(110)　Hamlin, *Science of Impurity*, p. 131.

(111)　バードン-サンダーソンの伝記を書いたロマーノは，リービヒから受け継いだファーの zymotic disease を「拡大する内的腐敗が外的腐敗に由来する」(A spreading internal rot came from an external rot.) と紹介している．ハムリンもこうした考えをしており，ほぼこの思考パターンが受け継がれているものと考えられる．Terrie M. Romano, *Making Medicine Scientific : John Burdon Sanderson and the Culture of Victorian Science* (Baltimore and London : The Johns Hopkins Univ. Press, 2002), p. 64.

(112)　Hamlin, *Science of Impurity*, p. 130.

(113)　Eyler, *Victorian Social Medicine*, Chapter 5, esp. Farr's Zymotic Theory. ウィリアム・ファーの造語とされるツァイモシスは，発酵を意味するギリシア語に由来し，病気の過程を発酵過程とするものである．J. K. Crellin, "The Dawn of the Germ Theory : Particle, Infection and Biology," in F. N. L. Poynter, ed., *Medicine and Science in the 1860s* (London : Wellcome Institute of the History of Medicine, 1968), pp. 57–76, esp., p. 61 ; Romano, *Making Medicine Scientific*. Chap. 3 (Before the Germ Theory).

(114)　Pelling, *Cholera*, pp. 100–104. zymotic disease の初出については注60を参照．実際にファーの1843年の『第5年報』p. 403を参照すると，zymotic diseases として次の16の病名が挙げられている．天然痘，麻疹，猩紅熱，百日咳，偽膜性喉頭炎，鵞口瘡，下痢，赤痢，コレラ，インフルエンザ，マラリア，間歇熱，チフス，丹毒，梅毒，恐水病．

(115)　*Report on the Cholera Epidemic of 1866 in England : Supplement to the Twenty-Ninth Annual Report of the Registrar-General of Births, Deaths, and Marriages in England* (London, 1868), p. lxv.

(116)　Ibid., pp. lxv–lxx. "cholerine" と呼ぶものについてエイラーは次のように解説をしている．「ファーは epidemic, endemic, contagious diseases を zymotic と呼び，特異的で生命をもたない発酵物質がそれぞれの病気を引き起こすと考えた．たとえばコレラはまだ未確認ではあるが "cholerine" という発酵物質によって引き起こされる．」John M. Eyler, "The changing assessments of John Snow's and William Farr's cholera studies," in Alfredo Morabia, ed., *A History of Epidemiologic Methods and Concepts* (Basel : Birkhäuser Verlag,

2004), pp. 129–139. なおこの著作にはファーに関する多くの研究論文が掲載されている．また疫学ということでスノーを扱う論文も含まれる．Jan P. Vandenbroucke, "Changing images of John Snow in the history of epidemiology," pp. 141–148. オランダでペテンコーフェル（本書第III部に登場するミュンヘンの衛生学者）からスノーへと評価がシフトしていった様子が明らかにされている．スノーという人物そのものが歴史的構築物であるということを前提に，コレラの微生物由来が明確にされないまま，水とコレラの間の関係を疫学的に解釈すること，すなわち後知恵的読み込みによく注意が払われている．この他にファーの "On prognosis" に関する数編の論文も収めている．

(117) Szreter, "GRO and the Public Health Movement," esp. note 41. 引用以外で興味深いのは，この議論におけるファーの比較的率直な気持ちの表れと思われる，早くも1840年のベルリンのヘンレのコンタギオン説に基づく仕事に対する評価である．究極的には懐疑的であるが，注意深い評価である．スレーター論文の注41は，ファーの思考の変化にも踏み込み，最終的に彼がスノー理論の支持者となったことにも触れていて，もっとも優れた詳しい解説である．なおヘンレがファーに及ぼした影響についてはローゼンも論じている．George Rosen, "Jacob Henle and William Farr," *BHM* 9 : 585–589, 1941. ファーが『第2年報』で示した脚注については，前注108参照．ハムリンは神学的文脈の中でさらに論じている．Christopher Hamlin, "Providence and Putrefaction : Victorian Sanitarians and the Natural Theology of Health and Disease," *Victorian Studies* 28 : 381–411, 1985. ハムリンはリービヒの考えを zymotic analogy という言葉を用いて紹介し，イギリスの1850年代半ばから70年代半ばまで，それは病理的変化を説明し，衛生改善を左右するものとして，衛生科学を支配したとしている．putrefaction や decomposition を病理的過程と重ね合わせている．

(118) M. Worboys, "From Miasmas to Germs : Malaria 1850–1879," *Parassitologia* 36 : 61–68, esp. 62, 1994.

(119) Eyler, *Victorian Social Medicine*, p. 102

(120) Hamlin, *Science of Impurity*, p. 131. 悪い空気の究極的な事例ともいえる大臭気事件が，疫病大流行の引き金を引くことにはならなかった点が，漠然としたミアスマ説よりは，なにか明確な実体による病気の蔓延を人々に想像させたという指摘は興味深い．

(121) Charles Daubeny, "On the Influence of the Lower Vegetable Organisms in the Production of Epidemic Diseases," *The Edinburgh New Philosophical Journal, Exhibiting a View of the Progressive Discoveries and Improvements in the Science and the Arts*, vol. 2, new series : 88–113, 1855.

(122) ドーブニーのリービヒへの傾倒ぶりについては拙稿「イギリスにおけるリービッヒ……」を参照．

(123) Eyler, *Victorian Social Medicine*, p. 106. 次のロスの著作は同様の影響を著作のタイトルに明瞭にあらわしている．James Ross, *The Graft Theory of Disease Being an Application of Mr. Darwin's Hypothesis of Pangenesis to the Explanation of the Phenomena of the Zymotic Diseases* (London : J. & A. Churchill, 1872).

(124) James Ross はエディンバラで教員養成課程を経たのち，アバディーン大学で医学を修め，1864年にMD取得．William Brockbank, "Professor James Ross," *The Honorary Medical Staff of the Manchester Royal Infirmary, 1830–1948* (Manchester Univ. Press,

1965), pp. 87-89. この3頁足らずの伝記的情報では，彼の1872年の著作には言及がない．しかしコッホの結核菌発見以前に執筆されたロスの *The Nature of Tubercle* に対しては高い評価がされているし，彼は病気の病原菌理論を全面否定していたわけではないと記されている．なお，ロスについて短いながら *ODNB* にエントリーあり．こちらには先の著作も挙げられ，才気を感じさせる仕事として評価されている．

(125) William Jenner, “Address Delivered at the Opening of the Session 1866-67,” *Transactions of the Epidemiological Society of London*, vol. 3 (session 1866 to 1876) 1876, pp. 1-14.

第2章　屎尿の利用と衛生施策

(1) 本書では，ヴィクトリア時代の科学技術基盤が見えにくいので，ここで少し触れてみた．一時代前の同類の技術として，ターンパイクの整備とか内陸運河の掘削がイギリスに特徴的インフラとして挙げられるが，いずれも鉄道網の普及で影が薄くなった．情報を運ぶということで海底ケーブルを挙げたが，科学技術という訳ではないものの，ペニー郵便制度の開始（1840）も挙げられる．ローランド・ヒル考案の切手による料金前納の郵便制度で有料の手紙の量は開始から数年で10倍を超えた．この時代の科学史研究は，残された多くの書簡によるところが大きい．手紙の普及は識字率を上昇させた．Samuel Smiles, *The Life of George Stephenson and of His Son Robert Stephenson*, New York 1868, “Introduction”.

(2) ヴィクトリア時代の技術者は他にも大勢あげられるが，親子とも年齢の似通った二組をあげた．4人とも *ODNB* にエントリーあり．エジプトの鉄道は，1851年に着工，カイロまでが53年完成，58年にスエズまでが鉄道で結ばれた．話が鉄道の延伸ということで鉄道橋のブリタニア橋とロイヤル・アルバート橋を挙げた．前者はメナイ海峡を，後者はテイマー川を渡る鉄道橋である．『橋はなぜ落ちたのか』の著者ペトロスキーは，ブリタニア橋のデザイン上の失敗についてその原因を「視野狭窄」と分析しているが，「事実上メナイ海峡の海上約30 m に形成された約460 m の長さの錬鉄のトンネル（tubular form）」というのはグロテスクとしか評しようがない代物であった．ペトロスキー『橋はなぜ落ちたのか』中島秀人訳，朝日選書，2001年，第7章「視野狭窄」．ロバートの「視野狭窄」ぶりを，本書第6章のスエズ運河建設に関連して再び見ることになる．後者はアルバート公の名を冠することが許された美しい橋で，同じく桁下10 m ほどあり，全長はさらに200 m 程長い．グレート・イースタン号の巨大さは，その大きさが20世紀になるまで他に凌駕されることがなかった事実からも察せられよう．それは客船としては成功しなかったが，その後海底ケーブルの敷設船として活用された．ロバートとイザムバードは，ともに1859年に亡くなっている．Richard Trench and Ellis Hillman, *London under London : A subterranean guide*, London : John Murray, new edition 1993 では，シールド工法の先駆けとなったブルネルのテムズ河トンネルや本章で扱う下水道工事が豊富な挿絵と共に解説されている．

(3) Asa Briggs, *The Power of Steam : Illustrated History of the World’s Steam Age*, Sheldrake Press, 1991 (new edition) ; Idem, *The Age of Improvement 1783-1867*, 2nd ed. Essex : Pearson Education, 2000.

(4) シティの特異な地位については，小林章夫『ロンドン・シティ物語』（東洋経済新報社，2000年）；坂本優一郎「一八世紀ロンドン・シティとイギリス政府公債」『西洋史学』200 : 252-275, 2000. 首都衛生協会の会合は，首都全体の衛生問題に対処する

ことをめざして1850年2月6日に開催された．Metropolitan Sanitary Association, *The Public Health a Public Question : First Report of the Metropolitan Sanitary Association* (London, 1850).

（5）エドウィン・チャドウィック『大英帝国における労働人口集団の衛生状態に関する報告書』橋本正己訳，日本公衆衛生協会，1990年（チャドウィック1842年の著作の1965年の復刻版からの翻訳）．第1章で述べたように，チャドウィックの評価は，これまで1952年に相次いで出版されたファイナーとルイスの伝記によることが多かったが，それらを十分に踏まえた上で彼の再評価を行ったブランデイジによる伝記が1988年に出版され，邦訳もされている．本書では，チャドウィックについて，主としてブランデイジとハムリンに依拠している．アンソニー・ブランデイジ『エドウィン・チャドウィック』（廣重準四郎・藤井透訳，ナカニシヤ出版，2002年）．Christopher Hamlin, *Public Health and Social Justice in the Age of Chadwick* (Cambridge : Cambridge Univ. Press, 1998). チャドウィックの衛生改革については，見市雅俊「衛生経済のロマンス——チャドウィックと衛生改革の新しい解釈」阪上孝編『1848——国家装置と民衆』（ミネルヴァ書房，1985年）．

（6）見市雅俊『コレラの世界史』（晶文社，1994年）．第5章の「3．かぐわしきテムズ河の水」に，下水道放水口と各水道会社の取水口とが近接していたことが示されている．

（7）John Snow, *On the Mode of Communication of Cholera* (London : John Churchill, 1849), 31pp. Idem, *On the Mode of Communication of Cholera* (London : John Churchill, 1855), 2nd edition, much enlarged, 162pp. 第2版増補版は1849年の初版とは内容が異なっていることに注意すべきである．第2版になって初めて彼の有名な統計地図が登場する．またAppendixには1854年8月5日を最終とする4週間の死亡者の330名ほどの住居の場所，年齢，利用している水会社などを記載した一覧があって，彼の研究の実証性を示している．これに対し初版の方は二回目のコレラ流行までの観察からの冊子である．スノー自身冒頭で「著者はコレラのコンタギオンに関する論争を検討することを意図しているのではない．……コレラの流行の拡大は交通経路に沿って起こり，わが国でも外国でも，かつてコレラを免れていた町や村にコレラ流行地から来る人の到着と病気が，コレラはその始まりを刻むきわめて多くの事例があり，そのことはコレラが伝達性のものであることに疑いを挟む余地はないのである」と記しており，コレラの伝播については確信しているようであるが，まだその実証の手立ては不明確である．スノーに関する二次文献は次の注8を参照．

（8）Christopher Hamlin, *A Science of Impurity : Water Analysis in Nineteenth Century Britain* (Berkeley and Los Angeles : Univ. of California Press, 1990), p. 128. なお，スノーに関する文献としては以下を参照．スティーヴン・ジョンソン『感染地図』（矢野真千子訳，河出書房新社，2007年）．コレラの原因をミアスマ説で説明するのが一般的であった状況で，なぜスノーだけが革新的な見方に到達しえたのかを描きだした傑作である．スノーの協力者ヘンリー・ホワイトヘッドにも光を当てたノンフィクション文献としては，Donald Cameron and Ian G. Jones, "John Snow, the Broad Street Pump and Modern Epidemiology," *International Journal of Epidemiology* 12(4) : 393–396, 1983が重要．原典は以下を参照．John Snow, *Snow on Cholera Being A Reprint of Two Papers. Together with A Biographical Memoir by B. W. Richardson and An Introduction by Wade*

Hampton Frost（New York : Commonwealth Fund, 1936）. 見市雅俊は，スノーの特異性として，彼が熱心な禁酒主義者であったことを重視すべきとしている．アルコール飲料にとって代わるべき水道水に彼は人一倍神経質にならざるをえなかったに違いないからである．見市『コレラの世界史』167 頁．スノー研究の近年の収穫：Peter Vinten-Johansen, Howard Brady, Nigel Paneth, Stephen Rachman, and Michael Rip, *Cholera, Chloroform, and the Science of Medicine*（Oxford : Oxford Univ. Press, 2003）は，5 名の論文集ではなく共同作業による研究書である．一般書としては Sandra Hempel, *The Medical Detective*（London : Granta Books, 2006），副題は異なるが同じ内容のペーパーバックも同社から 2007 年出版．邦訳ヘンペル『医学探偵ジョン・スノウ』（杉森裕樹・大神英一・山口勝正訳，日本評論社，2009 年）．これらとは別に，リービヒの病気理論は科学史家 Margaret Pelling や Christopher Hamlin によって論じられてきている．拙稿「コッホはただしかったのか？」『論集』（三重大学人文・教育）13 : 40–55, 2008 でも一部論じた．Margaret Pelling, *Cholera, Fever and English Medicine 1825–1865*（Oxford : Oxford Univ. Press, 1978），とくに第四章「病的な毒と過程――ユストゥス・リービヒ」に詳しい．リービヒが 1854 年に王立化学カレッジの A・W・ホフマンに託して医学論文への足掛かりにしようとした短報 “Etiology of Cholera”に，彼のミアスマ的立場と発酵理論を如実に見て取ることができる．*Medical Times and Gazette*, new series, vol. 9, 1854 : 515.

（9） チフスとコレラの流行については，Colin A. Russell, *Edward Frankland : Chemistry, Controversy and Conspiracy in Victorian England*（Cambridge : Cambridge Univ. Press, 1996）, p. 366. ロンドンの衛生政策に関係する文献については序章で述べたが，さらに以下も参照．武市泰彦「19 世紀中期ロンドンにおける都市政策の転換」『西洋史学報』（広島大学西洋史学研究会）19 : 59–77, 1992；福永智全「19 世紀ロンドンの自治とロンドン市」『西洋史学報』13 : 20–41, 1987. 法学的政治学的観点からは，中央保健庁の設立は中央集権化であり，1854 年の解体を経て，58 年の地方政府法の制定を地方分権化の流れと捉えられる．岡田章宏『近代イギリス地方自治制度の形成』（桜井書店，2005 年）第三章参照；Royston Lambert, “Central and Local Relations in Mid-Victorian England : The Local Government Act Office, 1858–71,” *Victorian Studies* 6 : 121–150, 1962. 澤田庸三によれば，中央保健庁はロンドンの衛生問題に深く関与し，地方の衛生改革という中央保健庁本来の事業に専念できなかったのだと言う．さらにロンドンの衛生改革の挫折が，中央保健庁に打撃を与えることになったと．澤田「1834 年の救貧法改革と 1848 年の公衆衛生改革」『法と政治』30 : 401–462, esp. 447, 1979.

（10） 首都下水道委員会は七年間に順次再編成されて第六次の委員会に至る．この経緯については Stephen Halliday, *The Great Stink of London : Sir Joseph Bazalgette and the Cleansing of the Victorian Metropolis*（Stroud : Sutton Publishing, 2001）の第二章に詳しい．なお拙稿「19 世紀半ばロンドンの屎尿リサイクル」『論集』（三重大学人文・教育）11 : 69–71, 2004 も参照．

（11） 通常モーペスで通っているが，正式には Howard, George William Frederick seventh earl of Carlisle（1802–64）. 彼の父親がカーライル伯爵になったときに（1825 年），伯爵嗣子の敬称 Viscount Morpeth のタイトルを得た．伯爵の称号は 1848 年に継承．

（12） ジョン・フィリップスもジョン・レスリーもともに *ODNB* にエントリーがなく詳しいことは不明である．ただレスリーには以下の著作があり，著者説明に下水道裁判所

の裁判官とある．*Observations addressed to the Court of Sewers*（London, 1841）; *A Short Address to the Representative Vestries*（London, 1845）.

(13) Halliday, *The Great Stink*, pp. 48–57. これは，ロバート・スティーヴンソンやジョゼフ・バザルジェットら工学の専門家を登用して「エンジニア委員会」として知られ，ここで大きな方針転換が図られることになった．委員の起用を誰にするかによって議論の方向がまったく異なってくることを明確に示している．委員から外されたチャドウィックが対抗レポートを1850年に出したことは第1章注79で述べた．

(14) 委員会が終了して実際の業務主体となる首都土木局が設立され，多くの難工事をバザルジェットが担当して下水道網を完成させた．築堤工事としてはアルバート，ヴィクトリア，チェルシーを手掛けた．とくに地下鉄を組み込んだヴィクトリア・エンバンクメントの工事は有名で，現在ヴィクトリア・エンバンクメントには堤防にバザルジェットのレリーフ像が建てられている．

(15) Halliday, *The Great Stink*, p. 52. 七項目については，①汲み出し式の汚水溜めシステム（量を増やさないために水の使用極少．肥料用の屎尿の効力維持），②テムズ河に下水を放水するシステム，③テムズ河に隣接する遮断トンネルや暗渠（テムズ河に途中で放水しない），④さまざまなレベルで数個のトンネルや暗渠，⑤下水が田舎へ運ばれるような屎尿溜め，⑥オースティンの早くからの提案のような，集中屎尿溜め，⑦市場野菜栽培者のために下水を浸透させ脱臭し固形化するための過程や手段だけを考えたシステム．

(16) William Haywood, *Report to the Committee upon Health of the Hon. The Commissioners of Sewers of the City of London upon the Supply of Water to the City of London*（London : Brewster & West, 1850）.

(17) Halliday, *The Great Stink*, pp. 54–55.

(18) Sir John Thwaites, *ODNB* にエントリーあり．首都土木委員会のサザーク代表を務め，この経験から *A Sketch of the History and Prospects of the Metropolitan Drainage Question*（Southwark, 1855）を出版．首都土木局設立に伴い局長となりロンドンの下水道建設に邁進し，この功績で1865年ナイトに叙せられた．テムズ河の堤防建設にも尽力し，1870年無事完成させた．またロンドンのガス供給にも熱心に取り組んだ．

(19) 首都土木局（MBW）は，選挙ではなく行政区からの代表者で構成され，大きい行政区は2名を，シティは3名の代表を送り，総勢45名のメンバーで構成され，1855年12月22日に発足した．最重要事業は下水道の建設，テムズ河の堤防工事などである．1870年にはThwaitesの後任に，James Macnaghten Hogg（1823–90）が選出された．1888年に地方自治法が制定され，首都土木局の業務は，London County Councilに委ねられることになり，1889年3月をもって幕を閉じることになった．なおMBWに関する著作については注25と32を参照のこと．

(20) *ODNB* にエントリーあり．分析化学者，公衆医務官．1848年にシティの医務官の有力候補であったが，ジョン・シモンにその座を奪われ，55年にシモンが中央保健庁の医務官として栄転した後ようやくシティのポストに就く．前任者シモンの影響で，評価が低くなりがちであったが，1874年に退職するまで19年間尽力した．1861年からは月例の水分析を開始し，66年に東ロンドンでコレラが流行した時，水を原因とする説に対するただ一人の反対者であった．Hamlin, *A Science of Impurity* も参照のこと．

(21) 化学者でリービヒの弟子．そもそもは1842年にイギリスを訪れたリービヒが「イギリスは科学の国にあらず」と言い残したことについて，科学や科学技術の重要性を認識していた女王の夫君アルバート公は，いわば「ハンフリー・デイヴィー卿の応用化学カレッジ」といった部門を王立研究所内に創設したいと考えた．とりわけ有機化学の重要性を痛感していたアルバートは，1845年にRoyal College of Chemistryの創設にあたり，リービヒに専任の化学者の推薦を求めた．45年春にはボン大学への就職が決まっていたホフマンは，ロンドンへ転出するについて，復職を保証する措置を願い出た．これに対しアルバート公はボン大学の出身でもあり，その保証人となった．こうしてホフマンは45年10月に創設された王立化学カレッジに唯一の教授かつ所長として着任することになった．Hans-Joachim Netzer, *Albert von Sachsen-Coburg und Gotha*（München : Verlag C. H. Beck, 1988), p. 238 ; Stanley Weintraub, *Uncrowned King : The Life of Prince Albert*（New York : Free Press, 1997), pp. 221–222. その後3年が経過して，なおホフマンがロンドンに留まるについてアルバート公は1847年8月にプロシア王ウィリアム4世に手紙を送り，ホフマンの帰国後の身分が保証されるよう依頼を行った．Albert, Prince Consort of Queen Victoria, *Letters of the Prince Consort 1831–1861*, sel. and ed. by Kurt Jagow and trans. by E. T. S. Dugdale（London : John Murray, 1938), p. 115. 余談になるが，ホフマンが帰国しベルリン大学教授となったあと，彼の下で研鑽を積みPh. D.（専門は薬学）を取得したのが長井長義である．詳しくは石原あえか『ドクトルたちの奮闘記』慶應義塾大学出版会，2012年，第3章参照のこと．

(22) テムズ河の汚染については，村岡健次「都市と水の社会史」『経済評論』1983年10月：40–51．万博会場ハイド・パーク特設水洗トイレを82万7千人が利用（Halliday, *The Great Stink*, p. 43)．議会の閉鎖についてはanonymous, “The Position of the Drainage Question,” *The Builder*, Vol. 16, July 3, 1858 : 450–451参照．anonymous, “Dr. Letheby's Report on Disinfection of Sewage, and Sewer-Ventilation,” *The Builder*, Vol. 16, Sept. 25, 1858 : 648-649によれば，下水の殺菌にはさらし粉や次亜塩素酸，次亜硫酸，亜硝酸などが有効であるが，首都全体の下水では年間300万ポンドのコスト，脱臭には木炭や粘土が有効であるがこれにも年間100万ポンドのコスト．首都土木局は下水脱臭の提案公募の取りまとめをホフマンとフランクランドに依頼し，両名の名前で報告がされた．A. W. Hofmann and E. Frankland, “Report on the Deodorization of Sewage,” *The Builder*, vol. 17, Sept. 17, 1859 : 619–620によれば，鉄の過塩化物，さらし粉，生石灰でほぼ脱臭は可能であるが，問題はコストである．30以上の応募提案には土砂散布式トイレの開発で知られるヘンリー・モールの名も見られるが，中には電気を使って脱臭という提案も見られる．

(23) ジョン・ロウは1831年にロンドンのホルボーンとフィンスベリーの下水道委員に雇用され，下水管の改良に取り組んだ．その結果，底を平らではなく卵型にすることによって流速を増し速やかに下水の除去を可能にした．彼はこれを土木研究所で論文発表を行いチャドウィックからも高く評価され，首都下水道委員会が組織されたときに委員になった．

(24) エンバンクメントの完成は1870年となる．*The Illustrated London News* 掲載の開通式当日の絵は，テラスも道路の両脇も黒山の人だかりである．第I部扉の図は完成して間もないエンバンクメントを描いたもので，ウォータールー橋近くのサマセット・ハウスからの東の眺望である．エンバンクメントを前景に配し，正面遠くにセントポー

ル寺院，右側がテムズ河でブラックフライアーズ橋が見えている．橋の向こう側には1866年に完成したキャンノン・ストリート駅を望むことができる．18世紀イタリアを代表する景観画家カナレットは1746年から10年間ほどロンドンに滞在したが，この時に彼が制作したサマセット・ハウスからのテムズ河の景観に構図がよく似ている．女性が上階テラス（ストランド通りからすると1階）からパレードを眺めている図の左端の建物サマセット・ハウスは，現在もほぼこの姿である（エンバンクメント建設以前のサマセット・ハウスはテムズ河の波打ち際にあり，頻繁に浸水していた）．遮集式下水道に関しては，Halliday, *The Great Stink* がはじめての本格的著作である．さらに Dale H. Porter, *The Thames Embankment*（Akron : The University of Akron Press, 1998）．ここでエンバンクメントの横断面を示した図9について少し説明を加えておきたい．まず地上部分については，左側の建物はチャリングクロス駅で，右側に延びる橋はハンガーフォード鉄道橋である．次に地下部分であるが，河に面した堤防は堅牢な石造りになっていて，その内側の上段の地下道はガス管，上水管，電信線の管などを走らせるもので，その下の楕円形の暗渠が下水道である．図では上段1，下段2となっていて，3は地下鉄メトロポリタン線を示している．そして4で表示された最下段左から右にテムズ河を横切って対岸のウォータールー駅へ繋がるトンネルは，圧搾空気の力を利用して物資の輸送路にするように計画された空気圧鉄道（Pneumatic Railway）トンネルである．無人の輸送システムとして構想されたが，この部分だけは完成されることなく夢物語でおわった．しかし，それ以外のシステムはしっかりと機能を果たし今日に引き継がれている．なおバザルジェットの一次文献については，日本福祉大学付属図書館『日本福祉大学付属図書館所蔵　イギリス貧困・救貧法関係文献目録』にリストアップされており，国内で貴重な文献が閲覧できる．

（25）　Crossness Engines Trust, *The Crossness Engines*（Kent, circa 2004）, 28pp. 筆者が訪問した2004年と2005年当時のクロスネス・エンジン・トラストの会長は，バザルジェットのひ孫にあたるピーター・バザルジェット氏であった．『物語　下水道の歴史』（水道産業新聞社，1998年）の著者齊藤健次郎氏もトラストを訪問し，専門家らしいコメントを残している．David Owen, *The Government of Victorian London 1855–1889 : The Metropolitan Board of Works, the Vestries, and the City Corporation*（Harvard Univ. Press, 1982）, p. 60によれば，皇太子一行は船でまずは北側投棄口（outfall）のあるバーキング（原文のママ）に上陸して視察し，その後に対岸の南側投棄口クロスネスに到着した．北側はこの時点では築堤（エンバンクメント）と一体化した下段下水道（low-level sewer）が未完成で，一部の開業であった．さらにウォールによれば，開所式には，皇太子の他に，ザクセン＝ワイマールのプリンス・エドワード，シティの市長，カンタベリー大主教やヨーク大主教ら500名の来賓の臨席を得た（A. S. Wohl, *Endangered Lives*, Cambridge Mass. : Harvard Univ. Press, 1983, p. 107）．ロンドン中心部からきわめてアクセスの難しい人里離れた下水ポンプ場にこれほどの人物が出席するのは，異例なことである．開所式の様子は *The Illustrated London News* でも多くの図版と共に詳しく取り上げられた．前記オウエンの著作は大きな構想の下に進められていた研究で，首都土木局に関する決定的な著作となるはずであったが，著者オウエンが急逝することになり遺稿を弟子たちがまとめたものである．そのためやや一貫性を欠くが貴重な一冊である．彼が精査したに違いない新聞類をコリンデールのBL, Newspaper Reading Room で一部辿ったことがあるが，想像を絶する根気を必要とす

る作業であった．オウエンは土木工事に絡むさまざまな利権も明らかにしようとしたが，本書に関係するのは1865年辺りまでである．

(26)　Adam Hart-Davis, *What the Victorians Did for Us*（London : Headline Book Publishing, 2001）, pp. 141–145. アッビー・ミルズのポンプ施設の美しいカラー写真が145頁に掲載されている．クロスネスについても，アッビー・ミルズについても，magnificent とか fabulous とかいう形容がされていることが印象的である．Owen, *The Government of Victorian London* でも下水ポンプ場の不釣り合いな華麗さに言及されている．Stephen Halliday, *Making the Metropolis : Creators of Victoria's London*（Derby : Breeden Books, 2003）, pp. 136–137.

(27)　メッチは30歳の頃に，剃刀を研ぐ道具である革砥（magic razor strops）を発明して一財産を築き，以前から興味のあったイギリス農法の研究にその財産をつぎ込んだ．メッチの伝記的記述については，*ODNB* のほか以下が有益．James A. Scott Watson & May Elliot Hobbs, *Great Farmers*（London : Farber and Farber Limited, 1951）, pp. 86–97. メッチ自身の著作もいくつかあるが，1859年から64年にかけて第四版まで出版された以下が代表作．J. J. Mechi, *How to Farm Profitably ; or, the Sayings & Doings of Mr. Alderman Mechi*（London : Routledge, 1864）. 1840年代からエセックスのティプツリーで土地改良の研究を進めてきたメッチはリービヒの提案に大いに共鳴し，実践を通して確信を得た屎尿の価値を，1853年頃から王立技芸協会などでの講演を通して広く知らせようとした．

(28)　リービヒは『農芸化学』第2版で作物栽培によって土地から取り去られる無機物を補充する必要を明らかにし，イギリスのマスプラット商会と「リービヒ肥料」の共同事業を起こした．作物別に6種類の肥料の製造販売を手掛けたが，「肥料の3要素」とされる窒素に対する認識を誤り，肥料は期待するほどの効果を上げなかった．彼は，植物は空気中の窒素をアンモニアの形で利用できると考えており，この点は後にJ. B. ローズとJ. H. ギルバートから厳しく批判されるところとなった．マメ科の植物が根瘤バクテリアの働きによって窒素分を補給できる他は，窒素分は外から補うべき重要成分である．作物に必要な無機物が一部不足した場合，作物の生長が最少量の元素に支配されることは，皮肉にもリービヒ自身が「最少量の法則」として明らかにしていたことであった．施肥実験をしていれば販売前に欠陥に気づくことができたであろう．これについては注31参照．詳しくは拙稿「土地資源の有限性とリサイクル」『論集』12を参照．

(29)　2つの掲載記事は，J. J. Mechi, "To the Editor of *the Times*," *The Times*, 7 Nov., 1859. Idem, "Baron Liebig and Alderman Mechi : To the Editor of *the Times*," *The Times*, 23 Dec., 1859.

(30)　拙稿「イギリスにおけるリービッヒ『農学と生理学に応用した有機化学』の受容」『化学史研究』35(4) : 189–209, 2008，第四節参照．本書序章の注15でも述べたが，度々改訂された歴史的なテキストの扱いには注意を要する．『やさしい化学通信』もそうした書物の一つであり，詳しくは拙稿に掲げた対照表を参照していただきたい．リービヒの伝記の作者ブロックでさえも『やさしい化学通信』の1851年版と59年版の重大な異同を見過ごしている．イギリスにおけるリービヒの人気は，まさしく初版から1851年版の『やさしい化学通信』でこそ理解できるものであって，同じ標題の書物でも大幅な改訂が行われた59年版ではその理解は困難であろう．

(31)　拙稿「イギリスにおけるリービッヒ…」の注71を参照．リービヒが施肥実験を実際に行ったか否かについては，諸説あるが今日では概ね否定的である．柏木肇は『化学通信』の翻訳の巻末に付した「解説」で次のように述べている．「この理論は，彼が化学的に製造した肥料を与えた不毛の砂土が，数年ならずして，植物の繁茂する肥土に変化させられたことによって，実験的な裏付けを得た．ギーセン郊外『哲学の森』と言われる森林の周辺一帯は，今もなお『リービヒの丘』と呼ばれて，この壮大な実験を記念し，その革命的な理論を讃えている」．リービヒ『化学通信（1)』柏木肇訳，岩波文庫，1952年，172頁．しかしリービヒの伝記の著者ブロックは否定的であるし，Pat Munday は，博士論文 *Strum und Drang : Justus von Liebig and Chemistry of Agriculture*（Cornell University, 1990）第7章「作物に及ぼすリービヒの影響の衰退」の中で「リービヒの丘に関するいわゆるフィールド実験」として，近年までまことしやかに伝えられてきた彼の野外実験を「誇張」として退けている．実験用の農地をギーセン郊外に用意していても，農学的基盤に立って肥料の効果を追跡調査するということは，有機化学の専門家リービヒには考えにくいことであったようだ．

(32)　Owen, *The Government of Victorian London* ; Gloria C. Clifton, *Professionalism, Patronage and Public Service in Victorian London : The Staff of the Metropolitan Board of Works 1856–1889*（London : The Athlone Press, 1992）．首都土木局（MBW）に関する最重要文献はオウエンの本であり，その組織の詳細についてはクリフトンの著作が有益である．MBW の活動を見ていくときに，シティ自治体との対抗関係を見落とさないことが重要である．本書では MBW の業務のうち下水道建設を主として扱ったが，MBW の管轄業務は消防団，水とガスの供給，公共空間の整備など広範囲にわたるものである．上記オウエンの著作の第六章に詳しい．なお首都土木局の創立を1855年ではなく1856年とすることが多いのは，創業開始日を起点とする経緯が関係している．本書では首都土木局としたが，首都事業委員会，首都工務局などの訳語が使用されている．

(33)　*Preliminary Report of the Commission Appointed to Inquire into the Best Mode of Distributing the Sewage of Towns, and Applying it to Beneficial and Profitable Uses*, BPP 1857–58［2372］XXXII ; BPP 1861［2882］XXXIII ; BPP 1865［3472］XXVII. 委員会メンバーは，エセックス卿，ヘンリー・カー・セイマー，ロバート・ローリンソン，J・トマス・ウェイ，J・B・ローズ，T・サウスウッド・スミス，ジョン・シモン，ヘンリー・オースティン．委員長のエセックス卿は領有地で屎尿灌漑を実践．Gilbert W. Child, *The Present State of the Town Sewage Question*（Oxford and London, 1865），pp. 14–15.

(34)　Brady を委員長とする特別委員会 title : Select Committee. to inquire into best Means of utilizing Sewage of Cities and Towns of England, *First Report, Mins. of Ev.*, App. 1862（160）XIV, pp. 321–438 ; *Second Report, Mins. of Ev.*, App., Index 1862（469）XIV, pp. 439–595. Montagu を委員長とする特別委員会 title : Select Committee. to inquire into Plans for dealing with Sewage of Metropolis and Large Towns, and its Utilization to Agricultural Purposes, *Report, Proceedings, Mins. of Ev.*, App., Index 1864（487）XIV, pp. 1–597. Montagu は *ODNB* にエントリーあり．

(35)　下水が未処理のまま投棄し続けられたことについては，The Crossness Engines Trust のピーター・キーズリー氏の御教示によるもので，記して感謝する．南側については，

現在もクロスネスの下水処理施設に当時のポンプがそのまま保存されており，博物館として公開されている．4台ある巨大なビーム式エンジンは世界でも最大級のもので，その1台は完全に復元されており，屎尿を吸引するポンプの滑らかな作動をもたらすよう取り付けられた巨大なはずみ車は，当時海路でバーミンガムから運ばれたもので，蒸気ポンプの力強い動きが産業革命の息吹を伝えている．ポンプ棟の屋内は，ヴィクトリア調の色鮮やかな装飾的な鋳物で飾られ，下水処理場とは思われない華麗さを誇っている．

(36)　屎尿の金銭的価値について触れた先行研究について以下に記しておく．Nicholas Goddard, ""A mine of wealth"? The Victorians and the agricultural value of sewage," *Journal of Historical Geography* 22 : 274–290, 1996. リービヒが言及されるが，エリスやネピアは登場せず，彼が首都下水の肥料としての価値を述べたことに言及しているのみである．John Sheail, "Town wastes, agricultural sustainability and Victorian sewage," *Urban History* 23 : 189–210, 1996. 屎尿を肥料として利用するについて19世紀半ばのさまざまな人々の意見を収集している．下水の扱いの難しさ，下水灌漑の抱える問題などを歴史的文脈の中で明らかにしている．リービヒにも言及しているが，先のゴダートの論文と同じように，特にシティとの関係に触れているわけではなく，彼が下水の価値について述べたこと，河川を通して海に流してしまう愚について述べたことなど，よく引用されるリービヒの面にとどまっている．

(37)　A. B. Granville, *The Great London Question of the Day ; or, Can Thames Sewage be Converted into Gold?*（London, 1865）．グランヴィルは1831年にコレラを回避する単純規則を説いた『健康に関する公開問答』を出版し，1か月に4版を重ね，1836–37年にはテムズ河の浄化に関するマーティンの計画を採用すべきことを説いて回り，ヨーロッパ各地に下水処理に関する情報収集に出かけた．上記1865年の著作は彼の30年代の仕事 *Report on the Thames Improvement Company*, 1835 ; *Report of a Journey through Central Europe for Agricultural Inquiries*, 1836 が基礎となっている．Morris Berman, *Social Change and Scientific Organization : The Royal Institution, 1799–1844*（Ithaca : Cornell Univ. Press, 1978), pp. 116–117 でもグランヴィルに言及されるが，主として彼の医学的業績である．

(38)　山岡望『化学史談 VIII リービッヒ＝ウェーラー往復書簡』内田老鶴圃新社，1969年第2版，215頁に訳者によってつけられた脚注は，ネピアとホウプの両方ともをまったく別人と取り違えている．Halliday, *The Great Stink*, p. 115 によれば，ホウプは陸軍中佐，土地改良会社の重役などを務めているが，ネピアには特筆事項はないようである．Owen, *The Goverment of Victoria London*, p. 63 では，ネピアのほうの仕事ぶりはかなりひどいように書かれている．リービヒに手紙を書くのは，決まってホウプであり，矢面に立って行う仕事は彼が一手に引き受けていたようである．

(39)　44マイルという距離は，日本に置き直すと東京駅から房総半島の九十九里浜までくらいに相当する．この下水溝計画は，ギーセン大学図書館文書室所蔵の *Utilization of Sewage : Report*（Liebig-Depositum Nr. 3508, Giessen）に付録としてついている地図に色分けして詳しく描かれている．拙稿『コレラと衛生問題——伝染病をめぐる政治学』平成14–15年度科研費補助金基盤研究(C)(2)研究成果報告書，2004年，44頁＋資料に白黒の縮小地図を掲載した．マプリン砂地は1960年代後半に首都ロンドンの空港建設地の候補に挙がり，かなり議論になった．Peter Bromhead, *The Great White*

Elephant of Maplin Sand（London : Elek, 1973）.

(40)　どのような経緯でエリスに計画案の提出を求めることになったのか詳細はわからない．しかし次のエリス文献の冒頭に，首都土木局のジョン・ポラードからの手紙と，エリスから局長宛に出した12月31日付の手紙が掲載されている．そしてその後にエリスの計画案の詳細が説明されていることから，首都土木局への提出用に印刷されたものであろう．表紙に年額70万ポンドの住民税の減税を謳っているのが人目を引く．Thomas Ellis, *The Metropolitan Sewage*（London, 1862）.

(41)　Ibid., pp. 16–17. ロンドンの標高が20 m位なので100 m程の標高差.

(42)　anonymous, *The Utilisation of the Metropolitan Sewage and Reduction of Local Taxation together with a Brief Review of the Evidence Taken by the Select Committee of the House of Commons on Sewage of Towns and Their Final Report*（London, 1862）. この後も，エリス側はかなりメディアを利用した宣伝活動を展開した．Thomas Ellis, *The Sewage of the Metropolis, and How to Utilise It*（London, 1863）は，エリスが各種メディア（新聞や雑誌）に送った投稿を集めて出版されたものである．下水の有効利用によって地方税の大幅減税を確保できることを力説している．

(43)　William Napier and William Hope, *London Sewage : A Letter to John Thwaites*（London, 1864）.

(44)　パクトロス河のたとえから始まって，屎尿の利用を肯定的に論じたものは，anonymous, *The Agricultural Value of the Sewage of London Examined in Reference to the Principal Schemes Submitted to the Metropolitan Board of Works with Extracts from the Evidence of Chemists, Engineers, and Agriculturists*（London, 1865）. 屎尿によるマプリン砂地の灌漑はかなり肯定的に捉えられている．

(45)　Frederick Hahn Danchell, *Concerning Sewage and Its Economical Disposal*（London, 1872）, pp. 32–34.

(46)　*ODNB* 参照．リービヒは1855年の訪英の際，アルバート公に招かれワイト島を訪れ，農場を見せてもらい親しく農芸化学について話をする機会を得たという．William H. Brock, *Justus von Liebig : The Chemical Gatekeeper*（Cambridge : Cambridge Univ. Press, 1997）, p. 111. これが彼の最後の訪英となった．

(47)　ヴィクトル・ユゴー『レ・ミゼラブル　三』辻昶訳，ヴィクトル・ユゴー文学館，第4巻，潮出版社，2000年，第5部第2編「巨獣のはらわた」．本書ではパリの下水について触れる余裕がなかったが，ロンドンの大臭気事件が1858年であるのに対し，パリは80年の大臭気事件が有名である．David S. Barnes, *The Great Stink of Paris and the Nineteenth-Century Struggle against Filth and Germs*（Baltimore : The Johns Hopkins Univ. Press, 2006）. さらにフランスの事情については以下を参照．ピエール・ダルモン『人と細菌』寺田光徳・田川光照訳，藤原書店，2005年，第26章「人間の排泄物は災害か，それとも国の富か？」では，19世紀半ば下肥はほとんど神話的といってよいほどの評判を得ていて，人糞は公共の富と安全の基礎とまでいう意見を紹介している．また第28章「散布式下水処理場——救いの神か悪臭か？」では下水灌漑の様子を述べている．

(48)　Montagu to Liebig, *Liebigiana*, Manuscript Room, Bayerische Staatsbibliothek, München.（以下　MS Room, Bayr. SB. München.）

(49)　*ODNB* には，On his motion（April 1864）a select committee on which he sat inquired into

the disposal of sewage in large town ; and subsequent legislation on the subject owed much to his labours と記されている．

(50) *Vanity Fair*, 1 Oct., 1870, pl. 64.

(51) リービヒの伝記の決定版は，W. Brock, *Justus Liebig* である．また先行研究として筆頭に挙げるべきは，ジョゼフ・フルトンの論文である．フルトンは先行研究を踏まえつつリービヒ研究を新たな段階に引き上げた．とりわけギーセンのリービヒ実験室に学んだ人々を明らかにしたプロソポグラフィーは圧巻である．1830年から50年までの20年間を5年ごとに区切り，分野別，国別に整理して718名を洗い出し，Appendixとして主要人物425名の伝記的記載を17頁にわたり掲げている．論文後半には「海外でのリービヒの影響」として，フランス，イギリス，アメリカでの影響が15頁にわたり取り上げられている．ギーセンに総勢83名もの人物を送り出したイギリスについては詳しい記述を与えている．しかし，農学関係の記載は，リービヒの肥料が欠陥商品であるとして，ジョン・ローズやジョゼフ・H. ギルバートの批判にさらされたことなど僅かな記述にとどまり，1860年以降のロンドンの衛生行政に対する彼の関与には触れられていない．Joseph S. Fruton, “The Liebig Research Group : A Reappraisal,” *Proceedings of the American Philosophical Society* 132 : 1–66, 1988. この他の先行研究としては，J. B. Morrell, “The Chemist Breeders : The Research Schools of Liebig and Thomas Thomson,” *Ambix* 19 : 1–46, 1972. さらに詳しい先行研究については拙稿「リービッヒとイギリスの農業政策」『化学史研究』を参照されたい．人造肥料の開発に失敗はしたが，農学分野で彼に寄せられた崇敬は，暗黙裡に彼の発酵や腐敗や伝染病の理論にまで及んだことであろう．リービヒ理論の影響の下でイギリスにおける病気理論はフランスやドイツとはかなり異なる様相を呈することになった．イギリスにおけるリービヒ熱ともいうべき状況については拙稿参照．Ogawa, “Liebig and the Royal Agricultural Society Meeting at Bristol, 1842, ” *Ambix* 55 : 136–152, 2008. 小川「創られた絵画」『化学史研究』34(3) : 137–152, 2007.

(52) Baron Liebig, *Letters on the Subject of the Utilization of the Metropolitan Sewage, Addressed to the Lord Mayor of London* (London, 1865), pp. 7–9.

(53) Montagu to Liebig, *Liebigiana*, MS Room, Bayr. SB. München. これとは別に新聞への掲載を承認するリービヒの手紙の下書きがギーセン大学に存在する．Entwarf : Nr. 215, Manuscript Room, Giessen University. 同室長の Dr. Thorsten Dette に感謝する．同じ1864年11月14日付で，ネピアとホウプは，首都土木局のスウェイツ宛てに，シティ自治体を厳しく非難する手紙を公開している．その手紙の最後では，リービヒの手紙の内容が事実に反するものであることを力説している．下水の成分は不安定であり，下水は屎尿だけが成分ではなく，ありとあらゆる廃水を含むものであることを指摘している．W. Napier and W. Hope, *The Sewage of the Metropolis : A Letter to John Thwaites, ESQ. In Reply to the Report of the Coal, Corn, and Finance Committee, to the Corporation of the City of London* (London, 1865).

(54) Baron Liebig, *Letters on the Subject*, pp. 3–7.

(55) 後述するように当時のグアノ輸入量が約20万トンとされることに具合よく符合している．なお Frederick Charles Krepp, *The Sewage Question : being a general review of all systems and methods hitherto employed in various countries for draining cities and utilizing sewage : treated with reference to public health, agriculture, and national economy generally*

（London, 1867）には，良識ある科学者はリービヒが価格を高く見積り過ぎていると判断しているとの記述がある（p. 76）．

（56） *The Times*, 15 Nov., 1864, p. 8.

（57） Baron Liebig, *Letters on the Subject*, p. 17.

（58） *Ibid*., pp. 17–34. 細かな分析数値が示されているが，ロンドンの成人を200万人とし，毎日6トンのリン酸が尿として排泄されるとする．これが屎尿となると10トン以上となる．ロンドンで年間4300万ガロンのビール，6万5千樽のワインが消費され，馬7〜8万頭，牛1万5千頭の日々の往来等々を勘案して，ロンドンの下水は毎日75トンのアンモニア，15トンのリン酸，17トンのカリウムを海に流失させていると結論．これをグアノに換算して年間少なくとも200万ポンドの遺失．グアノの供給はいずれ終わるが，屎尿は不滅の資源であることを強調している．また不安を持たれる臭気については，夏場のことだけであるし，屎尿は土壌に触れさせれば魔法のように臭気が減ると述べている．

（59） *Utilization of Sewage : Report*. ネピアとホウプは，1865年2月13日付で，再び首都土木局のスウェイツ宛ての手紙を公表し，リービヒからの手紙に基づく「石炭，とうもろこし，財政委員会」のマニフェストがいかに誤謬に満ちたものであるかを非難した．W. Napier and W. Hope, *The Sewage of the Metropolis : A Letter to John Thwaites, ESQ. In Reply to the Second Manifesto of the "Coal, Corn, and Finance Committee"*（London, 1865）．

（60） 1865年2月27日付でウェーラーに宛てた手紙には，シティのために意見書を書く仕事に追われて多忙であったことが述べられ，続いて「ロンドンの組合（おそらくシティ自治体のことであろう）が羊皮紙に書いた感謝状を僕にくれることを票決したそうだ．大変に名誉なことらしい」とある．また「モンタギュ卿から国会の費用でこの夏イギリスを訪ねるよう招待されている．もちろん参考人として質問に答えるためである．僕は3ヶ月の予定で渡英するよう半ば決心した．昨今，僕の頭はこの重大な問題ですっかり赤熱している」とも述べている．結局，シティの思惑は外れてリービヒがイギリスを訪れることはなかった．山岡望『化学史談 VIII』215–218頁．『化学史談』では Metropolitan Board of Works のことを労働局と訳している．感謝状の写真を電子ファイルにして下さったリービヒ博物館の館長 Klaus Judel 博士に感謝する．なお感謝状については *The Lancet*, 1865, p. 245 に短い記事がある．それによると，上等皮紙（vellum）に描かれたもので50ギニーは下らないとされている．

（61） *ODNB* によれば，ヘイルはキャンドル製造会社を経営しており，今日なおその会社は存続している．子孫の Elizabeth Hale（ブリストル在住）自身，ヘイル市長のことを調べているが，リービヒの名前は登場しないという．

（62） Baron Liebig, *Letters on the Subject*, pp. 30–31. 屎尿灌漑は土地が目詰まりを起こさないことが肝心で，それゆえ浸透性のよい砂地が適しているのであるが，リービヒは砂だけでは無機物質の吸着率が悪いので粘土を加えるよう述べている．そこまでのお膳立てをして屎尿灌漑を行うだろうかとも思われるのであるが，それではネピア＝ホウプ案の粉砕にならないと考えたのであろうか，彼は特に求められたわけではないのに，徹底批判を展開した第3信を送っている．

（63） *Ibid*., pp. 34–44. 石英や長石を主成分とする砂では，肥沃化する成分が染み透ってしまって，どんなに屎尿を投入しても牧場には変えられず，計画の無益性を主張．

(64)　W. Napier and W. Hope, *The Sewage of the Metropolis : A Letter to John Thwaites, ESQ Being A Comparative Analysis of Baron Liebig's Three Letters* (London, 1865). G. E. Fussell, "Sewage Irrigation Farms in the Nineteenth Century," *Agriculture* 64, 1957-58 : 138-141.

(65)　Ellis to Liebig, *Liebigiana*, MS Room, Bayr. SB. München.

(66)　Napier & Hope to Liebig, *Liebigiana*, MS Room, Bayr. SB. München.

(67)　Liebig to the Right Honourable the Lord Mayor of London, Corporation of London Record Office, Guildhall, London.

(68)　Hope to Liebig, Liebig-Depositum Nr. 3510. MS Room, Giessen University.

(69)　Liebig to Lord Mayor, Liebig-Depositum Nr. 3511. MS Room, Giessen University.

(70)　リグビー・ワッソンは，ネピア＝ホウプ案の批判もしているが，とりわけシティとリービヒの癒着を厳しく追及している．Rigby Wason, *The Sewage Question : A Letter to the Chairman of the Metropolitan Board of Works* (London, 1865). ワッソンによる批判書はいくつか存在するが，人物の詳細は不明．

(71)　W. Brock, *Justus von Liebig*, pp. 268-272. 1871年の事業停止後2万5000ポンドもの債権のみが残った．

(72)　anonymous, *The Agricultural Value of the Sewage of London*, 78pp. esp. pp. 18-19. 全般にリービヒ批判の論調である．

(73)　下水汚物問題の概観には，Charles F. Kirkman, *The Sewage Question Reviewed from1845 to 1871 and Special Information on the Value of Sewage Manure* (London, 1871). 屎尿灌漑の害を衛生面から論じた比較的早い例は James Alexander Manning, *The Utilization of Sewage ; Being A Reply to Baron Liebig's Letter to Lord Robert Montagu* (London, 1864). レミントン・スパで1866年に開催された都市下水をめぐる会議では，ベンジャミン・リチャードソンらが，ヘンリー・モールの土砂散布式トイレの再評価を提唱した．John Hitchman, *The Sewage of Towns : Papers by Various Authors, Read at a Congress on the Sewage Question Held at Leamington Spa, Warwickshire* (London and Leamington, 1866). H. Hoffert, *A Guide to the Sewage Question for 1876, Treated from a Sanitary, Economical & Agricultural Point of View* (Weymouth, 1875). ホファートはまえがきで「下水問題は本質的にイギリス的問題である」とし，また病原菌の考えにも踏み込んでいる．

(74)　王立農学協会の顧問化学者としての活躍ぶりで知られたアウグストゥス・フェルカーも，下水浄化の化学的手段を種々述べはするが，詰まる所，公海に運んで捨てるのが一番経済的とし，都市下水に農業的価値は基本的になく，その処理に要するコストは快適な生活を享受する都市住民が負担すべきとしている．H. M. Jenkins, ed., *Memoir on the Agriculture of England and Wales, Prepared under the Direction of the Council of the Royal Agricultural Society of England for the International Agricultural Congress, Paris, 1878* (London : Murray, 1878), pp. 564-568.

(75)　"Fearful Collision on the River," *The Times*, 4 Sept., 1878 ; "The Collision on the Thames," *The Times*, 5 Sept., 1878 ; "The Collision in the Thames," *The Times*, 6 Sept., 1878 ; "Editorial," *The Times*, 7 Sept., 1878 ; "Thames Sewage," *The Saturday Review*, October 5, 1878, pp. 423-424. 二次文献としては Gavin Thurston, *The Great Thames Disaster* (London : George Allen & Unwin, 1965) ; Fred Bishop, "The Sinking of the Princess Alice," *The*

Greenwich Industrial History Society, vol. 6, Issue 1, 2003 参照．事件直後の審問過程を明らかにした *The Great Thames Disaster* では衝突の原因究明に主力が注がれ，異常なまでの犠牲者の多さについては十分な追究がなく，放流下水と硫化水素の有害性について目撃情報程度（122–123 頁）．王女アリスはリービヒの祖国でもあるヘッセン・ダルムシュタットの大公妃となったが，その事件の 3 か月後に家族のジフテリアに自らも感染して死亡．

(76)　リービヒはイギリス農業の現状を踏まえ，屎尿の河川への投棄を莫大な利益の遺失と捉え，それの畑への還元を主張し続けたのであるが，水洗トイレの普及によって大幅に希釈された屎尿での灌漑は費用対効果が上がらぬということで中断を余儀なくされた．1870 年代後半には病原菌理論からの危惧も取り沙汰されるようになり，屎尿の農地への還元は見送られ続けた．しかし彼の主張を支えた根本は，肥料を輸入頼みにすることへの警告であり，資源の有限性克服のための屎尿の有効利用であった．今日的なその視点は，科学技術の大いなる進展によってかなり実現の見込みが立ってきたのである．Nicholas Goddard, “19th-Century Recycling : The Victorians and the Agricultural Utilisation of Sewage,” *History Today* 31 : 32–36, 1981 ; Christopher Hamlin, “Sewage : Waste or Resource?” *Environment* 22 : 16–20 and 38–42, 1980. 現在ではバイオガスやバイオ液肥，さらには汚泥の建築資材へのリサイクルが図られる．TSS（Taisei Soil System）と呼ばれる無放流処理装置が注目されている．下水処理の飛躍的進歩に伴い，枯渇することのない下水汚泥からエネルギー源であるメタンと枯渇資源であるリンを同時に回収する汚泥処理技術である．さらに 2015 年からは下水処理場で発生するバイオガスから水素を取り出すシステムが各地で始まり，今や下水処理場は明るい未来の水素ステーションとして期待が高まっている．

(77)　James Alexander Manning, *The Utilization of Sewage*. 関係する二次文献としては，John Sheail, “Town Wastes, Agricultural Sustainability and Victorian Sewage.” マニングの生没年は不明であるが，ミドルセックスで法律事務に従事する人物らしい．屎尿処理関係の発明で特許取得を申請した書類が数多くある．

(78)　ここに登場するトマス・ホークスリーという人物は，*ODNB* にエントリーされている同姓同名のほぼ同時代に活躍した土木技師 Thomas Hawksley（1807–1893）とは全く別人である．ホークスリーは，本書で取り上げた論文とは別に数点の著作をもつ，肺病と胸部疾患診療所の内科医で，王立内科医協会の会員でもある．Thomas Hawksley, “The Power for Good or Evil of Refuse Organic Matter,” in John Hitchman, ed., *The Sewage of Towns : Papers by Various Authors, Read at a Congress on the Sewage Question Held at Leamington Spa, Warwickshire*（London and Leamington, 1866), pp. 3–85（論文朗読後の意見交換を含む）. Christopher Hamlin, “Providence and Putrefaction : Victorian Sanitarians and the Natural Theology of Health and Disease,” *Victorian Studies* 28 : 381–411, 1985 において，ハムリンは pp. 404–405 でホークスリーのことを論じているが，挙げてある文献などを見ると，二人のホークスリーが混同されているようである．John Blyth, ed., *Letters on Modern Agriculture by Baron von Liebig*（London : Walton and Maberly, 1859).

(79)　Ted Ward, *Henry Moule of Fordington 1801–1880, Radical Parson & Inventor*, 1985, 12pp. 次の論文ではレミントン・スパでのホークスリーの発言も引いて，モールの土砂散布式を支持している．anonymous, “On the Utilization of Sewage by Irrigation,” *The Builder*, vol. 26, 1868 : 146–147, 168–169, 202–204, 222–224, 239–241, 290–292, 313–314, 347–

348. この中で “The Dry Earth System of Sewage Utilisation” としてとくに土砂散布式を評価（pp. 168–169）. この論文ではホークスリーの綴りがすべて Hawkesley となっている.

(80) Benjamin Ward Richardson, “The Poison of the Spreading Disease,” in Hitchman, *The Sewage of Towns*, pp. 86–112. リチャードソンは病気の外的原因として気候，食事，事故，習慣，寄生虫の体内移行，有機的毒素をあげ，寄生虫と有機的毒素が下水に関係するとした. 彼はほとんどの伝染病は有機的毒素の侵入によって起こるとして，病原菌理論よりはミアスマ説に近い立場である. 彼の伝記的記載は *ODNB* を参照できるが，その他にも，Arthur Salusbury MacNalty, *A Biography of Sir Benjamin Ward Richardson*（London : Harvey and Blythe, 1950）.

(81) Christopher Hamlin, “Politics and Germ Theories in Victorian Britain,” in Roy MacLeod, ed., *Government and Expertise*（Cambridge : Cambridge Univ. Press, 1988）, pp. 110–127. Margaret Pelling, *Cholera, Fever and English Medicine 1825–1865*. Lloyd G. Stevenson, “Science down the Drain,” *BHM* 29(1) : 1–26, 1955.

(82) Sir Benjamin Collins Brodie は有名な生理学者にして外科医の Sir Benjamin Collins Brodie（1783–1862）の長男である. 父と息子で全く同じ名前で紛らわしいのであるが，父親は医療活動が明確な有資格者によって行われるべきとして資格付与団体の設立に尽力し，1858 年の中央医学評議会の初代議長を務めた（序章参照）. また外科医にして王立協会の会長になった最初の人物でイギリス医学界の重鎮として知られる. 父子ともに *ODNB* にエントリーされている. James Thomas Way については E. A. Russell, *A History of Agricultural Science in Great Britain, 1620–1954*（London : George Allen and Unwin, 1966）, pp. 116–122. ウェイの没年と obituary は，Royal Agricultural University の参考室長ピーター・ブルックスのご教示による. “Obituary Notices（James Thomas Way）,” *Journal of the Chemical Society* 45 : 629–630, 1884.

(83) Christopher Hamlin, *A Science of Impurity*, pp. 140–144.

(84) ウェイの後任として王立農学協会の顧問化学者となったのは，アウグストゥス・フェルカーであった. John Christopher Augustus Voelker については *ODNB* 参照.

(85) Hamlin, *A Science of Impurity*, pp. 144–148. ローリンソンについては *ODNB* 参照.

(86) Charles Krepp, *The Sewage Question*. 本書冒頭には His Royal Highness Prince Henry of the Netherlands に対する献辞が付けられている. リービヒの主張そのものには肯定的であるが，屎尿の経済的価値の量り方については高く見積もり過ぎているとして批判的である.

(87) T. S. Clouston, “Sewage Exhalations the Cause of Dysentry,” *Medical Times and Gazette*, 1865 : 567–570 and 597–600.

(88) H. Hoffert, *A Guide to the Sewage Question for 1876*. ホファートはイングランド南部ドーセットの Weymouth Collegiate School の科学教師である. 格付けとしてはグラマースクールの一種と考えられる.

(89) Rickman John Godlee, *Lord Lister*（Oxford : Clarendon Press, 1924）, p. 182 ; G. T. Wrench, *Lord Lister : His Life and Work*（London : Fisher Unwin, 1913）, p. 104.

(90) Charles Newman, “The Meaning of Lord Lister’s Work,” *British Journal of Surgery* 54(13) : 425–427, 1967. これは Special Lister Centenary Commemoration Number である.

第II部　漂う微生物の本性を追う

（1）　パストゥール革命については，ピエール・ダルモン『人と細菌――17-20 世紀』寺田光徳・田川光照訳，藤原書店，2005 年によっている．パストゥールに関しては以下を参照．ジェラルド・L・ギーソン『パストゥール』長野敬・太田英彦訳，青土社，2000 年．パストゥールの 140 冊にも及ぶ実験ノートは彼の遺言に従って長らく公開されなかったが，1970 年代半ばに解禁となった．パリ国立図書館に寄贈された彼の膨大な資料の精査によって科学史家ギーソンは，フランスで自然発生説の否定が強力に支持された宗教的政治的背景を，見事に描きだした．「第 5 章　19 世紀フランスでの生命創造」では，パストゥールが，自然発生説を否定するために，実験結果を恣意的に選択していたことが明らかにされている．「実際問題として，パストゥールは自然発生論争全体を通じて，生命が不可思議にも現れてしまった実験はすべて不成功と定義し，その反対の結果をもたらした実験を成功と定義していた」．実験に臨んで，引き出すべき結論をパストゥールがあらかじめ想定していたことを，ギーソンはパストゥールの実験ノートの詳細な研究によって明らかにした．このような事情で，パストゥールの伝記の書かれ方も変化した．以前はデュボスやラドによる伝記が参照されたが，ギーソン以降の目で見ると，それらには英雄崇拝的傾向が無くもない．邦語の手軽な新しい伝記としては，ルイーズ・E・ロビンズ『ルイ・パスツール』西田美緒子訳，大月書店，2010 年．

（2）　グラッドストンは王立研究所の講演に出席するときは，講演に先立ち所長のヘンリー・ホランドとディナーをともにし，その日の感想などを日記に残している．H. C. G. Matthew, *Gladstone Diaries*, Vol. 7（1869-1871）, 1982, p. 224. グラッドストンは Tyndall を Tyndale と記載することあり．空気の科学史から言うなら，17 世紀半ばに大気圧という物理的解明，18 世紀後半に空気の組成という化学的解明はされても，生物学的解明は 19 世紀半ばに空気中に浮遊する微生物が認識されるまでなかったことになろう．講演の様子は *The Times*, 22 Jan., 1870, pg. 6. 詳しくは第 4 章参照．John Tyndall, *Essays on the Floating-Matter of the Air*, Elibron Classics, Adamant Media Corperation, 2005. この書はティンダルの 1870 年から 78 年にわたる講演と論文 5 本が 1 冊にまとめられ 1881 年に『空気中の浮遊物に関する論考』として出版され，広く普及した *Essays on the Floating-Matter of the Air in Relation to Putrefaction and Infection*（London : Longmans, Green, and Co., 1881）の忠実な復刻版である．ただし最初の “On Dust and Disease” については注意が必要である．これは 1870 年 1 月 21 日に王立研究所で行われた講演会の内容とされているが，内容は大幅に変更されている．まず王立研究所の記録から見る．ホランド所長が同席して前記の日時に行われた記録で，Weekly Evening Meeting とされている．ホランドは所長（1865-72）として科学の普及に尽力し，とくにファラデーやティンダルへの支援で知られる．この記録では講演前半は *Essays* の内容と概ね一致するが，後半は全く違っている．John Tyndall, “On Dust and Disease,” *Notices of the Proceedings at the meeting of the members of the Royal Institution of Great Britain*, vol. 6, 1870, pp. 1-14. 講演内容は *BMJ* にも簡単な紹介があって，概ね王立研究所の記録と一致している．“Dust and Disease,” *BMJ*, Jan. 29, 1870 : 114-115 and 118-119. ここでは「伝染病の患者のベッドに近づくときには原綿を詰めたマスクを着用すること」を推奨したり，「病原菌に関する限りそうしたマスクの応用でアルプスの山々の空気を病室にもたらせるかもしれない」と結論付けたりしている．ま

た同じタイトルの講演が翌年6月にも掲載され，内容は変化しつつ繰り返されたようである．ただし6月9日の講演は “Dust and Smoke” という記録もある（次注末の *Record* を参照）．ティンダルは1870年5月に初めてパストゥールに手紙を書き，カイコの微粒子病について知るようになる．“On Dust and Disease” の後半に登場するパストゥールのカイコに関する仕事に関して，ティンダルは1月の王立研究所の講演時点ではよく知らなかったはずである．また彼は同年リヴァプールで行われたハクスリーの講演から多くを得ていると思われる．

（3）ティンダルの “On Dust and Disease” は，彼の論文集 *Fragments of Science* にも収録されている．筆者が参照したのは第4版，1872年出版のものである．これに11番目の論文として収録され，*Essays* の方の論文の内容は pp. 285–329 までの内容とほぼ同じで，パストゥールのカイコの病気の研究など，王立研究所の講演には見られなかった多くの学術的知見が加えられている．その後の13頁ほどは最初の講演の内容が残されている．*Fragments* には *Essays* の方にはない挿絵がある．Tyndall, “V. Dust and Disease,” in *Idem*, *Fragments of Science*, 4th ed.（London : Longmans Green, 1872），pp. 287–342. *Essays* の方を読むについても，*Fragments*, p. 321 の実験装置の挿絵は有益である．こうしたことから，*Essays* の “On Dust and Disease” は，1870年の1月講演として額面通り受け取ることはできないものであることに注意しておく必要がある．話がさらに複雑になるが，1871年に素人向けに内容をわずかに変更した *Fragments of Science for unscientific people* も出版されていて，こちらの初版を，筆者が参照した先の第4版と見比べてみると，“Dust and Disease” の内容は同じである．したがって，王立研究所での講演内容は1871年には大幅に書き換えられ出版され，10年の歳月を経て1881年出版の *Essays* 所収の “Dust and Disease” へと引き継がれてきたものであろう．ただし *Fragments of Science* の第6版（1879）所収の “Dust and Disease” と引き比べると，最後の5節分（全体の4分の1程度）の大半は削除され形が整えられたものである．このようにティンダルの「塵埃と病気について」の変遷は科学史的にかなり考察すべき多くの点がある．そこで1966年出版のジョンソン・リプリントに掲載されている Raymond N. Doetsch による new introduction を参照してみた．しかし，ドェッチは，ティンダルのこの論文について，In the essay “Dust and Disease,” presented as a lecture in 1870 and published in 1872, ...（p. xv）と記しているのみで，それ以上の経緯については触れていない．ティンダルの伝記的記載については *ODNB* の他に，王立協会の会報にも E. F. による長い記載があるが，彼の生物学的研究の扱いはきわめて僅かである．*PRSL* 55 : xviii–xxxiv, 1894. A. S. Eve and C. H. Creasey, *Life and Work of John Tyndall*（London : Macmillan, 1945）．彼の生物学関係の仕事については，主として第16章に描かれている．なお先に触れた著作一覧は以下を参照．[Henry Young], *A Record of the Scientific Work of John Tyndall*, printed for private circulation at the Chiswick press London, 1935. ティンダルの著作を8章に分類し，VI. Dust in the Air and Disease が生物系の仕事である．なお2014年から彼の書簡集の刊行が始まった．まだ1840年代初めでしかないが，全容が明らかになることが期待される．James Elwick, Bernard Lightman and Michael S. Reidy, eds., *The Correspondence of John Tyndall*（London : Pickering & Chatto, 2014）．

（4）フランスでクレマンス・ロワイエの翻訳によってダーウィンの『種の起源』が出版されたのは1862年であり，パストゥールによる自然発生説の否定がまさに進行中で

あった．ロワイエの，ダーウィン進化論への抵抗については，北垣徹「ダーウィンを消した女」阪上孝編『変異するダーウィニズム』京都大学学術出版会，2003年，46-88．フランスにおける自然発生説論争と進化論の関係については，以下に詳しい．横山輝雄「自然発生説の歴史」村上陽一郎『生命思想の系譜』朝倉書店（知の革命史4），1980年，第四章．

（5）　自然発生説の歴史的研究書としては次のファーレイの著作がまとまっている．フランスとドイツにウェイトが置かれているが，イギリスへの目配りも十分である．John Farley, *The Spontaneous Generation Controversy from Descartes to Oparin*（Baltimore : Johns Hopkins Univ. Press, 1977）；とくに1870年代の論争については，Glenn Vandervliet, *Microbiology and the Spontaneous Generation Debate during the 1870's*（Lawrence, 1971）．とくに耐熱性菌をめぐる論争については，J. K. Crellin, “The Problem of Heat Resistance of Micro-organisms in the British Spontaneous-generation Controversies of 1860–1880,” *Medical History* 10 : 50–59, 1966．非常に丁寧に論争を追跡して，煮沸だけでは滅菌に不十分であることに人々が気づいていく過程を追った論文である．本書第4章第二節で論じる1870年のティンダルとハクスリーの学術講演などを，自然発生と若干ニュアンスの異なる耐熱性細菌の切り口で論じている．いずれにせよこれらの文献は出版から40年ほどの年月を経ていることには注意しておく必要がある．比較的新しいものとして，Alison Evelyn Adam, *Spontaneous Generation in the 1870s : Victorian Scientific Naturalism and Its Relationship to Medicine*, PhD thesis, the Council for National Academic Awards, 1988．アダムの博士論文はファーレイの『デカルトからオパーリンに至る自然発生論争』の該当部分を大きく超えるものではない．アダムは，出版年や版の異同といった著作の歴史的経緯に対して無頓着である．一例をあげればp. 168および注12．邦語の文献は乏しく，第4章第二節で触れる．

（6）　ロンドン国際医学大会について比較的よく記載を残しているのが，イギリスの有名な医学史家バイナムであるが，その彼にしても，国際医学大会事務局長マコーマックが最終的に編纂・出版した四巻の報告書（後述）を参照してない．19世紀イギリスの病原菌理論に関する優れた著作を残しているウォーボーイズはそれに関する記載をほとんどしていないことから，第5章はロンドン大会に関する詳しい報告の最初のものである．

第3章　コンタギオンからジャームへ

（1）　スティーブン・ソダーバーグ監督，2011年製作のアメリカ映画 *Contagion*．日本語吹き替え版の説明に「猛威をふるう謎のウイルス感染と，急速に広がる恐怖を描く」とある．

（2）　Mark Harrison, *Contagion : How Commerce Has Spread Disease*, New Haven : Yale University Press, 2012．ちょうど2010年の年末に慶応大学で鈴木晃仁教授主催の医学史アジア学会が開催され，ハリソンの講演が行われた．部外者である筆者にも参加を許して下さった鈴木教授に感謝したい．

（3）　イギリスにおける微生物学の幕開けを論じたものとして J. K. Crellin, “The Dawn of the Germ Theory : Particles, Infection and Biology,” in F. N. L. Poynter, ed., *Medicine and Science in the 1860s*（London : Wellcome Institute of the History of Medicine, 1968）. Lloyd Stevenson, “Science Down the Drain : On the Hostility of Certain Sanitarians to Animal

Experimentation, Bacteriology and Immunology," *BHM* 29 : 1–26, 1955 ; ヴァーノンは，パストゥールやコッホの重要な成果は導入されたにせよ，1940 年代まで，およそ 60 年間にわたってイギリスには微生物学という学問分野，雑誌，学会，フルタイムのポストなどが欠落していたと述べている．Keith Vernon, "Pus, Sewage, Beer and Milk : Microbiology in Britain, 1870–1940," *History of Science* 28 : 289–325, 1990.

（4）　近藤和彦『イギリス史 10 講』岩波新書，2013 年，222 頁.

（5）　Emmanuel Le Roy Ladurie, *The Mind and Method of the Historian*, trans. by Siân and Ben Reynolds（Sussex : Harvester Press, 1981），Chap. A, Concept : The Unification of the Globe by Diseases, pp. 28–83, esp. pp. 28–36.

（6）　Valeska Huber, "The Unification of the Globe by Disease? The International Sanitary Conferences on Cholera, 1861–1894," *The Historical Journal* 49 : 453–476, 2006. 8 回の国際衛生会議ということであるが，第 6 回までの開催年や開催国は，本書第 6 章に一覧表を挙げたので参照されたい．きわめて中身の濃いフーバー論文であるが，コレラに注目しているので彼のカウントからは，黄熱病に関するワシントン国際衛生会議は除かれる．したがって残る 3 回の会議は，90 年代の連続する 1892 年のヴェニス，1893 年のドレスデン，そして 1894 年のパリ会議を指している．コレラを主要議題とする国際会議はパリのこの会議を最後とする．90 年代の 3 回の会議は欧州対オリエントの構図が明確で，メッカ巡礼が要であった．

（7）　国際標準の形成については，1865 年の国際電信連合，1874 年の国際郵便連合，1875 年の国際度量衡連合，1884 年のグリニッジ標準時の制定などが挙げられる．Huber, *Ibid*., p. 458.

（8）　長年にわたる環境分野での多くの著作で知られる石弘之の最新の著作『感染症の世界史』（洋泉社，2014 年）の「終章　今後，感染症との激戦が予想される地域は？」が興味深い．激戦は中国とアフリカとされるが，人口の移動という観点から見ると，断然中国が脅威である．また感染症の研究のために輸入される大量の実験動物さえも脅威である．そして感染症の温床となる環境も出揃っている．世界的な人口の都市集中，スラムの拡大，高齢化などである．空港における水際作戦だけでは防御は到底無理な様相である．

（9）　概況を知る一次文献として，王立委員会の報告書の外に，Howard Reed, "The Cattle-Plague," *Journal of the Royal Agricultural Society of England*, 2nd Series, 2 : 230–269, 1866. 主要な二次文献としては以下を参照．Ministry of Agriculture, Fisheries and Food, *Animal Health : A Centenary 1865–1965*（London : Her Majesty's Stationery Office, 1965）; John R. Fisher, "The Economic Effects of Cattle Disease in Britain and Its Containment, 1850–1900," *Agricultural History* 54 : 278–294, 1980 ; Michael Worboys, "Germ Theories of Disease and British Veterinary Medicine, 1860–1890," *Medical History* 31 : 308–327, 1991 ; John R. Fisher, "British Physicians, Medical Science, and the Cattle Plague, 1865–66," *BHM* 67 : 651–669, 1993 ; T. M. Romano, "The Cattle Plague of 1865 and the Reception of The Germ Theory in Mid-Victorian Britain," *Journal of the History of Medicine* 52 : 51–80, 1997 ; C. A. Spinage, *Cattle Plague : A History*（New York, Boston, Dordrecht, London, Moscow : Kluwer Academic/Plenum Publishers, 2003）. 邦語文献としては，山内一也『史上最大の伝染病　牛疫――根絶までの 4000 年』（岩波書店，2009 年）を挙げることができるが，その表題から推測されるように長い歴史を扱っているので，イ

ギリスの1865年の牛疫について具体的には何も論じられていない．牛疫は，国際連合食糧農業機関や国際獣疫事務局によって根絶計画が進められてきた結果，2011年5月に撲滅宣言が出された．これは天然痘についで，人類で二つ目の撲滅宣言である．

(10) 名前の表記であるが，ハンガリー人ということでそれに従えば「センメルヴェイス」ということになるようであるが，一般にはドイツ語表記による慣例に従って「ゼンメルワイス」としている．C・シンガー＆E・A・アンダーウッド『医学の歴史』酒井シズ・深瀬泰旦訳，第2巻「メディカルサイエンスの時代①」朝倉書店，1986年．産褥熱について362-364頁に記載あり．ゼンメルワイスのほかに，イギリスのゴードンやホワイト，アメリカのホームズにわずかな言及あり．ピエール・ダルモン『人と細菌——17-20世紀』寺田光徳・田川光照訳，藤原書店，2005年．134-139頁にゼンメルワイスの紹介はあるが，ゴードンやホームズへの言及はない．産褥熱の先行研究として Irvine Loudon, *Death in Childbirth : An International Study of Maternal Care and Maternal Mortality 1800-1950* (Oxford : Clarendon Press, 1992).

(11) ゴードンは *ODNB* にエントリーあり．アバディーンで医師の資格を得たのち，エディンバラやライデンでも研鑽を積み，28歳から海軍外科医として5年間勤務した．伝記としては以下を参照．Ian A. Porter, *Alexander Gordon, M. D. of Aberdeen 1752-1799* (Aberdeen : Oliver and Body, 1958). 同書の第9章「産褥熱に対するゴードンの貢献の評価」で，基本的にはゴードンの著作は産褥熱が接触伝染性の病気であることを証明した最初のものであると評価．1795年に47歳の若さで亡くなった後19世紀半ばまでに，彼の著作は再版される機会が3度あったにもかかわらず，それらが読まれ十分に真価を評価されたとは言えない状況が描かれている．1849年にシデナム協会の『産褥熱および婦人に特有の病気に関する論文集』に採録されながら，十分な評価を得なかった．しかし，産褥熱の伝染性とそれを医療従事者が媒介する可能性を言い立てていたにしても，ゼンメルワイスのように医師の手指の消毒まで明確に言及していたのではなく，評価の上で若干の難点ありというのが筆者の考えである．

(12) Thomas Denman (1733-1815) および William Osborn (1736-1808) は，ともに *ODNB* にエントリーされている男性産科医（男産婆）である．デンマンは当時もっとも著名なウィリアム・スメリーの講義にも出席し，アバディーン大学からMDを取得し，産褥熱に関する著作 *Essays on the Puerperal Fever, and on Puerperal Convolution* (1768) もある．ゴードンの著作には，デンマンへの献辞が付けられている．

(13) Alexander Gordon, *A Treatise on the epidemic puerperal fever of Aberdeen* (London : ECCO printed edition, —). 原著は1795年と明記されているが，復刻版の出版年は見当たらない．

(14) 燻蒸など産褥熱の予防への言及は，Gordon, *A Treatise*, pp. 98-99.

(15) 伝記的記載は *American National Biography* による．同姓同名の息子は最高裁判事として活躍．原論文はハーヴァード古典文庫所収のものを参照．Oliver Wendell Homes, "The Contagiousness of Puerperal Fever," in Charles W. Elliot, ed., *Scientific Papers : Physiology, Medicine・Surgery, and Geology* (New York : Collier & Son Co., 1938), pp. 221-253. 原論文は *The New England Quarterly Journal of Medicine and Surgery* の1843年4月号に掲載，その後『アメリカ医科学雑誌』の7月号に再録．ホームズの論文の中でも言及されているイギリスの外科医 Robert Storrs は，ホームズの論文の内容を12月に紹介している．Robert Storrs, "Observations on Puerperal Fever ; containing a series of

evidence respecting its origin, causes, and mode of propagation," in *Provincial Medical Journal*, Dec. 2, 1843 : 163–169.

（16） ゼンメルワイスの伝記的記載については，注10のほか，以下を参照．ユルゲン・トールヴァルト『近代医学のあけぼの——外科医の世紀』小川道雄訳，へるす出版，2007年（原著は1956年出版）；南和嘉男『医師ゼンメルワイスの悲劇』講談社，1988年；György Gortvay and Imre Zoltán, *Semmelweis : His Life and Work*（Budapest : Akadémiai Kiadó, 1968）はゼンメルワイスの生誕150年を記念してブダペストで出版されたもの（総頁288）；K. Codell Carter and Barbara R. Carter, *Childbed Fever : A Scientific Biography of Ignaz Semmelweis*（London : Greenwood Press, 1994）とくに第3章；K. Codell Carter, "Semmelweis and His Predecessors," *Medical History* 25 : 57–72, 1981 ; Idem, "Ignaz Semmelweis, Carl Mayrhofer, and the Rise of Germ Theory," *Medical History* 29 : 33–53, 1985. カーターは1985年の論文冒頭で「19世紀後半の医学における研究関心は著しく病因論に向けられていた」と回想しているが，産褥熱に関しては18世紀末からとしてよいようである．Sherwin B. Nuland, *The Doctors' Plague*（New York : W. W. Norton & Co., 2004）．

（17） 科学哲学者の戸田山は，仮説演繹法が威力を発揮する例としてゼンメルワイスの思考過程を詳しく取り上げている．戸田山和久『「科学的思考」のレッスン』NHK出版新書，2011年，104–110頁．

（18） トールヴァルト『近代医学のあけぼの』299頁；Carter & Carter, *Childbed Fever*, pp. 50–54.

（19） Carter, "Semmelweis and His Predecessors," p. 65 ; Carter & Carter, *Childbed Fever*, pp. 54–55.

（20） 原タイトルは，*Die Aetiologie, der Begriff und die Prophylaxis des Kindbettfiebers*（1861）である．筆者が参照した英訳は，Ignaz Semmelweis, *The Etiology, Concept, and Prophylaxis of Childbed Fever*, trans. by K. Codell Carter（Madison : Univ. of Wisconsin Press, 1983）．

（21） Carter, "Semmelweis and His Predecessors," p. 57. シンプソンからの反応は，ゼンメルワイス自身の著作の英訳書 *The Etiology, Concept, and Prophylaxis of Childbed Fever* の第6章を成す「私の教えに対する反応——文通と公開された意見（Reactions to My Teachings : Correspondence and Published Opinions）の中に見ることができる．本書は最初に英訳者による長い解説が付されており，ゼンメルワイス自身のテキストは200頁ほどのもので，第6章は80頁ほどを占める長い章である．広く彼の仕事が世に知られてから10年余の年月が経過していることから，ゼンメルワイスは最初にこの間の経緯を明確にしておきたかったのだろう．シンプソンの反応は，p. 174参照．シンプソンについては，*ODNB* 参照．Myrtle Simpson, *Simpson the Obstetrician*（London : Gollancz, 1972）; Maurice McCrae, *Simpson : The Turbulent Life of a Medical Pioneer*（Edinburgh : Birlinn, 2011）．

（22） Carter, "Semmelweis and His Predecessors," p. 57. ただしシンプソンの伝記の著者マートゥル・シンプソンによれば，シンプソンがゼンメルワイスの仕事の真の重要性に気づくのはようやく1854年のことだという．M. Simpson, *Simpson, the Obstetrician*, p. 212. ただし，マートゥルは1854年とする根拠を明確に挙げているわけではない．

（23） David Zuck, "Simpson as a Teacher : A Student's Notebook," *British Journal Anaesthesia*

48 : 1103–1111, 1976. シンプソンの1848–49年の講義を克明に記録した学生のノートによると，産褥熱が医師や産婆によって感染拡大すること，すなわち「コンタギオンが，頻繁に産褥熱が起こる原因であることはほとんど疑う余地がなく，手当する医者は，往々にしてこのコンタギオンを家から家へと運ぶ媒介者である」（p. 1107）また「医者の手当てで産褥熱を起こして，それが一種の職業的殺人（a sort of professional murder）になるまで仕事をする乱暴な反接触伝染論者もいるけれど，産褥熱患者とお産の患者の2人が同時にあったら，医者は手当する行為を諦めることこそ道徳に適っている」（p. 1107）と，感染の拡大予防についても講義がされていたことがわかる．

（24）　A. J. Youngson, *The Scientific Revolution in Victorian Medicine*（New York : Holmes & Meier, 1979），第5章．イギリスの麻酔法と消毒法を中心に描き，シンプソンについてエディンバラ王立内科医協会で一次資料の精査を行った労作である．

（25）　Loudon, *Death in Childbirth*, p. 68. ラウドンはゴードン，ホームズ，ゼンメルワイスが19世紀を通して忘却されていたという立場で著述を行っている．1840年当時は原因究明のための検死解剖が盛んで，病気の原因を結果から推定するという，いわば逆転した推定に違和感が持たれており，実際ゼンメルワイスの仕事はイギリスでほとんどインパクトをもたなかったという．しかし実際の状況はかなり異なっていた．以下の注に示すほか，*London Journal of Medicine* 1 : 108–111, 1849は，講演内容は抄録であるが，講演後の討論を掲載しており，講演を聞いても受け止め方に問題があることがよくわかり興味深い．Coplandは，示された結果に疑いをはさむ余地がないと述べながらも，しかし数ある感染様式の1つに過ぎないと付け加えている．

（26）　C. H. F. Routh, "On the Causes of the Endemic Puerperal Fever of Vienna," *The Lancet* 2 : 642–643, 1848. ラウスの伝記的記載については，"Obituary. Charles Henry Felix Routh M. D.," *The Journal of Obstetrics and Gynaecology of the British Empire* 15(4) : 251–256, 1909. ラウスは1845年にUCLで医学の学位を取得した後，パリ，プラハ，ウィーンで研鑽を積む．ウィーンでゼンメルワイスと共に仕事をして帰国し，彼の革命的成果をイギリスに紹介した．ラウスのこの行為は深くゼンメルワイスの胸に刻まれ，10年以上も経て彼は自著を丁重なお礼状と共にラウスに送った．"Obituary," p. 254. マーフィーについては後述．

（27）　C. H. F. Routh, "On the Causes of the Endemic Puerperal Fever of Vienna," *Medico-chirurgical transactions*（Medical and Chirurgical Society of London），new series 14, 1849 : 27–40. 本文はp. 39までで，そのあとにPostscriptが付されていて，ゼンメルワイスとラウスとのその後の文通の様子も記され，ゼンメルワイスの方法が完全な勝利を収めたことがわかる．ラウス論文の著者名の下のCommunicated by Dr. Murphyと記されている人物は，UCLの産科教授Edward William Murphyで分娩にクロロフォルムを利用する研究を進めていた．ラウス論文との関係で言えば，*London Journal of Medicine* 2 : 700–703, 1850にゼンメルワイスの支持者であるスコダの産褥熱に関する動物実験の研究論文が紹介されている．

（28）　医学史家セルウィンによると，シンプソンは1836年すなわち彼が24歳の時に行った観察から早くも同年中に産褥熱の伝染性を確信しており，15年ほどの時を経て，彼はそれを全面展開することになったと述べている．S. Selwyn, "Sir James Simpson and Hospital Cross-Infection," *Medical History* 9 : 241–248, 1965.

（29）　J. Y. Simpson, "Some Notes on the Analogy between Puerperal Fever and Surgical Fever,"

Monthly Journal of Medical Science, Vol. XI, 1850 : 414–429. 1847年5月の劇的変化についてはp. 429参照．最初は*Edinburgh Monthly Journal of Medical Science*に掲載されたものであるが，アメリカで1855–56年に出版されたシンプソンの著作集にも再録されている．J. Y. Simpson, “On the Analogy between Puerperal Fever and Surgical Fever,” in W. O. Priestley and Horatio R. Storer, *The Obstetric Memoirs and Contributions of James Y. Simpson*（Philadelphia : Lippincott, 1856）, vol. 2, pp. 17–33. 精力的な著述家であったシンプソンについては，死後の3巻の著作集（後出）にはるかに先立つこの2巻の著作集で，産科関係の論文を読むことができる．第2巻の最初となるPart IV. Pathology of the Puerperal Stateとして7本の論文がまとめられている．シンプソンの論文を通してゼンメルワイスの仕事はイギリスのみならずアメリカでも十分に知られてよい状況にあった．

(30)　“Professor Simpson on Puerperal and Surgical Fever,” *London Journal of Medicine* 3 : 77–81, 1851.

(31)　アルネットのエディンバラ訪問が，どうやらシンプソンの招待によるものだろうという推測は，John A. Shepherd, *Simpson and Syme of Edinburgh*（Edinburgh : Livingstone, 1969）, p. 199参照．これをさらに裏付ける資料は，John Duns, *Memoir of Sir James Y. Simpson*（Edinburgh : Edmonston and Douglas, 1873）のp. 304に掲載されたアルネットからシンプソンに宛てた丁重な礼状である．シンプソンの招きに応じてエディンバラを訪問して1周年になるということで訪問時を振り返っている．そしてシンプソンの友人をウィーンに派遣する約束を忘れぬように伝え，もちろんシンプソン自身のウィーン訪問が実現すれば何より嬉しいとも伝えている．シンプソンは自分の誤りは率直に認める啓発的な人物であったようだ．奴隷制反対論者で，女性の医学教育にも肯定的であった．アメリカ最初の女医エリザベス・ブラックウェルの妹エミリーは，しばらくの間シンプソンの下で助手として修業を積むことができた．1870年に亡くなったシンプソンについては，73年に544頁になる詳しいDunsによる伝記が出版されているし，彼の全3巻総頁2000を超える著作集が1871–72年に出版されている．J. Watt Black, ed., *Selected Obstetrical & Gynaecological Works of Sir James Y. Simpson*（Edinburgh : Adam & Charles Black, 1871）; Sir Walter G. Simpson（his son）, ed., *Anaesthesia, Hospitalism Hermaphroditism and a proposal to Stamp out Small-pox and Other Contagious Diseases by Sir J. Y. Simpson*（Edinburgh : Adam & Charles Black, 1871）; Alexander R. Simpson, ed., *Clinical Lectures on the Diseases of Women*（Edinburgh : Adam & Charles Black, 1872）. こうした資料から1873年にはシンプソンの業績をまとまった形で知ることは可能で，ゼンメルワイスの成果についても知ることは十分に可能であったと考えられる．

(32)　Franz Hector Arneth（1818–1907）. F. H. Arneth, “Evidence of Puerperal Fever depending upon the Contagious Inoculation of Morbid Matter,” *Monthly Journal of Medical Science*, Vol. 12（3rd Series Vol. 3）, 1851 : 505–511. アルネットの母親がスコットランド人といった関係もあって，シンプソンとの窓口になったようであるが，十分な理解を得られないまま三年が経過し，ようやくエディンバラに来て講演を行った．詳しくは，McCrae, *Simpson*, pp. 196–199.

(33)　“Medical News : Edinburgh Medico-Chirurgical Society,” *Monthly Journal of Medical Science*, Vol. 13（3rd Series Vol. 4）, 1851 : 72–81. さらに例会でのシンプソンの長い発言

は，1871年に出版された彼の著作集の第1巻に採録されていて読むことができる．Simpson, "On the Communicability and propagations of puerperal fever," in J. Watt Black, ed., *Selected Obstetrical & Gynaecological Works of Sir James Y. Simpson*（Edinburgh : A. & C. Black, 1871）.

（34）　Edward William Murphy, "Puerperal Fever," *The Dublin Quarterly Journal of Medical Science* 24 : 1–30, 1857.

（35）　1857年頃のテムズ河の汚染状況は最悪である（第I部参照）．マーフィーの換気へのこだわりは，ラウス講演の時にも見られる．講演後に討論が行われたが，ラウスの論点をひとまず認めながらも，すぐさま換気に注意すべきという自らの経験を披瀝している．注27を参照．

（36）　マーフィーによれば，1848年に前出のジェイムズ・シンプソンがクロロフォルムの麻酔作用を発見したと言う．同年マーフィーも自分の分娩困難な産婦に施術し，効果を確認．一般にはジョン・スノーが1853年ヴィクトリア女王の第8子の出産にクロロフォルムを用いて無痛分娩を成功させて広まったとされる．Edward William Murphy, *Chloroform : Its Properties and Safety in Childbirth*, London : Walton and Maberly, 1855.

（37）　自殺したのはドイツのキール大学産科学教授グスタフ・アドルフ・ミカエリスである．ゼンメルワイスの著作の「第6章　私の教えに対する反応」で経緯も含め詳しく記述されている．*The Etiology, Concept, and Prophylaxis of Childbed Fever*, pp. 176–180, esp. p. 178.

（38）　Letter from Dr. Semmelweis, "On the Origin and Prevention of Puerperal Fever," *Medical Times and Gazette*, 1862 : 601–602. この記事は論文ではなく，通信（general correspondence）として掲載されたものである．ミュンヘンの産科病院で起きた産褥熱の流行について掲載された医師のコメントを正そうとするゼンメルワイスの意図が最初に表明されていた．彼は産婦を産褥熱から救わなければならないという使命感から，自己の検証結果を積極的に広めようとし，友人たちも加勢した．この点はメンデルの遺伝法則が約35年間忘却されていた状況とは異なっている．拙稿「19世紀の遺伝学(1)——ネーゲリを中心に」中村禎里編著『遺伝学の歩みと現代生物学』培風館，1986年，20–40頁．しかし，思考の枠組みの有無が新しい理論の受容に決定的である点で，両者は科学史における普遍的な事例である．

（39）　John A. Shephard, *Simpson and Syme of Edinburgh*, p. 199. *ODNB* によれば，ウェルズは世界各地の病院を渡り歩き経験豊かな医師であった．経済的な理由で海軍の医師となりマルタの病院に奉職の後，異例な形で研修休暇を獲得して，大陸でキャリアを積んだ．『医事週報』の編集長については，*ODNB* のウェルズの記載では何年まで務めたか明記されていない．*ODNB* の Robert Druitt（1814–83）の項目では，彼が1862–72年に『医事週報』の編集に従事したとあるので，Druitt である可能性も高い．

（40）　*Ibid*., p. 199. 患者の手術に取り掛かる前に，ウェルズは全ての手術関係者に前の週に死体解剖や敗血症患者の扱いをしていないという確認書に署名をさせ，しかる後に卵巣切除手術を行った．Idem, *Spencer Wells : The Life and Work of a Victorian Surgeon*（Edinburgh : Livingstone, 1965), pp. 94–95. 彼自身にも訪問者にも産室入室の際の検疫（quarantine laws）を課し，同僚のトマス・キースもこの考えを持っていたという．

（41）　ウィリアム・ティルバリー・フォックスは，General Lying-in Hospital に勤めた後に，

皮膚科医に転じ非常に多くの著作があり，熱帯・亜熱帯地域の権威となる人物である．本書ではイギリス最後のコレラ流行に関連して登場する．*ODNB* にエントリーあり．William Tilbury Fox, "Puerperal Fever," *Transactions of the Obstetrical Society of London*, vol. 3, 1862, pp. 368–405.

（42）　*Sixth Report of the Medical Officer of the Privy Council, 1863.* [3416] 1864, pp. 58–60.

（43）　E. M. McInnes, *St Thomas' Hospital* (London : Special Trustees for St Thomas' Hospital, 1990), 2nd enlarged edition by John M. T. Ford. ナイチンゲール博物館で同病院の歴史の決定版として販売されている Wendy Mathews, *My Ward* (London : Walpole House, 2011) よりも，こちらの方をお薦めしたい．1868 年 5 月に現在のランベスの地（テムズ河を挟んで国会議事堂の対岸，図 10 参照）で定礎式が行われ，1871 年に落成．現在病院の中央ホールの一番奥にナイチンゲールの像が立ち，その左側にチャールズ・マーチソン，ウィリアム・マコーマック，ジョン・シモンの胸像が並んでいる．ホールの入り口左手にはヴィクトリア女王の像がある．セント・トーマス病院の創立は 1207 年で，1123 年創立のセント・バーソロミュー病院に次ぐ 2 番目の古さである．ロンドンのその他の病院の多くは 18 世紀の創立である．チャリング・クロス，ユニヴァーシティ・カレッジ，キングズ・カレッジ，セント・メアリーズは 19 世紀前半の創立である（M. J. Peterson, *The Medical Profession in Mid-Victorian London*, Berkeley : Univ. of California Press, 1978, pp. 12–13 参照）．

（44）　Appendix No. 15, "Report by Dr. John Syer Bristowe and Mr. Timothy Holmes on the Hospitals of the United Kingdom," *Sixth Report*, pp. 463–743.

（45）　ナイチンゲールは戦後，「鶏のとさか」と呼ばれるグラフを作成して，死因分析を行い，自分が管理を任されたスクタリの病院が死の収容所であったことを明らかにした．25000 人の軍人のうち 18000 人は前線ではなくスクタリの病院で死亡した．原因は不十分な食料や過労ではなく，病院の衛生状態の悪さであった．ヒュー・スモール『ナイチンゲール　神話と真実』田中京子訳，みすず書房，2003 年参照．現在セント・トーマス病院にはナイチンゲール博物館が併設されている．衛生の重要性に目覚めた彼女が最初に関わった大きな病院設計の仕事はネトリーの陸軍病院（王立ヴィクトリア病院）で，クリミア戦争後から熱心な検討が行われた．拙稿『コレラと衛生問題』平成 14-15 年度科学研究費補助金研究成果報告書に，王立ヴィクトリア病院の建設の経緯を記した．ナイチンゲールは病室の換気を重視し，設計にはパビリオン方式の採用を主張した．シモンがサザークからの移転先を慎重に検討したように，王立ヴィクトリア病院の場合も，多くの候補地の気温や湿度に始まる検討が行われた．陸軍省から次の報告が出ている．*Report on the Site, &c., of the Royal Victoria Hospital, near Netley Abby*, House of Commons, Sessional Papers, 1857–58. サウサンプトンの公文書館には王立ヴィクトリア病院関係の資料が多く保管されているが，中心をなすのは 20 世紀以降である（Hampshire Record Office）．

（46）　*Sixth Report of the Medical Officer*, pp. 54–57. シモンは麻疹の伝染について歴史的に有名なフェロー諸島の事例についても詳しく紹介している．

（47）　"The Fermentative Theory of Disease," *BMJ*, 2, 1862 : 39–40 ; 92–93. この他には，UCL 生理学教授シャーピーが近年の生理学的成果を語る中でパストゥールの「自然発生説の否定」についてわずかに触れている．W. Sharpey, "The Address in Phisiology," *BMJ*, 2, 1862 : 168–171. esp., p. 168.

(48)　T. Spencer Wells, "Some Causes of Excessive Mortality after Surgical Operation," *BMJ*, 2, 1864 : 384–388. 時期的に少し遅れはしたが，*BMJ* がウェルズの講演を詳しく紹介したのに対し，編集者による評価の違いか『医事週報』の扱いはわずか15行である．ただし，討論が少し加えられている．最初にラウスが，空気中に浮遊する spores の除去法について質問し，唯一の方法が換気とされた．続いてツディカムがコメントし，包帯の使いまわしの危険を，傷口の sporules の増殖と関係付けた．数人の医師の発言のあと座長（パジェット）は，病院の改善の顛末について述べた．『医事週報』の記者は，パジェットは重大な誤りが犯されてきたことを悟ったと記している．*Medical Times and Gazette*, August 20, 1864 : 209. 同時代の評価として，ジョン・ティンダルは，1881年に出版した『空気中の浮遊物に関する論考』という自分の論文集の「まえがき」で，まずはリスターの化膿防止法に，次いでウェルズのこの論文に言及している．「スペンサー・ウェルズの考えは純粋な外科的実践の範囲を超えたもので，流行病や接触伝染病の感染拡大に及ぼすジャームの影響はまだ解明されねばならない」と記している．John Tyndall, "Introductory Note," *Essays on the Floating-Matter of the Air*（第II部注2参照）．現代の評価として『医療における細菌学と免疫学の歴史』の著者フォスターも，まずリスターを挙げ，パストゥールの仕事の本質を理解していたもう一人の外科医としてウェルズを挙げている．時間的にはウェルズが3年ほど先行しているが，彼はそれを実質的な成果に結び付けることはできなかった．W. D. Foster, *A History of Medical Bacteriology and Immunology*（London : William Heinemann, 1970), pp. 14–15. フォスターの著作はこの分野の貴重な医学史書であるが，注記が親切とは言えない．

(49)　*Ibid*., pp. 386–387. フランスの微生物学研究については，ダルモン『人と細菌』；田中祐理子『科学と表象――「病原菌」の歴史』名古屋大学出版会，2013年，第3章参照．

(50)　スペンサー・ウェルズの伝記を表したシェパードは，ウェルズの講演の後で熱心に討論が行われたと記し，ラウスやツディカムやシンプソンの名前を挙げている．「ウェルズの講演は示唆に富むもので，その後の討論を通して，他の外科医たちもバクテリアの感染の可能な意味合いについてすでに了解していた」と述べている．しかしこの著作にはほとんど注が付けられていないので，討論の詳細について文献を探すことができなかった．John A. Shepherd, *Spencer Wells*, pp. 76–77. 他方で *BMJ*, 1864年でウェルズ発表後の討論の記事を検索したが見つけることはできなかった．

(51)　MacNalty, *The History of State Medicine in England*（The Royal Institute of Public Health and Hygiene, 1948), p. 37.

(52)　科学者人名事典編集委員会編『科学者人名事典』丸善，1997年のゼンメルワイスの項目の最後の一文は，「ジョゼフ・リスターによりゼンメルワイスの業績が再評価され，一般に受け入れられるのは，その死後かなりの年数を経過してからである.」となっている．しかし正確には，リスターはもっとも遅れて彼の再評価をした人物であろう．

(53)　*Fifth Report of the Medical Officer of the Privy Council, with Appendix, 1862*, BPP 1863 HC161 XXV. この Appendix として No. IV. Report by Professor Gamgee on the Diseases of Live-Stock, in their relation to the Public Surpplies of Meat and Milk, pp. 206–298.

(54)　大陸では恒常的に牛疫の流行を見ているが，イギリスでは18世紀半ばの流行が大き

かったとされる．しかしこれに対する対処が大陸に比べ手際が良く，散発的な地域限定的な流行はあっても大流行は概ね一世紀間抑えられてきたと見られている．John Broad, "Cattle Plague in Eighteenth-Century England," *Agricultural History Review* 31 : 104–115, 1983参照．山内『史上最大の伝染病　牛疫』には「牛疫侵入の危険性をめぐる英国での議論」として2頁ほどの記載があるが，これ以外には1865年の牛疫について王立委員会その他一切触れられていない．John Gamgeeについては，*ODNB*のほかJohn Francis, "John Gamgee's Work on Cattle Plague," *British Veterinary Journal* 119 : 315–324, 1963 ; Ruth D'Arcy Thompson, *The Remarkable Gamgees : A Story of Achievement* (Edinburgh : Ramsay Head Press, 1974). 彼が開設したエディンバラのNew Veterinary Collegeは，既存の獣医学校3校に加えて，獣医師の資格を授与できるイギリス4番目の学校であった．Worboys, "Germ Theories of Disease," p. 312. ウォーボーイズによれば，国際獣医学会議は1864年開催となっており，参加者はガムジーを含めてイギリスから非公式参加の二名のみで，政府は完全無視であったという．ガムジーに焦点を定めていて，王立委員会が活動を始める頃までについての詳しい論文としては，Sherwin A. Hall, "The Cattle Plague of 1865," *Medical History* 6 : 45–58, 1962. 同じ著者の同様の路線の論文として以下も参照．Idem, "The Great Cattle Plague of 1865," *British Veterinary Journal* 122 : 259–264, 1966.

(55) Ministry of Agriculture, Fisheries and Food, *Animal Health : A Century 1865–1965, A Century of Endeavour to Control Diseases of Animals* (London : Her Majesty's Stationery Office, 1965), pp. 13–14. ガムジーの『タイムズ』紙への投稿は1865年11月10日と13日に掲載された．しかし世論形成になんらの影響も与えなかったという．本報告書はおよそ80頁にわたって最初の50年（1865–1914）の歴史的記述を与えているが，王立委員会などの詳しい情報は乏しい．ただし第一回国際獣医学会議や家畜の抹殺許可書など珍しい図版を含む．

(56) Worboys, *Spreading Germs : Disease Theories and Medical Practice in Britain, 1865–1900* (Cambridge : Cambridge Univ. Press, 2000), p. 47. *ODNB*参照．シモンズ（James Beart Simonds 1810–1904）は王立農学協会の獣医学顧問の地位に1842年に就任し，彼自身の死をもってその職務を終えるまで62年間務めた．他方で1844年の王立獣外科医協会の勅許を得るためにも尽力し，1862–63年には会長を務めた．スプーナーの後継者として1871年王立獣医学校校長となる．1857年に大陸で流行した牛疫の調査・報告を行い，それがイギリスでの牛疫流行の対処に役立った．*ODNB*の記載によれば，牛疫の損害は少なくとも500万ポンドに達するという．

(57) Worboys, "Germ Theories of Disease," pp. 310–311.

(58) Iain Pattison, *The British Veterinary Profession 1791–1948* (London : J. A. Allen, 1983), p. 59. Chap. 7 : The Cattle Plague Disaster of 1865.

(59) J. R. Fisher, "British Physicians," pp. 653–654（前出，注9）.

(60) Reed, "The Cattle-Plague," pp. 236–237（前出，注9）．ここに記したvirusは伝染性の病毒と言う程度の意味合いで，今日使われるウィルスの正体が明らかになってくるのは世紀末から20世紀のことであり，ウィルスという表現を用いることができるのは20世紀以降である．

(61) J. R. Fisher, "British Physicians," pp. 656–657. マーチソンの父親は地質学者として有名なロデリック・マーチソンの従兄弟である．Charles Murchison, "On the Anatomical Le-

sions of the Cattle Plague Now Prevalent in London," *The Lancet*, 26 Aug., 1865 : 243-245（ただしマーチソンの記事は"The Cattle Plague"の中に入っている）. 同じタイトルで *BMJ* にも記事あり. *BMJ*, 26 Aug., 1865 : 210-211.

(62)　J. R. Fisher, "British Physicians," pp. 656-660. しかし種痘が有効でないことが判明すると, このアナロジーは大きな失望を与えることになる. ただし, 天然痘との類似は今日でも言われることである. マーチソンの記事は以下の通りである. Charles Murchison, "On the points of resemblance between cattle plague and sheep pox," *The Lancet*, 30 Dec., 1865 : 724-726.

(63)　"Miss Burdebtt Coutts's Cows," *The Times*, 5 Sept., 1865, page 10. とくに牧場自慢の純系種のエアシャー乳牛20頭はかけがえのないものであった.

(64)　Peter Gordon, ed., *The Red Earl : The Papers of the Fifth Earl Spencer 1835-1910* (Northampton : Northamptonshire Record Society, 1981), p. 46. なお *ODNB* の記述によれば, 第3代スペンサー伯ジョンの1845年の死去の後, 弟フレデリックが第4代スペンサー伯となり, その後息子のジョン・ポインツが第5代スペンサー伯を継ぐことになった. したがって第3代スペンサー伯は彼の伯父ということになる. 第3代スペンサー伯は大蔵大臣（1830-34）を務めるほどの人物ながら, イングランドにおける農業振興に絶大なる熱意を傾け, 飾らぬ人柄は農民から慕われた. 拙稿「創られた絵画」『化学史研究』34(3) : 137-152, 2007. 第5代スペンサー伯は, グラッドストンの信任厚くこののちアイルランド総督（1868-74）, 枢密院総裁（1880-82）などを歴任する. また農業分野での力量を買われ, ディズレーリの指名による1879年の農業不況に関する王立委員会の委員も務めた.

(65)　クランボーン子爵は第III部との関係が深いので少し敷衍しておく. 第2代ソールズベリー侯の4人の息子の3番目に生まれる. 1865年6月に一人残っていた兄が亡くなり, 彼がクランボーン子爵となった. また1868年には父親の死去にともない, 第3代ソールズベリー侯爵となる. ディズレーリ内閣でインド相（1874-78）を務め, 78年からは外相となり, 露土戦争終結に関するイギリスの立場を主張して, ディズレーリ首相と共にベルリン会議に出席し, キプロス島の領有権を得た. これはディズレーリが劇的な形でスエズ運河株のおよそ半分を1875年にエジプトから買い取って以来, 同運河に執着するイギリスにとって, 運河の治安維持上きわめて価値あることであった. 保守党党首として, 1885-86, 86-92, 95-02年の3度イギリス首相となった.

(66)　ロウ（前出, 序章）は後のシャーブルック子爵. 二巻本の伝記（次の注67参照）がある. ロウはアルビノであったため極端な弱視であったが, 優秀さでそのハンディを克服していた. 兄のヘンリー・シャーブルックと仲の良い兄弟で, 広大な領地を保有する兄の牧場についてもこの時期に心配して忠告を書き送っている. グラッドストンから爵位の授与があったとき（女王は不承不承の承諾）, 兄のシャーブルックの呼称を希望した. プレイフェアはリービヒの愛弟子でピール首相やアルバート公の信任厚く, 1868年以降は下院議員として国の科学政策の中枢で活躍することになる人物である. クエインは, 彼の従兄で解剖学者・外科医のリチャード・クエイン（1800-87）とよく混同される. 王立委員会で活躍したのは内科医のクエイン Sir Richard Quain で, とくに *A Dictionary of Medicine* (London : Longmans, Green, and Co., 1882) の編纂で知られ, 中央医学評議会の評議員資格を死によって失うまで35年間維持し続けた

ことからも，医学界の重鎮であったことがわかる．彼は先に記したロウの友人にして主治医であり緊密な関係を保っていた．ヘンリー・ベンス・ジョーンズは，UCL のトマス・グレアムのもとで化学を学んでから 1841 年にリービヒの下へ留学し，1860 年に王立研究所の新しい事務局長となって，長くその地位にあった．Morris Berman, *Social Change and Scientific Organization : The Royal Institution, 1799–1844*（Ithaca : Cornell Univ. Press, 1978）に関係記事が出てくるほか p. 139 に肖像画．ウィリアム・ジェンナーは E. A. パークス（前出，序章）のもっとも傑出した弟子である．コレラの原因については典型的なミアスマ説の立場をとった．ウォルモルドは，セント・バーソロミュー病院の外科医で，ちょうど 1865 年にロンドン外科医協会会長に就任したところであり，セリーは同会員で種痘の専門家（*Observation on the Variolae Vaccinae*, 1841）．牛疫と天然痘の類似が取り沙汰される中，セリーの起用は意味があったと思われる．リードはイースト・ノーフォーク選出の議員で，庶民院で長く農業関係の委員を務めた人物である．スプーナーは王立獣医学校長で，以上からわかるように獣医学の専門家は彼一人で，他の委員は家畜の病気については何も知らない人たちであった．セリーとマクリーンを除く 10 名は *ODNB* のエントリーあり．セリーは Plarr's Lives of the Fellows Online にエントリーされている．科学史家ロマーノは，この委員会の顔ぶれ並びに議論の方向について，ジョン・シモンからの関与が濃厚であると述べているが，ロウがシモンの友人にして賞賛者であること以上に明確な根拠は示されていない．Romano, "Cattle Plague," pp. 55–56.

(67)　Arthur Patchett Martin, *Life and Letters of the Right Honourable Robert Lowe, Viscount Sherbrooke*（London : Longmans, Green and Co., 1893）, Vol. 2, p. 244. Mountague Bernard（1820–82）は *ODNB* にエントリーあり．

(68)　C. A. Spinage, *Cattle Plague*, p. 287. ヘンリー・アクランドが委員にならなかったのは不在で受諾の返事が遅れたためで，この事からも急ごしらえの委員会であったことが窺える．J. B. Atlay, *Sir Henry Wentworth Acland, Bart., K. C. B., F. R. S., Regius Professor of Medicine in the University of Oxford : A Memoir*（London : Smith, Elder, 1903）, p. 338.

(69)　*First Report of the Commission Appointed to Inquire into the Origin and Nature of the Cattle Plague*, BPP 1866［C. 3591］XXII, pp. 1–226. 個別に First Report は 1865 年に出版されているが，最終的に *Reports from Commissioners : Twenty-Two Volumes, Cattle Plague* として三回の報告がまとめて出版されているので，通常 1865, XXII で請求しても当該の資料は見受けられない．

(70)　Gordon, ed., *The Red Earl*, pp. 56–57. 手紙の宛先は第 2 代リッチフィールド伯爵（Thomas George Anson）であるが，初代からの通算で数えると第 7 代ということになる．Lee 家で初代から第 5 代まで，Anson 家で第 6 代以降となっている．*The complete peerage of England, Scotland, Ireland, Great Britain, and the United Kingdom*, vol. 5（L to M）London : George Bell and Sons, 1893, pp. 74–76.

(71)　注 9 に挙げた牛疫関係の文献では見られない．*ODNB* の Quain の項目でわずかに触れられているが，Delane の項目にはなく，次のデレーンの伝記でも一切触れられていない．Edward Cook, *Delane of the Times*（London : Constable & Co., 1915）．情報は先に挙げたロウの伝記からである．Martin, *Life and Letters*, pp. 246–251.

(72)　Martin, *Life and Letters*, pp. 248–249.『タイムズ』の記事に目を付けた『サタデー・レビュー』の編集長 John Douglas Cook は，クエインに論説の連載を頼み込み，『タイム

ズ』の記事に比べると毎回5から6倍はある長い論説を1865年12月から翌年4月まで8回連載した．記事にはクエインの署名はなく，また『タイムズ』紙のことには一切触れられていない．1745年のイギリスでの牛疫など歴史的経緯や王立委員会の応対，牛疫に関して四季裁判所法廷で下された規制など客観的な事実関係を丁寧に追っている．そして何よりも迅速な対応が不可欠であることを教訓としている．anonymous [Richard Quain], "The Cattle Plague," *The Saturday Review of Politics, Literature, Science, and Art*, vol. 20, 1865, December 30, 813–814 ; vol. 21, 1866, January 13, 46–47 ; January 20, 78–80 ; February 3, 138–139 ; February 10, 164–165 ; February 17, 201–201 ; March 3, 263–264 ; April, 410–411.

(73) 「Q」の署名のついた『タイムズ』の記事は以下の三点．"The Cattle Plague," Dec. 2, 1865, page 12 ; "Cattle Plague and Smallpox," Jan. 8, 1866, page 6 ; "Stoppage of the Importation of Cattle from Holland," Mar. 26, 1866, page 5. 病気が家畜から人間に感染するという危険はまったく意識されていないようであることにはウォーボーイズも言及している．Worboys, *Spreading Germs*, pp. 49–50.

(74) "Cattle Plague and Smallpox," *ibid*., Jan. 8, 1866, page 6.

(75) Reed, "The Cattle-Plague," pp. 264–265.

(76) *Second Report of the Commission Appointed to Inquire into the Origin and Nature of the Cattle Plague*, BPP 1866 [3600] XXII, pp. 227–320.

(77) Worboys, *Spreading Germs*, pp. 50–51 ; Romano, "The Cattle Plague," pp. 51–80.

(78) "Abstract Report of Agricultural Discussions," *The Journal of the Royal Agricultural Society of England*, 2nd series vol. 2 : 270–286, 1866.

(79) Pattison, *British Veterinary Profession*, p. 61.

(80) *Third Report of the Commission Appointed to Inquire into the Origin and Nature of the Cattle Plague*, BPP 1866 [3656] XXII, pp. 321–701.

(81) ライオニール・S・ビールは長くキングズ・カレッジ病院の教授を務めた．彼の評価については，*ODNB* の最後の記載が的を射たものである．記載者は *Spreading Germs* の著者ウォーボーイズである．「ビールは1850年代以降のイギリスで医学実験技術の発展と普及の立役者であり，半世紀にわたりロンドンの主導的内科医であった．19世紀最後の四半世紀における彼の思想と献身，とりわけ頑迷なまでの生気論擁護は，彼を同時代の科学者から遠ざけ，彼をして科学的唯物論に反対するキリスト教の中心人物となした」．しかしビールのオクスフォード大学ラドクリフ講演（1868–9）をまとめた二巻本は，当時の微生物研究の概要を知る良い資料である．1872年に合冊本として出版され，復刻版は今日でも入手が容易である．L. S. Beale, *Disease Germs, their Nature and Origin*, London : J. & A. Churchill, 1872.

(82) ロバート・アンガス・スミスは，イギリス最初の総括アルカリ監督官を務めた人物として知られる．1863年7月に世界最初の環境法として知られるアルカリ法（26&27 Vict., c. 124）が成立し，アルカリ業界に塩化水素の除去・回収を義務付けたため，スミスはその監督の頂点にあった．スミスは酸性雨を意味するacid rainという術語を用いた最初の化学者であるという．藤田愼一「技術革新と環境汚染」石弘之・沼田眞『環境危機と現代文明』朝倉書店，1996年，40–56頁．

(83) J. Burdon-Sanderson, "On the Nature, Progress, and Symptoms of the Cattle Plague, and the Modes of Its Propagation," Appendix A : Reports Prepared for and Presented to the Commis-

sioners on Specified Heads of Inquiry, pp. 339–401, in *Third Report of the Commission*.

(84)　Arthur Salusbury MacNalty, *The History of State Medicine in England being the Fitzpatrik Lectures of the Royal College of Physicians of London for the Year 1946 and 1947* (London : Royal Institute of Public Health and Hygiene, 1948), p. 38. UCL のバードン-サンダーソンのアーカイヴにはコッホからの手紙が二通のみ保存されており，もう一通については，第4章第二節（3）「病原菌の進化と病気の進化」の最後のところを参照．

(85)　J. Burdon-Sanderson, "On the Intimate Pathology of Contagion," Appendix, No. 11, *Twelfth Report of the Medical Officer of the Privy Council with Appendix. 1869*. BPP 1870 [C. 208] XXXVIII, pp. 855–882.

(86)　R. Angus Smith, "On Disinfection and Disinfectants," Appendix A, pp. 605–636, in *Third Report of the Commission*.

(87)　Ibid., pp. 635–636.

(88)　John M. Eyler, "The Conversion of Angus Smith : The Changing Role of Chemistry and Biology in Sanitary Science, 1850–1880," *BHM* 54 : 216–234, 1980.

(89)　Lionel S. Beale, "Microscopical Researches on the Cattle Plague," Appendix A, pp. 569–594, in *Third Report of the Commission*. Worboys, "Germ Theories of Disease," pp. 314–315.

(90)　Romano, "The Cattle Plague," pp. 61–65. L. S. Beale, *Disease Germs : Their Real Nature*, 1870. 現在多くの種類の復刻版が出版されている．J. R. Fisher, "British Physicians," p. 665 もこの両者の研究の発展に注目している．

(91)　Worboys, *Spreading Germs*, pp. 50–51.

(92)　*Third Report of the Commission*, pp. iii-xvi, esp. p. iv.

(93)　インドからのイスラム教徒の巡礼については Mark Harrison, *Public Health in British India : Anglo-Indian Preventive Medicine 1859–1914* (Cambridge : Cambridge Univ. Press, 1994), esp. chap. 5 "Quarantine, pilgrimage, and colonial trade."

(94)　フォックスは通常ファースト・ネイムは落としており，この講演会の紹介もティルバリー・フォックスとなっている．

(95)　ハーヴィー医学協会については *The Harveian Society of London 1831–1981* に簡単な情報が掲載されている．準備会が1831年9月に行われ「西ロンドン医学協会」の名のもとに J. C. コックスを初代会長として発足した．しかし二週間後の会合で協会の名前を「ハーヴィー医学協会」と改め10月3日に初会合を開いた．

(96)　一般に書誌情報としては以下のように記される．Charles Robert Drysdale, ed., *On Cholera : Its Nature and Treatment. Being the Debate in the Harveian Medical Society of London* (London : Robert Hardwicke, 1866), 34pp. チャールズ・ロバート・ドライスデールには梅毒治療などに関する著作がある．

(97)　Tilbury Fox, *Cholera Prospects : compiled from personal observation in the East. For the information and guidance of individuals and governments* (London : Robert Hardwicke, 1865), 42pp.

(98)　フォックスは Preface (p. 3) で主張を列挙している．インドがコレラ毒の源泉であることの他に，国際衛生委員会による調査，予防法としての十分な食事の摂取も挙げている．

(99)　Fox, *Cholera Prospects*, pp. 11–15.

(100)　Ibid., pp. 26–27.

（101）　Drysdale, ed., *On Cholera*, pp. 14–20.

（102）　テキストにはBalyとしか書かれていないが，William Baly（1814–61）のことと思われる．コレラの流行と監獄の囚人の死亡率などを調べ，必ずしもミアスマ説だけでは説明できない要素にも気づいていた．囚人の医学的な手当てに人道的な献身を行ったことで知られる．ブロードベントは1884年にハーヴィー医学協会の講演者を務めている．きわめて広範な医学研究に貢献し，晩年は失語症や麻痺など脳と神経に関係する新領域を開拓した．

（103）　Drysdale, ed., *On Cholera*, pp. 26–29.

（104）　W. Luckin, "The Final Catastrophe : Cholera in London, 1866," *Medical History* 21 : 32–42, 1977.

（105）　Fred Lewes, "William Farr and Cholera," *Population Trends* 31 : 8–12, 1983. William Farr, "Report on the Cholera Epidemic of 1866 in England," *Supplement to the 29th Annual Report of the Registrar General*, London : Her Majesty's Stationery Office, 1868, pp. vii-xc. ファーの報告は最初の90頁ほどで，このあとに関係の地図や膨大な統計表が挙げられ，ローマ数字を振ったファーの報告とは別にアラビア数字が頁に振られた付録が321頁も加えられている．ファーの報告の内容は1866年のコレラ流行に至る過去3回の流行も扱い，ロンドンのコレラ流行の総説的位置づけをなすものである．このファーの報告と同じタイトルの報告がダブリンでも出版されている．4回目のコレラ流行はダブリンでも多くの犠牲者を出したからでもあるが，議論はダブリンだけにとどまらず4回目のコレラ流行全般にわたる議論もある．Thomas Hayden and Francis R. Cruise, *Report on the Cholera Epidemic of 1866 : as Treated in the Mater Misericoriae Hospital, Dublin ; with General Remarks on the Disease*（Dublin : Fannin and Company, 1867), 66pp. この中で国際衛生会議の結論に言及し，次の一文を挙げて注目しているのは興味深い．「あらゆる事実によれば，コレラが人によって拡散するものであり，人の移動が大掛かりになり迅速であればある程，いっそう急速に拡散する.」(p. 32).

（106）　Neville M. Goodman, *International Health Organizations and Their Work*（Edinburgh and London : Churchill Livingstone, 1952, 1971), pp. 54–58. Norman Howard-Jones, *The Scientific Background of the International Sanitary Conferences 1851–1938*（Geneva : World Health Organization, 1975). 邦訳がある.『予防医学のあけぼの――国際衛生会議（1851–1938）の科学的背景』室橋豊穂訳（日本公衆衛生協会，1984年). ハワード-ジョーンズによれば，第三回の衛生会議議事録はきわめて希少価値があり，北米ではミシガン大学所蔵の一点のみという．

（107）　第三回国際衛生会議の政府の報告書は *Despatch*（*sic*）*from Her Majesty's Ambassador at Constantinople, together with Documents Therein Alluded to, Regarding Conclusions Arrived at by the Cholera Conference at Constantinople*. BPP 1867–68［3999］LV. 395, pp. 1–23. この急送公文書の公式部分はフランス語なので，エドワード・グッドイーヴの綴りは，Edouard Goodeveとなっているが，彼はイギリス人で『ランセット』掲載の追悼記事はEdward Goodeveとなっている．それは彼と親しかったJ. フェイラーの執筆である．anonymous［Joseph Fayrer], "Edward Goodeve," *The Lancet*, 6 Nov., 1880 : 752.

（108）　バーブ・アル・マンデブ（バベルマンデブ）海峡は，アラビア半島南西端とアフリカとの間の海峡．John Baldry, "The Ottoman Quarantine Station on Kamaran Island 1882–1914," *Studies in the History of Medicine*（New Delhi) vol. 2, 1978, pp. 3–138, esp. pp. 9–

25. グッドイーヴのインド省次官宛ての手紙は，Baldry の論文に依拠している．pp. 19–20.

(109) Baldry, “The Ottoman Quarantine Station,” p. 20. ここで話題にしている島はペリムのほか，Obock と Mokhah の2島である．メッカの外港ジェッダは紅海のかなり奥に入り込んでいる．巡礼船の検疫については p. 11.

(110) “Cholera Literature,” *Medical Times and Gazette*, 6 Oct., 1866 : 375–377.

(111) E. Goodeve, “On the International Sanitary Conference, and the Preservation of Europe from Cholera,” *Transactions of the Epidemiological Society of London*, vol. 3 (session 1866 to 1876), 1876, pp. 15–31. グッドイーヴの所属については，本論文の冒頭の紹介による．

(112) Farr, “Report on the Cholera Epidemic,” pp. lxxxviii–xc.

(113) このような人物の挙げ方は一般化したもので，エリー・メチニコフも1915年の『近代科学の建設者』をほぼこの3人を軸に論じている．エリー・メチニコフ『近代医学の建設者』宮村定男訳，岩波文庫，1973年．パストゥールよりリスターは5歳若く，リスターよりコッホは16歳若い．リスターの伝記は早くから多く書かれてきており10冊程度あるが，古典的なもので1冊あげるとすれば，リスターの甥で，彼の防腐法（antisepsis）を支持し続けたゴッドリーのものであろう．Rickman John Godlee, *Lord Lister* (3rd edition, revised) (Oxford : Clarendon Press, 1924). そして Richard B. Fisher, *Joseph Lister 1827–1912* (London : Macdonald and Jane's, 1977) が350頁という厚さから近年の決定版と言えそうではあるが，注が一切なく，簡単な文献紹介はあっても文献一覧というほどのものがなく，学術書としては不満が残る．その他にはリスターの愛弟子ワトソン・チェイニによるものなどがあり，文献一覧に挙げた．未だフィッシャーによる伝記を超えるものがない中で，学術書として興味深いのは，M. Anne Crowther and Marguerite W. Dupree, *Medical Lives in the Age of Surgical Revolution* (Cambridge : Cambridge Univ. Press, 2007) である．これは伝記そのものではなく，リスターの教えを受けた医学生のコホート研究を通して，リスターの教えがどのような普及を遂げていったかを探った詳細な研究である．教育者としての彼の熱意を十分に伝えている．リスターの評価はまだ定まりきらない点が多々あり，1990年以降の新しい成果を踏まえた新たな伝記が大いに期待されるところである．少し異色の物として挙げるのは，リスターの化膿防止法の普及に焦点を定めて，歴史的経緯を追った以下の著作である．Jerry L. Gaw, *A Time To Heal : the Diffusion of Listerism in Victorian Britain* (Philadelphia : American Philosophical Society, 1999). ただし，この書は『ランセット』に掲載された無記名の記事や論文をすべて，その時期の編集者の著作として扱っており，額面通り受け取れない部分がある．キングズ・カレッジ教授のルース・リチャードソンは，創刊からの『ランセット』を精査しており，彼女に尋ねてみたが，当然 anonymous として扱うべき事柄であるとの回答を得た．W. F. Bynum and Helen Bynum, *Dictionary of Medical Biography*, vol. 3, pp. 799–803 ; *ODNB* ; リスターに至るまでの消毒法も含め詳述したものとして，F. F. Cartwright, “Antiseptic Surgery,” in F. N. L. Poynter, ed., *Medicine and Science in the 1860s* (London : Wellcome Institute of the History of Medicine, 1968), pp. 77–103. リスターの防腐法の概要を知るにはユルゲン・トールヴァルト『近代医学のあけぼの』「第四篇　救済者」.

(114) 麻酔と消毒に的を絞ってヴィクトリア時代の医学を論じた名著は，Youngson, *The Scientific Revolution in Victorian Medicine* である．

(115)　*ODNB* 参照．シンプソンは，第一節で見たように，接触伝染理論を支持していたにもかかわらず，同時代の多くの医師と同様に，リスターの改革とパストゥールによる病気の病原菌理論に反対の立場をとった．彼の考案による圧止血針法（acupressure）があれば，リスターの滅菌腸線結紮は不要とし，石炭酸包帯法に反対した．スノーはコレラの疫学的研究で有名であるが，麻酔科医としても知られる．

(116)　拙稿「産褥熱の病因論」『論集』（三重大学人文・教育）15：27–48, 2012．1865年の防腐法の開発を通して，ほとんど単独で近代外科学に革命をもたらしたとされるリスター像に修正を迫ろうとする研究がなされてきており，後にそれについて紹介するが，奇妙なことにそうした論文は，それでいてどれもゼンメルワイスに言及することがない．リスターが化膿防止を工夫していた時期は，イギリスにゼンメルワイスの仕事の意義が伝えられて間もなくのことである．ゼンメルワイスは産褥熱の原因を微生物によるものとしていたわけではなく，死体から生じる毒，あるいは腐敗した動物性有機物（decomposed animal organic matter）としている．イギリスではそれをコンタギオンと捉えていた．John A. Shepherd, *Simpson and Syme of Edinburgh*, chap. 10, Listerism and Hospitalism でも指摘されるように，産褥熱と手術熱や病院熱を同列に論じることの困難もあった．

(117)　リスターがウィーンを訪問した1856年にはすでにゼンメルワイスはウィーン総合病院の任期が切れ，故郷のブダペストに戻っていたが，1850年代には着々と産褥熱克服の成果を上げていた．産褥熱の著作の出版はまだ先であるが，彼の仕事の重要性は1848年にはオーストリアの医学雑誌を通して，またイギリスでも『ランセット』や『内科外科学会紀要』を通して広く知られるところであった．ロキタンスキーの家に2週間も滞在しながら，ゼンメルワイスの情報にリスターが少しも接することがなかったということに疑問を挟む研究者もいる．後出，注134参照．他方，ゼンメルワイスに関する多くの論文があるカーターは，ロキタンスキーがゼンメルワイスの病因論の確かな支持者であるという証拠がないと述べている．K. Codell Carter, “Ignaz Semmelweis, Carl Mayrhofer, and the Rise of Germ Theory,” *Medical History* 29, 1985：33–53. Note 4 in p. 33.

(118)　多くの伝記で言及されることであるが，ゴッドリーは1865年，フィッシャーは1864年とし，食い違いが見られる．Thomas Anderson（1819–74）は分解の研究で知られ，とくに下水処理の専門家であり，1869年にはグラスゴー市のためにバザルジェットと共に報告書を執筆している．化膿防止に石炭酸の利用をアドバイスしたのも彼である（*ODNB*）．

(119)　Joseph Lister, “On the Antiseptic Principle in the Practice of Surgery,” *BMJ*, 2, 1867：246–248. Idem, “An Address on the Antiseptic System of Treatment Surgery,” *BMJ*, 2, 1868：53–56, 101–102, 461–463, 515–517. リスターの antisepsis の第一の目的は，「傷に入り込んだかもしれないどんな腐敗菌（septic germ）をも破壊すること」（*BMJ*, 2, 1867：246）であった．リスターの論文における the germ theory of putrefaction の初出は *BMJ*, 2, 1868：54 である．1909年彼の80歳を祝して論文集が出版されている．Joseph Lister, *The Collected Papers of Joseph, Baron Lister*（Oxford：Clarendon Press, 1909), vol. 1 & vol. 2. *BMJ* 等に掲載の雑誌論文も収録されており，リスター関連の欧文の論文ではこの論文集の頁を参照し引用するものもあるが，日本では所蔵館は東京大学と国際日本文化研究センターに限られているので（リプリントも極めて限定的），参照は一般

的でない．そうした事情から基本的に初出雑誌論文を出典とする．

(120)　バスチャンの初期の著作については第4章第二節の注80参照．

(121)　Godlee, *Lord Lister*, p. 141.

(122)　Lindsay Granshaw, "'Upon This Principle I Have Based a Practice': The Development and Reception of Antisepsis in Britain, 1867–90," in John V. Pickstone, *Medical Innovations in Historical Perspective* (London: Macmillan, 1992), pp. 17–46; Christopher Lawrence and Richard Dixey, "Practising on Principle: Joseph Lister and the Germ Theories of Disease," in Christopher Lawrence, ed., *Medical Theory, Surgical Practice: Studies in the History of Surgery* (London: Routledge, 1992), pp. 153–215. これに対し Michael Worboys, *Spreading Germs: Disease Theories and Medical Practice in Britain, 1865–1900* (Cambridge: Cambridge Univ. Press, 2000) はリスターの当初の考えが腐敗や化膿に拘泥したものであったことを認めつつも，それでもなおリスターがもたらした貢献を過小評価すべきでないとしている．

(123)　Nicholas J. Fox, "Scientific Theory Choice and Social Structure: The Case of Joseph Lister's Antisepsis, Humoral Theory and Asepsis," *History of Science* 26: 367–397, 1988. フォックスは18世紀のウィリアム・カレンを引き，ヴィクトリア時代の医学では体液理論が強い影響力をもっていたと述べている．スノーの評価についても，スノーはポンプのハンドルを撤去してコレラの流行を防止しただけのことで，彼に病原菌理論の理解は不要であったといった発言がある．グランショウはこの論文に対して，多くの示唆に富むが，正確さや，一次資料の精査に問題があると指摘している．

(124)　Michael Worboys, *Spreading Germs*, pp. 73–83. 一般の受け止め方の一例として，Kenneth W. Millican, *The Evolution of Morbid Germs: A Contribution to Transcendental Pathology* (London: H. K. Lewis, 1883) を挙げれば，ミリカンは，感染症が生きた微生物によるものであるという考えの実践的応用は，リスターの化膿防止法と引き剝がしがたく結びついており，防腐法による外科手術の素晴らしい結果が，病原菌理論の一般的受容の道を開いたものとして評価している (p. 12)．

(125)　Edwin H. Ackerknecht, "Anticontagionism between 1821 and 1867," *BHM* 22: 562–593, 1948. アッカークネヒトの時代区分は，1821年はバロセロナで黄熱病が流行し，1867年はヨーロッパで4回目のコレラ流行が終息した年に由来している．1867年はリスターが防腐法について初めて公にした年でもあり，創傷感染のコンタギオン的基盤が主張された年でもある．歴史的に見ると産科はやや孤立した医学分野であったようだ．科学史家パーソンズは，世界的な交易などと関係のない非エリート産科医師によって，コンタギオン説が支持されてきたことを主張している．Gail Pat Parsons, "The British Medical Profession and Contagion Theory: Puerperal Fever as a Case Study, 1830–1860," *Medical History* 22: 138–150, 1978.

(126)　今日では，接触伝染と言えばコンタギオンであり，すぐに病原菌と結びつけて考えられるが，19世紀半ばでは何が接触によって伝わるのかは明確でない．2つの講演会はともにロンドンで行われ，リスターがキングズ・カレッジに移ってくるのは2年後である．Robert J. Lee, "The Goulstonian Lectures on Puerperal Fever," *BMJ*, Feb. 27, 1875, 1(739): 267–270; Mar. 6, 1(740): 304–306; Mar. 13, 1(741): 337–339; Mar. 20, 1(742): 371–373; Mar. 27, 1(743): 408–409; Apr. 3, 1(744): 440–442. ロバート・ジェイムズ・リーは，ケンブリッジ大学でMDを取得した産婦人科医で，シックチ

ルドレン病院の内科医助手である．父親はロバート・リーで同じく産婦人科医．

(127) Lee, "The Goulstonian Lectures on Puerperal Fever," *BMJ*, Lecture I, 2, 1875 : 267–270 ; Lecture II, 2 : 304–306 ; 337–339 ; Lecture III, 2 : 371–373 ; 408–409 ; 440–442. リスターの引用部分は Mar. 27, 1(743) : 408. リスターの発言部分の引用は『季刊顕微鏡科学』に掲載されたリスターの論文からであるのに，リーの講演を掲載した『英国医学雑誌』のリスターの引用部分の出典は *Microscopical Journal*, vol. xiii とのみ記され，しかも表記に誤りがある．Joseph Lister, "A Further Contribution to the Natural History of Bacteria and the Germ Theory of Fermentative Change," *QJMS*, n. s. Vol. 13 : 380–408, 1873. 該当箇所は p. 407.

(128) エーレンベルクはフンボルトと親交のあった博物学者．ベルリン大学医学部教授となって原生動物の研究にも力を発揮した．ビルロートは，ベルリン大学に君臨するランゲンベックの門下生となり病理解剖学を発展させたが，後任のポストはウィルヒョウが占め，彼はチューリッヒ大学医学部教授となった．その後，ウィーン大学に移り，外科医としてウェルズやリスター，そしてコッホらと親交をもった．音楽にも造詣が深く，ブラームスの新曲はまずはビルロート邸でお披露目された．*DMB*, Vol. 1, pp. 218–220. ランゲンベック，ビルロート，佐藤進の関係については，石原あえか『ドクトルたちの奮闘記――ゲーテが導く日独医学交流』慶應義塾大学出版会，2012年，第2章参照．

(129) 第4章第二節の自然発生説論争を参照のこと．

(130) T. Spencer Wells, "On the Relation of Puerperal Fever to the Infective Diseases and Pyemia," *Transactions of the Obstetrical Society of London*, Vol. XVII, 1876, pp. 90–130 ; pp. 131–165 ; pp. 178–209 ; pp. 217–272. それぞれの開催日は4月7日，5月5日，6月2日，7月7日．

(131) Dr. Huntley, Ibid., pp. 151–153. Dr. Swayne, Ibid., pp. 154–162.

(132) Spencer Wells, "On the Relation of Puerperal Fever," pp. 257–261.

(133) John A. Shepherd, *Spencer Wells*, p. 96.

(134) Owen H. Wangensteen, "Nineteenth Century Wound Management of the Parturient Uterus and Compound Fracture : The Semmelweis-Lister Priority," *Bulletin of the New York Academy of Medicine* 46 : 565–596, 1970. 伝記には次のような記載が認められる．リスターは1885年にブダペストを訪問した時でさえゼンメルワイスの名前は彼に告げられておらず，実際に彼がゼンメルワイスの業績を知ったのは，それより幾分後になってからだという．Rhoda Truax, *Joseph Lister : Father of Modern Surgery* (New York : Bobbs-Merrill, 1944), pp. 270–271. なお，筆者よりも早くにこうした興味からゼンメルワイスとリスターの調査を行った例がある．ワンゲンスティーンの調査はドイツやフランスでも行われており，リスターの蔵書や書簡から両者の関係に迫ろうとした彼は，リスターほどの地位を極めた科学者についてなぜ立派なアーカイヴがないのだろうか，リスターの蔵書や書簡はどこに保存されているのだろうかと疑問に思いながらイギリス中を調査して回っており，その記録には切迫感がある．Owen H. Wangensteen & Sarah D. Wangensteen, "Lister, His Books, and Evolvement of His Antiseptic Wound Practices," *BHM* 48 : 100–128, 1974. ごくわずかの図書がロンドン医学協会に所蔵されていることは突き止めたものの，結局のところ両者を結び付ける糸を探り当てることはできないままに終わっている．もっともワンゲンスティーンの調査では，直接的な

リスター側の証拠探しに精力は注がれたものの，イギリスにおけるゼンメルワイスの発見の受容という観点は希薄であった．なお，リスター全般に関する多くの資料はイングランド王立外科医協会で，またリスター研究所設立に関係する資料の多くはウェルカム図書館文書室で保存されている．リスターが奉職したキングズ・カレッジのアーカイヴには多くの資料は所蔵されていない．

(135)　リスターの発酵研究は近年注目を集めている．Melvin Santer, "Joseph Lister : first use of a bacterium as a 'model organisum' to illustrate the cause of infectious disease of human," *Notes & Records of the Royal Society* 64 : 59–65, 2010 ; Ruth Richardson, "Inflammation, Suppuration, Putrefaction, Fermentation : Joseph Lister's Microbiology," Ibid., 67 : 211–229, 2013. キングズ・カレッジの臨床外科学教授となったリスターが，「発酵の本質について」をテーマに選んだには，それ相応の理由があったことについては，次項で述べる．その企てのために，リスターはロンドンに来る間際まで実験を続けていた．妻のアグネスは，彼の実験を全面的にバックアップし，彼らの実験ノート（*Commonplace Books*）は早朝から深夜に及ぶ実験記録で埋まっている．ゴッドリーによれば，多くはアグネスによる記録という．アグネスについては，以下も参照．しかし短いもので取り立てて重要な情報があるわけではなく，若干の事実誤認もある．Valentine A. J. Swain, "A Biography of Lady Agnes Lister," *The Transactions of the Hunterian Society*, vol. 49, 1990–1991, pp. 7–11. リスターの乳酸発酵を扱った拙稿も参照されたい．拙稿「リターの微生物研究」『論集』（三重大学人文・教育）16 : 39–55, 2014. 筆者は2013年および14年にロンドンの王立外科医協会のアーカイヴでリスターの資料を精査する機会を得た．リスターは十分早い時期にゼンメルワイスの業績を知りながら，それを伏せていたのではないかという疑惑がもたれることもあったが，筆者は彼に対する疑惑を否定できると確信している．リスターの膨大な資料は彼の誠実さを確信させるものである．前掲の論文の著者リチャードソン（キングズ・カレッジ教授）とリスターについて話す機会を得たが，彼女も筆者と全く同意見である．

(136)　リスターの伝記でゴッドリーは石炭酸使用の先駆者としてジュール・ルメールに2か所で言及している．Godlee, *op. cit.*, pp. 159–161, 201–202. 後者201–202は，リスターを非難する「外科における石炭酸」と題する短文をシンプソンが匿名で *The Daily Review* に投稿した記事で，1867年のこの記事にリスターは即座に反応して『ランセット』でルメールのことを全く知らなかったという説明をしている．化膿防止法に対するシンプソン，リケット，パジェットの批判は Granshaw, *op. cit.*, pp. 23–24.

(137)　Ulf Lagerkvist, *Pioneers of Microbiology and the Nobel Prize*（Singapore : World Scientific, 2003）, p. 46. 普仏戦争（1870–71）中の大きな切断手術は13373件で一万件以上で死亡．当時の外科医は術後に手を洗っても，術前には無頓着であった．

(138)　会議の名称は，International Medical Congress, Philadelphia, 1876 であるが，この会議は単発のもので，本書第5章で取り上げる第1回から第17回までほぼ2–3年ごとに開催されている学術大会とは別である．フィッシャーによる伝記にも，ゴッドリーによる伝記にも International Medical Congress と記され，1881年ロンドン開催の国際医学大会と同系列の学会のように見えるが，おそらくこちらは建国百年の祝祭行事として行われたものであろう．国際医学大会の詳細とフィラデルフィア大会の区別は以下を参照．Winifred Gregory, ed., *International Congresses and Conferences, 1840–1937 : A Union List of Their Publications Available in Libraries of the United States and Canada*

(New York : The H. W. Wilson Company, 1938), pp. 146–149.

(139)　長与専斎（1838–1902），石黒忠悳《ただのり》（1845–1941），三宅秀《ひいず》（1848–1938）の3名である．三宅は25名選出された大会副会長の一人となった．長与の参加については，中西啓『新版　ニッポン医家列伝――日本近代医学のあけぼの』P & C，1992年，130頁．石黒は陸軍軍医として活躍し後に陸軍軍医総監になる．三宅は医師の名門をなし，東京大学最初の医学博士，最初の名誉教授となった．別情報として長与専斎『松香私志』（下巻）によれば，石黒ではなく岩永省一の名が挙がっている．ただし陸軍省の視察員として石黒も訪米団の一行に入っているので，石黒の可能性も残る．長与専斎著，山崎佐校訂・解説『松香私志』日本医史学會編，1958年，55頁（上下巻通し頁）．

(140)　R. B. Fisher, *Joseph Lister 1827–1912*, pp. 223–224. フィッシャーはリスターがグラント大統領の右に席を占めたと記しているが，これは大会 president, つまり100年記念医学委員会グロス会長の右の誤りである．このときのアメリカ大統領は Ulysses Simpson Grant（第18代大統領 1869–77）．リスター夫妻のアメリカ旅行は8月4日から11月5日のおよそ3か月に及ぶものであった．旅行については書簡や日記がなく詳細は不明である．大会記録は以下を参照．John Ashhurst, ed., *Transactions of the International Medical Congress, Philadelphia, 1876*（Philadelphia, 1877），1153pp. ; anonymous, "Meeting of the International Medical Congress," *The Boston Medical Surgical Journal*, Vol. 95, Sept. 14 : 323–338 ; Sept. 21 : 348–362. anonymous, "Letter from Philadelphia," Vol. 95, Sept. 21 : 363–369.

(141)　G. T. Wrench, *Lord Lister : His Life* and *Work*（London : T. Fisher Unwin, 1913），pp. 263–264. 1876年の大会は醒めたものであったことを明確に伝えている．リスターの化膿防止法に関心をもった2名の外科医がアメリカ外科医協会の会合でそれを取り上げたのは1882年のことで，『ランセット』は病原菌理論を論じるに遅すぎるアメリカ批判をしている．

(142)　William MacCormac, *Antiseptic Surgery : An Address Delivered at St. Thomas's Hospital with the Subsequent Debate*（London : Smith, Elder, 1880）．

(143)　W. Watson Cheyne, *Antiseptic Surgery : Its Principles, Practice, History and Results*（London : Smith, Elder, 1882）．

(144)　本項は拙稿「リスターの微生物学研究」を発酵研究中心に改稿したものである．

(145)　G. T. Wrench, *Lord Lister : His Life and Work* ; Rickman John Godlee, *Lord Lister* ; Richard B. Fisher, *Joseph Lister*.

(146)　伝記として最初に挙げるべきはレンチのものであるが，リスターの発酵研究についてはほとんど扱われていない．次は，リスターの甥であり長年彼の助手を務めたゴッドリーによるもので1917年に出版され翌年第2版，24年に第3版と版を重ねよく読まれた．さすがにリスターの動静を身近に見てきた著者ゆえに，リスターの発酵に関する実験生理学的研究についてもよく記述されている．ところが近年ではフィッシャーによる伝記が決定版とみなされるようになった．イギリス各地のリスター関連のアーカイヴを踏破して書き上げられたというもので，確かに350頁を超える大著である．しかし注の記載が一切なく，記述の根拠が明確でなく学術書としての価値にやや欠けるものである．そしてこのフィッシャーによる伝記では，リスターの微生物研究や乳酸発酵研究は第8章の Bacteriology で扱われるのではなく，第9章 Return to London,

第10章 Triumph and Doubt などに分散して扱われており，他の記載に埋没してしまっている．フィッシャーによる伝記の基本的スタンスは「防腐法を開発し19世紀医学に革命をもたらした偉大な外科医」という副題からも窺えるように「外科医リスター」である．

(147) J. K. Crellin, “Airborne Particles and the Germ Theory : 1860–1880,” *Annals of Science* 22 : 49–60, 1966. クレリンはリスターの純粋培養に p. 59 で数行触れてはいるが，評価は的を射たものとは言えない．また，リスターのロンドン病理学会の論文を参照しているが，キングズ・カレッジの就任講演の方は参照文献に挙げていない．Santer, “Joseph Lister” ; Richardson, “Inflammation, Suppuration, Putrefaction, Fermentation.”

(148) リスターは1871年8月にプリマスで開催された英国医学協会の年会に出席のあとロンドン，マンチェスターを経て湖水地方のアンブルサイドで休暇中であったが，女王付きの内科医からの電報で直ちにバルモラル城に向かい，左腋窩の膿瘍の手術を行った．女王の記録によれば，クロロフォルム麻酔で直径六インチほどもある膿瘍の切開手術が行われ，入念な石炭酸噴霧による処置で女王は快方に向かったという．Fisher, *Joseph Lister*, p. 193.

(149) Lister, “On the Germ Theory of Putrefaction and Other Fermentative Changes,” *Nature*, July, 1873 : 212–214, 232–233.

(150) Lister, “A Contribution to the Germ Theory of Putrefaction and other Fermentative Changes, and to the Natural History of Torulae and Bacteria,” *Transactions Royal Society of Edinburgh*, 27, 1875, pp. 313–344.

(151) Lister, “A Further Contribution to the Natural History of Bacteria and the Germ Theory of Fermentative Change.”

(152) Fisher, *op. cit.*, p. 203. パストゥールからの返事は，Godlee, *op. cit.*, pp. 274–276 に再録され，脚注にその英語訳が付されている．

(153) キングズ・カレッジの人事は簡単ではなく，『英国医学雑誌』（*BMJ*）が焚き付けたところがある．年功序列的な慣習からすれば，ジョン・ウッドの昇任であるが，有名病院がひしめく首都ロンドンでキングズ・カレッジが生き延びるためには，もっと強力な後任人事が必要であるとして *BMJ* はリスターの名前を挙げた．これには大学評議会の少数派からの働き掛けもあったようである．Fisher, *op. cit.*, pp. 224–225.『ランセット』に比べて『英国医学雑誌』はリスターに好意的で，彼の化膿防止法が苦戦を続ける中でも，静かに彼を支えてきたと言える．P. W. J. Bartrip, *Mirror of Medicine : A History of the British Medical Journal*（Oxford : Clarendon Press, 1990），pp. 129–136. キングズ・カレッジのアーカイヴにはリスター個人に関係する一次資料はほとんどないが，リスターを同大学に雇用する経緯については，採用人事の特別委員会の議事録が保存されている．*King's College London Council Special Committee Minute Book*（ref : KA/CS/M3），King's College London Archives（Liddle Hart Centre for Military Archives）.

(154) リスターは懇意の出版社ジョン・マレーに宛てた3月8日の親展の手紙で，エディンバラの現在のポストに何一つ不満があるわけではないが，首都ロンドンで自分の化膿防止法の普及を図りたいこと，これまで七年間エディンバラで行ってきた臨床外科の効果的教育（週2回の講義）を行いたいという二つの願いをもって交渉していることを打ち明けている．MS0021/ 1/ 11, Archives, Royal College of Surgeons of England. 前の注とも関係するが，リスターの人事には『英国医学雑誌』編集長アーネスト・ハート

が関与している．Wellcome Library 文書室には，ハートに宛てて，期待に応えられなかったことを詫びると共に，これまでの尽力に感謝するリスターの手紙が残っている．Wellcome Library MS 5424, no. 8.

(155) MS0021/4/1/4, Archives, Royal College of Surgeons of England. リスターは実に学生の教育に熱心で，キングズ・カレッジ就任記念講演でも聴衆を惹きつける彼の工夫の一端を窺い知ることができるが，彼の講義は実に創意と工夫に満ちたものであった．

(156) Fisher, *op. cit.*, pp. 225–226.

(157) 本来のカレッジ内の後任教授の臨床外科のポストに加え，異例の措置としてもう1つ臨床外科のポストを新設してリスターの着任を促した．権威あるキングズ・カレッジではあるが，医学部の学生数や病院の病床数などから考えて給料は大幅に下がったことは間違いがない．リスターは職階も問題ではないとした．上記のように彼にとって化膿防止法の普及と臨床外科教育が問題であった．

(158) MS0021/2/3, Archives, Royal College of Surgeons of England.

(159) M. Anne Crowther and Marguerite W. Dupree, *Medical Lives in the Age of Surgical Revolution*, とくに第3章 Joseph Lister and the Teaching of Surgery を参照．

(160) *Commonplace Book* には，日付のほか実験開始時刻，実験装置図なども記録されており早朝から深夜に及ぶ記録が詳細に記されている．リスターの筆跡に交じってアグネスの筆跡による記録も入っていて，両者の緊密な連携を窺い知ることができる．

(161) Godlee, *op. cit.*, pp. 414–415. しかし10月1日に講演を行うには3週間の休暇というのは長すぎるように思われる．せいぜい2週間程度であったろう．

(162) Lister, "On the Nature of Fermentation," *QJMS*, n.s. vol. 18 : 177–194, 1878.

(163) リスターが掲げている関係分野に産科が入っており，産褥熱も敗血症と同じく発酵を起こす微生物と同類の微生物によって起こるという認識は，リスターには明確である．すでに述べたように1875年ロンドン産科学会で講演を行ったウェルズは，最後にリスターの化膿防止法に言及し，創傷を organic germ の侵入や増殖から護ろうとする化膿防止法を産科にも適用することで産褥熱も防止できるという見通しを述べ，産科学会のメンバー全体にその戦略が共有されることを願った．ウェルズは多くの会員の間での議論を期待しており，彼自身はまだ確信に至っているとは断言できない状況であった．リスターの本講演はそれから二年後である．T. Spencer Wells, "On the Relation of Puerperal Fever to the Infective Diseases and Pyaemia," *Transactions of the Obstetrical Society of London*, 17, 1876, pp. 90–130. ウェルズの講演は p. 101 までで，後は出席者の討論である．

(164) 妻のアグネスと甥のゴッドリーが講演に先立ってポスター製作に奮闘している様子を，またエディンバラから苦労して運んだ実験中の器具を講演会場であるサマセット・ハウスの講堂に運び入れるのにスタッフが奮闘した様子を，リスターの助手の一人スチュワートが伝えている．Godlee, *op. cit.*, p. 414. 実験中の試験管やシェリーグラスを液漏れを生じないようにエディンバラから運んだ方法の詳細は不明である．ポスターは，『病理学会紀要』掲載のリスター論文の挿絵を参照．

(165) パストゥール「いわゆる乳酸発酵についての報告」（横張誠訳）65–76頁，長野敬監訳『パストゥール』朝日出版社，科学の名著10，1981年．およそ10年の歳月を隔てて行われたリスターの乳酸発酵研究は，パストゥールのレベルをはるかに凌駕する域に達していた．

(166) この手法は今日では「限界希釈法」と言われるものである．

(167) *The Times* (London, England), Tuesday, 2 Oct., 1877, pg. 8 ; Issue 29062. 大いに好意的な報道を期待していた筆者は，拍子抜けした．本来は訓示を述べるべき場であったのだろう．リスターの就任講演は，“King's College,” *The Lancet*, 6 Oct., 1877 : 488–489 で短く紹介されているが，講演を評価するような言葉は見当たらない．

(168) Lister, “On the lactic fermentation, and its bearings on pathology,” *Transactions of the Pathological Society of London*, 29, 1878, pp. 425–467.

(169) 興味深いのは滅菌装置，微量計測のための注射器などである．8本の試験管は乳酸菌以外の微生物によるミルクの変化を示したものである．乳酸菌と酵母のスケッチは，同じスケールで準備され大きさの違いを正確に示そうとしている（第II部扉図）．キングズ・カレッジの就任記念講演は『季刊顕微鏡科学』に掲載されているが，リスターの話を再現しただけで，その場で提示されたポスターの挿絵はなく，会場に持ち込まれた実験器具のスケッチもないので，単独に『季刊顕微鏡科学』掲載の論文だけを理解しようとするには困難がある．病理学会における講演内容は，先の就任記念講演と大差のないものであるので，さし絵のある病理学会の論文を参照することによって就任記念講演の理解は容易になる．ただし標題に示されているように，病理学との関係が若干意識されている．

(170) R. リチャードソンは，乳酸菌が芽胞を作らないというリスターの発見を高く評価している．Richardson, *op. cit.*, p. 222. この重要な結論を支持するリスターの証拠は，本質的に統計的なものであるとも指摘している．乳酸菌が芽胞に依らないことが，発酵の程度を定量的に考えることを可能にしているのである．

(171) 本書第5章を参照．

(172) 拙稿「Carl von Nägeli の微生物学研究について」平成16–18年度科学研究費補助金研究成果報告書『微生物は進化論の枠組みの中でいかに捉えられたか』課題番号16500630，第1章7–22頁，とくに第2節参照．Carl von Nägeli (1817–91), Hans Buchner (1850–1902). ネーゲリはミュンヘン大学教授，ブフナーは彼の助手である．

(173) リスターの1880年の年会講演は以下を見よ．Lister, “Remarks on Micro-organisms : Their Relation to Disease,” *BMJ*, Sept. 16, 1880 : 363–365 ; idem, “On the Relation of Micro-organisms to Disease,” *QJMS*, n. s. vol. 21 : 330–342, 1881. Auguste Chauveau (1827–1917) は当時を代表するリヨン獣医学校教授．ショヴォーの弟子 Jean-Joseph-Henri Toussaint (1847–1890) は，後にトゥールーズ獣医学校の解剖と生理学の教授となった．バードン-サンダーソンは1869年ショヴォーの下に留学しコンタギオン説の理解を深めた．

(174) Mr. Joseph Lister, “On the Relations of Minute Organisms to Unhealthy Processes Arising in Wounds, and to Inflammation in General,” in William MacCormac, *Transactions of the International Medical Congress* (London : J. W. Kolckmann), 1, 1881, pp. 311–323. William Watson Cheyne はリスターのエディンバラ大学時代からの忠実な助手で，リスターの転勤に同行してロンドンに移った．Alexander Ogston は王立アバディーン施療院の外科医．両者は1880年代初めにおけるイギリス期待の若手微生物学者である．

(175) 有名なのは遺伝研究で使われたメンデルのエンドウやモルガンのショウジョウバエ，配偶子の形成過程の研究でボヴェリらに用いられたウマノカイチュウ（馬回虫）．

(176) Richardson, *op. cit.*, p. 224.

第4章　病原菌理論の時代

（1）　Richard D. French, *Antivivisection and Medical Science in Victorian Society* (Princeton : Princeton Univ. Press, 1975) ; Idem, "Some Problems and Sources in the Foundations of Modern Physiology in Great Britain," *History of Science* 10 : 28–55, 1971. 引用部分は後者の論文冒頭部分である.

（2）　フレンチ以外の先行研究については以下の通り. Stella V. F. Butler, "Centers and Peripheries : The Development of British Physiology, 1870–1914," *Journal of the History of Biology* 21 : 473–500, 1988 ; Gerald L. Geison, "Social and Institutional Factors in the Stagnancy of English Physiology, 1840–1870," *BHM* 46 : 30–58, 1972 ; Stewart Richards, "Drawing the Life-Blood of Physiology : Vivisection and the Physiologists' Dilemma, 1870–1900," *Annals of Science* 43 : 27–56, 1986. リチャーズの論文要旨冒頭は「1870年から30年のうちに，イギリス生理学は解剖学の補助分野から国際的名声を誇る実験分野へと変貌を遂げた」としている. 彼の焦点はバードン-サンダーソンらの *Handbook*（後述）にあるが，徹底した一次資料精査で高く評価できる論文である. 他の参照論文については以下に記載. 王立委員会報告に依拠した研究書としては Evalyn Westacott, *A Century of Vivisection and Anti-vivisection ; A Study of Their Effect upon Science, Medicine and Human Life during the Past Hundred Years* (Ashingdon : C. W. Daniel, 1949). Anita Guerrini, *Experimenting with Humans and Animals : from Galen to Animal Rights* (Baltimore : Johns Hopkins University Press, 2003) は概説的著作. Nicolaas A. Rupke, ed., *Vivisection in Historical Perspective* (New York : Croom Helm, 1987). 次に記す著作は最新のものではあるが，コブに関する記述は別にして，タイトルに Vivisection Debate と銘打ちながらも論争そのものに十分焦点が定まっていない. Theodore G. Obenchain, *The Victorian Vivisection Debate : Frances Power Cobbe, Experimental Science and the* "Claims of Brutes," (Jefferson : McFarland & Co., 2012). なお本論と重複する部分もあるがさらに詳しくは，拙稿「生体解剖実験反対運動に抗する生理学研究者」『生物学史研究』86 : 1–25, 2012 を参照されたい. 生理学研究者以外に注目した James Turner, *Reckoning with the Beast : Animals, Pain, and Humanity in the Victorian Mind* (Baltimore and London : The Johns Hopkins Univ. Press, 1980)（邦訳：ターナー 1994）は，ヴィクトリア時代の一般庶民の目線から生体解剖反対運動を描いており，とくに「6　科学と感受性」を参照のこと. なお著者はアメリカの歴史学者であり，副題に示される「ヴィクトリア時代精神における」というのは時代的なことを指しており，イギリスのみならずアメリカの様子についても良く語られている.

（3）　バードン-サンダーソンの伝記的な情報としては *ODNB*, *DSB* などの事典のほかに，Lady Burdon-Sanderson, ed., and completed and edited by his Nephew and Niece, *Sir John Burdon-Sanderson : A Memoir* (Oxford : Clarendon Press, 1911) ; Terrie M. Romano, *Making Medicine Scientific : John Burdon Sanderson and the Culture of Victorian Science* (Baltimore and London : Johns Hopkins Univ. Press, 2002). Arthur S. MacNalty, "Sir John Burdon Sanderson," *Proceedings of the Royal Society of Medicine*, 47(9), 1954, pp. 754–758. 彼の名前 John Scott は，祖母の兄弟で大法官になった John Scott（1751–1838）に因んで名付けられた.

（4）　植物の刺激感応性の研究は，1873年ダーウィンからの依頼で，食虫植物の研究を行うことになって，大きく花開くことになる.

（5）　パディントン駅近くのセント・メアリーズ病院は1845年の創立で，細菌学者アレキサンダー・フレミング（Alexander Fleming 1881–1955）が1944年にペニシリンを発見（翌年ノーベル賞受賞）した病院として知られ，彼の名前を冠した実験室博物館がある．またイギリス王室と所縁が深く，ダイアナ元皇太子妃が1982年ウィリアム王子をここで出産し，彼（現ケンブリッジ公）の妻キャサリン妃が2013年第1王子ジョージを出産したことで話題になった．

（6）　*Sir John Burdon-Sanderson : A Memoir*, pp. 75–81．ハウランド通りは1872年にランボーとヴェルレーヌが初めてロンドンを訪れた際に滞在した場所として知られる．ブラントンは後述の『生理学実験ハンドブック』の共著者となる薬物学研究者．フェリアーはミドルセックス病院の生理学講師で神経学者．ともに*ODNB*にエントリーあり．バードン-サンダーソンの枢密院辞職の時期は65年あるいは66年とするものもあるので，本文では「67年までには」とした（*ODNB*のSteve Sturdyの記述参照）．

（7）　Romano, *Making Medicine Scientific*, pp. 96–97．バードン-サンダーソンの病理学的研究については，同書第5章を参照のこと．Jean Antoine Villemin（1827–92）については以下を参照．大森弘喜「フランスにおける肺癆流行と公衆衛生　その（2）」『経済研究』（成城大学経済学部）187 : 75–117, 2010.

（8）　オーギュスト・ショヴォー（Auguste Chauveau 1827–1917）はフランスを代表する獣医でパリの医学アカデミー会員の中で唯一の獣医師であった．Lise Wilkinson, *Animal & Disease : An Introduction to the History of Comparative Medicine*（Cambridge : Cambridge Univ. Press, 1992），pp. 145–155.

（9）　The Brown Animal Sanatory Institutionが正式名称であるが，一般にはBrown Institutionで通っている．たまにBrown Instituteという表記も見かける．Thomas Brownによる22000ポンドの寄付を基礎にし，John Cunliffeからの土地取得代金の寄付を得て，1871年に創立された．この設立には，先の牛疫のときに活躍したリチャード・クエインが主導的役割を果たした．動物の病気の研究を目的としていたが，歴代の所長は獣医師よりは医師であった．初代の所長となったバードン-サンダーソンの無給の助手となったのがエマニュエル・クラインで，彼はほぼ20年にわたってイギリス細菌学の父と称されるようになる．M. Worboys, *Spreading Germs : Disease Theories and Medical Practice in Britain, 1865–1900*（Cambridge : Cambridge Univ. Press, 2000），pp. 44–45 ; Wilkinson, *Animal & Disease*, Chap. 10, British comparative pathology after 1870 : the Brown Animal Sanatory Institution. なおブラウン動物健康研究所については以下のシリーズ論文に詳しい．Graham Wilson, “The Brown Animal Sanatory Institution,” *Journal of Hygiene* 82, 1979 : 155–176 ; 337–352 ; 501–521 ; 83, 1979 : 171–197. 財団運営に当るブラウン信託委員会の歴代の委員長は，本書に登場する人物なので記しておく．William Sharpey（1871–73）; Richard Quain（1873–90）; James Paget（1891–1901）; John Burdon-Sanderson（1901–03）以下略．

（10）　彼の名声を裏付けるエピソードを一つ記しておこう．ナポレオン3世は普仏戦争に敗れた後，イギリスで亡命生活を送っていたが，1873年の新年間もなく亡くなった．彼の膀胱結石除去手術を行ったUCL臨床外科教授ヘンリー・トンプソンは，ウィリアム・ガルやフランス人医師と相談の上，病理解剖を担当する医師として，満場一致でバードン-サンダーソンに白羽の矢を立てた．検死は1月10日に行われ，彼を筆頭に立ち会った5人の医師の署名も付した詳細な報告が翌日の『タイムズ』に掲載され

た．Zachary Cope, *The Versatile Victorian*（London : Harvey & Blythe, 1951), pp. 61–63.

(11) James E. Strick, *Sparks of Life : Darwinism and the Victorian Debates over Spontaneous Generation*（Harvard University Press, 2000), pp. 23–24. Vandervliet, *op. cit.*（第II部注5), p. 33. Burdon-Sanderson, "Dr. Bastian's Experiments on the Beginnings of Life," *Nature*, 7, 1873 : 180–181.

(12) Strick, *Sparks of Life*, p. 24.「ボストンのワイマン」は，ハーヴァード大学教授ジェフリース・ワイマン（Jeffries Wyman 1814–74）のことである．彼は1860年からダーウィンと文通し，進化の証拠となる事例を知らせた．1862年から自然発生の実験にも手を染め，4–5時間煮沸後のフラスコに生物の存在を認める報告を行っている．*DSB*, vol. 14, pp. 532–534. チャイルドは，Gilbert Childでロンドンのセントジョージ病院の植物学講師．彼はバスチャン，ベンネット（エディンバラ大学医学教授）と並んで，イギリスにおける自然発生説支持3人組の一人とされる．J. K. Crellin, "The Problem of Heat Resistance,"（第II部注5）p. 51.

(13) バードン-サンダーソンは無類の旅行好きで，それが唯一の気晴らしでもあったという．彼はヨーロッパ各地の大学や研究所を頻繁に訪れて，新しい知識や実験手法を学び，また最新の実験機器を惜しげもなく購入してイギリスに持ち帰り，研究の向上に努めていた．Lady Burdon Sanderson, ed., *Sir John Burdon Sanderson*, pp. 161–163. Romano, *Making Medicine Scientific* の Burdon Sanderson's Place in the International Community (p. 124）の節で言及されている．1877年のコッホの歴史的実験にバードン-サンダーソンが唯一のイギリス人として立ち会ったことはあまり知られていない．1877年における彼の英国医学協会のクリスマス講演は*BMJ*に6回にわたって掲載され（後出注16参照）総ページ18頁にもなるが，コッホの供覧実験に言及したのは1頁程度である．4枚の顕微鏡写真は掲載されているがそれほど詳しくは語られていない．ダーウィンは，1878年1月3日にフェルディナント・コーンに宛てた手紙で，バードン-サンダーソンがコッホの炭疽菌のプレパラート写真を見せてくれたことを知らせている．Cambridge University Library, Manuscript Room, DAR 143 : 268. なおBurdon Sanderson Manuscriptについては University College London Special Collection として保存されている．しかし，日記や手紙からその旅程を明確に知ることはできない．サンダーソン夫人は詳細な日記をつけているが，1877年9月17日から10月22日まではまったくの空欄で，10月23日にドイツから到着との記述を認めることができるのみである．彼のブレスラウ滞在の詳細については，Bruno Heymann, *Robert Koch*. I Teil 1843–1882. Leipzig, 1932. pp. 210–217を参照．

(14) Pauline Cohn, "Reise nach England 1876," in Ferdinand Cohn, *Ferdinand Cohn : Blätter der Erinnerung*. Zusammengestellt von seiner Gattin (Pauline Cohn), Breslau, 1901, pp. 192–204. ただし，コーン自身の記述ではないため，景色や食事のことはよく書かれているが，学問的な内容は乏しい．ブレスラウから8月8日にギーセンに到着し，ブリュッセルからオーステンデに出て海峡を越えてドーヴァーに到着．フォークストンを経由して8月半ばにヴィクトリア駅に到着．連日ロンドンの観光．9月6日からはグラスゴーのBAAS年会に参加．ハイランド地方への観光もしてエディンバラへ．9月27日にロンドンに戻り，ティンダルに会う．

(15) Robert Koch, "Untersuchungen über Bacterien. V. Die Aetiologie der Milzbrand-Krankheit, begründet auf die Entwicklungsgeschichte des Bacillus Anthracis," *Beiträge zur Biologie der*

Pflanzen, Zweiter Band, Zweiters Heft, 1876, S. 277–308. トーマス・D・ブロック『ローベルト・コッホ』長木大三・添川正夫訳，シュプリンガー・フェアラーク東京，1991年，36–40頁．

（16） J. Burdon-Sanderson, "Lectures on the Infective Processes of Disease," *BMJ*, Lecture I : Introduction : Infective Process in General, Dec. 22, 1877 : 879–881 ; Lecture II : Phenomena and Etiology of Septicemia, Dec. 29, 1877 : 913–915 ; Lecture II（continued）: Etiology of Septicemia, Jan. 5, 1878 : 1–2 ; Lecture III : Pathology of Septicemia, Jan. 12, 1878 : 45–47 ; Lecture III（continued）: Pathology of Septicemia, Jan. 26, 1878 : 119–120 ; Lecture IV : The Germ Theory, Contagium Vivum, Specific Infections, Feb. 9, 1878 : 179–183.

（17） Burdon-Sanderson, "Lectures on the Infective Processes of Disease," *BMJ*, Feb. 9, 1878 : 181–182. Worboys, *Spreading Germs*, pp. 139–140 では，コッホの考えや実験手法，さらに彼の発見が，それほど重大な意味をもってイギリスでは受け止められなかったとしている．

（18） Lady Burdon Sanderson, ed., *Sir John Burdon Sanderson*, p. 110. UCL で詳細な一次資料に当たったロマーノは，これに関連してバードン-サンダーソンの当時の苦悩に満ちた日記の一節を紹介している．Romano, *Making Medicine Scientific*, p. 112.

（19） バードン-サンダーソンが生体解剖反対運動の中で被った大きなダメージと，その運動に抗して生理学者の結束を図っていった彼の働きについては，次項を参照されたい．なお生体解剖反対派からバードン-サンダーソンに向けられた攻撃は，夫人にも及び，彼女が1881年オクスフォードのサマヴィル・ホールの評議員に推薦されたとき，フランセス・パワー・コブは，故サマヴィルの思い出を汚すものとして激しく抗議した．Mary Ann Elston, "Women and Anti-vivisection in Victorian England, 1870–1900," in Nicolaas A. Rupke, ed., *Vivisection in historical perspective*（New York : Croom Helm, 1987），pp. 259–294 ; Lori Williamson, *Power and Protest : Frances Power Cobbe and Victorian Society*（London : Rivers Oram Press, 2005），pp. 153–154. バードン-サンダーソン夫人は動物愛護協会に熱心に寄付を行ったという．Hilary Rose, "Gendered reflexions on the laboratory in medicine," in Andrew Cunningham & Perry Williams, eds., *The Laboratory Revolution in Medicine*（Cambridge : Cambridge Univ. Press, 1992），p. 332.

（20） 彼の食虫植物に関する電気生理学的研究については，Romano, *Making Medicine Scientific*, chap. 6 参照．ダーウィンの『食虫植物』は1875年の出版であるが，彼はバードン-サンダーソンの新しい研究手法に期待し73年頃から自分の研究用に栽培していた植物を分けて便宜を図っていた．

（21） ウィリー・ハンセン&ジャン・フレネ『細菌と人類』渡辺格訳，中央公論新社，2004年，233–234頁．この記述を手掛かりに少し踏み込んで調べてみると，次のタイガートの論文に行きつく．1970年末のブラウン研究所のウィルソンの論文が再発見のきっかけであったようだ．W. D. Tigertt, "Anthrax. William Smith Greenfield, M. D., F. R. C. P., Professor Superintendent, the Brown Animal Sanatory Institution（1878–81）: Concerning the priority due to him for the production of the first vaccine against anthrax," *Journal of Hygiene* 85(3) : 415–420, 1980. W. S. グリーンフィールドは *ODNB* にエントリーなし，*Lives of the Fellows of the RCP*, Vol. 4, p. 265. にエントリーあり．パストゥールに数か月先んじて炭疽病ワクチンの完成がされていたことが，ブラウン研究所で一世紀

の時を経て再評価され，それをアメリカの研究者が追認する形で論文になっている．巨人パストゥールのマタイ効果の面が若干あるのかもしれない．

(22) J. B. Atlay, *Sir Henry Wentworth Acland, Bart., K. C. B., F. R. S., Regius Professor of Medicine in the University of Oxford : A Memoir*（London : Smith, Elder, 1903), pp. 420–429.

(23) *ODNB* にエントリーあり．生理学のケンブリッジ学派の創始者であり 19 世紀イギリスを代表する生理学者．伝記は以下が決定版．Gerald L. Geison, *Michael Foster and the Cambridge School of Physiology : The Scientific Enterprise in Late Victorian Society*（Princeton : Princeton Univ. Press, 1978).

(24) ギーソンは practical（i.e., laboratory）としている．Geison, *Michael Foster*, p. 329. また *Medical Times and Gazette*, 6 May, 1871 : 514–516 ではバードン-サンダーソンが着任した UCL の practical physiology について，生理学は徹頭徹尾実験に基づく教科としてカリキュラム内容を紹介．

(25) Thomas N. Bonner, *Becoming a Physician : Medical Education in Britain, France, Germany, and the United States, 1750–1945*（Oxford : Oxford Univ. Press, 1995), esp. pp. 259–264.

(26) この大会でのハクスリーの会長就任講演については，第二節で扱う．

(27) Leonard Huxley, *Life and Letters of Thomas Henry Huxley*（London : Macmillan and Co., 1900), Vol. 1, pp. 427 & 436. *Life and Letters* では発言の具体的状況は不明．*Medical Times and Gazette*, Oct. 1, 1870 : 405 では，ブラウン-セカールの講演に対しハクスリーが科学の前進のために適切な生体解剖の重要性について熱弁を振るったとある．F. P. Cobbe, *Life of Frances Power Cobbe*（London, 1904), p. 625 も参照．ブラウン-セカールは 1869–72 年パリの Faculté de Médecine の教授．フランスの市民権を得たのは 1878 年以降で，生地モーリシャスは当時大英帝国領．

(28) anonymous, “Report of the Committee appointed to consider the subject of Physiological Experimentation,” *Report of the Forty-First Meeting of the British Association for the Advancement of Science ; Held at Edinburgh in August 1871*（London : John Murray, 1872), p. 144.

(29) バルフォアはエディンバラ大学医学と植物学教授．A. ガムジーは 1873 年からマンチェスターのオウエン・カレッジの生理学教授．第 3 章で触れた牛疫の研究で有名な John Gamgee（1831–94）は彼の兄．

(30) Lori Williamson, *Power and Protest*, pp. 111–112. 生体解剖の廃止を求める団体として 1875 年創立のヴィクトリア・ストリート協会が有名で，コブは同協会のスポークスウーマンとして名を馳せた．

(31) E. Emanuel Klein, J. Burdon-Sanderson, M. Foster and T. Lauder Brunton, *Handbook for the Physiological Laboratory*, edited by J. Burdon-Sanderson, 2 vols.（London : J. & A. Churchill, 1873).『ハンドブック』は，583 頁のテキスト編と 123 枚の図版を掲載したプレート編から成り，William Sharpey（UCL 解剖学・生理学教授）に献じられている．執筆時の四人の経歴を簡単に述べると，バードン-サンダーソンは UCL の実験生理学教授．フォスターはケンブリッジ大学トリニティ・カレッジの生理学講師．ブラントンはエディンバラ大学で医学の学位取得後，ウィーンとベルリンで薬学も学び，1870 年にライプチッヒのルドウィッヒの生理学実験室に留学し，帰国後ロンドンのセント・バーソロミュー病院メディカル・カレッジ薬理学講師．クラインはバードン-サ

ンダーソンのブラウン研究所奉職中に，微生物学強化のためウィーン大学から招聘され，病理学実験室の助教授．専門は組織学であったが顕微鏡学に長けており1871年の着任から精力的な働きぶりを示しイギリスを代表する微生物学研究者となる（第III部参照）．科学史家リチャーズは，『ハンドブック』を大陸の研究手法がイギリスの実験室に伝播した記念碑的書物として詳細に扱っている．Richards, "Drawing the Life-Blood of Physiology," esp. pp. 33–39 ; Idem, "Vicarious Suffering, Necessary Pain : Physiological Method in Late Nineteenth-century Britain," in Nicolaas A. Rupke, ed., *Vivisection in Historical Perspective*（New York : Croom Helm, 1987), pp. 125–148.

(32)　リチャーズは "Drawing the Life-Blood of Physiology," pp. 41–42 で具体的に4人の残酷な表現を取り上げている．たとえば甲虫の足を引き裂いたり，腿から切り落としたり，赤熱した針を刺したりと，素人から見ると何事かと思われる処置が記されている．ただしブラントンは実験材料が哺乳類のときはクロロフォルム麻酔を行う．

(33)　問題の概要は以下の通り．ノーウィッチ大会でフランス人生理学者ユージェーヌ・マニヤンが血液循環に及ぼすアルコールの効果を示すために，アブサン（ニガヨモギを香料の主成分とする強いリキュール）を実際に犬に注射して見せたが，これが外部に伝わると強い抗議が持ち上がり，王立動物虐待防止協会（RSPCA）も動き始めた．RSPCA会長は10月にマニヤンおよび彼に協力したイギリス人生理学者3人を起訴したが，12月の裁判で敗れた．しかしノーウィッチ裁判に対する世論は高まり，これに加勢したのが先の生体解剖反対運動の中心的存在のコブであった．

(34)　王立動物虐待防止協会は1824年に設立されたもので，今日なお存続しており世界最古で世界最大規模の動物福祉団体である．ウェストミンスター公爵の立場は微妙である．終章前半で見るように，彼は動物実験を行うイギリス予防医学研究所設立のために多大な貢献もしている．クーツはモデル農場主でもあり，「人であれ動物であれ，命は神聖なもの」が口癖であったという（*ODNB* から）．

(35)　Lori Williamson, *Power and Protest*, pp. 114–116. ガルについては *ODNB* 参照；Theodore Dyke Acland, ed., *A Collection of the Published Writings of William Withey Gull*（London : New Sydenham Society, 1896)．ダーウィンがコブに送った署名謝絶の丁重な手紙は Williamson, p. 116.

(36)　Williamson, *Ibid.*, Chapter 4 を参照．

(37)　エイドリアン・デズモンド＆ジェイムズ・ムーア『ダーウィン』II，渡辺政隆訳，工作舎，1999年，874–879頁. Francis Darwin, ed., *Life and Letters of Charles Darwin*（London : John Murray, 1887), Vol. 3, 嫁いだ娘リッチフィールド夫人に宛てた手紙は pp. 202–203. なおリプリント版あり（Honolulu : Univ. Press of the Pacific, 2001）reprint from the 1888 edition, vol. 2. pp. 379–380.

(38)　Francis Darwin, ed., *Life and Letters of Charles Darwin*, Vol. 3. J. D. フッカーに宛てた手紙は p. 204. リプリント版では pp. 381–382. ダーウィンは草稿について，すでにバードン-サンダーソン，シモン，ハクスリーらの了解を得て，パジェットやフォスターの承認も得られるとし，それらの仲間が，ダービー卿に会って内務大臣（クロス）に働きかけるようダーウィンに望んでいると記している．フッカーについては *ODNB* 参照．彼の王立協会会長は1873–78年．

(39)　A Bill Intituled An Act for Regulating the Practice of Vivisection. Williamson, Chapter 5. 生体解剖禁止派の法案とダーウィン側の法案は以下を参照．*Report of the Royal Commis-*

sion on the Practice of Subjecting Live Animals to Experiments for Scientific Purposes, BPP 1876［C. 1397］XLI 277. それぞれ Appendix III, pp. 637–638 および pp. 638–639.

(40) A Bill to Prevent Abuse in Experiments on Animals Made for the Purpose of Scientific Discovery. ダーウィン側の法案は前注の王立委員会報告書付録参照．この間の経緯は French（注 1）第 4 章参照；Frederick Burkhardt & Sydney Smith, eds., *The Calendar of the Correspondence of Charles Darwin, 1821–1882*（New York & London : Garland Publishing, 1985）. ガムジーは 1877 年に動物を使った薬理学的研究を計画し，UCL のバードン–サンダーソンと王立協会会長ジョゼフ・フッカーの署名を付けて研究の免許状 B を請願したが，内務大臣クロスの認可なし．French, *Antivivisection*（注 1), pp. 184–191.

(41) *Report of the Royal Commission*. メンバーは Edward Cardwell（RSPCA 副会長），John Winmarleigh（政治家），William E. Foster（RSPCA 副会長），John B. Karslake（政治家），Thomas H. Huxley，John E. Erichsen（UCL 外科学教授），Richard H. Hutton（神学者であり雑誌『スペクテイター』の編集者で生体解剖反対派）．人選過程については，Richard D. French, *Antivivisection*, pp. 91–96. エリチゼンは，次章で扱う国際会議の外科部会の座長を務め，部会開始冒頭で短い座長講演を行う．生体解剖は外国勢も含め，会議の場でしばしば話題に上るが，彼は一切の言及を避けた．

(42) *Report of the Royal Commission*, Contents に呼び出された人物一覧がある．質問には通し番号が付いている．

(43) リスターの伝記でも生体解剖反対運動については比較的詳しく扱われている．Richard B. Fisher, *Joseph Lister 1827–1912*（London : Macdonald and Jane's, 1977), pp. 217–222. リスターは自分の初期の実験は主として教育目的であったが，そこから得られる病理学的情報なしには，化膿を防止する消毒法の開発もなしえなかっただろうと答えた．リスターは王立委員会によるヒアリングを受ける前に，女王の秘書官であるヘンリー・ポンソンビー卿から意見を求められ，生体解剖を擁護する 1000 語程度の回答を予め提出していた（*Ibid*., p. 218).

(44) *Report of the Royal Commission*, pp. 533–534. 質問 4661–72.

(45) Cambridge Univ. MS., Darwin Collection, DAR 166 : 351 を参照．ハクスリーからダーウィンに宛てた 1875 年 10 月 30 日付の手紙．動物に与える苦痛にクラインが無頓着であることを遺憾とする内容．これが重要であるが，記録は混乱している．この手紙を同定するには 3 つの資料①オリジナルの手紙．②Burkhardt & Smith（注 40）手紙の短い要約付記ただし MS 番号は記載なし．③Huxley, L.（注 27）がある．混乱の原因は①ハクスリー原手紙の日付の同定の誤りにある．文書室の手紙には通し番号が付され，送信者の日付等の順番で整理されているが，手紙の日付の判読は 3 日ではなく 30 日とすべきである．しかも 351 の資料は 1878 年の分類に入っており同定を難しくしている．③ハクスリーの書簡集の p. 439 の手紙は書簡集出版時点でクラインが存命中であることへの配慮からか Klein の名前が外されていて代名詞 he だけの文面は意味不明，②*Calendar*（注 40）の内容は正しいが MS 番号なし．手紙の日付の判読が誤っているとの筆者の指摘に対し，ケンブリッジ大学科学文書室の責任者 Adam Perkins から調査結果と共に筆者の指摘を認める礼状を得た．

(46) クラインの伝記的記載には必ずと言ってよいほど英語の上達が称賛されており，実際のところ正直に話し過ぎたのであって語学力不足ではなかったであろう．

(47)　An Act to Amend the Law relating to Cruelty to Animals. 通常の Cruelty to Animals Act はこの修正法の省略名である．カルナヴォン伯 Henry Howard Molyneux Herbert, 4th Earl of Carnarvon（1831–90）による法案提出は，*Hansard's Parliamentary Debates*, 3rd Series, vol. 229, 1876, p. 587. 第二読会については，*Ibid*., pp. 1001–1034. 最初にカルナヴォン伯から法案提出に至る経緯が述べられた．単に 1875 年 5 月の二法案の提出から王立委員会のことに留まらず，71 年に BAAS で採択された規制などに言及．王立委員会で厳しく追及を受けたクラインについては，1 度行った応答を取り下げることはあり得ないことを強調．カルナヴォンは学業を終えて政界入りし，ダービー首相やディズレーリ首相の下で植民地大臣（1866–67, 1874–78）などを務めた．

(48)　French, *Antivivisection*（注 1), pp. 130–133. フレンチは several hundred medical men と記していて漠然とかなりの人数と受け取れる表現をしている．*BMJ*, vol. 2, July 8, 1876 : 49 & July 15, 1876 : 88–91. *BMJ* は参加者の名前と所属を書き連ねており，これを逐一数えると 245 名の記載である．ハートと共に当日の実行委員としてジェンナー，シモン，フェイラー，マイケル・ヘンリー議員の名前を挙げ，and several other members of Parliament : の後に 245 名が列記されている．ハートたち 5 名を加えると参加者は少なくとも 250 名となる．大騒動ということで，『タイムズ』紙は翌日これを大きく報じ，150 名ほどの個々の参加者の名前まで列記．"The Vivisection Bill," *The Times*, 11 July, 1876.

(49)　*BMJ*, vol. 2, July 15, 1876 : 90. シモンがここで使った tickets-of-leave（仮出獄許可証）という表現は，終章でケンブリッジ大学生理学教授マイケル・フォスターの発言の中に再び登場する言葉である．

(50)　請願書は『英国医学雑誌』にそのまま再録されている．Ibid., pp. 91–92. 請願書の最後に署名が付けられており，先頭は当年の英国医学協会会長のロバート・クリスティソン薬物学教授であるが，臨床外科学教授リスターの名前もある．

(51)　French, *Antivivisection*（注 1), p. 152.

(52)　Fisher, *Joseph Lister*, pp. 220–221.

(53)　"Copy of a Memorial forwarded by the General Medical Council to Her Majesty's Government respecting a Bill intituled 'An Act to prevent Cruel Experiments on Animals'," *Accounts and Papers*, British Parliamentary Papers, 1876, LIX, pp. 701–708.

(54)　貴族院を通過した法案は，"Cruelty to Animals [H. L.] : A Bill intituled An Act to amend the Law relating to Cruelty Animals"（Brought From the Lords 29 June 1879), *Bills, Public*, British Parliamentary Papers, 1876, I, pp. 531–540 を参照．女王の裁可を経て発効した法律は，*The Public General Acts passed in the Thirty-Ninth and Fortieth Years of the reign of Her Majesty Queen Victoria ; Being the Third Session of the Twenty-first Parliament*（London, 1876）を参照し両者比較．GMC からの最初の提案は，法案で animal としか記載されていない言葉に，適切な定義を付けよとある．最終的な法律では，最後に 22 条を加え，無脊椎動物にこの法律は適用しないことが明記された．また，第 5 条について GMC から犬と猫の実験完全禁止に疑問が呈されたのに対し，法律では麻酔なしの実験禁止とし，全面禁止から譲歩．

(55)　Edward Sharpey-Schafer, *History of the Physiological Society during its First Fifty Years 1876–1926*（Cambridge Univ. Press, 1927), pp. 1–12.

(56)　Lady Burdon Sanderson, ed., *Sir John Burdon Sanderson*, pp. 104–105.

(57)　半世紀後に生理学協会50年の歩みを出版するについて，E・シャーピー-シェーファーは，冒頭の「生理学協会の歴史」で，生体解剖反対運動の高まりから，本協会が誕生することになった経緯を述べ，最後をEx malo bonum!（災い転じて福となす）と締めくくった．Sharpey-Schafer, *History of the Physiological Society*, pp. 8-15.

(58)　F. Darwin, ed., *Life and Letters of Charles Darwin*, Vol. 3, pp. 204-205. 編者のコメントとして，名誉会員に選ばれたことを喜んで，チャールズは1876年5月29日にロマーニズに手紙を出したと記載．ダーウィンは唯一の名誉会員であり，その後ウィリアム・シャーピーが二人目の名誉会員．Francis Darwin, ed., *More Letters of Charles Darwin : A Record of His Work in a Series of Hitherto Unpublished Letters*, Vol. II, 1903, p. 436 欄外参照．ロマーニズに宛てた1876年6月4日の手紙の一部が掲載．手紙の全容はLady Romanes, *Life and Letters of George John Romanes*（London : Longmans, Green, and Co., 1896), p. 61. 同年同一出版社のNew Editionには頁のずれがある．ロマーニズは生体解剖問題でも貢献．*Animal Intelligence*（1881）; *Darwin and After Darwin*（3 vols. 1892-94）などの著作あり．

(59)　Lady Burdon Sanderson, p. 104. ダーウィンはロマーニズに手紙を送り，彼が『タイムズ』に投稿した記事に家族全員が拍手喝采であったと伝えている．F. Darwin, Vol. 3, pp. 208-209 ; Lady Romanes, p. 117.

(60)　Sharpey-Schafer, *History of the Physiological Society*, pp. 60-62. 実際に1881年12月から翌年3月まで*Nineteenth Century*誌上で国際医学大会の主要メンバーによる集中的反撃が展開された．

(61)　William MacCormac, *Transactions of the International Medical Congress*（London : Kolckmann, 1881), vol. 1, pp. 101-102. Rob Boddice, “Vivisecting Major : A Victorian Gentleman Scientist Defends Animal Experimentation, 1876-1885,” *Isis* 102 : 227, 2011.

(62)　*BMJ*, vol., 2, no. 1077, Aug. 20, 1881 : 332. 医学大会では，ハンフリーは外科の部会で，エリチゼン座長の下で副座長を務めた．

(63)　Ibid., pp. 333-334.

(64)　*Hansard's Parliamentary Debates*, 3rd Series, vol. 276, 1883, p. 274. リードはヘレフォード選出の議員で，36歳という異例の若さで勅選弁護士になったばかりである．経歴の最後には，大法官となる人物である．

(65)　*Ibid.*, vol. 277, 1883, pp. 1399-1448. プレイフェアの発言部分はpp. 1426-1438.

(66)　*Ibid.*, vol. 277, 1883, pp. 1438-1442. クロスの後任の内務大臣ウィリアム・ヴァーノン-ハーコートは傑出した名門の出であり，祖父はヨーク大主教，父親は国教会の聖職者でありイギリス科学振興協会の創立者でもあった．

(67)　*Ibid.*, vol. 283, 1883. General Index of Session 1883.「Vivisection Abolition Bill」の項目の最後には，Adjourned Debate on 2R.［Dropped］と記載，廃案となったと思われる．

(68)　彼は動物実験を完全に放棄したわけではなく，ロマーノによれば冬場は可能な範囲で実験を継続したという．Romano, *Making Medicine Scientific*, chap. 6.

(69)　J. K. Crellin, “The Dawn of the Germ Theory : Particle, Infection and Biology,” in F. N. L. Poynter, ed., *Medicine and Science in the 1860s*（London : Wellcome Institute of the History of Medicine, 1968), pp. 57-76, “Germ Theory”. クレリンは以下の論文の冒頭で「発酵，腐敗，伝染病が，現存する微生物によって引き起こされるという理論が完全に受け入れられる前には，そうした微生物の自然発生説が反証される必要があった」と述べて

いる．Idem, “The Problem of Heat Resistance of Micro-organisms in the British Spontaneous Generation Controversies of 1860–1880,” *Medical History* 10 : 50–59, 1966. 彼はその理由を示しているわけではないが，微生物の自然発生と，微生物の存在の結果として腐敗が起こるということは全く別の問題であり，峻別してかからなければ問題の解明が困難であることは容易に察せられる．腐敗過程で微生物が発生してくるわけではないことが示された上で，微生物の作用を考えるのである．さらに踏み込んで考えると，コレラについて多くの学者がその起源を問題にし，アジアコレラがインドに起源をもつことが強調されるのは，それが伝播してきたものであって，気候や地下水の状況などによってそれぞれの土地で発生したものではないことを明確にする意図があると考えられる．自然発生説論争の一次文献を集めた六巻からなる全集が，自然発生説論争の研究で知られるストリックによって編纂されている．James Strick, ed., *Evolution and the Spontaneous Generation Debate*, 6 vols.（Bristol : Thoemmes Press, 2001）.

（70）第II部注4で挙げた横山輝雄「自然発生説の歴史」はイギリスの状況にほとんど触れていない．また，長野敬『生命の起源論争』（講談社，1994年）もイギリスの状況については，ダーウィンとの関係でわずかに論じられているのみである．やや関係する邦語文献としてはヘンリー・ハリス『物質から生命へ――自然発生説論争』長野敬・太田英彦訳（青土社，2003年）であるが，限られた資料に依拠して個別にバスチャンとティンダルが論じられているのみで，総合的な視点を期待することはできない．なおドイツではエルンスト・ヘッケルが自己発生という用語で自然発生を論じているが，イギリスのような論争を巻き起こす形ではない．佐藤恵子『ヘッケルと進化の夢』工作舎，2015年，193–199頁「パストゥールからヘッケル――自己発生」参照．

（71）James E. Strick, *Sparks of Life*, chapter 6 “Germ Theories and the British Medical Community.” ストリックの本には一般的な文献一覧はなく，未出版文献が12点挙げられている．

（72）James Strick, “Introduction,” in James Strick, ed., *Early Articles, Reviews and Short Works*（Bristol : Thoemmes Press, 2001）, pp. xi–xxiv. バスチャンの近年の再評価は，典型的な科学史的な研究関心に基づくものである．すなわち神経学の分野できわめて高い業績を残した人物が，その同じ知性を傾けてなした著作でありながら，なにゆえそれらの著作の評価が低く，嘲笑の的にまでなっていたのだろうかという疑問である．科学史家トマス・クーンが，アリストテレスほどの偉大な古代の哲学者が，なにゆえ運動学の分野では，今日の私たちから失笑を買うような議論を展開しているのかを疑問に思って，その解明に取り組み，その結果「パラダイム」という重要概念に到達したことはよく知られている．1915年に亡くなったバスチャンの追悼記事は，当時を振り返って概ね好意的な論調である．“Obituary,” *The Lancet*, 186, 1915 : 1220–1224（p. 1221は肖像写真）; F. W. M[ott], “Henry Charleton Bastian（1837–1915）,” *PRS*, 89B（1915–17）Obituary Notices of Fellows deceased, pp. xxi–xxiv. 前者では，彼の孤軍奮闘の勇気と真理追究にかけた熱意を賞賛し，1871年に彼がUCLの学生を前に行った就任講演で，学生を鼓舞し，勤勉で忍耐強く正直であるよう求めた彼の言葉はそのまま彼の人生であったと結んでいる．後者では，他の人々から超常現象とみなされた一つのアイデアを，偉大な知性と科学的業績を有する人々がいかにしばしば追究しているかは注目すべきこととし，バスチャンが晩年に多くの権威ある機関から名誉博士号や

栄誉職を送られていたことに言及した．バスチャンの伝記的記載については，*ODNB*, vol. 4, pp. 281–282. Bernard Lightman, ed., *The Dictionary of Nineteenth-Century British Scientists*（Bristol：Thoemmes Press, 2004), pp. 129–133. *DSB*, vol. 1, pp. 495–498. バスチャンについては，Strick, *Sparks of Life*, esp. chapter 3 "Bastian as Rising Star." 2015年はバスチャン没100年に当たり，同じく没100年となるアルツハイマーと共に *Brain：A Journal of Neurology* では，「本年が神経学でもっとも著名な2人の死後100年の記念すべき年」であることを記して，いくつかの記事を掲載している．

(73)　*ODNB* の記述による．執筆者はウォーボーイズである．

(74)　ティンダルの「塵埃と病気について」は，第II部注2と注3を参照．そこで述べたように，最初の講演は，後世知られる彼の論題内容とは異なり，空気中の塵埃に対する警戒や恐怖がもっと前面に出たものであったことは押さえておかなくてはならないだろう．そのような空気を呼吸して（肺に吸入して）いて大丈夫なのかというのは，ごく素朴に生じる疑問であろう．おそらくティンダルは医学関係者に質問しないではいられなかったであろう．そしてそれの回答としてリスターの説明を付けている．Tyndall, *Fragments of Science*, 5th edition（London：Longman Green, 1876), pp. [2]–[3]. 第1章注10で述べたように，同じタイトルで幾度も版を重ねた著作や論文には注意を要する．J. K. Crellin, "Airborne Particles and the Germ Theory：1860–1880," *Annals of Science* 22：49–60, 1966. Michael Worboys, *Spreading Germs：Disease Theories and Medical Practice in Britain, 1865–1900*（Cambridge：Cambridge Univ. Press, 2000), pp. 88–89. 空気中の塵埃が germ の運び手であり，また germ そのものであることがますます明確化されることになった．ただし少し注意しておきたいのは，「塵埃と病気について」の評価が1870年代後半になっても衰えず，病原菌が空気中に浮遊するという考えがいささか長く持続しすぎた点である（たとえば Burdon-Sanderson, *BMJ* 1878：179)．1880年代に入ってこの点への反省が見られ，空気中の浮遊物よりも医療者の手指は医療器具の消毒に注意が注がれるようになり，無菌法が確立していく．第5章第三節参照．

(75)　Bastian, "Protoplasm," *Nature*, vol. 1（24 February 1870)：424–426；Idem, "Fact and Reasonings concerning the Heterogeneous Evolution of Living Things," *Nature*, vol. 2（30 June, 7 and 14 July 1870)：170–177, 193–201, and 219–228. 最初に挙げた「原形質」は，前年のハクスリーの論文「生命の物理的基礎」をエディンバラの哲学者 J. H. スターリングが論評したものを題材にしたものである．ハクスリーの「生命の物理的基礎」は，1868年エディンバラで行われた講演が翌年ロンドンの有名誌 *Fortnightly Review* に掲載されたもので，一大センセーションを巻き起こした．ドイツの進化論者エルンスト・ヘッケルを支持した彼の記載も反響を高めたに違いない．同誌は前代未聞の7版を数えたという．Adrian Desmond, *Huxley：From Devil's Disciple to Evolution's High Priest*, Penguin Books, 1998, p. 367. 動物細胞と植物細胞の共通基盤としての「原形質」が明らかにされたことは，諸力の連関を明らかにした「エネルギー保存則」と並んで，自然発生の可能性を示唆することになったとバスチャンは1872年の『生命の始まり』の初めの部分で明らかにしている．

(76)　Thomas Henry Huxley, "Address," *Report of the Fortieth Meeting of the British Association for the Advancement of Science；held at Liverpool in September 1870*（London：John Murray, 1871), pp. lxxiii–lxxxix. *Medical Times and Gazette*, 17 Sept., 1870：314–347 で

は，“Professor Huxley on the Generation of Living Organisms” とされているが，講演が後に彼の *Collected Essays* に収録される際に “Biogenesis and Abiogenesis” とタイトルが付け直され，一般にこれで知られる．T. H. Huxley, *Discourses, biological and geological* (New York : Greenwood Press, 1968) は *Collected Essays* の vol. 8 に相当する復刻版による．余談であるが，ウォーボーイズはリヴァプール大会を第39回としているが (p. 127)，BAAS 第40回大会である．

(77)　序章第二節(6)で述べたように，1870年5月に王立委員会「科学教育と科学の発展」（デヴォンシア委員会）が設けられ，ハクスリーは中心的役割を担う委員として活躍を始めていた（序章の注98–100参照）．これに先立ち，1868年11月からBAAS内でハクスリー，ティンダル，フランクランドらは，国の科学技術政策を議論し始めており，科学総合専門誌 *Nature* が創刊されたのも69年11月のことである．こうした流れで従来の古典中心の教育から大々的に科学教育を組み込む変革の必要が説かれたが，テキスト中心の教育から実験等の実施も可能にするには，政府から多額の資金を引き出さねばならない．それには科学がその資金に見合う成果をもたらすものであることを示すのが一番であり，ハクスリーは基礎科学研究の重要性をわかりやすく示すことに力を傾けていた．

(78)　*The Times*, 15 Sept., page 4. *The Times*, 22 Sept., page 10. 一般には，学術書である前注の報告の記述に比べ，新聞記事はそれより雑駁と想像されるが，読み比べると必ずしもそうではなく，イギリス科学振興協会の報告書で欠けている情報を『タイムズ』が補っているところもある．

(79)　H. Charlton Bastian, “A Statement in Reply to the two Objections of Professor Huxley Relative to Certain Experiments,” *Report of the Fortieth Meeting of the British Association for the Advancement of Science ; held at Liverpool in September 1870*, pp. 129–130. Idem, “Reply to Professor Huxley’s Inaugural Address at Liverpool on the Question of the Origin of Life,” *Nature*, vol. 2 (22 and 29 September 1870) : 410–413 and 431–434.

(80)　バスチャンの初期の3冊の著作は以下のとおり．*The Modes of Origin of Lowest Organisms* (London : Macmillan, 1871) ; *The Beginnings of Life* (London : Macmillan, 1872) ; *Evolution and the Origin of Life* (London : Macmillan, 1874). 最後の著作に対する Burdon-Sanderson の書評がある．J. Burdon-Sanderson, “*Evolution and the Origin of Life* by H. Charlton Bastian,” *The Academy*, vol. 8, 165 (1875) : 15–16 ; 166 (1875) : 41–43. バスチャンが自然発生を主張する根拠を，①生命の起源にかかる進化論の帰結として，②熱耐性菌の不存在，の二つに置いていることを明らかにし，①は宗教とも関係するので深くは立ち入らず，②について常識的に生命体は140度Fで死滅すると考えられているが，熱耐性菌存在の可能性についてさらなる研究の余地があることを示唆している．

(81)　Strick, *Sparks of Life*, pp. 72–73 ; Strick, “Introduction,” p. xxi. 江上生子は，オパーリンへの深い思いに彩られた美しい著書『「生命の起原」とロシア・ソ連』（れんが書房新社，1999年）の中で，「原始生命についてのダーウィンの発言」を著作・書簡・ノートにわけて拾い出し，その中で一部バスチャンにも言及している（114–121頁）．ダーウィンはバスチャンの言明に信頼は寄せていないが，原始生命形成（Archebiosis）が真実であることは確信するというのである．引用は Francis Darwin, ed., *The Life and Letters of Charles Darwin* (Reprint from the 1888 edition), Vol. 2, pp. 347–348.

(82) 1872年8月4日付のダーウィン宛ての手紙で，ウォーレスはバスチャンの『生命の始まり』を読んで「彼の主要な結論に完璧に改宗した」と伝え，ダーウィンの感想を求めている．新妻昭夫『進化論の時代――ウォーレス＝ダーウィン往復書簡』（みすず書房，2010年），366頁参照．ダーウィンの返事は，8月28日付で，本文にその一部を訳出した．バスチャンの有能さを認めつつも，ダーウィンにはかなり逡巡する様子が窺える（同書367–370頁）．

(83) "XIII. Discussion on The Germ Theory of Disease," *Transactions of the Pathological Society of London*, vol. 26, 1875, pp. 255–345. ハリス『物質から生命へ』第12章には，パリの科学アカデミーで繰り広げられた1877年のパストゥールとバスチャンの直接対決が相まみえながらも不発に終わったことが記されている．

(84) Ibid., p. 259.「発酵は有機物の断片から生じることもあり」に関しては，エドゥアルト・ブフナーが生きた酵母の働きによるとされていたアルコール発酵が，酵母の無細胞抽出液（酵素チマーゼ）で起こることを1897年に発見し，1907年にノーベル化学賞を受賞したことと合わせて考えると興味深い．エドゥアルト・ブフナーはネーゲリの助手をしていたハンス・ブフナーの弟である．

(85) Ibid., pp. 264–266.

(86) Ibid., p. 278. ルイスとカニンガムは第III部で登場する．すぐ後に登場するホッグもコレラについては germ theory の中にあっても謎であることを記し，ルイスとカニンガムを引いている．Jabez Hogg, *A Parasitic or Germ Theory of Disease : The Skin, the Eye, and Other Affections* (London : Bailliere, 1876), pp. 96–97.

(87) 会合の記録では Dr. Maclagan としか記されていないが，*ODNB* にエントリーされている Sir Andres Douglasn Maclagan (1812–1900) ではなく，Thomas Maclagan と思われる．Thomas Maclagan, *The Germ Theory Applied to the Explanation of the Phenomena of Disease* (London : Macmillan and Co., 1876). 彼は著作にジョン・ティンダルへの献辞を付けている．Hogg については *ODNB* 参照．両名については Worboys, *Spreading Germs* に少し情報がある．ウォーボーイズによれば，ホッグは自然発生論争で無言の支持をバスチャンに与えているとされる．

(88) "XIII. Discussion on The Germ Theory of Disease," pp. 340–341. ここでバスチャンが言及しているリスターの論文は，Lister, "A Further Contribution to the Natural History of Bacteria and the Germ Theory of Fermentative Change," *QJMS*, n. s. vol. 13 : 380–408, 1873. 第3章で述べた，リーがグールストニアン講演の中で触れたものと同じ論文である．

(89) W. D. Foster, *A History of Medical Bacteriology and Immunology* (London : William Heinemann, 1970), pp. 19–21.

(90) 挿入部分のタイトルは，"The Optical Condition of the Atmosphere, in its Bearings on Putrefaction and Infection" となっているが，これに注が付けられていて，第4版までの内容にかなり増補し2部形式にして新たに出版予定であった第5版を，書店に出版を待ってもらって，急遽仕上げた原稿を，独立の頁を起こして冒頭部分に付加して第5版としたようである．

(91) ティンダルのこの挿入部分は，1879年に2巻本となって出版された *Fragments of Science* の第6版では削除されている．すでに第5版の段階で彼は2部形式にするために第4版に大幅な変更を加えていたが，さらに原稿を追加して2巻本と成したのが第

6版である．前注で記した挿入論文のタイトルは，“Optical Deportment of the Atmosphere in Relation to Putrefaction and Infection” と若干変更されて，しかし内容は大幅に整備し書き換えられて『王立協会紀要』に投稿された．論文は，1876年1月に口頭発表を行い，完成稿の受理は4月6日である．この論文は，1879年の *Fragments of Sicence* ではなく，81年に新しく編纂された *Essays on the Floating-Matter of the Air* の方に第2論文として収録された．この間にティンダルが行った実験量は膨大なもので，2年間で1万本以上の試験管で実験したと，モントリオールの空気生物学者 Comtois が書いているのはこの時のことであろう．Paul Comtois, “John Tyndall and the floating matter of the air,” *Aerobiologia* 17 : 193–202, 2001. 近年ティンダルのこの種の仕事が，空気生物学という新しい分野で再評価されている．Gavin Thomas, “Microbes in the Air : John Tyndall and the Spontaneous Generation Debate,” *Microbiology Today*, Nov. 2005 : 164–167.

(92)　地名は違うがダーウィンとラボックは隣人である．ダーウィンの屋敷も広大だが，ラボックの方は3000エーカー（東京都千代田区と同じくらい）．気象学者 Rollo Russell (1849–1914)は，*ODNB* にエントリーあり．*Fragments of Science*, 5th edition, 1876, pp. [17]–[18].

(93)　ティンダルはアルピニストとしてよく知られ，『科学の断章』に続いて出版された彼の『アルプス紀行』(*Hours of Exercise in the Alps*) は日本語訳もあり，長く読み継がれてきたものである．

(94)　ティンダルはマールブルク大学で学位を得ており，大学時代の話はコーン夫妻を楽しませたようである．コーンの妻パウリンは彼の流暢なドイツ語に驚いた様子である．コーンのイギリス旅行は念願のダーウィン家の訪問を最後に終わりとなった．Pauline Cohn, “Reise nach England 1876”（注14参照）．ちなみにファーレイは，*The Spontaneous Generation Controversy*（第II部注5）の p. 134 で「1876年秋にこの論文は，ティンダルに手渡された」と記しているが，注はなく，またコーンのイギリス訪問についても何も言及されていない．ウォーボーイズは *Spreading Germs*, p. 139 で言及し，後述するティンダルのグラスゴー講演にも言及している．ただし，ティンダルの科学政策批判には触れていない．

(95)　Tyndall, “Fermentation and its Bearing on the Phenomenon of Disease,” *Fortnightly Review* 20(119) : 547–572, 1876. この講演については，ティンダルの *Essays on the Floating-Matter of the Air* (1881) にそのままそっくり第4論文として再録されている．しかし，講演そのものの臨場感を伝える冊子が別に存在する．講演の最初で彼は「伝道の書」から “Cast thy bread upon the waters ; for thou shalt find it after many days” を引いて，一般論としてスコットランドの詩人，歴史家，哲学者の精神的知的貢献を挙げ，彼の個人的体験からはグラスゴーで出版されていた雑誌から若い時に計り知れない恩恵を受けてきたことを感謝と共に述べている．John Tyndall, *Fermentation and its Bearing on the Phenomenon of Disease : A Discourse delivered in the City Hall, Glasgow, October 19th 1876 ; under the Auspices of the Glasgow Science Lectures Association* (London and Glasgow : William Collins, 1877).

(96)　Tyndall, “Note on the Deportment of Alkalized Urine,” *PRSL*, 25 (1876–1877) : 457–458 ; Idem, “Preliminary Note on the Development of Organisms in Organic Infusions,” *PRSL*, 25 (1876–1877) : 503–506 ; Idem, “On Heat as a Germicide When Discontinuously Applied,”

PRSL, 25 (1876–1877) : 569–570.

(97)　詳しくはハリス『物質から生命へ』を参照していただきたい．ハリスによれば，バスチャンのパリ訪問に関係するフランス側の資料がなく，基本的にバスチャン自身が『ネイチャー』に投稿した記事によるという．anonymous, "The Spontaneous Generation Question," *Nature*, Feb. 1, 1877 : 302–303 ; Feb. 8 : 313–314 ; Mar. 1 : 380–381. Bastian, "The Commission of the French Academy and the Pasteur-Bastian Experiments," *Nature*, Aug. 2, 1877 : 276–279.

(98)　バスチャンの場合には，ダーウィンのブルドックと称されるハクスリーおよびティンダルらによるかなり意図的な排除作戦があったことが，ストリックらの研究で明らかになってきている．突きつめて考えればバスチャンの問題意識は正当であるが，受容されつつあるダーウィンの進化論を，自然発生説論争が長引くことによって，失うようなことがあってはならないというのがハクスリーの真意である．たらいの水を流すと共に，赤ん坊まで失うことを恐れたのである．人々の関心が創造の時点に引き戻され宗教的な問題へと拗れることを恐れたのである．James Strick, ed., *Early Articles, Reviews and Short Works*, pp. xviii–xxi. たとえばハリス『物質から生命へ』のバスチャンに関する記載など読むと，ちょっとした単語の選び方に彼を「戯画化」しているニュアンスを感じる．

(99)　エネルギー保存則は，ドイツのJ. マイヤーやイギリスのJ. ジュールによって現象が発見され，1847年にH. ヘルムホルツによって定式化された．メタ法則とも言うべきこの壮大な原理が，イギリスでは生理学にまで拡張され，生物と無生物の垣根を低くし自然発生説支持に余地を残した．生理学への拡張はW. カーペンターが有名であるが，リービヒの『化学通信』の第13信「ちからの諸変態」（1851年）もエネルギー保存則の原典として取り上げられた．エネルギー変換の細部は不明でも，食物が体の熱や運動に変わることは納得でき，彼の1842年の『動物化学』が議論の基礎を提供した．彼の保存則適用は身体に留まっているが，カーペンターはこれを精神の働きにまで拡大した．有機体にまでエネルギー保存則が適用可能であるとなると，無機物質から有機体までが一繋がりになり，両者の境界が狭まる．その結果，無機物質が自己組織化して有機体を生じる可能性も想定でき，自然発生の可能性を示唆するものとなったのである．リービヒ『化学通信』II，柏木肇訳，岩波文庫，1952年；原典は『化学通信』第13信であるが，これは1865年にE. L. ユーマンズ編集のエネルギー保存則の論文集に収められた．J. von Liebig, "On the Connection and Equivalence of Forces," in Edward L. Youmans, *The Correlation and Conservation of Forces : A Series of Expositions* (New York : Appleton and Co., 1865), pp. 385–397. なお，彼のドイツ語版のChemische Briefeから翻訳し，エネルギー保存則に関連する仕事として紹介した書物もある．リービッヒ「諸力の関係と当量」マイヤー，リービヒ，ファラデー『エネルギー理論の成立』埼川範行訳編，創元科学叢書，1951年，119–134頁．カーペンターが保存則を人間の精神機能にまで拡張したことによって，アメリカでは思わぬ議論が展開された．ハーヴァード大学医学部教授のE. H. クラークは，『教育における性別』（1873年）で，男女に与えられたエネルギー量が一定なら，女子は将来の出産に備えるべきで，思春期に頭脳を酷使してエネルギーを浪費すべきではないと主張し，女子に高等教育は有害と結論した．拙稿「科学史から見た産む性」『学術の動向』2008年4月号，10–15頁．アントワネット・ブラックウェル『自然界における両性』

小川眞里子・飯島亜衣訳，法政大学出版局，2010 年．

(100) Richard Quain, ed., *A Dictionary of Medicine*, 1882. 1800 頁を超える大部の著作は，1883 年には 2 巻本になり参照しやすい．Bastian, "Bacteria" Part 1, pp. 98–99 ; "Germ of Disease" Part 1, pp. 532–533. クエインの『医学事典』は 19 世紀末における医学・生物学の一つの到達点を示すものである．これまでに言及しなかった関連項目と執筆者を示す．Cholera, Asiatic（Macnamara）pp. 238–243, Contagion（Simon）pp. 286–294, Public Health（Parkes）pp. 1273–1288. なお 1883 年版にも 1902 年版にも，State Medicine の項目は立っていない．

(101) John Simon, "An Essay on Contagion : Its Nature and Mode of Action," *BMJ*, Dec. 13, 1879 : 923–925 ; Dec. 20, 1879 : 973–975.

(102) H. Charlton Bastian, *The Origin of Life : Being an Account of Experiments with Certain Superheated Saline Solutions in Hermetically Sealed Vessels*（New York : Putnam's Sons, 1911).

(103) 自然発生説論争の著作のあるファーレイは，著作の中でそのことに幾度か言及している．Farley, *The Spontaneous Generation Controversy*（第 II 部注 5), pp. 86 & 122.

(104) "The Germ-Theory of Disease," *BMJ*, 1870 : 467.

(105) Roberts は *ODNB* にエントリーされている．"Sir William Roberts. 1830–1899," *PRSL*, vol. LXXV,（obituaries of deceased fellows), 1905 : 68–71. Raymond N. Doetsch, "Studies on Biogenesis by William Roberts," *Medical History*, vol. VII（1963）: 232–240（写真あり）.

(106) Cambridge Univ. Library, Manuscript Room, DAR 176 : 185.

(107) ダーウィンが微生物の進化をどのように考えていたかは大変興味深い点であるが，彼の見解を決定的に示すものは今のところ見当たらない．ダーウィンはバードン-サンダーソンやフェルディナント・コーンと親しくし，多くの書簡の交換があるが，前者とは生体解剖問題や食虫植物の研究，後者とも植物生理学の研究が話題の中心である．1876 年にはコーンはダーウィンの自宅を訪問するほどの進化論肯定派であったが，彼はむしろ微生物種の固定性を前提としていた．Ferdinand Cohn, *Ueber Bacterien, die kleinesten lebenden Wesen*（Berlin, 1872）を訳出したものを，科研報告書に掲載した．コーン, フェルディナント「バクテリア，最小の生物について」拙稿『微生物は進化論の枠組みの中でいかに捉えられたか』平成 16–18 年度科学研究費補助金（基盤研究 C 一般）研究成果報告書．

(108) Cambridge University Library, Manuscript Room, DAR 143 : 268.

(109) Roberts, "The Doctorine of Contagium Vivum and Its Applications on Medicine," *BMJ*, vol. II, 1877 : 168–173 ; 221–222. なお彼のこの論文は後に冊子として出版されたときには，表題が変更されている．William Roberts, *On Spontaneous Generation and the Doctorine of Contagium Vivum*（Manchester : Cornish, 1877). 英国医学協会の年会での講演という文脈を外れれば，彼としては自然発生説（原始生命形成の意味で）の擁護もしておきたかったのであろう．進化を前提とする以上，地球上の過去のどこかで自然発生が生じたとすることこそ科学的であると考えていたからだ．ウォーボーイズは，ロバーツのこの講演および同年の英国医学協会のバードン-サンダーソンによるクリスマス講演（注 13 参照）の二つを，最新の細菌医学を展開したものと評価している．Worboys, *Spreading Germs*, p. 152.

(110)　ロマーノは一般的言説として，イギリスの生理学研究のスタイルが大陸の研究に比べ，色濃く進化論の影響を受けていると述べている（Romano, *Making Medicine Scientific*, pp. 166–168.）．またギーソンも *Michael Foster* の最終章である第 11 章に Toward a “national style” for late Victorian physiology を節として起こして，イギリスの生理学が進化論の影響を色濃く帯びていることを指摘している．Geison, *Michael Foster*, pp. 331–355. Esp. pp. 335–336. しかし，一般論であって具体的な指摘ではない．

(111)　拙稿『Carl Wilhelm von Nägeli の植物雑種および微生物研究について』（修士論文・東京大学）の後半はネーゲリの微生物学研究を扱っており，その部分を拙稿『微生物は進化論の枠組みの中でいかに捉えられたか』（科研費補助金研究成果報告書）7–22 頁に新たな知見を交えて再録した．なおネーゲリの植物雑種に関する仕事については，拙稿「ネーゲリと遺伝学」『科学史研究』14 : 154–163, 1975 ; Idem,「進化思想から遺伝学へ」村上陽一郎編『生命思想の系譜』朝倉書店，1980 年，143–167 頁；Idem,「19 世紀の遺伝学(一)」中村禎里編『遺伝学の歩みと現代生物学』培風館，1986 年，20–40 頁．拙稿「コッホは正しかったのか？――進化論と微生物学」『論集』2008, pp. 40–55.

(112)　Carl von Nägeli, *Mechanisch-physiologische Theorie der Abstammungslehre*, München : Oldenbourg, 1884, ss. 264–272.

(113)　ネーゲリが遺伝的考察に対しても十分な目配りを行うのは，1860 年代にメンデルと文通を行っていることと無関係ではないだろう．先に挙げた拙稿「ネーゲリと遺伝学」を参照されたい．

(114)　バードン-サンダーソンの記事については，本章注 13，注 16 参照．ネーゲリの著作は Carl Wilhelm von Nägeli, *Die niederen Pilze und ihre Beziehungen zu den Infectionskrankheiten und der Gesundheitspflege*（München, 1877）．

(115)　R. Thorne-Thorne, “Remarks on the Origin of Infection,” *Transactions of the Epidemiological Society of London*, vol. IV（sessions 1875–76 to 1880–81), 1882, pp. 234–246. ソーン-ソーンは *ODNB* にエントリーあり．彼は 1885 年イギリス政府を代表してローマ国際衛生会議に出席（第 7 章参照）．地方自治庁は序章でも見たように，当時救貧局の局長として内閣の一員であったジェイムズ・スタンズフェルトによって 1871 年に地方自治法が立案され，それによって創設されたもので，救貧局の仕事は当然のこと，内務省の仕事や枢密院の衛生関係の仕事を引き継ぐ機関となり，彼が初代の長官に就任した．ジョン・シモンは 1871 年をもって，イギリスにおける国家医学の幕開けとの認識を示している．

(116)　病気の病原菌理論確立の前提として自然発生の否定が言われるのは，一つには創傷感染での問題があったようである．創傷内の細菌の増殖はリスターによって，細菌感染に起因するものであることが明らかにされたのであるが，実験的データは乏しく，それを成したのがコッホであった．T. D.ブロック『ローベルト・コッホ』「第 8 章　創傷感染の研究」参照．

(117)　Thorne-Thorne, “Remarks on the Origin of Infection,” p. 241.

(118)　Ibid., pp. 245–246.

(119)　Hubert Airy, “On Infection Considered from a Darwinian Point of View,” *Transactions of the Epidemiological Society of London*, vol. IV（sessions 1875–76 to 1880–81), 1882, pp. 247–261. エアリーの父親ジョージ・ビデル・エアリー卿は著名な天文学者であるが，虚

弱体質で長年片頭痛にも悩まされてきており，内科医となった息子のヒューバートとの共著で 1870 年に片頭痛に関する論文を『王立協会紀要』に寄稿．*ODNB* 参照．

(120) R. M. ネシー & G. C. ウィリアムズ『病気はなぜ，あるのか——進化医学による新しい理解』長谷川眞理子・長谷川寿一・青木千里訳，新曜社，2001 年；井村裕夫『人はなぜ病気になるのか』岩波書店，2000 年；吉川昌之介『細菌の逆襲——ヒトと細菌の生存競争』中公新書，1995 年などを参照．

(121) Airy, “On Infection Considered from a Darwinian Point of View,” p. 260.

(122) Ibid., p. 261.

(123) アレン・トムソンについては *ODNB* 参照．ただし，*ODNB* には彼がイギリス科学振興協会の会長に就任したことも，その講演についても一切の言及がない．彼の学問的評価については，George Bassalla, William Coleman, and Robert H. Kargon, ed., *Victorian Science : A Self-Portrait from the Presidential Addresses of the British Association for the Advancement of Science* (New York : Anchor Books, 1970), pp. 199-202 を参照した．トムソンの短い紹介に続いて pp. 203-228 に 1877 年プリマスでの会長演説が掲載されている．ただし，これは完全なものではなく一部省略がされている．とくにトムソンの講演の内容には第 8 章として「発生学と進化」というタイトルが付されているので，そうした内容に沿うところが採用されていて，微生物関連部分は省略されていることに注意しなければならない．講演の全体像については，以下を参照した．James Mason, *The Year-Book of Facts in Science and the Arts for 1877* (London : Warwick House, 1877), “XXVIII.—The British Association. President’s Address. Delivered by professor Allen Thomson, at Plymouth, on the 15th of August, 1877.” pp. 248-272. 本書は Routledge/Thoemmes Press から出版されている復刻版によっている．

(124) William F. Bynum, “Darwin and the Doctors : Evolution, Diathesis, and Germs in 19th-Century Britain,” *Gesnerus* 40 : 43-53, 1983. ただし彼の 1983 年の論文は，原典の精査はきわめて乏しく，方向性を打ち出しただけのものにとどまっている．それは 2002 年に進化と病気の問題を科学史的に扱うものとして多くの原典に当たって「病原菌の進化と病気の進化——イギリスにおける 1870-1900 年の論争」と題して書き直されてはいるが，けっして十分な物ではない．Idem, “The Evolution of Germs and the Evolution of Disease : Some British Debates, 1870-1900,” *Hist. Phil. Life Sci.* 24 : 53-68, 2002.

(125) Bynum, “The Evolution of Germs and the Evolution of Disease,” pp. 58-59. バイナムによればホーレス・ドーベルはダーウィンの『種の起源』出版に素早く反応して 1860 年に「病原菌と病気の痕跡」という連続講演をしたとのことである．またマンチェスターのジェイムズ・ロス（第 1 章の最後で言及）は 1870 年にダーウィンのパンゲネシス理論に呼応する形で「病気の接ぎ木理論」を唱えたとのことである．しかしバイナムはドーベルやロスの文献を挙げていない．James Ross (1837-1892) *ODNB* に短い記述がある．バイナムは 1870 年と記しているが，該当する著作は次のものである．James Ross, *The Graft Theory of Disease, Being an Application of Mr. Darwin’s Hypothesis of Pangenesis to the Explanation of the Phenomena of the Zymotic Disease* (London, 1872). 本書第 1 章注 123 & 124 を参照のこと．

(126) John James Drysdale, *On the Germ Theories of Infectious Diseases* (London, 1878). その他に言及されるものとして，『季刊顕微鏡科学』の次の 2 編の論文を挙げておくのがよいだろう．J. Cossar Ewart, “On the Life History of Bacillus Anthracis,” *QJMS*, n. s. vol.

18 : 161–170, 1878 ; E. Klein, “Experimental Contribution to the Etiology of Infectious Disease with special reference to the Doctrine of Contagium Vivum,” Ibid. : 170–177. クラインは論文の最後で，進化論に照らして議論し，「これら三つの病気の種類において，進化論の意味における種の変異と解すべきかどうか」を問うことが正当化されるように思われるとしている．

(127) ウィリアム・ヘンリー・ダリンジャーは *ODNB* にエントリーされていて，ドライスデールと協力して原生動物とくに鞭毛虫の研究をなしたことが記されている．

(128) Drysdale, *On the Germ Theories*, pp. 21–34.

(129) Kenneth W. Millican, *The Evolution of Morbid Germs : A Contribution to Transcendental Pathology* (London : H. K. Lewis, 1883). ミリカンの詳細については不明であるが，J. A. Venn, *Alumni Cantabrigienses*, Part II, 1951 などによれば，1854 年の生まれ，72 年の大学入学のようなので，83 年の本書は 29 歳の時の執筆である．外科医で喉頭の疾患を専門としている．彼は 1900 年にはニューヨークに移り，色々なアメリカの医学雑誌の編集者を務め，アメリカ医学協会の機関誌の編集にも関係したりした．

(130) *Ibid.*, pp. 57–58.

(131) W. J. Collins, *Specificity and Evolution in Disease* (London, 1884). コリンズは *ODNB* にエントリーされている．伝記は 36 頁の短いものであるが Arthur Salusbury MacNalty, *Sir William Job Collins : Surgeon and Statesman* (London : Chadwick Trustees, 1949) 肖像あり．

(132) Lloyd G. Stevenson, “Science Down the Drain : On the Hostility of Creation Sanitarians to Animal Experimentation, Bacteriology and Immunology,” *BHM* 29 : 1–26, 1955.

(133) W. J. Collins, “Specificity and Evolution in Disease,” *The Lancet*, 1881 : 812

(134) Charles Creighton は『イギリスにおける流行病の歴史』の著者として知られる．ロンドンにおけるペストの大流行（1665–66 年）を中心に，病名ごとに 7 世紀から 17 世紀半ばの英国全体を扱い，総頁 1500（第 1 巻が 706 頁，第 2 巻が 883 頁）を超える大著で，第 1 章の 19 世紀前半の発疹チフスと終章のアジアコレラが本書に関係する．コレラの記載は 4 度の流行時における感染経路，スコットランド，イングランド，ウェールズの流行地ごとの死亡率などで統計数値以外にはさほど見るべきものがない．ただし 1865–66 年のコレラの流行についてはロンドンの各教区の詳しい死亡率などが示されロンドンの顕著な被害を裏付けているが，全般に病気の科学的，社会学的記述は乏しい．

(135) Collins, *Specificity and Evolution*, pp. 28–29.

(136) ロンドン国際医学大会については，第 5 章を参照のこと．微生物の進化については一般病理学の部門で活発な議論が行われた．コッホの供覧実験についても上記を参照．

(137) エイトキンはネトリーの陸軍医学校病理学教授，F. R. S., *ODNB* にエントリーあり．ただし，記述はきわめて簡略で，総頁数にして 110 頁ほどにもなるこの論文についても言及はない．他の伝記的記述として J. F., “Sir William Aitken,” *PRSL* 55 : xiv–xvi, 1894. 以下は病気の出現をダーウィン進化論で説明しようとした論考である．William Aitken, “Darwin’s Doctorine of Evolution in Explanation of the Coming into Being of Some Diseases,” *Glasgow Medical Journal* 24 (1885) : 98–107, 161–172, 241–253, 354–368, 431–446 ; 25 (1886) : 1–20, 89–113.『グラスゴー医学雑誌』に計 7 回連載されたもので，陸軍医学校の学生に新しい立場からの病理学の紹介を意図したものとしてい

る．伝染病だけでなく，体質的疾患（Constitutional Diseases）の進化についても述べられていたりする．

(138)　バードン-サンダーソン・コレクション（UCL）MS. Add 179/5/57．エスマルヒ博士というのは，Friedrich von Esmarch（1823–1908）のことである．

(139)　ポール・W. イーワルド『病原体進化論——人間はコントロールできるか』池本孝哉・高井憲治訳，新曜社，2002年；橋本一『薬はなぜ効かなくなるか——病原菌は進化する』中公新書，2000年．ジャレド・ダイヤモンド『銃・病原菌・鉄』（上・下，倉骨彰訳，草思社，2000年）では，群居性の家畜の病気が人間の病気へと進化したことが，免疫獲得のうえでの民族の不利・有利の要因であることを1つのテーマとしている．

(140)　手ごろな1冊を挙げるとすれば前注の，橋本一『薬はなぜ効かなくなるか』．

(141)　monomorphism と pleomorphism に関連した文献として，以下に三点を挙げておく．Theobald Smith, "Koch's Views on the Stability of Species among Bacteria," *Annals of Medical History*, new series, vol. 4 : 524–530, 1932 ; Olga Amsterdamska, "Medical and Biological Constraints : Early Research on Variation in Bacteriology," *Social Studies of Science* 17 : 657–687, 1987 ; Milton Wainwright, "Extreme Pleomorphism and the Bacterial Life Cycle : A Forgotten Controversy," *Perspectives in Biology and Medicine* 40 : 407–414, 1997. スミスの論文は，科学史的にコッホを批判したもっとも早い時期の論文である．アムステルダムスカは，コーン＝コッホ・ドグマの歴史的役割を論じている．ワインライトの議論では，ウィルヒョウ，コーン，コッホは単一形態主義の草創期の人物として登場するのみで，大半の議論は20世紀前半を扱っており，いささか詳細に過ぎる内容である．

(142)　Theobald Smith, Ibid., p. 529.

第5章　ロンドン国際医学大会

(1)　大会の全容については William MacCormac, *Transactions of the International Medical Congress*（London : J. W. Kolckmann, 1881), vols. 1–4. 当初世界中に送られた案内状は12万通に達し，日本には日本語で天皇に送られたことが記録されている．以下に見ていくようにこれほどの著名人が一堂に会することは大会史上初のもので，委員会の努力が偲ばれる．Shirley Roberts, *Sir James Paget : The Rise of Clinical Surgery*（London & New York : Royal Society of Medicine Services Limited, 1989), pp. 169–171.

(2)　*The British Medical Journal*（*BMJ*）の歴史については以下を参照．P. W. J. Bartrip, *Mirror of Medicine : A History of the British Medical Journal*（Oxford : Oxford Univ. Press, 1990)．1840年の創刊時は，*Provincial Medical and Surgical Journal* としてスタート．種々の経緯を経て，1857年に誌名を *The British Medical Journal* に変更（Bartrip, *Mirror of Medicine*, pp. 31–33)．『ランセット』と『英国医学雑誌』の引用の比較については，同書123頁参照．なおハートは1868年には本書第3章で述べたハーヴィー医学協会の会長も務め，雑誌の編集者に留まらない広い活躍をしているが，*ODNB* にエントリーがない．

(3)　Bartrip, *Mirror of Medicine*, pp. 141–142.

(4)　Richard B. Fisher, *Joseph Lister 1827–1912*（London : Macdonald and Jane's, 1977), p. 252. アムステルダム大会の全容については "International Congress of Medical Science, Am-

sterdam," *BMJ*, 2, 1879 : 453–466.

（5） Bartrip, *Mirror of Medicine*, pp. 143–144.

（6） 本会議録の冒頭に記載された総頁数である．各巻の頁は，519＋599＋660＋592＝2370となっている．このほかにローマ数字で記載された頁などが付加されたものである．パストゥールの短い招待講演は8月8日にフランス語で行われ，vol. 1, pp. 85–90. 英訳は *The Lancet*, 1881 : 271–272. パストゥールはこの開会式の当日，パジェットの取り計らいで，ハノーヴァー広場ハーウッド・プレイスの彼の自宅に招かれチャールズ・ダーウィンと同席することになった．しかし，運悪くダーウィンは早くに退席し両者は言葉を交わすことなく終わった．パジェットはパストゥールおよびダーウィンと個別に親しい関係を築いており，それぞれの間の多くの書簡が残されている．彼の屋敷は大会期間中，オープンハウスとして開放され多くの客人を迎えたが，1893年に彼が引っ越したあと，ハーウッド・プレイスを占めたのは王立農学協会であった．Stephen Paget, ed., *Momoirs and Letters of Sir James Paget*（London : Longmans, Green, and Co., 1902）, New Edition, pp. 220 & 412.

（7） MacCormac, *Transactions*, pp. 13–21

（8） MacCormac, *Transactions*, vol. 1, p. 37. *The Lancet*, 1881 : 245. フリードリヒ皇太子妃（ヴィクトリア女王の長女）は，1887年皇太子が喉頭がんで気管切開の手術を必要とすることになったとき，イギリスの有名な外科医 Morrell Mackenzie を派遣するよう女王に要請し，ここにドイツ医学界とイギリス医学界の優劣をめぐる確執と論争が生じた．皇太子は一時小康を得たが，1888年2月に気管切開手術が行われ，翌月3月の国王の逝去に伴いフリードリヒはフリードリヒ三世として即位するが，在位わずか99日間で逝去（Bartrip, *Mirror of Medicine*, pp. 83–90）．その後しばらく病気の処置の是非をめぐる論争が続いた．

（9） ダーウィンは皇太子の向かい側，ウィルヒョウとアムステルダム大会で会長を務めたドンデルスとの間に着席させられ，絶え間なくひどい英語で話しかけられ死にそうだったと書き残している．Janet Browne, *Charles Darwin : The Power of Place*（New York : Alfred A. Knopf, 2002）, pp. 485–486. ダーウィンはその晩餐会以外ほとんど医学大会に参加しなかったので，記念集合写真にもバーデット-クーツのパーティーの絵（後出　注14参照）にも彼の姿を認めることはできない．

（10） メダルのデザインと製作は John Tenniel（1820–1914）および Leonard Charles Wyon（1826–91）による．ともに *ODNB* にエントリーあり．テニエルは『パンチ』の風刺画や『不思議の国のアリス』の挿絵で知られ，ワイオンは彫刻家，メダル製作者として有名．

（11） オリジナルについては MacCormac, *Transactions*, vol. 1, pp. 22–37. 講演はドイツ語で行われたが，8月6日の『ランセット』で，英訳を読むことができる．Rudolf Virchow, "Value of Pathological Experiment," *The Lancet*, 1881 : 210–216. なおウィルヒョウについては E. H. アッカークネヒト『ウィルヒョウの生涯――19世紀の巨人：医師・政治家・人類学者』（舘野之男他訳，サイエンス社，1984年）を参照されたい．

（12） MacCormac, *Transactions*, vol. 4, pp. 401–416.

（13） W. F. Bynum, *Science and the Practice of Medicine in the Nineteenth Century*（Cambridge : Cambridge Univ. Press, 1994）, p. 142. ちなみにアムステルダム大会は500名ほどの規模であった．

（14）*Ibid.*, p. 144. 趣向を凝らしたパーティーの中でもバーデット-クーツ女性男爵（慈善活動により男爵の爵位を授与された婦人）のガーデンパーティーは，画家 Archibald Preston Tilt による絵画の存在によってとくに名高いものである．彼女は，母方の祖父で銀行家のトマス・クーツからの莫大な遺産を相続しイギリス随一の慈善家として知られた．37 歳のときに 78 歳のウェリントン公爵に恋してプロポーズするも叶わず，独身を通した末に 1881 年 67 歳で慈善活動の助手（30 歳）と結婚して世間を驚かせた．結婚後間もないパーティーは，それだけでも話題になった．参加者 100 名ほどを描き込んだ絵画の詳細については以下を参照．Alex Sakula, "Baroness Burdett-Coutts' Garden Party : The International Medical Congress, London, 1881," *Medical History* 26 : 183–190, 1982.

（15）ハーヴィー彫像の除幕式については，以下を参照のこと．Nicolaas A. Rupke, *Richard Owen : Victorian Naturalist*（New Haven : Yale Univ. Press, 1994), pp. 345–346. フォークストンは，イギリス海峡に面しドーヴァーのすぐ西側にある．エクスカーション当日は，サウス・イースタン鉄道会社が特別列車を運行させた．ハーヴィーの彫像は，王立内科医協会と外科医協会の出資，さらに個人としては内科医協会前会長のジョージ・バローズ出資によるものであった．Richard Owen, "An Address, Unveiling the Statue of Harvey, and Its Presentation to the Town of Folkestone," *BMJ*, 2, 1881 : 286–289. オウエンの講演は補筆の上で出版された．Richard Owen, *Experimental Physiology : Its Benefits to Mankind with an Address on Unveiling the Statue of William Harvey at Folkestone, 6th August 1881*（London, 1882).

（16）MacCormac, *Transactions*, vol. 1, pp. 85–90. *The Lancet*, 1881 : 271–272. *BMJ*, August 13, 1881 : 283–284.『英国医学雑誌』掲載の英語については，『タイムズ』紙の英訳が正確であったのでそれを利用して掲載したと欄外に記載されている．

（17）プイイ・ル・フォールの公開実験については，パストゥールの伝記で必ず記される劇的な出来事である．『タイムズ』のフランス特派員も公開実験に招待され，現地に赴いて詳細を見聞し，6 月 3 日に記事を掲載している．*The Times*, 3 Jun., 1881, pg. 5. あらかじめ炭疽菌ワクチンを接種したヒツジやウシなどが無事で，接種しなかった家畜は多くが死んだ．6 月 2 日に結果を見に出向いたパストゥールは，彼の完全勝利を祝す大歓呼に迎えられた．

（18）パストゥールはイギリスの生体解剖反対論者からは宿敵のようにみなされてきた人物であるが，様々な場面で彼の配慮を窺い知ることができ，イギリスとフランスの関係は悪いものではない．第 III 部でも見るようにフランス調査団の資料などをイギリスは借り受けているし，終章で見る狂犬病の治療は全面的にパストゥールに負うことになる．確かに天然痘の予防はジェンナーの不滅の功績であるが，ジェンナーは天然痘の弱毒化された事例を牛痘に見出し応用でき，病気の実体には踏み込まないで成果を上げることができた．天然痘の場合は，病原はウィルスなので，牛痘を利用しないとなると開発は絶望的な困難さである．鶏コレラと炭疽菌は細菌であり，同じことをウィルスで行うのはきわめて困難である．のちにパストゥールがウィルスを病原とする狂犬病の予防ワクチンを開発する際に強いられた辛苦とは，同列には語れないものがある．

（19）『タイムズ』紙の英訳の迅速かつ正確さについては先の注で述べた．パストゥールの講演に対する大会会長パジェットのコメントは，MacCormac, *Transactions*（注 16）の

講演最後の90頁に掲載されていて，彼の功績をかなり限定的に家畜について語るに終わっているが，『タイムズ』紙の方は，10行ほどでパジェットのコメントを要約した後に，はっきりとhuman vaccinationという言葉を出して，近い将来における人間の病気に対するワクチン開発への期待を付け加えている．

(20)　Bynum, *Science and the Practice*, p. 144. フェリアーはバードン-サンダーソンと共に仕事をしていた時期がある．第4章第二節を参照．

(21)　Lori Williamson, *Power and Protest : Frances Power Cobbe and Victorian Society*（London : Rivers Oram Press, 2005）, pp. 141-142. Fisher, *Joseph Lister*, pp. 221-222によれば，こうした事態を受けて国際大会の翌年1882年3月には主だった医学者たちでAssociation for the Advancement of Medicine by Research（AAMR）が組織され，ジェンナーを議長に，バードン-サンダーソン，フォスター，パジェット，リスターらが参加して，医学者側の自衛に協力することになった．錚々たる参加者で繰り広げられたロンドン医学大会であるが，Bynum, *Science and the Practice*, pp. 144-145の以下の指摘は興味深い．というのは1881年の時点で，参加者となる資格をもった女性は数多くいたにもかかわらず，女性の参加が認められなかったからである．43名の女性医学関係者からの抗議にもかかわらず，組織委員会は女性の参加を拒んだのである．（*The Lancet*, August 13, 1881 : 290.）バイナムは1つの可能性として，上述の例は場外のことであるが，生体解剖反対勢力による直接的な妨害を危惧してのことであったと推測している．バイナムはそれ以上のことに立ち入っていないが，女性医師の立場は微妙である．コブは女性医師に，唯物論的な生体解剖者，男性医師に対する防波堤となってほしいと望んだが，必ずしもそういかなかった．また女性の医学分野への参入を積極的に支持することと，生体解剖禁止とは必ずしも折り合わない面があった．Mary Ann Elston, "Women and Anti-vivisection in Victorian England, 1870-1900," in Nicolaas A. Rupke, ed., *Vivisection in historical perspective*（New York : Croom Helm, 1987）, pp. 259-294.

(22)　北のカーライルに対し，南はロンドン郊外のクロイドンの屎尿灌漑が有名である．ここは1874年の腸チフスの大流行と結び付いて，ジョン・ティンダルとアルフレッド・カーペンターとの間で屎尿と病気の原因をめぐって論争になるが決着せぬまま，屎尿灌漑のモデル農場として発展してきていた．A. S. Eve & C. H. Creasey, *Life and Work of John Tyndall*（London : Macmillan, 1945）, pp. 195-197. 屎尿灌漑と腸チフスの関係はどこまでクロイドンの過去に遡るのかは定かではないが，1937年11月にクロイドンで起ったチフスの大流行は細菌学の有名事例として論じられる．Rosemary Wall, *Bacteria in Britain, 1889-1939*, London : Pickering & Chatto, 2013.

(23)　MacCormac, *Transactions*, vol. 1, pp. 109-132.

(24)　委員長はロンドン病院外科医ハッチンソン（Jonathan Hutchinson 1828-1913），書記はセント・トーマス病院外科助手のクラットン（Henry Hugh Clutton 1850-1909）で両名とも*ODNB*にエントリーあり．委員会は彼らの他に，委員8名を加え10名で構成された．

(25)　大会博物館委員会委員長のハッチンソンは，生きた患者の展示を新しい試みとして紹介しており，大会期間中毎朝，展示開始のアナウンスで会場は見学者で一杯と報告している．ベルトローさんは，顔の表情もリアルに製作され一糸纏わず横たわり患部である左肩と左脚を晒している．さらに展示物には彼女の骨格標本と，病状のステージ

ごとに写された写真も展示され，大会終了後は，セント・トーマス病院博物館に寄贈されたという．石原あえか『科学する詩人　ゲーテ』（慶應義塾大学出版会，2010年）に蠟製標本が医師の疾患教育に広く用いられている様子が描かれている．

（26）　MacCormac, *Transactions*, vol. 1, pp. 289–293. クレープスはドイツの病理学者・細菌学者で，1883年に彼が発見したジフテリア菌は，のちにレフラーによって分離され，Klebs-Löffler bacillus として知られる．理論的には優れていたが，実験手法は劣っていた．

（27）　1878年のロンドン疫学協会の例会で発表された論文の中でも，次の2点（4月と12月）はウィルクスの念頭にあったのではないかと思われる．R. Thorne-Thorne, "Remarks on the Origin of Infection," *Transactions of the Epidemiological Society of London*, vol. 4, 1882, pp. 234–246 ; Hubert Airy, "On Infection Considered from a Darwinian Point of View," *ibid*., pp. 247–261.

（28）　MacCormac, *Transactions*, vol. 1, pp. 311–319.

（29）　ウォーボーイズは，外科医は細菌の形態や機能の研究よりも，殺菌の最良の方法を知ることに最大の関心を向けていたために細菌学分野では一歩出遅れる傾向があったことを指摘し，それにもかかわらずチェイニとオグストンがイギリス1880年代前半の細菌学のリーダーであったと評価している．細菌学はその後，内科医，公衆衛生学者，病理学者の手に委ねられていくことになるのである．Michael Worboys, *Spreading Germs : Disease Theories and Medical Practice in Britain, 1865–1900* (Cambridge : Cambridge Univ. Press, 2000), pp. 170–171.

（30）　MacCormac, *Transactions*, vol. 1, pp. 320–321.

（31）　*Ibid*., p. 321.

（32）　*Ibid*., p. 321.

（33）　*Ibid*., p. 322.

（34）　国際医学大会以降における注目すべき本としてミリカンとコリンズの著書がある（本書第4章第二節3項）．

（35）　MacCormac, *Transactions*, vol. 1, pp. 311–312. トーマス・D・ブロック『ローベルト・コッホ』長木大三・添川正夫訳，シュプリンガー・フェアラーク東京，1991年．わずか2頁ながら第13章「ロンドンでの会合」が立ててあり，リスターの記録を通して供覧の概要がわかる．なお写真が真実を伝えるものとして評価されるには，それなりの時間を必要とした．2000年に筆者が招聘したベルリンのコッホ研究者ミュンヒ氏は，来日時の講演で，当時の状況を次のように説明した．今日であれば，写真は結果の視覚化として信頼され，病気の発生場所や時間に拘束されない．しかしコッホが結核菌を突き止めた1882年3月では，写真では信用されず，証拠を示すために彼は顕微鏡を携行せねばならなかったという．ランヒルト・ミュンヒ「講演：ローベルト・コッホ　初期の微生物学をめぐる国際協力」河野夏樹訳，小川眞里子解題『生物学史研究』67 : 53, 2001．最新の製版技術を導入して写真を多用したイギリス最初の学術書を出版したダーウィンの場合も示唆的である．彼は1872年出版の『人間と動物における情動の表出』で写真の使用について，著作冒頭の挿絵リストに以下の断り書きを入れている．「これら七枚のヘリオタイプによって作成された写真表に登場する人物写真の数枚は，ネガからではなく写真から複製されたものである．そのためやや不鮮明であるが，それらは実物に忠実な複製であり，いかに注意深く作成されたに

せよ描かれたものよりは，私の目的にいっそう適っている.」ところが，彼の意図を十分に理解しない写真家は，本物の写真ではなく，写真をもとに鮮明な絵を描いてから撮影し直して挿絵として提供してしまった．当時の写真家にとって，そもそも色が再現しないこと自体が写真の不十分性であって，手を加えることによる改竄という意識は希薄のようだった．真実を知ったダーウィンが元に戻させたことは言うまでもない．拙稿『甦るダーウィン』岩波書店，2003年，第4章参照のこと．1881年コッホ擁護派の人々（作家のアーサー・コナン・ドイルも）は，コッホの写真が，病気を引き起こす菌の実在性を確立し，バクテリアという明確な生物種の存在を証明してくれることを願った．タッカーは391頁で「コッホの写真を用いた実験が，イギリスの多くの研究者も含め国際的な研究者とのつながりを強めることになった」として，その後に1876年コッホはロンドンを訪れダーウィンとティンダルに会ったと記述しているが，これはコーンの訪問の誤りである．Jennifer Tucker, "Photography as Witness, Detective, and Impostor : Visual Representation in Victorian Science," in Bernard Lightman, ed., *Victorian Science in Context*（Chicago : The Univ. of Chicago Press, 1997), pp. 378–408.

(36) "Dr. Koch's Demonstration on the Germ Theory," *Medical Times and Gazette*, vol. II, 1881 : 227–228.

(37) *Etiology of the Traumatic Infective Disease* はワトソン・チェイニが翻訳したものである．シデナム協会のためにチェイニが編纂したのは，*Bacteria in Relation to Disease* および *Suppuration and Septic Disease* の二点である.

(38) MacCormac, *Transactions*, vol. 2, pp. 486–497.

(39) Professor Spiegelberg, "Antisepsis in der Geburtshülft," MacCormac, *Transactions*, vol. 4, pp. 386–387.

(40) 九名の発言者の頁をまとめて示す．MacCormac, *Transactions*, vol. 4, pp. 388–392.

(41) R. S. Fancout Barnes（1849–1908）イギリス産科病院の医師.

(42) Graily Hewitt（1828–93）はUCLの助産と婦人医学の教授である．彼の1863年出版の *The Diagnosis, Pathology, and Treatment of Disease of Women* は1882年には第4版を数えており，独語版や伊語版も出版されている．1863年以降において影響力の大きい医師であるが，彼の著作の索引を見る限り4版ともゼンメルワイスの名前は出てこない.

(43) Arthur Wellesley Edis（1840–1893）は，ミドルセックス病院の産科助手で，この1881年に *Diseases of Women* を出版している.

(44) MacCormac, *Transactions*, vol. 2, p. 373

(45) MacCormac, *Transactions*, vol. 2, pp. 368–369.

(46) MacCormac, *Transactions*, vol. 4, pp. 401–570. ちなみにアムステルダム大会では，State Medicine という部会名は使われないで Public Medicine であった．なお『ランセット』にも若干圧縮された記録あり．John Simon, "Address on Public Medicine," *The Lancet*, August 20, 1881 : 321–324.

(47) シモンは1876年をもって地方自治庁を退職し，行政官の傍ら継続してきたセント・トーマス病院の外科医の仕事も同時に退いた．中央医学評議会の有力メンバーとして活躍し，オクスフォード，ミュンヘン，ケンブリッジ，エディンバラ，ダブリンから名誉学位を贈られてもいる.

(48)　ここに名前を挙げた人物はいずれも第III部に関係する．ド・ショーモンとシェヴァーズについては第7章の「報告書検討委員会メモ」を参照のこと．ネトリーは，サウサンプトンに隣接する町で，クリミア戦争後，外海からのアクセスを考慮して王立ヴィクトリア病院が建設された．これはクリミア戦争中の対応の失策に対する深い憂慮からヴィクトリア女王の強い願望でもあった．1856年の定礎式には女王をはじめパーマストン首相やナイチンゲールも列席．それに伴って1863年チャタムのフォート・ピットから陸軍学校も移設された．第2次世界大戦もしばらくその威容を誇っていたが，徐々に使われなくなり1958年閉鎖，1963年焼失．

(49)　MacCormac, *Transactions*, vol. 4, p. 401. これらの人物に関しても，第III部参照．

(50)　MacCormac, *Transactions*, vol. 4, pp. 401–416.

(51)　ダーウィンはロマーニズに宛てた1881年9月の手紙で，生体解剖の必要に言及したシモンの講演を絶賛した．Francis Darwin, ed., *Life and Letters of Charles Darwin*（London : John Murray, 1887), vol. 3, p. 210. ダーウィンは晩餐会以外は会場に足を運んでいないようなので，後に医学雑誌の掲載記事でシモンの講演内容を知ったのであろう．シモンは1876年にセント・トーマス病院の常勤外科医の職を退き，その後役職は務めても，いわゆる勤務につくことはなく，十分な時間を使って動物虐待防止法について抵抗を展開していた．Royston Lambert, *Sir John Simon 1816–1904 and English Social Administration*（London : Macgibbon & Kee, 1963), p. 582 によれば，“No sooner had he left the civil service than he took a prominent part in the scientific agitation against the Cruelty to Animals Act of 1876,” とされている．

(52)　次の鶏コレラのことに関係するが，この菌の培養に最初に成功したのはトゥーサンである．彼からこれを提供されてパストゥールは間もなく最初のワクチンを開発したのである．パストゥールの業績が比較的無名の獣医師たちの功績があってこそのものであることは，ようやく近年認識されるようになったとウィルキンソンは述べている．Lise Wilkinson, *Animals and Disease : An Introduction to the History of Comparative Medicine*（Cambridge : Cambridge Univ. Press, 1992), pp. 154–156.

(53)　MacCormac, *Transactions*, vol. 4, p. 410. CD法（Contagious Diseases Act)(27&28, Vict., c. 85）については序章でも触れた．1864年に制定されたが，これについてはジョセフィーヌ・バトラーが，ナイチンゲールの支援を受けて，1869年にCD法の廃止を求める婦人国家協会を創立した．理由は，性病拡大に果たす男性の役割を無視した不公正で一面的な法であったからであった．

(54)　グリーンフィールドについては第4章第一節（1）の最後で言及した．『ランセット』『王立農学協会紀要』などに多くの論文があり，この国際医学大会のあと，エディンバラ大学一般病理学教授に就任．たとえば，次の炭疽病に関する論文にも多くの動物実験が見られる．W. S. Greenfield, “Report on an Inquiry into the Nature, Causes, and Prevention of Splenic Fever, Quarter-Evil and Allied Diseases, made at the Brown Institution.” *Journal of the Royal Agricultural Society of England*, 2nd series. 14 : 273–311, 1878. 炭疽菌の弱毒化によるワクチン開発は，1881年のパストゥールによる，プイイ・ル・フォールでの炭疽病免疫の公開実験があまりに有名で，グリーンフィールドらの努力は顧みられなくなっていると言える．パストゥールの演出の上手さは，イギリスの科学者には望むべくもない．

(55)　シモンの講演にはnote Aとnote Bが付されている．前者はロンドンを襲ったコレラ

の流行について．後者は生体解剖反対運動に関係して王立委員会のことに触れている．MacCormac, *Transactions*, vol. 4, pp. 415–416.

（56） MacCormac, *Transactions*, vol. 4, p. 413. 旧約聖書に記された話を捩ったもの．「ペリシテ人に目を潰されるサムソン」はレンブラントの宗教画としても有名であるし，サン＝サーンス作曲の歌劇「サムソンとデリラ」（デリラはサムソンを誘惑した娼婦）も有名である．

（57） MacCormac, *Transactions*, vol. 4, p. 414.

（58） John Simon, *English Sanitary Institutions, Reviewed in Their Course of Development, and in Some of Their Political and Social Relations*（London, Paris, New York and Melbourne : Cassell & Company, 1890), pp. 353–432.

（59） G. Rosen, *A History of Public Health*（Baltimore : Johns Hopkins Univ. Press, 1993 edition), pp. 270–319 ; Worboys, *Spreading Germs*, p. 234. ローゼンの著作は元は1958年の出版ながら93年にElizabeth Fee, “Public Health, Past and Present : A Shared Social Vision” およびEdward T. Morman, “George Rosen, Public Health, and History” を加えた増補版が出版され30年間余りのギャップを補っている．原著は530頁を超える大著ながら邦訳がある．ただし一言加えるなら，イギリスは病気を引き起こす実体と人間の関係も一意的に決まるものとは考えておらず，培養環境によって細菌は変化しうるし，当事者の体質という環境によって細菌と人間との関係にも違いが生じるという見方を保持していたと見られる．

（60） Worboys, *Spreading Germs*, pp. 234–236.

（61） Sakula, “Baroness Burdett-Coutts’Garden Party,” p. 184では，The Congress proved to be a landmark in the general acceptance of the role of the new science of bacteriology in medicine, surgery, and public healthと表現されている．

（62） *Vivisection in Historical Perspective* の編者で，自身もイギリス1880年代初期の生体解剖擁護について一章を寄稿しているニコラス・ラプケは，イギリスの主だった雑誌における1870–90年の20年間について，生体解剖をめぐる賛否両論を含む論争の強さを独自の指標に基づいてグラフ化している．それによると，ピークは二か所認められ，すなわち動物虐待防止法制定の1876年と国際医学大会開催の81年である．そして81年以降論争は終息していくことが見て取れる．Nicolaas A. Rupke, “Pro-vivisection in England in the Early 1880s : Argumenta and Mortives,” in Rupke ed., *Vivisection*, pp. 188–208.『英国医学雑誌』『ランセット』『ネイチャー』『隔週評論（*Fortnightly Review*)』『医事週報』『一九世紀』がほぼ同じ傾向を示すことが指摘されている．ラプケは，1881年国際医学大会を組織的な生体解剖擁護の出発点と位置づけている．

（63） G. M. Humphry, *Vivisection : What Good Has It Done?*（London : Kolckmann, 1882), 10pp.

（64） Paget, “Vivisection : Its Pains and Its Uses, Part I,” *Nineteenth Century* 10 : 920–930, 1881 ; Owen, “Part II,” *Ibid.* : 931–935 ; Wilks, “Part III,” *Ibid.* : 936–948.

（65） Bynum, *Science and the Practice*, p. 145.

（66） Sakula, “Baroness Burdett-Coutts’ Garden Party,” p. 188. Herbert Rose Barraud（1844/5–1896）は*ODNB*にエントリーあり．セント・ジェイムズ・ホールの内装を活かしたこの記念写真はバロードの代表作である．

(67)　拙稿「創られた絵画――リービッヒとイングランド王立農学協会」『化学史研究』34(3)：137–152, 2007. Mariko Ogawa, "Liebig and the Royal Agricultural Society Meeting at Bristol, 1842," *Ambix* 55(2)：136–152, 2008.

(68)　David Bryson Delavan, *The Social History of the Eighth International Medical Congress* (New York & London：Putnam's Son, 1885)；*Verhandlungen des X. Internationalen Medicinischen Congresses：Berlin, 4–9. August 1890*, Bd. 1–5 (Berlin：August Hirschwald, 1891–92). 1890年のベルリン国際医学大会はウィルヒョウの司会のもと，コッホが開会の辞を述べたのであるが，彼はその最後のところで「生体内で結核の侵攻をくい止めることが可能な物質が存在することが確証された」という世界を驚かす発言を行った.『人と細菌』の著者ダルモンが「微生物学における最大の錯覚」と呼ぶ，コッホの勇み足の発端をなす表明であった. これこそ本書のテーマ「病原菌と国家」の鮮やかな1事例と言えるものであろう. それは結核の治療薬ではなく，後にツベルクリンと命名されて結核感染診断用の薬剤として用いられることになるものである. コッホがそのような暴挙に出た背景には，フランスとドイツの国家の威信を賭けた戦いがあり，それがために少なからぬ犠牲者を出すことになった. 詳しくはダルモン『人と細菌――17–20世紀』寺田光徳・田川光照訳，藤原書店，2005年，第21章. 並み居る競争相手を押さえて，どの時点で研究成果を発表するかという問題は，いつの時代でも難しい問題である. 慎重すぎて，先を越されては元も子もないからである. ちなみに，コッホの発表時点でその裏付けの不十分性を指摘したのは，アーサー・コナン・ドイルだという. 本書終章で紹介するパストゥールと狂犬病ワクチンについても，結果は真逆であるが若干似通った面を指摘できよう.

第6章　コレラとスエズ運河

(1)　19世紀の伝染病としては結核，黄熱病，腸チフスなど他にもたくさん挙げられるが，流行の規模の大きさや病状の激しさなどからコレラがまず挙げられるべきであろう. 実際長期的なスパンで死亡者数を比較するとエジプトなど腸チフスの犠牲者の方がコレラを上回っているが，比較的エンデミックな病気である腸チフスは国際的な論争の的になることはほとんどなかった. Philip D. Curtin, *Disease and Empire：The Health of European Troops in the Conquest of Africa* (Cambridge：Cambridge Univ. Press, 1998), chapter 5：Typhoid and the Egyptian Garrison. コレラ大流行6度という数え方には，イギリスにも流行が及んだ最初の4回のコレラ流行と，注5で言及するハンブルクでの大流行とナポリでの大流行を指している. 本章で取り上げるエジプトでのコレラ大流行の余波は，地中海沿岸域にも及んだが，これは従来カウントされていない.

(2)　見市雅俊『コレラの世界史』晶文社，1994年，11頁.

(3)　コレラの歴史的研究としてまず挙げなければならない歴史的研究の古典は，Nottidge C. Macnamara, *A History of Asiatic Cholera* (London, 1876). その他に同時代のものを挙げるなら，J. M. Cuningham, *Cholera：What Can the State Do to Prevent it?* (Calcutta, 1884)；E. Klein, *The Bacteria in Asiatic Cholera* (London：Macmillan and Co., 1889). その後の研究については枚挙不可能である. すぐ後に言及するエヴァンズとスノードンもその事に触れている. 彼らのテーマの選択が1880年代以降であるのもそのような研究の偏りを是正しようとする意図の反映である. Richard J. Evans, *Death in Hamburg：Society and Politics in the Cholera Years 1830–1910* (London：Penguin Books,

1987）; Frank. M. Snowden, *Naples in the Time of Cholera 1884–1911*（Cambridge : Cambridge Univ. Press, 1995）. ヨーロッパのコレラの流行を扱った邦文文献としては，見市雅俊・高木勇夫・柿本昭人・南直人・川越修『青い恐怖　白い街』平凡社，1990年；柿本昭人『健康と病のエピステーメー――十九世紀コレラ流行と近代社会システム』ミネルヴァ書房，1991年；見市『コレラの世界史』など．

（4）　チャドウィックの仕事については本書第1章を参照．基本文献は以下の通り．村岡健次「病気の社会史」角山栄・川北稔編『路地裏の大英帝国』平凡社，1982年，89–114頁；見市雅俊「衛生経済のロマンス」阪上孝編『1848――国家装置と民衆』ミネルヴァ書房，1985年，77–116頁；John Snow, *Snow on Cholera*（New York, 1965）; Margaret Pelling, *Cholera, Fever and English Medicine 1825–1865*（Oxford：Oxford Univ. Press, 1978）; Jean-Pierre Goubert, trans. by Andrew Wilson, *The Conquest of Water : The Advent of Health in the Industrial Age*（Cambridge : Polity Press, 1986）; Christopher Hamlin, "Politics and germ theories in Victorian Britain : the Metropolitan Water Commissions of 1867–9 and 1892–3," in Roy MacLeod, ed., *Government and Expertise*（Cambridge：Cambridge Univ. Press, 1988）, pp. 110–127 ; Idem, *A Science of Impurity*（Berkeley and Los Angeles : Univ. of California Press, 1990）; Idem, *Public Health and Social Justice in the Age of Chadwick*（Cambridge : Cambridge Univ. Press, 1998）.

（5）　Evans, *Death in Hamburg* ; Snowden, *Naples in the Time of Cholera.* スノードンは1884年のナポリのコレラ流行も扱っていてその点は本章と重なる面もあるが，主眼は90年代以降である．この2つの大作は，病気の社会史，政治史のすぐれた著作である．

（6）　David Arnold, *Colonizing the Body : State Medicine and Epidemic Disease in Nineteenth-Century India*（Berkeley, 1993）; Mark Harrison, *Public Health in British India : Anglo-India Preventive Medicine 1859–1914*（Cambridge : Cambridge Univ. Press, 1994）; Jeremy D. Isaacs, "D. D. Cunningham and the Aetiology of Cholera in British India, 1869–1897," *Med. Hist.* 42 : 279–305, 1998. アーノルドやハリソンの労作は，長年のインド現地調査の成果である．しかし彼らもきわめて重要な資料を見落としていることが，本書で明らかにされる．これはインドの国立公文書館のシステムに問題がある．あまりに杜撰な文書管理のために，資料の発掘はまったくの運任せの面があるからである．

（7）　コッホの条件については多くの微生物学の本に記載がある．(1)同じ病気の場合，つねに同じ微生物が存在しなければならない．(2)それは罹病した宿主から分離され，純粋培養できなければならない．(3)純粋な微生物を健康な宿主に接種すると，同じ特定の病気が発生しなければならない．(4)実験的に感染させた宿主から再びその微生物を取り出すことができなければならない．条件(3)まで記して(4)を記さない例も多い．H. ゲスト『微生物の世界』高桑進訳，培風館，1991年，120頁．

（8）　William Coleman, "Koch's Comma Bacillus : The First Year," *Bull. Hist. Med.* 61 : 315–342, 1987. コールマンは自分の論文の note 30 で「イギリスは何をしていたかを問わなければならない．少なくとも流行の始まりについてはほとんどわからない．大英帝国は二つのコレラ流行地であるインドを領有し，エジプトを制圧したところだった」と述べている．Michael Worboys, *Spreading Germs : Disease Theories and Medical Practice in Britain, 1865–1900*（Cambridge : Cambridge Univ. Press, 2000）. ウォーボーイズは第七章で "Cholera, 1880–1900"（pp. 247–254）としてエジプトのコレラの流行を扱っており，医学関係の雑誌からの資料の読みは綿密であるが，もう一歩踏み出せないで

いる．

（9） たとえばエジプトのコレラ調査については *Despatch* (*sic*) *from Sir Edward Malet Inclosing a Report by Surgeon-General Hunter on the Cholera Epidemic in Egypt*. BPP 1883 [C. 3732 ff.] LXXV. コレラに関する議会文書が数多く存在するのに対し，腸チフスに関する文書はほとんどない．フィリップ・カーティンの研究に拠れば，1880年代半ばにおいてエジプト駐屯地における腸チフスはイギリス帝国全体で最悪の状況であったという．これは腸チフスが比較的地域限定的な流行病であることに関係している．被害の大きさにもかかわらず腸チフスよりもコレラにイギリスの力が入るのは，その世界流行的特質に負っている．すなわち検疫にどう抵触するかが問題なのである．

（10） "The Official Refutation of Dr. Robert Koch's Theory of Cholera and Commas," *QJMS* 26 : 303–316, 1886.

（11） 1885年6月にグラッドストン内閣からソールズベリー内閣に交替し，インド大臣もキンバリー伯爵（John Wodehouse）からランドルフ・チャーチルに交替した．

（12） "Official Refutation," p. 316.

（13） Norman Howard-Jones, *The Scientific Background of the International Sanitary Conferences 1851–1938* (Geneva, 1975)（ノーマン・ハワード＝ジョーンズ『予防医学のあけぼの』室橋豊穂訳，日本公衆衛生協会，1984年）. 国際衛生会議を網羅的に扱ったもので，第III部に関係するのはローマ国際衛生会議の部分である．クラインとギビースの報告書に簡単に触れている．Anne Hardy, "Cholera, Quarantine and the English Preventive System," *Med. Hist*. 37 : 250–269, 1993. ハーディは主として1850年以降のイギリスのコレラ対策を扱い，国内でエジプトのコレラについてどのように対処したかに触れている．

（14） パーマストンの頑なな態度については，以下を参照．ジョン・パドニー『スエズ――レセップスの運河』弓削喜治訳，フジ出版社，1987年，第4章．引用は122頁，124頁，128頁．引用しても文意が通じるように僅かな変更をした．

（15） 議会におけるスティーヴンソンの議論は，スマイルズの次の著作の該当ページの脚注にも掲載されている．Samuel Smiles, *The Life of George Stephenson and His Son Robert Stephenson* (New York, 1868), pp. 484–485. ここでは，スティーヴンソンはナイル河が河口域に運び出す土砂の量が大きく，港がすぐに使えなくなるという危惧も語っている．

（16） パドニー『スエズ』130頁．

（17） パドニー『スエズ』128頁．L. T. C. Rolt, *George and Robert Stephenson* (Penguin Books, 1960), pp. 326–327.

（18） 横山三四郎『ロスチャイルド家』講談社現代新書，1995年，31–39頁；パドニー『スエズ』第12章，運河債，297–313頁．ロスチャイルド家に招かれた夕食中に，イスマイル・パシャが所有するスエズ運河株の全て（全体の44%）を売りに出したとのニュースを知らされたベンジャミン・ディズレーリは，イギリス政府を担保にライオニール男爵から400万ポンドを用立ててもらうことになった．1875年11月26日の『タイムズ』の紙面は当時の紙面作りの習慣でいとも平静なものであったが，「本日いささか驚くべき発表があります．イギリス政府はエジプト副王のスエズ運河株を総額400万ポンドで買い取り，エジプト政府はロスチャイルド家に一覧払いで要求する権

限を授与されている.」と報じた.

(19) 外務大臣ダービーは，ヴィクトリア時代中期に3度首相を務めた第14代ダービー伯爵の長男で，第15代ダービー伯爵である．第2次ディズレーリ内閣の外務大臣を務めるが，78年ディズレーリの帝国主義政策に反対して辞任した．William F. Monypenny and George E. Buckle, *The Life of Benjamin Disraeli, Earl of Beaconsfield*, vol. 2. 1860–1881（London : Murray, 1929), p. 785.

(20) Daniel R. Headrick, *The Tentacles of Progress : Technology Transfer in the Age of Imperialism, 1850–1940*（New York & Oxford : Oxford Univ. Press, 1988), pp. 25–29.（邦訳：ヘッドリク『進歩の触手――帝国主義時代の技術移転』原田勝正ほか訳，日本経済評論社，2005年）；木谷勤『帝国主義と世界の一体化』山川出版社，1997年，41頁.

(21) イギリス政府とスエズ運河株式会社との合意文書は *Copy "of Heads of Agreement between the Representatives of Her Majesty's Government and the President of the Suez Canal Company,"* BPP 1883 HC249 LXIV 805, pp. 2–3. 経過の詳細については *Correspondence respecting the Suez Canal*, BPP 1883［C. 3698］LXXXIV 341, pp. 1–46. 結局は既存運河の浚渫・拡張によって対処した．1887年には照明が整備されて，夜間通行により混雑緩和が図られた.

(22) D. A. Farnie, *East and West of Suez : The Suez Canal in History 1854–1956*（Oxford : Clarendon Press, 1969), chap. 19.

(23) Farnie, *Ibid.*, pp. 353–354. たとえば1879年から80年にかけて冷凍肉40トン，屠殺処理済の牛70体，羊500体が64日間かけてロンドンに到着し，現地オーストラリアの3倍の値段で売買された．1881年1月にはメルボルンから100トンのバターがロンドンに64日間で到着．またイギリスからも冷凍魚がメルボルンへ運河経由で積み出された．本格的な急速冷凍技術の開発は1933年となるが，運河経由で冷凍食品の流通は十分に引き合うものとなっていた.

(24) 君塚直隆「グラッドストンとスエズ運河」『史苑』52(1) : 46–67, 1991の終章として「グラッドストンのエジプト政策」が設けられ，アラービー・パシャの乱に対する首相グラッドストンの対処が克明に論じられている．どちらかと言えば筆者はディズレーリが帝国主義的で，グラッドストンは反帝国主義的イメージを持っていたのであるが，君塚論文で大いに啓発された．なおイギリスの作家フォースターにアレクサンドリア大砲撃を記した短いエッセーがあることを付記しておく．E. M. フォースター『アレクサンドリア』中野康司訳，ちくま学芸文庫，2010年.

(25) *Extract from a Despatch*（*sic*）*from Earl Granville to Her Majesty's Representatives at Paris, Berlin, Vienna, Rome, and St. Petersburgh, Dated January 3, 1883, respecting the Suez Canal, &c*, BPP 1885［C. 4305］XIV 983.

(26) Curtin, *Disease and Empire*, chap. 5 : Typhoid and the Egyptian Garrison. 腸チフスは今日の日本においても散発的な報告事例は珍しくない.

(27) 検疫制度と反接触理論については，Erwin H. Ackerknecht, "Anticontagionism between 1821 and 1867," *BHM* 22 : 562–593, 1948. この論文についてはその後批判も少なくない．Roger Cooter, "Anticontagionism and History's Medical Record," in Peter Wright and Andrew Treacher, ed., *The Problem of Medical Knowledge*（Edinburgh, 1982), pp. 87–108 ; Gerry Kearns, *The Cholera Test in Nineteenth Century Britain, Liverpool papers in Human Geography Working Paper No. 20*（Liverpool, 1986).

（28）　Hardy, "Cholera," pp. 250–269.

（29）　これらのコレラの流行については Pelling, *Cholera*；R. Thorne-Thorne, *The Progress of Preventive Medicine during the Victorian Era*（London, 1888）.

（30）　*Reports respecting Cholera in Egypt*（July 9–August 14, 1883）, Confidential（4863）, Printed for the use of the Foreign Office, October 1883. 記録はエジプト領事のクークソンから外務大臣への報告が，7月9日に受理されたところから始まる．これを受けてグランヴィルはエジプト総領事マレットにコレラ制圧のための全面支援を申し出ている（p. 9）．グランヴィルからはインドへも手が回され，インド総督リポン侯爵（George Frederick Samuel Robinson）から，40名の病院スタッフの派遣の申し出も伝えられた（p. 88）．ハンター到着後は，彼の意見と外務大臣の意向を摺り合わせる確認が行われていることがわかる．インド総督リポン侯爵は自由党きってのインド通で，自由党政権下で陸軍大臣やインド担当大臣を歴任し，1880年6月からインド総督に就任，1884年12月にダファリン伯爵と交代した．

（31）　"Indignation contre l'Angleterre," *Le Moniteur Universel*, 17 July, pp. 1–2, 1883.

（32）　*Ibid.*, pp. 1–2.

（33）　委員会の出席者はディルク，ヴァーノン-ハーコート，ジェンナー，庶民院議員ライアン・プレイフェア，陸軍少将エドモンド・デュ・ケイン，インド省衛生部軍医総監 J. M. カニンガムなど．ジェンナーは第7章第四節に記述される検討委員会の会長．Joseph Fayrer, *Recollections of My Life*（London：William Blackwood and Sons, 1900）, pp. 439–440；フェイラーは *ODNB* にエントリーあり．長官チャールズ・ディルクは82年にアレクサンドリアで暴動が起こったとき，「スエズ運河が危機に瀕すれば，イギリスの貿易は致命的な打撃をこうむり，労働者層の利益を害するものである」と述べて軍事干渉を主張した新急進主義派きっての強硬派である．坂井秀夫『近代イギリス政治外交史 I』創文社，1974年，97頁．外務省の政務次官として活躍していたが，ディルクは82年12月に地方自治庁長官に就任したのである．彼自身は外務省の仕事が向いていると考えていたようであるが，ディルクの伝記作家ニコルズは，「地方自治庁はけっして政治的に取り残された場所ではなく，むしろ地方自治は19世紀の中産階級の発展にとってきわめて重要であった」というコメントを付している．David Nicholls, *The Lost Prime Ministry：A Life of Sir Charles Dilke*（London：Hambledon Press, 1995），第6〜8章参照．ディルクの登用の遅れは，1870年代初頭に彼が反君主制論に与していたことと無関係ではないだろう．ほどなくそうした主張は衰退していくのであるが新進気鋭の政治家であると共に，血気盛んな彼の一面である．光永雅明「ヴィクトリア時代中期における反君主制の衰退——チャールズ・ディルクとフレデリック・ハリスンの議論を中心に」『神戸市外国語大学　研究年報』43：27–65, 2006.

（34）　*Correspondence respecting the Cholera Epidemic in Egypt：1883*. BPP 1883［C. 3783］LXXV, p. 11. 同じ7月14日付の *Medical Times and Gazette* の小さな記事は，パストゥールからグランヴィルに対し，エジプトへ調査団を派遣しようという申し出があり，現地で調査を進める上でオフィスについて問い合わせがあったと報じている．この記事が事実とすれば，イギリスはパストゥールの申し出を蹴って，独自の調査団を派遣したことになる．筆者は外交文書の中からその手紙を確認できていないが，事実とすれば大変興味深い．*Medical Times and Gazette*, 14 July, 1883：46.

(35) *Circular addressed to Her Majesty's Representatives in European Countries on the Subject of the Recent Outbreak of Cholera in Egypt*. BPP 1883［C. 3729］pp. 2–3.

(36) *Despatch (sic) from Sir Edward Malet Inclosing a Report by Surgeon-General Hunter on the Cholera Epidemic in Egypt*, BPP 1883［C. 3732］pp. 1–3. 文書は8月6日付のマレットからの速達郵便で，同封されたハンターの中間報告にはインド総督への感謝の言葉やイギリスから派遣された12名の医師の名前も記されている．グランヴィルからは8月16日付で経過に満足している返事が送られた．*Medical Times and Gazette*, 28 July, 1883 : 98には，12名の医師の所属が記されており，ロンドンの病院からだけでなく，エディンバラやダブリンからの医師も含まれていたことがわかる．

(37) マレットは1883年9月にブリュッセルの特命全権公使となってエジプトを離れる．エジプト総領事の後任はエヴリン・ベアリングである．マレットはその後，1884年9月にベルリン大使となり着任．急死したアムトヒルの後任となる．マレットもベアリングも*ODNB*にエントリーあり．

(38) *Further Reports by Surgeon-General Hunter on the Cholera Epidemic in Egypt*, BPP 1883［C. 3787］LXXV, pp. 35–52.

(39) *Further Reports*, BPP *Ibid*., p. 47. 誰かに水質検査を依頼するのであれば，ハンターはイギリスの化学者エドワード・フランクランド（第1章参照）に援助を要請した方がよかったかもしれない．フランクランドは当時水質検査の世界的権威として知られていて，世界各地から水質調査の依頼が来ていた．Colin A. Russell, *Edward Frankland : Chemistry, Controversy and Conspiracy in Victorian England* (Cambridge : Cambridge Univ. Press, 1996), pp. 393–395. Cf. Hamlin, "Politics and germ theories," (注4), pp. 116–121. ハムリンが主として1870年代までのフランクランドの仕事を論じているのに対して，ラッセルは新たに発見された資料に基づいて1880年代のフランクランドの仕事を論じている．

(40) *Further Reports by Surgeon-General Hunter*, BPP 1883［C. 3787］p. 47.

(41) Edward Malet, *Egypt, 1879–1883* (London, 1909). chap. 16参照.

(42) Philip D. Curtin, *Death by Migration : Europe's Encounter with the Tropical World in the Nineteenth Century* (Cambridge : Cambridge Univ. Press, 1989), pp. 119–124.

(43) Hardy, "Cholera," p. 253. ジョン・スノーの今日の評価が高いので，イギリスで彼の理論は継承されて来たように思われがちであるが，実際にスノーの評価が確立したのは1930年代に彼の著作が復刻されてからである．P. E. Brown, "Another Look at John Snow," *Anesthesia and Analgesia* 43 : 646–654, 1964 ; J. P. Vandenbroucke, H. M. Eelkman Rooda, and H. Beukers, "Who Made John Snow a Hero?" *American Journal of Epidemiology* 133 : 967–973, 1991.

(44) Hunter, "Remarks on the Epidemic of Cholera in Egypt," *Trans. Epidemiol. Soc.*, 3, 1883–4 : 43–64. この雑誌の目次に記載された論文題目は "The Origin of the Cholera Epidemic of 1883 in Egypt"である．

(45) N. C. Macnamara, *Asiatic Cholera : History up to July 15 1892 Causes and Treatment* (London : Macmillan, 1892), p. 29.

(46) C. Macnamara, *A History of Asiatic Cholera*. (first nameが略されることあり). マクナマラの伝記的記述についてはVictor Plarr, *Plarr's Lives of the Fellows of the Royal College of Surgeons of England*, revised by D'Arcy Power (London : Simpkin Marshall, 1930), pp.

12–14 ; “Obituary : N. C. Macnamara” *BMJ*, 2, 1918 : 619–620. マクナマラからコッホ宛の手紙3通がベルリンのコッホ研究所に存在するが（2000年まで非公開）日付不明. 彼はコッホに自分の著作を贈り，またクエインの『医学事典』でオーソライズされている自分のアジアコレラに関する論文に注目するよう促している. Richard Quain, ed., *A Dictionary of Medicine*（London : Longmans, Green, 1883）. Earl Kimberley（John Wodehouse）は *ODNB* にエントリーあり.

(47) MEMO dated India Office, Whitehall, March 3rd, 1883, written by Sir J. Fayrer in Leonard Rogers, “A Tragedy : How Surgeon-Major N. C. Macnamara Was Deprived of Priority in the Discovery of the Causative Organism of Cholera,” *Trans. R. Soc. Trop. Med. Hyg.*, 43, 1950 : 398–399.

(48) Deepak Kumar, *Science and the Raj 1857–1905*（Delhi, 1997）, pp. 171–172 ; *Idem*, second edition（Oxford : Oxford Univ. Press, 2006）; Leonard Rogers, “A Tragedy,” pp. 395–400. ロジャーズの論文は，エジプトのコレラ調査を拒絶されたマクナマラがコレラ菌発見の優先権の機会を奪われたとしているが，コレラの原因発見の優先権については，フィレンツェの医師 Filippo Pacini（1812–1883）に言及すべきであろう. パチーニはコレラ菌を純粋培養で単離してはいないが，小腸内で発見した微生物にコレラの原因を帰した. “Pacini,” *Dictionary of Scientific Biography*, Vol. 10（New York, 1981）, pp. 266–268 ; Norman Howard-Jones, “Cholera anomalies : The Unhistory of Medicine as Exemplified by Cholera,” *Perspectives in Biology and Medicine* 15 : 422–433, 1972.

(49) Rogers, “A Tragedy,” p. 397. ロジャーズは *ODNB* にエントリーあり. Leonard Rogers（1868–1962）インドで熱帯病の研究にあたり，1916年に FRS，マンソン・メダルなど多くの受賞あり.

(50) Foreign Office, “Further Reports respecting the Cholera Epidemic in Egypt,” Foreign Office Confidential Paper, FO 407/38, no. 4972, 1883–84, pp. 4B–4C. Public Record Office, London. この文書にはマレットの後任として領事となった E. ベアリングから，王立内科医協会事務局長 J. リスターに宛てた手紙も含まれていて，その中でマクナマラの手紙をハンターへ転送することも記されている. タイトルが同じ議会文書と外務省の機密文書を比較すると，ほとんど内容は同じでも，マクナマラ関係の手紙が議会文書の方で削除されていることがわかる. *Further Reports respecting the Cholera Epidemic in Egypt and the Proceedings of the German Scientific Commission* BPP 1884 [C. 3996] LXXXIII.

(51) フランスについては Hanspeter Mochmann and Werner Kohler, “The Clarification of the Etiology of Asiatic Cholera by the German Cholera Commission under the Direction of Robert Koch to the year 1883–1884,” *Indian J. Pub. Health* 27 : 6–20, 1983. とくに p. 7. ドイツについては Mochmann & Kohler, “The Clarification” および Thomas D. Brock, *Robert Koch : A Life in Medicine and Bacteriology*（Madison, Wisc : Science Tech Publications, 1988）, pp. 166–167.（長木大三・添川正夫訳『ローベルト・コッホ』シュプリンガー・フェアラーク東京，1991年）

(52) コッホたちがエジプトに持ち込んだ実験器具や薬品については，Brock, *Robert Koch*, chap. 15 に4頁にわたって詳細なリストがあるが，実験動物については記載がない. グラッドマンによれば，「ベルリンから運んだマウス50匹も，現地で購入したサル，イヌ，ニワトリのいずれもコレラに感染させられなかった」とあるが，ベルリンから

運ばれた実験動物の全容の詳細は不明である．Christoph Gradmann, *Laboratory Disease : Robert Koch's Medical Bacteriology*, trans. by Elborg Forster（Baltimore : Johns Hopkins Univ. Press, 2009）, p. 184.

（53）Arnold, *Colonizing the Body*（注6）, pp. 189-195 ; Harrison, *Public Health*, chap. 4.

（54）Mochmann & Kohler, "The Clarification," pp. 7-9 ; Brock, *Robert Koch*, pp. 153-155. パリのパストゥール研究所の地下のパストゥールの霊廟の入り口には，テュイリエの記念碑が置いてある．霊廟内に御案内下さったガシュレン教授に感謝する．

（55）注7で述べたコッホの条件「(3) 純粋な微生物を健康な宿主に接種すると……」を確認しようとするものである．

（56）*Further Reports*, BPP 1884［C. 3996］, p. 4.

（57）Brock, *Robert Koch*, pp. 155-156.

（58）*Further Reports*, BPP 1884［C. 3996］, p. 35. コッホの条件の最後は，人体から分離し繰り返し純粋培養された微生物で当該の病気が，新たに引き起こされねばならないということであった．この条件なしには微生物と病気の因果的関係は確立されない．コッホの条件の問題点については Thomas M. Rivers, "Viruses and Koch's Postulates," *J. Bacteriol.* 33 : 1-12, 1937 ; Lester King, "Dr. Koch's Postulates," *J. Hist. Med.* 7 : 350-361, 1952 ; Alfred S. Evans, *Causation and Disease : A Chronological Journey*（New York : Plenum Medical Book Company, 1993）, chap. 7. 拙稿「病気のアイデンティティ」『論集』（三重大学人文・教育）8 : 66-88, 1997 参照．当該の病気が実験動物に引き起こされたかどうかの判定は，コッホの条件でいうほどに明白ではない．野口英世の黄熱病原因の誤認はそのよい事例である．拙稿「伝染病のアイデンティティ」伊東祐之編『同一性の探究』三重学術出版会，1998年，pp. 96-111. コッホの条件が多くの論理的な矛盾を包含していることは上記拙稿で述べたが，コッホの条件を絶賛する人もいる．福澤義晴『科学の発見はいかになされたか』郁朋社，2005年，第7章参照．

（59）Robert Koch, "Sechster Bericht der deutschen wissenschaftlichen Commission zur Erforschung der Cholera," *Deutsche Medicinische Wochenschrift*, 20 March, 1884 ; "Dr. Koch's Sixth Cholera Report," *BMJ*, 1, March 22, 1884 : 569. 癩菌は1972年に分離されたが，1971年になるまで感染可能な動物（アルマジロ）は知られていなかった．

（60）Robert Koch, "VII Bericht des Leiters der deutschen wissenschaftlichen Commission zur Erforschung der Cholera," *Deut. Med. Wo.*, 3 April, 1884 ; *Further Reports*, BPP 1884［C. 3996］pp. 45-46.

（61）Brock, *Robert Koch*, p. 167.

（62）*Further Correspondence respecting the Cholera Epidemic in Egypt : 1883*, BPP 1883［C. 3788］LXXV 831, pp. 62-65.

（63）拙稿「ローベルト・コッホの来日をめぐって」『生物学史研究』45 : 7-17, 1985 ; Mariko Ogawa, *Robert Koch's 74 days in Japan*（Kleine Reihe）, Heft 27, Mori-Ogai-Gedenkstätte der Humboldt-Universität zu Berlin, 2003, 31pp.

（64）Brock, *Robert Koch*, pp. 176-177. パストゥールはコッホ反対の立場を堅持しコッホのフランス訪問に強く抗議した．ブロックはパストゥール―コッホ論争は部分的には普仏戦争の余波としての独仏の確執を引きずっていていたと述べている．

（65）Brock, *Robert Koch*, p. 176.

（66）インドから帰国後ルイスは陸軍医学校の病理学助教授．*ODNB* にエントリーあり．ル

イスとD. D. カニンガムはインドに赴任する前に微生物学研究のためヨーロッパへわたり，ペテンコーフェルの下でもしばらく学んだ. Clifford Dobell, “T. R. Lewis,” *Parasitol.* 14 : 413–416, 1922. カニンガムについては，D. P., “David Douglas Cunningham, 1843–1914,” *PRS*, 89B（1915–17）: xv–xx.

（67） “Obituary of T. R. Lewis, Surgeon Major, Assistant-Professor of Pathology at the Army Medical School, Netley,” *BMJ*, 1, 1886 : 1242–1243. ルイスは1883年にインドから戻り，3年後の86年5月に肺炎で44歳の若さで亡くなった. 最終的にルイスの結論は誤りであることが判明したが，長い間コッホのコンマ菌に対する反証として使われた. *ODNB* の最後でもルイスの1884年から彼の死までの仕事をコッホの批判的評価としている. Klein and Gibbes, “An Inquiry by E. Klein, M. D., F. R. S., and Heneage Gibbes, M. D., into the Etiology of Asiatic Cholera,” in *Cholera : Inquiry by Doctors Klein and Gibbes, and Transactions of a Committee Convened by the Secretary of State for India in Council*, 40＋30pp., 1885, p. 7.

（68） フィラリアは糸状虫科とオンコセルカ科に大別され，大村智は後者の特効薬開発で2015年ノーベル医学・生理学賞を受賞した.

（69） Paul Knaplund, ed., *Annual Report of the American Historical Association for the Year 1942*, Vol. II（Letters from the Berlin Embassy),（Washington, D. C. : U. S. Government Printing Office, 1944), pp. 338–339. これにベルリン駐在のイギリス大使アムトヒルの1884年8月2日付および16日付の手紙がある. この時期のイギリス外交史ではエジプト財政問題とからんでアングラ・ペケナについては論じられても，エジプトの衛生問題ひいては検疫の問題までは論じられていない. 坂井秀夫『近代イギリス政治外交史 I』（注33），116–118頁. エーリッヒ・アイク著『ビスマルク伝』第7巻，新妻篤訳，ぺりかん社，1999年，160–180頁. 飯田洋介『ビスマルクと大英帝国——伝統的外交的手法の可能性と限界』（勁草書房，2010年）「第八章　ビスマルクのフランス接近政策とイギリスの孤立），163–174頁.

（70） *Translations of Protocols of Conferences Held in London respecting the Finances of Egypt*, BPP 1884［C. 4130］LXXXIX, p. 23.

（71） *Ibid*., p. 31.

（72） Edmond Fitzmaurice, *The Life of the Second Earl Granville*（London, 1906), Vol. II, pp. 329–335.

（73） Evans, *Death in Hamburg*, p. 273 ; Knaplund, ed., *Annual Report of the American Historical Association*, pp. 338–339.

（74） Knaplund, ed., *Ibid*., p. 339. 周知の通りビスマルクは世論の操作や利用にきわめて長けた政治家であった. H. ニコルソン著『外交』斉藤真・深谷満雄訳，東京大学出版会，1968年，68頁＆92頁.

（75） *Further Reports*, BPP 1884［C. 3996], pp. 2–6, 19–21, 33–36, 36–39, 40–46.

（76） Alfred H. Shorter, *Studies on the Hisoty of Papermaking in Britain*（Aldershot : Variorum, 1993). イギリスの製紙工場を網羅的に扱っており，多くの地域でボロが製紙材料として使われていたことがわかる. 材料として真っ先に挙げられるのが地域で回収されたボロで，麦わらや古紙，帆布などが挙げられている（p. 77). 19世紀半ば以降，新聞や雑誌の普及で製紙の原材料は輸入に頼らざるを得なくなったのであろう.

（77） Hugh Owen, “Cholera Regulation—Egyptian Rags,” and George Buchanan, “Memorandum

as to Rags from Egypt," *Thirteen Annual Report of the Local Government Board 1883-84* [C. 4166] XXXVII, p. 81 & pp. 81-83. 消毒方法としては高温高圧の水蒸気消毒と消毒液に浸すとしているが，燻蒸は困難としている．

(78) George Buchanan, "Cholera in 1884," *Fourteenth Annual Report of the Local Government Board 1884-85* [C. 4516] XXXIII, pp. xxviii-xxxi. こうした事実により，イギリスが病原菌による伝染を肯定していると考えられるのである．

第 7 章　病原菌と帝国

(1) Neville M. Goodman, *International Health Organizations and Their Work* (Edinburgh and London, 1971), pp. 54-60 ; Norman Howard-Jones, *The Scientific Background of the International Sanitary Conferences 1851-1938* (Geneva, 1975)（ノーマン・ハワード - ジョーンズ『予防医学のあけぼの』室橋豊穂訳，日本公衆衛生協会，1984 年，23-41 頁）.

(2) Letter from Fayrer to Godley dated 19th May 1884, *Proceedings of the Government of India in the Home Department*, Sanitary, October 1884, Public Records in the National Archives of India, New Delhi, pp. 609-610. 以下にも引用文の一部が掲載されている．Mark Harrison, "A Question of Locality : The Identity of Cholera in British India, 1860-1890," in David Arnold, ed., *Warm Climates and Western Medicine* (Amsterdam-Atlanta, GA, 1996), p. 147.

(3) Letter from Fayrer to Godley, p. 610.

(4) *Ibid*., p. 610.

(5) Joseph Fayrer, *Recollections of My Life* (London : William Blackwood and Sons, 1900), pp. 446-447.

(6) クラインの追悼記事によると「1885 年彼はヘニアージ・ギビースとアルフレッド・リンガードと共にコレラの研究のためにインドへ派遣された」とあるが，1885 年は 1884 年の誤りであろう．William Bulloch, "Emanuel Klein," *J. Pathol.* 28 : 688-689, 1925. リンガードはクラインとギビースの助手である．この追悼記事の著者ブロックは，長く読み継がれてきた微生物学史 *The History of Bacteriology* の著者として知られる．最新の版は Dover 1979 である．戦前の著作であるが今世紀になって邦訳がでている．ウィリアム・ブロック『細菌学の歴史』天児和暢訳，医学書院，2005 年．ブロックは，巻末に戦前の主な微生物学者 330 名の伝記的記載を載せているが，イギリスからのエントリーは 50 名ほどで，このうち 19 世紀の半ばまでに生まれて微生物学形成期に活躍した人物は 20 名ほどである．ブロックはマラリア研究についてはほとんど触れていない．1880 年以降になるが Alexander Ogston の評価は高い．

(7) Klein and Gibbes, "An Inquiry by E. Klein, M. D., F. R. S., and Heneage Gibbes, M. D., into the Etiology of Asiatic Cholera," in *Cholera : Inquiry by Doctors Klein and Gibbes, and Transactions of a Committee Convened by the Secretary of State for India in Council*, 40＋30pp., 1885. Mark Harrison, *Public Health in British India : Anglo-India Preventive Medicine 1859-1914* (Cambridge : Cambridge Univ. Press, 1994), p. 112. 研究への干渉については後述．

(8) フェイラー，ハンターともに *ODNB* にエントリーあり．フェイラーの項目に，1844 年チャリング・クロス病院での同級生としてハンターとハクスリーの名前が挙がっている．1850 年からフェイラーはカルカッタ，ハンターはボンベイで勤務．

(9) "Klein : Obituary Notices of Fellows deceased," *Proc. Roy. Soc. London*, SB, 98 : xxv-xxix,

1925.

（10） イギリスにおける微生物学の一般的状況については Keith Vernon, "Pus, Sewage, Beer and Milk : Microbiology in Britain, 1870–1940," *Hist. Sci.* 28 : 291–305, 1990 ; Terrie M. Romano, "The Cattle Plague of 1865 and the Reception of the Germ Theory in Mid-Victorian Britain," *J. Hist. Med.* 52 : 51–80, 1997. ロマーノは以下のように記している.「1883 年になると獣医ジェイムズ・ランベルトは，病原菌理論に関係した研究を読むときイギリス人の名前をめったに見かけないと嘆いている」（p. 74）. しかし，これが必ずしも正しい見方ではないことは，第 II 部を通して論じてきたとおりである.

（11） クラインについては以下を参照. Bulloch, "Emanuel Klein," pp. 684–697 ; "Obituary Notices," pp. xxv–xxix ; W. J. O'Connor, *Founders of British Physiology : A Biographical Dictionary, 1820–1885*（Manchester, 1988）, pp. 155–157. ブラウン研究所（Brown Institute）については，Lise Wilkinson, *Animals & Disease : An Introduction to the History of Comparative Medicine*（Cambridge, 1992）, chap. 10. *ODNB* にエントリーあり. ユダヤ系オーストリア人革なめし工の息子. スロヴェニアに生まれ，ウィーン大学で医学を修めた.

（12） バードン-サンダーソンとクラインは生体解剖反対派から厳しい追及を受けた. クラインは最初に組織学の講師（1872–84）になり，その後一般解剖学と生理学の講師（1884–1900）となり，次に専門課程の微生物学講師（1903–11）を務めた. Bulloch, "Emanuel Klein," p. 688.

（13） 能力的に他の可能性としては，外科手術の化膿防止法の発明者ジョゼフ・リスターあるいはクラインの上司であったオクスフォード大学教授バードン-サンダーソンが考えられる. しかし両者ともクラインより 15 歳ほど年長であり，彼らが課される職務から，リスターやバードン-サンダーソンという人選はあり得ない. Romano, "Cattle Plague," pp. 67–76.

（14） ギビースのイギリスでの経歴については，*The Medical Directory for 1887*（London : J & A. Churchill, 1887）, p. 149. 彼はウェストミンスター病院講師の経歴を最後に渡米し，1887–95 年ミシガン大学医学部教授，その後デトロイト大学教授となって，1912 年没. ギビースに関する資料はミシガン大学図書館文書室から得た.

（15） "Description of the Microscopic Preparations Sent to the President by Dr. Straus," *Proc. Roy. Med. Chirurg. Soc. London*, n. s. vol. 1 : 203–208, 1885. Victor A. H. Horsley は，1884 年からブラウン研究所の所長を兼務しているが，2 月段階でそうであったかどうかは不明である. 翌 85 年にパストゥールが狂犬病の予防法を開発したことを受け，86 年に地方自治庁はその処置法を習得する委員会を組織し，ホーズリーは委員会書記となって，バードン-サンダーソンらとパリに赴き得た結果を報告書にまとめることになる.

（16） Harrison, *Public Health*, pp. 112–113 ; ハリソンが参照していると考えられる文献は以下の通り. *Proceedings Madras Sanitary Commissioner*, no. 42, 1884, under sec. of state for India to the Government of India, 26 July 1884.

（17） J. A. Godley to E. Klein, *Proceedings of the Government of India in the Home Department*, Sanitary, October 1884, Public Records in the National Archives of India, New Delhi, pp. 610–611. John Arthur Godley は，1883 年にわずか 35 歳で終身次官に就任.

（18） サンズは 1884 年の 2 シリング 6 ペンスは，1994 年の 8 ポンド（64 倍）に相当するとしている. Celia Sandys, *From Winston with Love and Kisses : The Young Churchill*（Lon-

don : Sinclair-Stevenson, 1994), p. 60.

(19)　Letter by Lord Kimberley to Governor General of India, dated 7th August 1884, *Proceedings of the Government of India*, p. 609.

(20)　Memorandum by Sir J. Fayrer, M. D., F. R. S., dated 19th July 1884, *Proceedings of the Government of India*, pp. 612–613.

(21)　*Ibid.*, pp. 612–613.

(22)　Heneage Gibbes, "A Short Account of the English Commission to India to Enquire into the Etiology of Cholera, with Some Observations Made during the Recent Epidemic in Europe," p. 3, c. 1892, University of Michigan collection, Ann Arbor, Mich. 残念なことに，ギビースが仄めかしている「仕事上の誤解」の正確な内容については不明である．

(23)　Gibbes, "A Short Account," pp. 3–4.

(24)　Letter from Klein to the Surgeon General, *Proceedings of the Government of India*, pp. 927–928.

(25)　Memorandum by Surgeon-Major D. D. Cuningham[sic] on Dr. Klein's proposals, *Proceedings of the Government of India*, pp. 930–931.

(26)　Gibbes, "A Short Account," pp. 3–4.

(27)　David Arnold, *Colonizing the Body : State Medicine and Epidemic Disease in Nineteenth-Century India* (Berkeley, 1993), p. 194.「60年以上もの間インドの医療活動を悩ませてきた謎を，コッホごときよそ者が解明しようと企てることには，愛国心が許さなかったし，プロとしての面子もあった」と著者アーノルドはカニンガムの心中を読み解いている．

(28)　Klein and Gibbes, "An Inquiry".

(29)　Klein and Gibbes, "An Inquiry," pp. 3–4. 当時は接触伝染という言葉が病原菌による病気を意味していた．したがって病原菌で移る病気は患者に接触して感染するはずとされた．T. R.ルイスと共に長年インドで仕事をしてきたD. D. カニンガムは，ほぼ8000人のコレラ患者のうち接触伝染によると見られるのはわずか150例と述べている．以下参照．Norman Chevers, *A Commentary on the Diseases of India* (London, 1886), p. 285. カニンガム自身も，コッホの研究を踏まえたうえで，クラインを支持する論文を発表した．D. D. Cunningham, "On the relation of Cholera to Schizomycete organisms," in B. Simpson, ed., *Scientific Memoirs by Medical Officers of the Army of India* (Calcutta, 1885), pp. 1–20.

(30)　Klein and Gibbes, "An Inquiry," pp. 3–4. コレラはコレラ菌が経口的に体内に入ること（多くの場合飲料水の汚染）によって発病し，患者から接触伝染したり飛沫伝染したりするわけではない．「……コレラ患者に付き添う人，同室で生活する人，医師と看護婦，コレラ患者の排泄物を処理する人などなど，誰に聞いてみても感染を免れている．」

(31)　Klein and Gibbes, "An Inquiry," pp. 4–5. コッホの条件については本書第6章の注7および注55を参照．

(32)　Ibid., Appendix B.

(33)　第1回と第2回の会議はパリで1851年と59年に行われた．ヨーロッパ11ヶ国とトルコが代表を派遣した．このときイギリス代表であったジョン・サザーランドは検疫全面廃止の過激な意見表明をした．Howard-Jones, *The Scientific Background*, p. 12 参

照．第3回は1866年にコンスタンティノープルで（本書第3章），第4回は74年にウィーンで開催された．ウィーン会議はスエズ運河開通後初めての会議．ドイツの重要な人物ペテンコーフェルとアウグスト・ヒルシュも出席し，検疫反対論者が比較的優位であった．イギリスでは検疫条例がまだ有効であったが政府は検疫規制を査察へと切り替えた．この会議後ペテンコーフェルのコレラに関する著作の英訳出版．Max von Pettenkofer, trans. by Thomas W. Hime, *Cholera : How to Prevent and Resist It*（London, 1875）．第5回は1881年にワシントンで開催された．

(34) *Translations of Protocols of Conferences Held in London respecting the Finances of Egypt*, BPP 1884［C. 4130］LXXXIX, p. 23.

(35) A Letter from Earl Granville to Count Nigra, in *Correspondence respecting the International Sanitary Conference at Rome*, BPP 1885［C. 4531］LXXXI, p. 8. なお拙稿「ローマ国際衛生会議顚末」『論集』（三重大学人文・教育）9 : 49-65, 1999 参照．

(36) A Letter from Earl Granville to the British Delegates. United Kingdom, *Correspondence*, BPP 1885［C. 4531］LXXXI, *Ibid*., p. 10.

(37) "International Sanitary Conference," *BMJ*, 1, 1885 : 1013-14 ; "The International Sanitary Conference Rome," *BMJ*, 1, 1885 : 1160-61 ; "Special Correspondence : Rome," *BMJ*, 1, 1885 : 1174-75 ; "Special Correspondence : Rome," *BMJ*, 1, 1885 : 1221-23. Howard-Jones, *The Scientific Background*, pp. 46-57. Fayrer, *Recollections of My Life*, pp. 450-460. R. Thorne-Thorne, "On the Results of the International Sanitary Conference in Rome, 1885," *Trans. Epidemiol. Soc*., 5, 1885-6 : 135-149. ウィーン会議のとき，医学的査察の賛否を問う投票結果は12対8で，イギリス以外に医学的査察賛成国が11カ国あったことを考慮すると，イギリスが抱いた淡い期待もあながち故なきことではなかった．しかし国際情勢は一変していた．

(38) Fayrer, *Recollections of My Life*, p. 465. *Correspondence*, BPP 1885［C. 4531］LXXXI（注35), p. 27.

(39) Thorne-Thorne, "Results of the International Sanitary Conference," p. 149.

(40) エイトキンは第4章の最後に登場．バードン-サンダーソンも第4章で取り上げた．シェヴァーズは27年以上インドで衛生業務に従事，著作 *A Commentary on the Diseases of India*（前出）．ド・ショーモンは陸軍医学校衛生学教授，著作多数，1884年ロンドンで開催された国際健康博覧会でコレラについて講演．フェイラーは *ODNB* にエントリーあり，軍医総監，女王と皇太子の名誉内科医，F. R. S.．ウィリアム・ガルは *ODNB* にエントリーあり，女王の非常勤内科医，皇太子の常勤内科医，F. R. S. ハンターは軍医総監，K. C. M. G.，女王の名誉外科医．マクファーソンは病院監察長官，*Annals of Cholera : from the Earliest Periods to the Year 1817*（London, 1872, 1884）の著者．マーストンは軍医総監代理，陸軍省医務局局長．スマートはK. C. B.，病院監察長官，海軍監察長官（退職），女王の名誉内科医，1874-75年ロンドン疫学協会会長を務め，同協会紀要に3編の論文あり．William Smart, "On the So-Called Epidemics of Seamen, More Particularly with Reference to Fevers," *TESL*, n. s. 2 : 68-89, 1882 ; "On Scurvy, in Its Bearings on Explorations by Sea," *TESL*, n. s. 3 : 14-42, 1883 ; "On Asiatic Cholera in Our Fleets and Ships," *TESL*, n. s. 5 : 65-103, 1885. サザーランドは *ODNB* にエントリーあり，陸軍衛生委員会委員，第一回パリ国際衛生会議代表，ナイチンゲールの医学関係相談役で，後出（注74）を参照．彼の追悼記事 "Obitu-

ary," *The Lancet*, 1891 : 205–206.

(41) "Transactions of a Committee convened by the Secretary of State for India," in *Cholera : Inquiry by Doctors Klein and Gibbes, and Transactions*, p. 23.

(42) Ibid., p. 26.

(43) Ibid., p. 29.

(44) J. Fayrer, *The Natural History and Epidemiology of Cholera* (London, 1888) ; F. de Chaumont, *Prevention of Cholera* (London, 1884).

(45) "Transactions," in *Cholera : Inquiry by Doctors Klein and Gibbes, and Transactions*, p. 15.

(46) Ibid., pp. 12–13.

(47) Ibid., p. 15.

(48) Burdon-Sanderson, "Cholera : Its Cause and Prevention," *Contemporary Review* 48 : 171–187, 1885. これは 1885 年 5 月 15 日に王立研究所で行われた講演に基づくものであることが明記されている．クラインとギビースの報告書の評価について一通りの議論がされ，間もなく評価委員会の招集という時期に行われたものである．

(49) Ibid., p. 11.

(50) Arnold, *Colonizing the Body*, p. 194.

(51) Fayrer, *Recollections of My Life*, pp. 450–464. フェイラーはインドに赴任する以前，1848 年 4 月にローマに到着し，大学で医学博士号を取得していた．彼とイタリア代表で技術部会議長を務めたヤコブ・モレショットはきわめて親しい間柄で，会期中終始打ち合わせをしていた．さらに *ODNB* の記載によれば，イタリア語に堪能であるのみならず，彼はペルシャ語やいくつかのインドの言語にも通じていたという．

(52) Howard-Jones, *Scientific Background*, pp. 55–57 ; Thorne-Thorne, "Results of the International Sanitary Conference."

(53) リービヒやゼンメルワイスの短報を掲載したこともある『医事週報』も週刊であるが，元来『ランセット』に対する批判から創刊されたということもあって，やや保守的であり，また『ランセット』のトマス・ウェイクリー，『英国医学雑誌』のアーネスト・ハート，『ネイチャー』のノーマン・ロッキャーといった名物編集者が不在である．Laurel Brake and Marysa Demoor, eds., *Dictionary of Nineteenth-Century Journalism in Great Britain and Ireland*, Academia Press and the British Library, 2009. 本書ではハートの活躍に比して，ウェイクリー一族のことをあまり詳しく扱う機会がなかったが，『ランセット』については，次を参照されたい．Ruth Richardson, ed., *Vintage Papers from the Lancet*, Elsevier, 2006.

(54) Joe Lester and Peter J. Bowler, ed., *E. Ray Lankester and the Making of Modern British Biology* (Oxford : British Society for the History of Science, 1995). 編者のボウラーがまえがきで述べているように，ランカスターは結構物議をかもした人物である．なにか不満があれば，すぐに投稿して騒ぐ．とりわけ，1879 年から 81 年のエディンバラ大学のポストをめぐる身勝手な振る舞いは多くの人の顰蹙を買うことになった．著者も after the Edinburgh fiasco と記している．しかし，彼は広い人脈をもつ．ボウラーが to name only three として挙げているのは，カール・マルクス，H. G. ウェルズ（イギリスの著作家，SF の父），アンナ・パヴロヴァ（ロシアのバレリーナ）である．コッホ大非難に回る人物であるが，伝記から拾えることはない．彼の評価の 1 つは，プリマスに海洋博物館を作ったことで，*ODNB* によれば 1883 年から資金集めの先頭に立ち，

政府の援助を取り付けた．また父親が創刊した『季刊顕微鏡科学』の副編集長として1869年から関与し，1878年から1920年まで編集長として同誌を一流誌に育て上げたとされる．*ODNB* の評価を認めるにしても，編集長の独断が働く場面があったことも認めざるを得ないだろう．なお本書第1章第四節に登場するランカスターは父親である．

(55) Klein, "English Cholera Commission. The Relation of Bacteria to Asiatic Cholera," *BMJ*, 1, 1885 : 289-290 ; Klein, "The Relation of Bacteria to Asiatic Cholera," *Proc. Roy. Soc. London*, Feb. 5, 1885 : 154-157.

(56) "Reports of Societies : Royal Medical and Chirurgical Society," *BMJ*, 1, 1885 : 654-656 ; 1, 1885 : 699-701.『医事週報』では，編集部の記事として，王立内科外科学会の3月の会合の様子を伝えている．*The Medical Times and Gazette*, March 28, 1885 : 415 ; April 4, 1885 : 445. ただし，『医事週報』には，シェヴァーズやカニンガムらのインドのコレラ研究の記事も比較的よく掲載されている．

(57) "Etiology and Diagnosis of Cholera," *BMJ*, 1, 1885 : 705-706.

(58) Leader editorial, *The Lancet*, 1, 1885 : 301. この時の『ランセット』の編集長は，ランセット創刊者のトマス・ウェイクリーの3男であるジェイムズ・ウェイクリーであろう．

(59) Klein, "Some Remarks on the Present State of Our Knowledge of the Comma-Bacilli of Koch," *BMJ*, 1, 1885 : 693-695 ; Klein, "Further Remarks on Comma-Bacilli," *BMJ*, 1, 1885 : 934-935.

(60) Watson Cheyne, "Correspondence : The Cholera-Bacillus of Koch" by Watson Cheyne, *BMJ*, 1, 1885 : 756-757. Cheyne, "Reports to the Scientific Grants Committee of the British Medical Association Report on the Cholera-Bacillus," *BMJ*, 1, 1885 : 821-823, 877-879, 931-934, 975-977, 1027-1031. *BMJ* はチェイニの報告に20頁もの紙幅を割いている．

(61) "Etiology and Diagnosis of Cholera," *BMJ*, 1, 1885 : 706.

(62) *Nature*, 4 Dec., 1884 : 97-98.

(63) R. Koch, "Further Research on Cholera," *BMJ*, 1, 1886 : 6-8 ; R. Koch, "Further Research on Cholera (Concluded)," *BMJ*, 1, 1886 : 62-66. ベルリンコレラ会議の講演で，コッホはクラインとギビースの報告書を厳しく批判した．検討委員会が招集されたのはこの2か月後のことであった．それにもかかわらず委員会は最終的な覚え書きを委員会で権威付けして公表した．コッホの批判講演の英語訳が『英国医学雑誌』に出たのは，コレラ会議から8か月後の1886年1月のことであった．この遅れは意味深長に思われる．

(64) C. Hamlin, "Politics and germ theories in Victorian Britain : the Metropolitan Water Commissions of 1867-9 and 1892-3," in Roy MacLeod, ed., *Government and Expertise* (Cambridge, 1988), pp. 110-127, esp. pp. 116-125. Anne Hardy, "Cholera, Quarantine and the English Preventive System," *Med. Hist*. 37 : 250-269, 1993.

(65) *Nature*, 25 Dec., 1884 : 168-171. コッホはランカスターがクラインと同じ立場であると述べている．R. Koch, "Further Research on Cholera," *BMJ*, 1, 1886 : 7. ランカスターによる1908年から翌年における『デイリー・テレグラフ』への寄稿を編纂した2巻本のエッセー集には「コレラについて」という章があるが，彼の関心はコレラ菌の増殖環境にあり，いくつもの事例を取り上げている．コッホによるコレラ菌の発見を認

めてはいるが，それで決着とはしえないと考えており，ペテンコーフェルのコレラ菌溜飲事件（注 68 参照）や，パリでコレラが大流行してもヴェルサイユが平穏であるような様々な特異な事例を紹介している．ヴェルサイユだけがコレラ禍を免れた原因として，パリの人々の腸はコレラ菌の劇的増殖を許すような腸内細菌が巣くい，ヴェルサイユの人々にはそれがなかったといったレベルの議論が並び，結局のところ彼はエジプトのコレラ流行から四半世紀を経ても根本的にはあまり変化していないように思われる．Edwin Ray Lankester, *Science from an Easy Chair*（New York : Books for Libraries Press, first 1910, reprint 1971）. Edwin Ray Lankester, *Science from an Easy Chair*（New York : Books for Libraries Press, First Published 1910 ; Reprint 1971）First Series, Chap. XXV, "About Cholera", pp. 237–250.

（66）*The Times*（London）, 19 Nov., 1884, p. 13.

（67）William Coleman, "Koch's Comma Bacillus : The First Year," *Bull. Hist. Med.*, 1987, 61 : 315–342, esp. p. 336.

（68）ペテンコーフェルがコレラの病原菌理論に反対して，コレラ菌培養液を飲んでみせたのは 1892 年のことであった．諸説の錯綜状況については Peter Baldwin, *Contagion and the State in Europe 1830–1930*（Cambridge : Cambridge Univ. Press, 1999）. 19 世紀後半のコレラについては chapter 3 参照．英独仏にスウェーデンを加えさらにイタリアやスペインにも言及して，最初のコレラの流行から天然痘，梅毒という 3 つの伝染病をヨーロッパ全体のスケールで扱い，巨視的な視点を示した大著である．コンタギオンを取り上げるなら，産褥熱はまさに消毒という概念とも結びつく重要テーマと思われるが，それはボールドウィンの視野には入っていないようである．生物学よりは社会学に関係するボールドウィンのテーマは検疫や国際衛生会議であり，アッカークネヒトの古典的論文を引くまでもなく，伝染病は交易という面から見たときには政治的経済的な重要トピックであった．そのような社会的視点をもつ著者でありながら，本書第 III 部で筆者が論じたエジプトにおけるコレラ流行に端を発する問題は一切見落とされている．19 世紀後半に議論を限定するウォーボーイズが病原菌（germ）を前面に押し出しているのと対比的に，ボールドウィンは伝染病の原因について暗中模索の時代から扱い一貫してコンタギオン（contagion）を用いている．

（69）ルイスと D. D. カニンガムに加え，彼らの上司である軍医総監 J. M. カニンガムもまたペテンコーフェルと親しかった．ペテンコーフェルはカニンガムの本のドイツ語版にまえがきを寄稿していた．J. M. Cuningham, *Cholera : What Can the State Do to Prevent it?*（Calcutta, 1884）. James McNabb Cuningham は第 54 ベンガル歩兵連隊少佐 William Cunningham の息子であるが，名字の綴りを変更している．喜望峰に生まれ，エディンバラ大学で医学を修めた．*ODNB* にエントリーあり．衛生学者としてのペテンコーフェルの見解はイギリスの衛生運動と同質のものであった．Pauline M. H. Mazumdar, *Species and Specificity*（Cambridge : Cambridge Univ. Press, 1995）, pp. 68–71.

（70）Hardy, "Cholera," p. 255. J. C. McDonald, "The History of Quarantine in Britain during the 19th Century," *Bull. Hist. Med.* 25 : 22–44, 1951.

（71）Richard J. Evans, *Death in Hamburg : Society and Politics in the Cholera Years 1830–1910*（London : Penguin Books, 1987）, p. 478 :（ハンブルクの）いろいろな政治的活動家たちは，コレラが不適当な飲料水，粗末な家，不十分な衛生によって起きるとするコッホの理論を速やかに受け入れ，これを社会的不平等や立憲民主主義不在と結びつけ，

国家を非難した．

（72）　Howard-Jones, *Scientific Background*, p. 41：1894年ローベルト・コッホは，病気は通常陸路でヨーロッパへ侵入したと指摘し，海事検疫に関する国際的な議論はまったく不用であったと公然と非難した．

（73）　“Special Correspondence：Rome,” *BMJ*, 1, 1885：1221–23；*The Lancet*, 1, 1885：1000.

（74）　Evans, *Death in Hamburg*, pp. 268–272；柿本昭人『健康と病のエピステーメー――19世紀コレラ流行と近代社会システム』ミネルヴァ書房，1991年，154–164頁．同様の期待はイギリスにもあった．検討委員会のメンバーとなる前年，ナイチンゲールの盟友ジョン・サザーランドは，インドの公衆衛生に深い関心を寄せる彼女から，リポン卿の後任のインド赴任に際し，衛生学上の助言を求められ，以下のように答えた．「コッホ博士のコレラ菌の研究が成功すれば〔次期総督の〕ダファリン卿がどんなに入念に〔衛生学を〕教え込まれたとしても救えないくらい，たくさんの生命を救いうるわけではないでしょうか」（エドワード・クック著『ナイティンゲール――その生涯と思想　III』中村妙子・友枝久美子訳，時空出版，1994年，285頁）．ただし委員会でのサザーランドは，コッホのコンマ菌をコレラの病原菌とは断定できないという立場をとった．彼はナイチンゲールともっとも長い付き合いのあった医師である．三〇年間にわたる彼らの関係は，コープの著作の中で膨大な書簡から明らかにされている．ザカリイ・コープ『ナイティンゲールと医師たち』小池明子・田村真訳，日本看護協会出版会，1979年．

（75）　訳者注，序論（9），カルロ・チポラ『ペストと都市国家』日野秀逸訳，平凡社，1988年，181–182頁．

（76）　Andrew Cunningham and Bridie Andrews, eds., *Western Medicine as Contested Knowledge*（Manchester & New York, 1997）, p. 1. ワッツも同様に「熱帯医学は帝国主義の始まりから〈帝国の道具〉であった」と述べている．Sheldon Watts, *Epidemics and History*（New Haven & London, 1997, paperback 1999）, Introduction and note 5（p. 281）. 脇村孝平「植民地統治と公衆衛生」『思想』879：34–35, 1997.

終　章

（1）　David Arnold を初め，Mark Harrison, Pratik Chakrabarti らの著作を参照のこと．

（2）　イギリスの狂犬病，恐水病に関係する科学史的な学術研究はほとんど見かけない．スチュワート・リチャーズは，「19世紀末のイギリスの実験室における生体解剖」という副題のついた論文で，「1876年の動物虐待法の影響」と題して，1890年代あたりまで論じているが，狂犬病のことには触れていない．Stewart Richards, “Anaesthetics, ethics and aesthetics：Vivisection in the late nineteenth-century British laboratory,” in Andrew Cunningham & Perry Williams, *The Laboratory Revolution in Medicine*（Cambridge：Cambridge Univ. Press, 1992）, pp. 142–169. これまでしばしば取り上げてきたバイナムは，全体として1頁ほどの記載を残し，ギネスの寄付がなければリスター研究所は第1次世界大戦前に消滅していたかもしれないといったことを述べている．Bynum, *Science and the Practice of Medicine in the Nineteenth Century*（Cambridge：Cambridge Univ. Press, 1994）, pp. 154–156. ウォーボーイズは，獣医学を扱う中で狂犬病に言及したり，10頁以上に及ぶジフテリアのワクチン研究に関する小項目の中で予防医学研究所のことに触れたりしているが，*BMJ* 以外の主たる情報源は H. Chick et al.,

War on Disease : A History of the Lister Institute（London : Andre Deutsch, 1971）であると述べている．Worboys, *Spreading Germs*（Cambridge : Cambridge Univ. Press, 2000), pp. 69–71 & 257. この終章で扱うのは 1885 年の狂犬病ワクチン開発から，イギリス予防医学研究所（後のリスター研究所）が設立される 1894 年あたりまでであるが，次の文献は科学者よりは，一般庶民に焦点を定めて 1830 年代あたりから狂犬病・恐水病を描き出したものである．庶民側の記録としては，もっともよく描かれたものであろう．ハリエット・リトヴォ『階級としての動物——ヴィクトリア時代の英国人と動物たち』三好みゆき訳，国文社，2001 年．「第 4 章　犬に気をつけろ」．この本の著者は，277 頁で 1887 年のパストゥールのやや楽観的な見通しを紹介した後，「そして実際に，事態はだいたいそういうことになる．口輪と検疫との組み合わせによって，1902 年に英国には狂犬病はないと宣言された」と語っているが，この間の 15 年間の歳月は，そのような形で済ませられる長さではないだろう．

（3）厚生労働大臣が指定する狂犬病清浄地域は，日本のほか，ニュージーランド，オーストラリア，フィジー，イギリス，アイルランド，アイスランド，ノルウェー，スウェーデン，グアム，ハワイ諸島くらいである．日本では 1950 年に狂犬病予防法が作られてからほぼ 7 年間で撲滅を達成．これは日本が島国であることとも関係し，この点はイギリスと共通する．現在でも予防することはできても治療の手立ての無い病気で，患者を収容する病室が鉄格子で遮断された病室であることも珍しくない．狂犬病と言うが，犬以外にも哺乳動物は発症する可能性があり，オオカミ，コウモリ，キツネの発症は珍しくない．イギリスでも 1886–87 年にロンドン郊外のリッチモンド公園のシカに狂犬病が発症したことが知られている．Stephen Paget, *Sir Victor Horsley*（London : Constable, 1919), pp. 81–82. The outbreak of rabies among the deer in Richmond Park, 1886–87 を参照せよ．

（4）動物実験による十分な検証もないままにパストゥールが，2 人の少年にワクチン接種を行ったことは，拙速な人体実験として非難される面がある．しかし彼ら 2 少年が命を失うことなく済んだことは確かである．もちろん少年たちを咬んだ犬が狂犬であったという確信について，疑問の余地なしとは言えないかもしれないが．

（5）急進派のチェンバレンは，アイルランド問題の具体的検討が閣議で開始されると，グラッドストンのアイルランド自治法案に反対して 3 月 27 日に辞任．わずか 3 か月の地方自治庁長官であった．彼はその後，第 3 次ソールズベリー侯爵内閣，バルフォア内閣で植民地大臣を務め，積極的な帝国主義政策の推進で知られる．

（6）ロスコー，フレミングともに *ODNB* にエントリーあり．ロスコーはバナジウムの単体とその化合物に関する研究で有名．多くの公職をこなす傍ら，数多くの教科書の執筆でも知られ，1896 年にはロンドン大学副学長に就任した．そもそもチェンバレンに狂犬病予防処置の評価委員会の設置を進言したのは，ロスコーと思われる．Chick et al., *War on Disease*, p. 23. 副題にある通りリスター研究所の歴史を知るための重要文献であるが，一切注がなく，記述に不安を感じる個所もある．例えば p. 30 の第 10 回国際医学大会の開催年も開催地も誤っていると思われるが，確認のしようがない．フレミングは，早くから狂犬病の研究を手掛けており以下の著作があるが，パストゥールの狂犬病ワクチン開発以前の出版であることに注意．George Fleming, *Rabies and Hydrophobia : Their History, Nature, Causes, Symptoms, and Prevention*（London : Chapman and Hall, 1872). この著作の中でフレミングは，狂犬病について長い間「自

然発生的起源」と信じられてきた事情を明かしている．

（7） ブラウン動物健康研究所の所長は，初代がバードン-サンダーソン，続いてW. S. グリーンフィールド，C. S. ロイ，そして4代目がホーズリーである．ちなみに6代目はエマニュエル・クラインが務めた．ウォーボーイズは，面白いことに研究所の所長は代々獣医師ではなく，有名な医師によって引き継がれてきたと言っている．Worboys, *Spreading Germs*, pp. 44–45.

（8） イギリスにおける狂犬病予防の概要については Stephen Paget, *Sir Victor Horsley* の第6章　The Prevention of Rabies が参考になる．Stephen はジェイムズ・パジェットの息子である．Shirley Roberts, *Sir James Paget : The Rise of Clinical Surgery* (London : Royal Society of Medicine Services Limited, 1989), pp. 178–180 ではパジェットが委員長を務めた委員会を「パストゥール委員会」として少し紹介をしている．報告書は当時の地方自治庁長官 C. T. リッチーに提出される形になっている．*Hydrophobia : Report of a Committee appointed by the Local Government Board to Inquire into M. Pasteur's Treatment of Hydrophobia*. BPP 1887 [C. 5087] LXVI.

（9） 本書序章で高く評価した Chakrabarti, *Bacteriology in British India* であるが，狂犬病に関しては37頁で，チャクラバーティは地方自治庁の報告書と貴族院の特別委員会の報告書を取り違えている．またホーズリーの果たした役割についても十分な認識を欠いている．またロンドン市長主催の会議については，R. R. Landes & S. Hall（後出）からの孫引きで，元の論文の記述の不十分さをそのまま引き摺っている．イギリスの狂犬病に関する歴史研究が不十分であるが故の結果である．

（10） *Report from the Select Committee of the House of Lords on Rabies in Dogs ; Together with the Proceedings of the Committee, Minutes of Evidence, and Appendix*. BPP 1887 HC322.

（11） Frank Karslake, *Rabies and Hydrophobia : Their Cause and their Prevention* (London : W. & G. Foyle, 1919). 著者は同協会の名誉事務局長である．

（12） Retired Medical Officer of the British Army, *Monsieur Pasteur's Treatment for the Prevention of Hydrophobia*, Exeter and London, 1886. パストゥールや，生体解剖に対する憎悪は並々ならぬものがあったに違いないが，医学関係の情報に比べ掘り起こしが難しい．英国の詩人として知られるロバート・ブラウニングは，生体解剖として知られる科学の残虐性暴露のために，コブのなした自己犠牲的努力を称賛し，犬の賢明さを示すエピソードを書きとどめたりしている．Edward Berdoe, *Browning's Message to His Time : His Religion, Philosophy, and Science* (London, 1890).

（13） 動物虐待防止法成立前のことであるが，ヴィクトリア女王は1876年6月13日付の首相ディズレーリ宛ての手紙で，「もしも，人類の恥ずべき口実の下に，国が残忍な行為で恥辱にまみれるべきでないとするなら，法案は通過されねばなりません」と書き送り，首相は女王の意向に沿うべく，法案通過に努力したという．Mark N. Ozer, "The British vivisection controversy," *BHM* 40 : 158–167, 1966.

（14） 狂犬病の手術室に3人の若い王女（ルイーズ，ヴィクトリア，モード）が入ることを躊躇するロスコーに対し，同行した皇太子は「彼女たちもすべてを見学する」と主張した．外科医でないパストゥールに代わって，M. A. ラッファーがワクチン接種の手術をした．Henry Roscoe, *The Life and Experiences of Sir Henry Enfield Roscoe*, London : Macmillan, 1906, pp. 315–316. この著作については2002年に Thoemmes Press から復刻版も出ている．ラッファーは，フランスのリヨン生まれで，母親はドイツ人であっ

たので仏・独の教育を受けたが，家族がイギリスに移住し，オクスフォード大学で教育を受けた．その後に彼はUCLで医学の学位を得て，1889-90年の2年間はパストゥール研究所で修業を積んでいた．ラッファーについては，以下を参照．A. T. Sandison, "Sir Marc Armand Ruffer（1859-1917）Pioneer of Palaeopathology," *Medical History* 11 : 150-156, 1967 ; Ralph R. Landes & Steven Hall, "A Letter from Louis Pasteur to Marc Armand Ruffer," *Journal of the History of Medicine* 39 : 356-362, 1984. 論文の標題からも窺えるように，彼は晩年をエジプトの古病理学に捧げ，ミイラの研究で知られる．簡単な伝記は以下でも見られる．J. R. Ritchie and G. S. Williamson, "Sir Marc Armand Ruffer," *Journal of Pathology and Bacteriology*, 22, 1918-19 : 401-402.

（15）当時にあっては，これは一定程度評価すべきことであろう．生体解剖反対運動に関する議論ではよく引かれるターナーの『動物への配慮』では次のように記されている．「彼ら（生体解剖反対論者）の最も厳しい中傷は，細菌学説の第1の使徒パスツールその人に向けられた．パスツールの狂犬病（恐水病）の治療が特に激しい非難を浴びた．それはたぶん恐水病というものは犬を虐待するとかかるのであり，したがって人間の残虐さに対する正当な罰であるという，動物愛好家が長年気に入っていた信念をだめにしたからであろう．」（172-173頁）．ターナー『動物への配慮』斎藤九一訳，法政大学出版局，1994年．

（16）anonymous［Whitehead］, *Pasteur Institute. Mansion House Fund*. London : John Bale and Sons, 1889. 会議の様子を伝える48頁の冊子である．表紙のすぐ後には，パストゥール研究所基金とあり，委員会の委員長ホワイトヘッド市長以下，有名な医学者が名を連ねるが，同様にイギリス各地の様々な愛犬クラブの代表（セントバーナード，ダックスフント，バセットハウンド，マスチフなど，およびケンネルクラブ）が名を連ねている．委員は32名で，書記をラッファーが務めている．

（17）第7章最後のところで「予防注射1本で病気の感染が回避できれば」と書いたが，今日なじみ深いインフルエンザの予防接種などと異なり，狂犬病予防はそこまで手軽ではない．この当時の狂犬病の発症防止のワクチンは，毒性を微妙に調整したワクチンを医師の管理の下で数回接種する必要があり，それに必要な入院期間をおよそ2週間と見積もっていた．したがって渡航費のみならず滞在費用を計上する必要があった．

（18）*Pasteur Institute. Mansion House Fund*, pp. 21-22.

（19）Ibid., pp. 28-29. 知らせを聞いたパストゥールは翌7月2日に，これまで研究所で彼と共に闘ってきた結核の専門家であり小児科医のジャック-ジョゼフ・グランシェールに，ロンドンの会合の様子を喜んで手紙で知らせている．パリでも狂犬病ワクチンに批判が無いわけではなく，彼らも闘っていた．Vallery-Radot Pasteur, *Correspondance de Pasteur 1840-1895*, Paris : Flammarion, 1940-1951, vol. 4, p. 295. Jacques-Joseph Grancherについては，以下を参照．*DMB*, vol. 2, p. 575. 誤解のないように一言申し添えれば，筆者はワクチン一般を全面的に肯定しているわけではない．近年の子宮頸がんワクチンについては，相当問題があるのではないかと考えている．理化学研究所の加藤茂孝によれば，パストゥールの狂犬病ワクチンは，不活性化ワクチンでも弱毒生ワクチンでもなかったので，強い麻痺が残ったり，死亡者が出たりしてワクチン反対者から批判されていたが，1909年の集計は131579名が治療を受けて549名の死亡（死亡率0.4%），1886-1937年の世界各地のパストゥール研究所の接種成績は，54448名に接種して151名が死亡（同0.3%）．発症すれば死亡率100%の病気であるから，

ワクチンの成果は画期的と評価している．加藤茂孝「人類と感染症との闘い　第4回 狂犬病」『モダンメディア』61(3)：63–71, 2015.

(20) *Pasteur Institute. Mansion House Fund*, pp. 29–30.

(21) Herbert J. Reid, *Science on "Ticket of Leave,"* London：London Anti-vivisection Society, 1889 (3rd edition).

(22) *War on Disease*, pp. 25–27. ロイの提案はさらに練られ，単に狂犬病対処の施設ではなく細菌学の拠点として設立をめざすことになり，この時点でロイが関係するケンブリッジをその場所にしてはとの提案もなされた．これはさらにケンブリッジ大学評議員であったジョージ・パジェットを通して，話が具体化していくことになった．ロイはブラウン動物健康研究所でグリーンフィールドの後を継いで所長となり，その後にケンブリッジ大学に移った．ロイの後任がホーズリーであった．

(23) Armand Ruffer, "Rabies and Its Preventive Treatment," *Journal of the Society of Arts*, December 6, 1889：30–43. p. 39 以降は討論である．

(24) Archives and Manuscripts, Wellcome Library, SA/LIS/A2. 会合は20回ほど開催されているが，1891年になって慌ただしくなっている．

(25) Wellcome Library, Pasteur Institute：Mansion House Fund 1889：［Draft of Appeal to the Public］British Institute of Preventive Medicine, closed store Arch. & MSS SA/LIS/P3 Box12.

(26) Everett Millais は *ODNB* にエントリーされている．20代で飲酒に溺れたが両親の努力で再起し，30歳で結婚し科学的な犬の育種家として成功したが，41歳で突然死した．

(27) Eliza Priestley, "The Realm of the Microbe," *The Nineteenth Century*, Vol. XXIX, January-June 1891：811–831. 彼女は，出版業者であり著述家としても知られるロバート・チェンバースの14人の子供の内の4番目の娘である．

(28) ラッファーの父親は有名な銀行家一族のメンバーで男爵．

(29) *War on Disease*, p. 28.

(30) Rickman Godlee, *Lord Lister*, Oxford：Clarendon Press, 1924, pp. 502–504. 医学的に興味深い内容も含まれており，手紙はプレイフェアに回され，彼からさらにロスコーへと回覧され，リスターが保存することになって今日に伝わっている．ゴッドリーによるリスターの伝記の第29章「リスター研究所」は，狂犬病対策も含め本章の内容に関係している．

(31) *War on Disease*, p. 29.

(32) Joseph Lister, "The British Institute of Preventive Medicine," *BMJ*, May 16, 1891：1088.

(33) ドラフトの方では，これらに加えロシア，スペイン，スイスが挙げられている．P. ヴァインドリングによれば，パリのパストゥール研究所が1888年，ベルリンの伝染病研究所（所長 Koch）が91年，セント・ペテルスブルクの実験医学研究所（所長 Nencki）が92年，ロンドンのイギリス予防医学研究所（所長 Ruffer）が93年，ウィーンの血清療法研究所（所長 Paltauf）が94年の設立とされており，イタリア，ルーマニア，オーストリア，トルコ，ブラジルなどには言及がない．Paul Weindling, "Scientific elites and laboratory organization in fin de siècle Paris and Berline," p. 171. 1880年代から90年代にかけて設立されたそれらの新しい実験研究の場は，帝国主義と国際競争の高まりの中で，国家の威信を賭けたものであったという．

(34) 翌日の『タイムズ』紙の記事は，ヒックス-ビーチ卿は約150名の指導的立場にある

科学者と面会したと伝えている．*The Times*, Saturday, 06 Jun., 1891, pg. 11. しかし，Wellcome Library 文書室 British Institute of Preventive Medicine, Deputation to Sir Michael Hicks-Beach Full Report. SA/LIS/E. 6 には，会見出席予定者名簿が残っており，さらに当日の状況に合わせた修正も書き込まれており，数えてみると 275 名なので，ほぼ 270 名程度の動員に間違いないであろう．ちなみに *War on Disease*, p. 29 には，270 名という数字が挙がっている．

(35)　フェイラーについては，パリ訪問のついでということで 1887 年 5 月という比較的早い時期にパストゥール研究所の見学を行っている．Joseph Fayrer, *Recollections of My Life*（London : William Blackwood and Sons, 1900), pp. 471–472.

(36)　*The Times*, Saturday, 06 Jun., 1891, pg. 11.

(37)　農業との関連で語られるのは炭疽病の予防である．商務庁長官との会見後に書かれたラッファーの「新しい科学：予防医学」では，一例として，パストゥールのワクチンで 250 万頭の羊，32 万頭の牛など角をもつ家畜，2861 頭の馬の救済を挙げている．彼は論文最後で，長官との会見の様子に触れ，犬の保護を口実に人の死を招く非常識な扇動者への怒りを露わにし，研究所の登記のために無知な偏見と闘わねばならない現状を嘆いた．そして，最後を，イギリス予防医学研究所の設立を正当化する傾聴すべき理由として，6 月 5 日の陳情会見場に病床から寄せられたティンダルのメッセージ「生命と健康の問題に関して，そのような研究所は今，イギリスに最も必要なもの」で締め括った．Armand Ruffer, "The New Science : Preventive Medicine," *The Nineteenth Century*, Vol. xxx, 1891 : 975–993.

(38)　"British Institute of Preventive Medicine," *The Times*, Friday, 31 Jul., 1891, pg. 12. Wellcome Library 文書室　"Certification of Incorporation of the British Institute of Preventive Medicine," *Memorandum and Articles of Association of the British Institute of Preventive Medicine. Incorporated 25th July 1891*. SA/LIS/P. 5. 最初に株式社団（Joint-Stock Companies）の登録官 J. S. パーセルによる，"Limited"という言葉がなくても，会社法に基づき株式会社組織であることを認める旨の文書がある．

(39)　Wellcome Library 文書室 The College of State Medicine. SA/LIS/P. 8. 9. を参照．

(40)　Wellcome Library 文書室 College of State Medicine Council Minutes. SA/LIS/A. 1 を参照．これは 70 頁以上になる手書きの議事録で，1886 年 12 月から始まって 1893 年 11 月で終わる合計 29 回の記録である．議事録に頁が振ってないので，1893 年 1 月 24 日は日付を順に追うことになる．リスターの手紙は 1 月 16 日付で，文面からヘンリー・ロスコーが仲介の労をとったと考えられる．

(41)　Fayrer, *Recollections*, p. 494.

(42)　*War on Disease*, pp. 32–33. この間のことはリスターが『イギリス予防医学研究所紀要』の創刊号の始めにわずかであるが触れている．Joseph Lister, "Instroduction," *Transactions of the British Institute of Preventive Medicine*, first series, London : Macmillan, 1897, pp. ix-xi.

(43)　*War on Disease*, p. 34. マクファディンはエディンバラ大学で MD を取得し，ベルン，ゲッチンゲン，ミュンヘンで化学と細菌学の研鑽を積んだ若手．*ODNB* にエントリーあり．ラッファーが 1893–96 年所長を，マクファディンが 1896–1903 年所長を務めた．

(44)　用地はグローブナー・ロードがさらにチェルシー・エンバンクメントとして西へ延び

るスタート地点に位置し，道路を隔ててチェルシー病院に隣接する．アルフレッド・ウォーターハウスの設計になる研究所は，現在はリスター病院となっている．リスター研究所はロンドン北西部のブッシーに移転している．

(45)　Victoria Street Society, *Pasteur's Treatment for Hydrophobia. Medical Evidence*, 1896?.

(46)　エドワード・ギネスは，*ODNB* にエントリーあり．中には 1898 年の寄付とするものもある．

(47)　Wellcome Library 文書室 The British Institute of Preventive Medicine. SA/LIS/P. 10 の p. 8 以降に寄付金一覧が掲載されている．合併相手の国家医学研究機構からの引継ぎ財産は 3626 ポンドである．その他，Richard Berridge の財団から 2 万ポンド，Grocer's 会社から 1 万ポンドなど大型の寄付もある．今日の貨幣価値への換算は以下の冊子を参照している．Leslie Collier, *The Lister Institute of Preventive Medicine : A Concise History*, The Lister Institute of Preventive Medicine, 2000, p. 4.

(48)　Wellcome Images M0007635 油彩，作者 Solomon Joseph Solomon（1860–1927）製作年 1897 年頃，絵のサイズ　71.5×103.5 cm. ウェルカム図書館文書室にはハートの書簡が 31 通保存されており，その中にトンプソン宛てであるがハートに関係するということで入れられていた 1 通から晩餐会の開催日時は特定可能である．ヘンリー・ロスコーは，晩餐会主催者トンプソン宛の 1893 年 11 月 10 日付の書簡で，翌週の水曜日開催のオクターヴには，エディンバラでの所用のため出席不能と伝えている．これにより晩餐会は 1893 年 11 月中旬に開催され，当初はロスコーも招待されていたことがわかる．Sir Henry Roscoe to Sir Henry Thompson, 10 Nov. 1893. Wellcome Library 文書室 Ernest Hart, Letters received 1871–96, MS5424.

(49)　上流階級の人々のこうした会食にはそれなりの意義を認めることはできても，研究者の動物実験が厳しく監視されるなか，貴族の狩猟が動物虐待防止法の埒外にあることは理解に苦しむ．本書でも度々引き合いに出したフェイラーの自伝に，キジ狩りで 321 羽の成果，加えてウサギ 64 羽などと出てくると，階級社会とはいえ違和感を覚える（Fayrer, *Recollections*, p. 444. 1883 年 12 月）．しかし，こうした上流階級の人々のネットワークで，局面打開が図られた場合も少なからず本書に登場した．そしてその最大級の成果がイギリス予防医学研究所の開設であった．どうやらイギリスの人々は，政府に頼らないでそうした研究所が開かれたことを，今日なお誇りに思っているようである．それでいて 25 億円寄付する人も 5 万円寄付する人も堂々と対等であり，どこかノブレス・オブリージュといった慣習も残っているように思われる．

(50)　この間の経緯は，ゴッドリーの伝記より，フィッシャーによる伝記の方がずっと詳しく記載している．Fisher, *Joseph Lister 1827–1912*, pp. 294–298. 失意のどん底にあったリスターであるが，この後，彼は 1895 年に王立協会会長の座に就き，仕事によって次第に生きる力を得ていったようである．